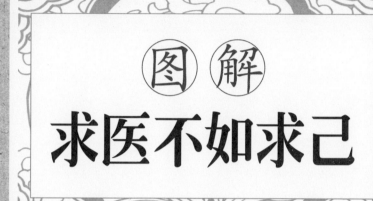

图解
求医不如求己

张彩山 编著

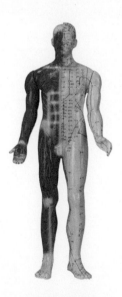

天津出版传媒集团

天津科学技术出版社

图书在版编目（CIP）数据

图解求医不如求己 / 张彩山编著 . -- 天津 : 天津
科学技术出版社 , 2017.7

ISBN 978-7-5576-2976-2

Ⅰ . ①图… Ⅱ . ①张… Ⅲ . ①养生（中医）—图解
Ⅳ . ① R212-64

中国版本图书馆 CIP 数据核字（2017）第 121153 号

责任编辑：王朝闻
责任印制：兰　毅

天津出版传媒集团　出版

天津科学技术出版社

出版人：蔡　颢
天津市西康路 35 号　　邮编 300051
电话（022）23332490
网址：www.tjkjcbs.com.cn
新华书店经销
北京鑫海达印刷有限公司印刷

开本 720×1 020　1/16　印张 29　字数 610 000
2017 年 7 月第 1 版第 1 次印刷
定价：39.80 元

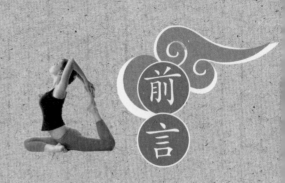

面对各种疾病，我们总是翘首企盼灵丹妙药的问世，寄希望于先进的医疗手段，或是四处寻找名医。事实上，求医不是获得健康的唯一手段，健康也可以由我们自己做主。

人体是一部神奇的机器，它本身就蕴含着强大的自愈潜能，包括对外界环境的适应力、对损伤组织的修复力，以及对各种疾病的抵抗力、免疫力等。中医称自愈力为"元气""正气""阳气"，称致病因素为"邪气""阴气"，如果自愈力足够强大，人就不会生病，即"正气充盈，百病不侵"。中医用来激发自愈潜能的手段有很多，包括食物、经络、反射区、生活方式、草药等。这些疗法都是通过调节脏腑和谐、促进气血流通来提高自愈力，实现防病、治病、祛病之目的。掌握了这些手段，我们每个人都可以更多地凭借自身的力量获得健康。

1. 食物疗法。"药食同源"，食物是最好的医药。中医治病五部曲"食、砭、针、酒、药"，将食物列在首位；药王孙思邈则说，"知其所犯，以食治之；食疗不愈，然后命药"，可见食物是中医治病的重要手段。而一日三餐吃什么、怎么吃只有我们自己才能掌控。

2. 经络疗法。每个人身上本来就百药齐全，经络就是我们随身携带的药囊，它可以"决生死、治百病"。当我们感到不适或患病时，完全可以从人体这一天然药铺中寻找药材，采用按摩、针灸、推拿、拔罐等技术，对症施治。

3. 反射区疗法。人体器官在反射区上有对应的位置，利用反射区疗法可以直达病灶，实现对人体内部器官的施治，且十分准确。反射区比穴位更容易找到，治疗方法也更容易掌握。经络和反射区是中医的独到之处，它们可以用来预报疾病，也可用来防病、治病，掌握了它们，只需动动手，即可将疾病赶走。

4. 生活疗法。很多疾病都是由不健康的生活习惯引起的，只要我们顺时养生，遵循春生、夏长、秋收、冬藏的自然规律和十二时辰的变化，尊重身体的需要，科学合理地安排饮食起居，这些病痛自然就会好转。

5. 健身疗法。中医的健身功法十分丰富，有导引、太极、五禽戏、八段锦、五行掌等，这些健身功法不但可以调养身体、调养呼吸，亦可调养心神，借此激发人体自愈力。长年坚持锻炼，会使身体获益无穷。

6.草药疗法。草药是利用植物的叶、干、根、皮等制备，以内服或外用的方法来治疗疾病的一种方法。草药取自天然的植物精华，药性较为温和，副作用也较低。了解了草药的属性和使用方法，每个人都可以为自己开方治病，成为家里的药师佛。

7.情志疗法。中医主张身心同治，因为情绪波动过大会伤害五脏，破坏人体防病抗病的能力，导致病变。但好情绪可以治病，通过调养情志、转变心态，能够起到补养元气、调和脏腑的作用，加快疾病痊愈。

《图解求医不如求己》取《黄帝内经》《本草纲目》等国医经典之义，博采华佗、李时珍等历代名医之所长，全面介绍了中医自愈之道及提高自愈力的手段，包括食物疗法、经络疗法、反射区疗法、健身疗法、四季养生、情志调养、自然疗法、草药疗法，以及各种常见疾病的复方自愈调理法，从老百姓的日常起居中探寻增强生命活力的方法，同时借鉴了现代社会一些养生新方式，是一部利用自愈力防病、抗病、治病的大全集。

书中的饮食原则能够使我们在一日三餐中吃出免疫力、排尽体内毒素、保持气血畅通，找到健康长寿的自愈之道；养护五脏六腑的简单动作，让我们通过刺激经络、穴位、反射区，将脏腑功能调理到最佳状态，从而释放脏腑的自愈潜能，收获手到病除之效；健康的生活方式，让我们的饮食起居顺天而行，趋吉避凶，用健康的生活习惯和积极的生活态度将疾病的不良影响降至最低；不同体质者的养生方式让每个人都找到激发自愈潜能的最佳方案；常见疾病的复方自愈调理法，使糖尿病、高血压、肥胖等各种慢性疾病不治而愈；家庭常备小药匣，让我们利用草药、药膳、药酒激活身体自愈力，将疾病消弭于无形。

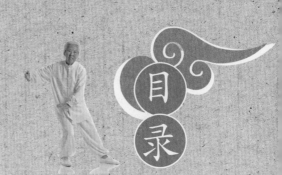

目录

第一章 | 五脏六腑是人之本
——激发脏腑的自愈功能

第二章　让身心之渠畅通无阻
——养生祛病"通"字诀

第三节　病从寒中来——祛寒毒，健康之花常开不败

第三章　心药养生有智慧
——万病皆可心药医

第一节　病由心生——情志是如何决定健康的

第四章 | 顺天而行，趋吉避凶
——让生命的每一天都有神医护佑

第一节 人体也有四季——养生是养人体的"生长收藏"

第二节 顺时养生——二十四节气里的健康智慧

第三节　十二时辰养生法则——健康就在每一天

第四节　多一点儿用心，与环境相融共生最健康

第五节　融入自然，享受绿色疗法的健康滋养

第五章　挖掘人体潜能
——让身心一天比一天强壮

第一节　培固正气——补足正气万病灭

第二节　巩固生命之基，保持人体阴阳平衡

第六节　每个人体质不同，养生方案也不同

第六章　疾病靠养不靠治
——常见疾病复方自愈调理法

第一节　常见内科疾病的复方自愈调理法

第二节　常见外科疾病的复方自愈调理法

第三节　　常见儿科疾病的复方自愈调理法

第四节　　常见妇科疾病的复方自愈调理法

第五节　　常见男科疾病的复方自愈调理法

第七章 家有药香，幸福安康
——家庭必备小药匣

第一节 传统中药善养生，本草扶正又祛邪

第二节 老中医推荐的6剂本草金药方

第三节 寓健康于饮食的药膳保健法

第四节　神秘的药酒保健方

第五节　水是最好的药——饮品中的健康密码

第八章　好习惯成就好身体——用生活方式开启健康之门

第一节　不良生活方式是疾病的温床

第二节　　动以养形，让运动为健康保驾护航

第三节　睡眠消病——优质睡眠拒绝疾病

第四节　"性"福，才能幸福——性爱保健不可少

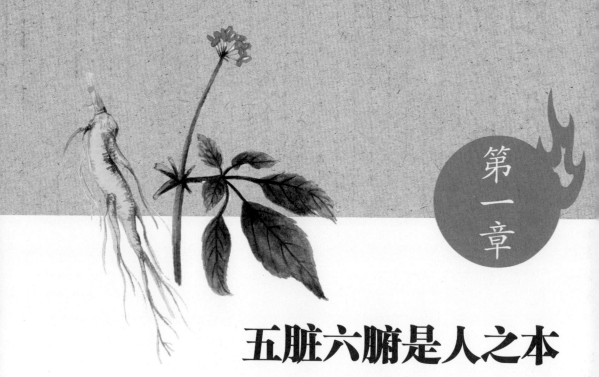

五脏六腑是人之本

——激发脏腑的自愈功能

● "自愈功能"具有代偿功能、平衡功能、选择功能。人体某一个部位出了毛病时，自愈功能会安排一种补救的办法以维持正常生活的需要，这就是代偿功能。

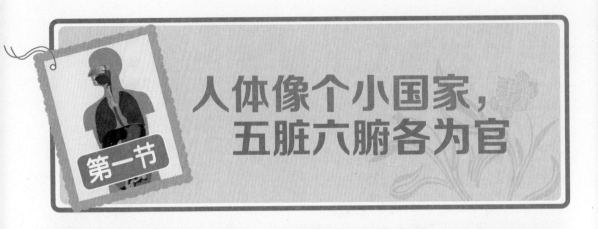

第一章

第一节

人体像个小国家，五脏六腑各为官

心为君主之官，君安人体才健康

《黄帝内经》对心是这样描述的："心者，君主之官。神明出焉。故主明则下安，主不明，则一十二官危。"君主，是古代国家元首的称谓，有统帅、高于一切的意思，是一个国家的最高统治者，是全体国民的主宰者。把心称为君主，就是肯定了心在五脏六腑中的重要性。

现代医学认为，人的精神、意识、思

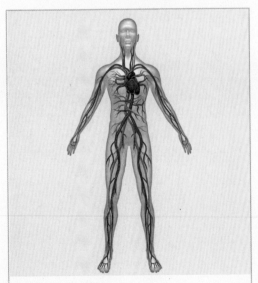

◎心脏及人体血脉。

维活动属于大脑的生理功能，是大脑对外界客观事物的反映。但是，中医学从整体观念出发，认为人体的精神、意识、思维活动是各脏腑生理活动的反映，因此把神分为5个方面，分别与五脏相应。故《黄帝内经·素问》说："心藏神、肺藏魄、肝藏魂、脾藏意、肾藏志。"人体的精神、意识、思维活动，虽然与五脏都有关系，但主要还是归属于心的生理功能。

所谓"心藏神"，是指精神、思维、意识活动及这些活动所反映的聪明智慧，它们都是由心所主持的。心主神明的功能正常，则精神健旺，神志清醒；反之，则神志异常，出现惊悸、健忘、失眠、癫狂等证候，也可引起其他脏腑的功能紊乱。另外，心主神明还说明，心是人的生命活动的主宰，统帅各个脏器，使之相互协调，共同完成各种复杂的生理活动，以维持人的生命活动，如果心发生病变，则其他脏腑的生理活动也会出现紊乱而产生各种疾病。

因此，以君主之官比喻心的重要作用与地位是一点儿也不为过的。

心的第二大功能就是主管血脉，它包括主血和主脉两个方面。全身的血，都在脉中运行，依赖于心脏的推动作用而输送到全身。脉，即血脉，是气血流行的通道，又称为"血之府"。心脏是血液循环的动力器官，它推动血液在脉管内按一定方向流动，从而运行周身，维持各脏腑组织器官的正常生理活动。中医学把心脏的正常搏动、推动血液循环的动力和物质，称之为心气。另外，心与血脉相连，心脏所主之血，称之为心血，心血除参与血液循环、营养各脏腑组织器官之外，又为神志活动提供物质能量，同时贯注到心脏本身的脉管，维持心脏的功能活动。因此，心气旺盛、心血充盈、脉道通利，心主血

脉的功能才能正常，血液才能在脉管内正常运行。

在生活中，人们常用"心腹之患"形容问题的严重性，却不明白为什么古人要将心与腹部联系起来。所谓"心"，即指心脏，对应手少阴心经，属里；"腹"就是指小肠，为腑，对应手太阳小肠经，属表。"心腹之患"就是说，互为表里的小肠经与心经，它们都是一个整体，谁出现了问题都是很严重的。

总之，在中医理论中，心对于人体，就如同君主在国中处于主宰地位，如果心能保持正常，身体其他器官也就能有条不紊地发挥其作用；如果心里充满着各种嗜欲杂念，身体的其他器官也要受影响，各个器官也就会失去各自应有的作用。因此，我们一定要好好保护心脏。

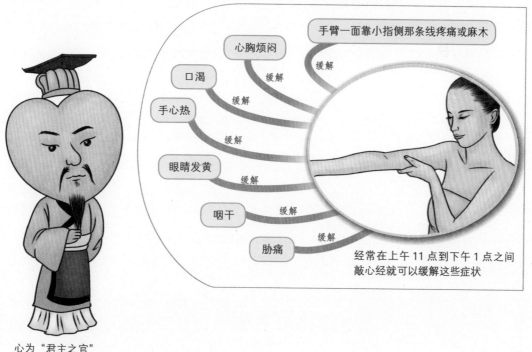

心为"君主之官"

心胸烦闷

口渴

手心热

眼睛发黄

咽干

胁痛

手臂一面靠小指侧那条线疼痛或麻木

缓解

经常在上午 11 点到下午 1 点之间敲心经就可以缓解这些症状

肝为将军之官，藏血疏泄都靠它

肝为将军之官，对人体健康具有总领全局的重要意义，我们要呵护好自己的肝脏，切勿因一些不良生活习惯，使肝脏成为最大的受害者。在保养肝脏之前，我们不妨先来认识一下人体内的这位"将军之官"。

肝脏的位置是在东边，就像春天，所以肝脏主生发、藏血和疏泄。

肝脏是人体内最大的器官，颜色为红褐色，位于人体右上腹部，大部分被右肋骨覆盖，肝脏上部与胸膈相接，肝脏被镰韧带分为左叶和右叶两个部分，右叶厚而大，左叶小而薄。

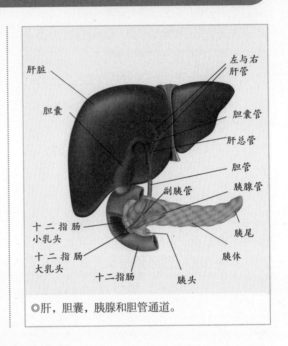

◎肝，胆囊，胰腺和胆管通道。

肝的两大功能

主藏血	肝藏血，一部分是滋养肝脏自身，一部分是调节全身血量。血液分布全身，肝脏自身功能的发挥，也要有充足的血液滋养。如果滋养肝脏的血液不足，人就会感觉头晕目眩、视力减退。另外，肝脉与冲脉相连，冲为血海，主月经，当肝血不足时，冲脉就会受损，于是女性容易出现月经不准、经血量少、色淡，甚至闭经的情况。另外，肝调节血量的功能主要体现在：肝根据人体的不同状态，分配全身血液。当人从安静状态转为活动状态时，肝就会将更多的血液运送到全身各组织器官，以供所需。当肝的藏血功能出现问题时，则可能导致血液逆流外溢，并出现呕血、衄血、月经过多、崩漏等病症
主疏泄	疏泄，即传输、疏通、发泄。肝脏属木，主生发。它把人体内部的气机生发、疏泄出来，使气息畅通无阻。气机如果得不到疏泄，就是"气闭"，气闭就会引起很多的病理变化，譬如出现水肿、瘀血、女性闭经等。肝就是起到疏泄气机的功能。如果肝气郁结，全身各组织器官必然长期供血不足，影响其生长和营运功能，这样，体内毒素和产生的废物不能排出，长期堆积在体内，就会发展成恶性肿瘤，也就是我们闻之色变的"癌"。肝还有疏泄情志的功能。人都有七情六欲、七情五志，也就是喜、怒、哀、乐这些情绪。这些情志的抒发也靠肝脏。假如一个人怒气冲天，实际上就是肝的功能失调。谋略、理智全没了，全靠情绪去做事，这就会造成很多严重的后果。所以，我们在这里要强调的是：要想发挥聪明才智最重要的是保证肝的功能正常

脾为谏议之官，主管统血和肌肉

脾在人体中的地位非常重要。《黄帝内经·素问》的遗篇《刺法论》中说："脾者，谏议之官，知周出焉"，意思是说，脾能够知道方方面面的问题都出在哪儿，即"知周"，然后通过自己的作用来把这个问题改善掉。脾在中央，所以它的主要服务对象是心肺。如果对照现代社会，谏议之官就相当于检察院系统，负责看各方出现什么问题，然后再把这些问题传达给中央。

另外，中医还认为："脾为后天之本"，我们怎么理解这个"后天之本"呢？你不妨想一想土地。虽然现在人们的生活水平提高了，有汽车、电脑、高楼等，但是这些不是人类生存所必需的，没有这些人类照样生活了几千年，那么什么

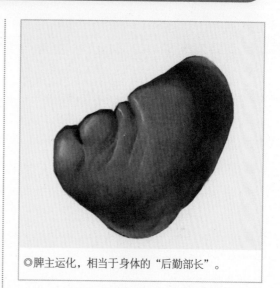

◎脾主运化，相当于身体的"后勤部长"。

才是人类不可或缺的呢？那就是土地，离开了土地，人类将面临毁灭。在中医理论中，脾属土，它就是人的后天之本，是人体存活下去的根本。

脾的四个主要功能

主运化	脾的最大功能是主运化，相当于"后勤部长"，即脾可以运化水液、运化水谷，把吃进去的粮食、水谷精微营养的物质以及水液输送给其他的脏器，起到一个传输官的作用。脾的这种传输作用对生命来说至关重要，这也是中医把它称为后天之本的原因
主升清	脾把胃里的食物进行消化，其中的精华通过脾的"升清"送到心肺而转输到全身，糟粕则被排出。脾和胃是互为表里的，"脾胃和"，脾可以把清气往上升，而跟脾相对应的是胃，胃主降，脾主升，两者共同起着运化升清、降浊的作用。如果升清的功能减弱了，那脾气就会往下降，就会导致胃脏的下垂或脱肛
主统血	肝藏血，心主血，而脾统血。血和这三脏的关系最为密切，脾在中间起统领的作用。如果脾统血功能不足，就会导致诸如血崩、血漏或尿血等疾病的发生
主肌肉	肌肉是归脾来主管的，肌肉的营养是从脾的运化吸收而来。一般而言，脾气健运，营养充足，则肌肉丰盈。如果脾有病，消化吸收发生障碍，人往往就会逐渐消瘦

综上所述，养护我们的脾应重点从日常保健着手。尤其是多注意饮食和运动。多运动对人体来说非常重要，因为脾主运化，也就是干活的，如果你不让脾干活了，反而会对它的损害更大，吃好、睡好、运动好是养脾最好的方法。

肺为相傅之官，脏腑情况它全知

肺在五脏六腑的地位很高，《黄帝内经》中说："肺者，相傅之官，治节出焉。"也就是说，肺相当于一个王朝的宰相，一人之下，万人之上。宰相的职责是什么？他了解百官、协调百官，事无巨细都要管。肺是人体内的宰相，它必须了解五脏六腑的情况，所以《黄帝内经》中有"肺朝百脉"，就是说全身各部的血脉都直接或间接地会聚于肺，然后敷布全身。因此，各脏腑的盛衰情况，必然在肺经上有所反应，中医通过观察肺经上的"寸口"就能了解全身的状况。寸口在两手桡骨内侧，手太阴肺经的经渠、太渊二穴就

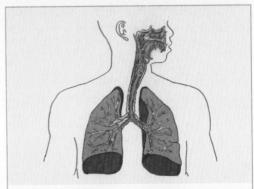

◎肺是人体内的宰相，它必须了解五脏六腑的情况，就是说全身各部的血脉都直接或间接地会聚于肺，然后敷布全身。

处在这个位置，是桡动脉的搏动处，中医号脉其实就是在观察肺经。

肺的三大主要功能

主气	肺主全身之气，它不仅是呼吸器官，还可以把呼吸之气转化为全身的一种正气、清气而输送到全身。《黄帝内经》提到"肺朝百脉，主治节"。百脉都朝向于肺，因为肺是皇帝之下，万人之上，它是通过气来调节治理全身的
主肃降	肺居在西边，就像秋天。秋风扫落叶，落叶簌簌而下。因此，肺在人身当中，起到肃降的作用，即可以肃降人的气机。肺是肺循环的重要场所，它可以把人的气机肃降到全身，也可以把人体内的体液肃降和宣发到全身各处，肺气的肃降是跟它的宣发功能结合在一起的，所以它又能通调水道，起到肺循环的作用
主皮毛	人全身表皮都有毛孔，毛孔又叫气门，是气出入的地方，都由肺直接来主管。呼吸主要是通过鼻子，所以肺又开窍于鼻

注意：肺的三大功能决定了它在身体中的地位是宰相。那么该如何养护我们的肺呢？

中医提出"笑能清肺"，笑能使胸廓扩张，肺活量增大，胸肌伸展，笑能宣发肺气、调节人体气机的升降、消除疲劳、驱除抑郁、解除胸闷、恢复体力，使肺气下降与肾气相通，并增进食欲。清晨锻炼，若能开怀大笑，可使肺吸入足量的大

自然中的"清气"，呼出废气，加快血液循环，从而达到心肺气血调和的作用，保持人的情绪稳定。

注重饮食，饮食养肺还应多吃玉米、黄豆、黑豆、冬瓜、番茄、藕、甘薯、猪皮、贝、梨等，但要按照个人体质、肠胃

功能酌量选用。此外，养肺要少吸烟，注意作息，保持洁净的居室环境等。

另外，还有一点就是保持周围空气的清新，因为肺的主要生理功能是进行体内外气体交换，吸清呼浊，即吸入氧气，呼出二氧化碳，保证机体对氧的需求，所以日常生活中肺的养生保健最重要的是周围空气的清新，所以不管是家里还是单位，多开窗通风，保持干净，不要让垃圾长时间在屋里滞留。

肾为作强之官，藏精纳气要靠它

《黄帝内经》说："肾者，作强之官，技巧出焉。"这就是在肯定肾功能强大，能使人强壮。我们知道，"强"从弓，就是弓箭，要拉弓箭首先要有力气。"强"就是特别有力，也就是肾气足的表现，其实我们的力量都是从肾来，肾气足是人体力量的来源。"技巧出焉"技巧，就是父精母血运化胎儿，是由父精母血来决定的，是天地造化而来的。

肾是脊椎动物的一种器官，属于泌尿系统的一部分，负责过滤血液中的杂质、维持体液和电解质的平衡，最后产生尿液经由后续管道排出体外；同时也具备内分泌的功能以调节血压。

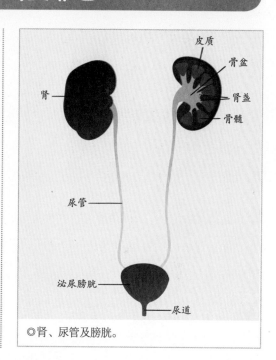

◎肾、尿管及膀胱。

肾的三个主要功能

主藏精	主纳气	主骨生髓
中医认为，精可分为先天之精和后天之精。肾主要是藏先天的精气。精是什么?精是维持生命的最基本的物质。这种物质基本上呈液态，所以精为水，肾精又叫肾水。肾还主管一个人的生殖之精，是主生殖能力和生育能力的，肾气的强盛可以决定生殖能力的强弱，所以养肾是生命的根本。同时，肾主水，各种液体、水等东西都储藏于肾，都由肾升发、运载	纳气，也就是接收气。气是从口鼻吸入到肺，所以肺主气。肺主的是呼气，肾主的是纳气，肺所接收的气最后都要下达到肾	肾主管骨头的生长，生的是髓，《黄帝内经》中髓主要有3种：脑髓、骨髓、脊髓。因此牙齿也是一种骨头，肾还主管牙齿，《黄帝内经》有一句话是"齿为骨之余"，如果肾虚则会导致牙齿早早掉落。脑髓不足、骨髓不足都属于肾精不足、肾气不足，所以养肾是非常重要的

胃为仓廪之官，为人体提供能源

《黄帝内经·素问·刺法论》曰："胃为仓廪之官，五味出焉。"仓廪：仓，谷藏也；廪，发放。仓廪，即管理财物并按时发放的官员，人体所需要的能量都来源于胃的摄取。

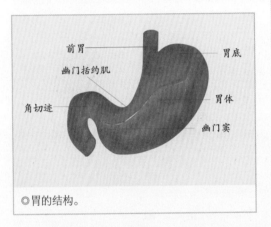

◎胃的结构。

胃上承食管，下接十二指肠，是一个中空的由肌肉组成的容器。金朝医学家说："胃者，脾之腑也……人之根本。胃气壮则五脏六腑皆壮也。"胃为水谷之海，其主要生理功能是受纳腐熟水谷，主通降，以降为和。由于胃在食物消化过程中起着极其重要的作用，与脾一起被称为"后天之本"，故有"五脏六腑皆禀气于胃"之说，胃气强则五脏功能旺盛。因此，历代医家都把固护胃气当作重要的养生和治疗原则。

所谓"胃气"，在中医理论中泛指以胃肠为主的消化功能。在中医经典著作《黄帝内经》中有这样的记载："有胃气则生，无胃气则死。"也就是说，胃气决定着人的生与死。对正常人来说，胃气充足是机体健康的体现；对病人而言，胃气则影响到康复能力。

那么，如何判断一个人有无胃气呢？这就要看一个人是否有饥饿感。

婴儿饿了，就哇哇地哭，这就是饥饿感。小孩子饿了，就闹着要吃饭，这就是饥饿感。人能有饥饿感，就说明这个人是正常人、健康人，这也说明此人的胃气很好。

胃气是人赖以生存的根气，只可养，不可伤。因此在诊断上要审察胃气，在治疗上要顾盼胃气，在养生上要调摄胃气。胃气强壮，则气血冲旺，五脏和调，精力充沛，病邪难侵，可祛病延年。

中医认为，胃以降为顺，就是胃在人体中具有肃降的功能。胃气是应该往下行、往下降的，如果胃气不往下降，就会影响睡眠，导致失眠，这就叫作"胃不和则卧不安"。与此同时，胃还有一个重要的功能——生血。"血变于胃"，胃将人体吸纳

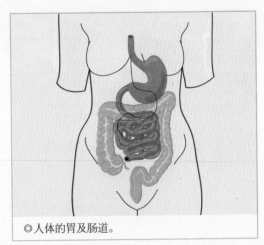

◎人体的胃及肠道。

的精华变成血，血由食物的精华组成。

另外，胃还和我们的情绪关系密切。虽然我们看不见自己的胃，但它每时每刻都反映着我们的情绪变化。当你处于兴奋、愉悦、高兴的情绪状态时，胃的各种功能发挥正常甚至超常，消化液分泌增加、胃肠运动加强、食欲大增。如果你处于生气、忧伤、

精神压力很大的消极情绪状态，就会使胃液酸度和胃蛋白酶含量增高，胃黏膜充血、糜烂并形成溃疡。在你悲伤或恐惧的时刻，胃的情形更糟，胃黏膜会变白、胃液分泌量减少、胃液酸度和胃蛋白酶含量下降，导致消化不良。因此，要想养护我们的胃，最好先从情绪开始。

小肠为受盛之官，担任吸收精微之职

小肠是食物消化吸收的主要场所，盘曲于腹腔内，上连胃幽门，下接盲肠，全长3～5米，分为十二指肠、空肠和回肠三部分。十二指肠位于腹腔的后上部，全长25厘米。它的上部（又称球部）连接胃幽门，是溃疡的好发部位。肝脏分泌的胆汁和胰腺分泌的胰液，通过胆总管和胰腺管在十二指肠上的开口，排泄到十二指肠内以消化食物。空肠连接十二指肠，占小肠全长的2/5，位于腹腔的左上部。回肠位于右下腹，占小肠全长的3/5。空肠和回肠之间没有明

显的分界线。

《黄帝内经·素问·灵兰秘典论》曰："小肠者，受盛之官，化物出焉。"受盛就是"承受和兴盛"，即小肠接受由胃传送过来的水谷，将其消化分解成精微物质，并大量吸收，使体内的精微物质非常富足，故称"兴盛"。这些精微物质就是"精"，精就是能兴盛人体脏腑功能和真阳元气的最基本的物质。

小肠将经过进一步消化后的食物，分为水谷精微和食物残渣两部分，前者上输于脾，后者下注于大肠。同时，也吸收大量的水液，而无用的水液则渗入于膀胱排出体外。因而，小肠辨别清浊的功能，还和大便、小便的质量有关。如小肠辨别清浊的功能正常，则二便正常；反之，则大便稀薄而小便短少。

小肠与心相表里。受盛之官与君主之官互为表里，可见小肠地位非同小可。小肠正常与否，直接关系贵为君主的心的安康。所以，我们要学会保养小肠。

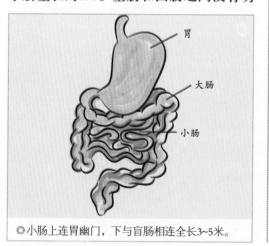
◎小肠上连胃幽门，下与盲肠相连全长3~5米。

胆为中正之官，是阳气生发的原动力

《黄帝内经》里说："胆者，中正之官，决断出焉。凡十一脏，取决于胆也。"什么是"中正"呢？中正就是不偏不倚，符合规矩，上下通彻。决断这两个字用在胆的职能上，是非常贴切的。决断的含义主要有两个：一是拿主意做决定；二是决定事情的魄力。胆不像其他脏腑的功能显而易见，如胃化食，小肠分清浊，大肠吸收水分。胆只是一个装着绿色胆汁的囊。可是它的职能是诚实专一的，就是决断事物。比如说左是阴右是阳，胆就在中间，它就是交通阴阳的枢纽，让两边都不出现问题。另外，胆是少阳之气，胆又是春木，是人体一天的阳气生发的起点和动力。

那么，为什么说"凡十一脏，取决于胆"呢？为什么不取决于心，取决于肺，取决于肝、肾、脾？有关这个问题

有许多争论，也有许多解释，更有众多的怀疑。按一般人的想法应该是心脏第一，而《黄帝内经》为什么把胆提到那么高的位置？

人要生存下去，首先必须要有足够营养。没有营养小孩无法成长，没有营养成人活不下去，没有营养人体生命需要的血就造不出来，没有血人体的五脏六腑的气机不能升腾，甚至无法维持。营养的来源主要就是人们每天的饮食。人们吃了足够的食物，虽然有牙齿的帮助、胃肠的蠕动，如果没有胆囊疏泄的胆汁参与或胆汁分泌疏泄不足，我们人体是吸收不到足够的营养的。胆的好坏影响到胆汁的分泌疏泄，而胆汁的分泌疏泄又会影响到食物的分解，食物分解的好坏影响到食物营养成分的吸收与转化，而营养成分的吸收转化又直接影响到人体能量的补充供给，能量补充供给又影响到其他脏腑的能量需求（五谷、五味、五畜、五禽、五色等入五脏）。也就是说，气血上来以后，机体会根据所需造血原料的缺乏而选择食物的种类。比如这一段时间喜欢吃甜食，过一段时间又想吃酸的，这一段时间喜欢吃肉类，过一段时间又想吃水果。这时我们可以适当多吃点儿想吃的，想吃就吃，因为身体需要这种东西，脏器如果没有足够的能量补给就会出现问题。所以就有了"凡十一脏，取决于胆"的说法。

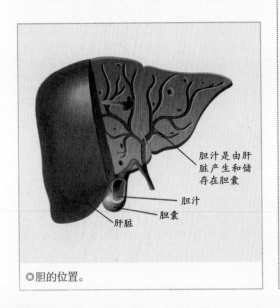

胆汁是由肝脏产生和储存在胆囊

胆汁

胆囊

肝脏

◎胆的位置。

大肠为传道之官，负责传化糟粕

大肠居于腹中，上口在阑尾处与小肠相接，下口紧接肛门。其上中部绕行于腹部的左右，先升后降，所以古人称为"回肠"；下部管腔扩大，沿脊椎的下部下行到魄门（即肛门），所以古人称为"广肠"。回肠相当于现代解剖学之结肠、盲肠，广肠即直肠。与小肠相对来说，大肠较短而宽大，全长约1.5米。结肠依次又分为升结肠、横结肠、降结肠和乙状结肠4部分。

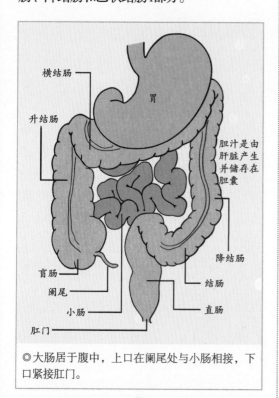

横结肠
胃
升结肠
胆汁是由肝脏产生并储存在胆囊
降结肠
盲肠
结肠
阑尾
小肠
直肠
肛门

◎大肠居于腹中，上口在阑尾处与小肠相接，下口紧接肛门。

《黄帝内经·素问·灵兰秘典论》曰："大肠者，传道之官，变化出焉。"大肠的这一功能是胃的降浊功能的延伸，同时与肺的肃降有关。水谷化为血，血里边更加精

致的东西一旦被吸收就成为津液。液不一定在脾胃处被彻底消化吸收，有一部分要经过大肠和小肠的进一步吸收和分泌，分出清和浊，清为液，由小肠吸收，浊为糟粕，由大肠传导出去。把精华的液渗透出来，就是"津"。大肠就像管理道路运输一样，能够传达糟粕，也能传达津液，所以称之为"传道之官"。

大肠的功能，是将体内的垃圾排出体外。如果大肠在排出垃圾的过程中，不能充分发挥自己的功能，那么滞留在肠内的垃圾就会在肠内腐烂、发臭，制造出大量的有害物质与有害气体和毒素。

一般来讲，现代人的饮食中纤维素摄入不足，因此大大减少了肠的蠕动，使肠运动低下，生出便秘。如果体内产生毒素物质，就会在大肠壁上引发大肠炎等各种疾病。另外，由于现代人的饮食在加工过程中，营养大量流失，使得机体免疫力下降，有害细菌、病毒等就会感染大肠，也会引发肠炎、肠无力等各种疾病。

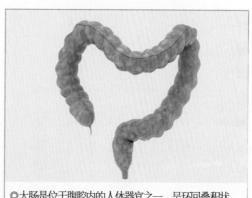

◎大肠是位于腹腔内的人体器官之一，呈环回叠积状。

膀胱为州都之官，是身体的排毒通道

《黄帝内经·素问·灵兰秘典论》曰："膀胱者，州都之官，津液藏焉，气化则能出矣。"膀胱的特点有三：其一，与肾相表里，肾为先天之根，故为都；其二，人体水分泻下之前停留于此，水来土囤，故有州意；其三，人体水分由火之气化于此，如同大地清气上升为云，云遇寒降下为水，完成天地相交。

膀胱位于小腹中，与尿道相通，主要功能是将多余的水液、有害物质转化为尿。人体内的水分以及许多有害物质在肾脏的作用下，进入膀胱转化为尿，最后再由尿道排出体外。膀胱将多余的水液、有害物质转化为尿，离不开肾的大力协助，单靠膀胱"单打独斗"，此过程根本无法顺利进行。

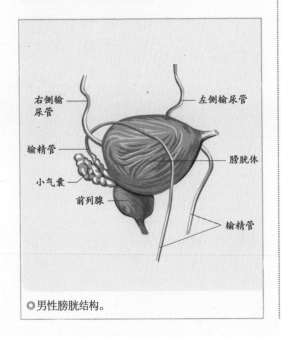

右侧输尿管
左侧输尿管
输精管
膀胱体
小气囊
前列腺
输精管

◎男性膀胱结构。

中医指出，肾与膀胱相表里。肾是作强之官，肾精充盛则身体强壮，精力旺盛；膀胱是州都之官，负责贮藏水液和排尿。它们一阴一阳，一表一里，相互影响。所以说，如果排尿有问题，就是肾的毛病。另外，生活中我们经常会说有的人因为惊吓小便失禁，其实这就是"恐伤肾"，恐惧对肾脏造成了伤害，而肾脏受到的伤害又通过膀胱表现出来了。

同样，肾的病变也会导致膀胱的气化失调，引起尿量、排尿次数及排尿时间的改变，而膀胱经的病变也常常会转入肾经。"风厥"多是由于膀胱经的病症转入了肾经所致。《黄帝内经》中说："巨阳主气，故先受邪，少阴与其表里也，得热则上从之，从之则厥也。"足太阳膀胱经统领人体阳气，为一身之表，外界的风邪首先侵袭足太阳膀胱经，膀胱与肾相表里，膀胱经的热邪影响到肾经，肾经的气机逆而上冲便形成了"风厥"。

另外，膀胱还是人体最大的排毒通道，而其他诸如大肠排便、毛孔发汗、脚气排湿毒、气管排痰浊，以及涕泪、痘疹、呕秽等虽也是排毒的途径，但都是局部分段而行，最后也要并归膀胱。所以，要想祛除体内之毒，膀胱必须畅通无阻。

三焦为决渎之官，负责调动运化元气

《黄帝内经·素问·灵兰秘典论》曰："三焦者，决渎之官，水道出焉。"决渎：决，行流也；渎，沟渠也。决渎指通调水道。

三焦，是脏象学说中的一个特有名称。三焦是上焦、中焦、下焦的合称，为六腑之一，属脏腑中最大的腑，又称外腑、孤脏。主升降诸气和通行水液，在五行属火，其阴阳属性为阳。

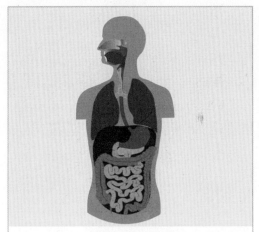

◎上焦包括胸、头部、上肢和心肺两脏，中焦指横膈以下、脐以上的上腹部，下焦指脐以下的部位和有关脏器。

三焦就是装载全部脏腑的大容器，也就是整个人的体腔。古人将三焦分为三部分：上焦、中焦、下焦。上焦是指横膈以上的部位，包括胸、头部、上肢和心肺两脏，是以心肺之气的"开发"和"宣化"，将气、血、津液和水谷精微等"若雾露之溉"布散于全身，为其主要生理特点，故称"上焦如雾"。中焦是指横膈以下、脐以上的上腹部，是以脾胃的运化水谷、化生精微，"泌糟粕，蒸津液"为其主要生理特点，故称"中焦如沤"。下焦是脐以下的部位和有关脏器，如小肠、大肠、肾和膀胱等，其主要生理特点是传化糟粕和尿液，故称"下焦如渎"。

三焦就像是一场婚礼的司仪，一台晚会的导演，一个协会的秘书长，一个工程的总指挥，它使得各个脏腑间能够相互合作，步调一致，同心同德去为身体服务。对于它的具体形状，现代有的医学家把它等同于淋巴系统、内分泌系统，以及组织间隙、微循环等，但都不能涵盖三焦实际的功用。按中医经典《黄帝内经》的解释，三焦是调动运化人体元气的器官，这时它更像是一个财务总管，负责合理分配全身的气血和能量。

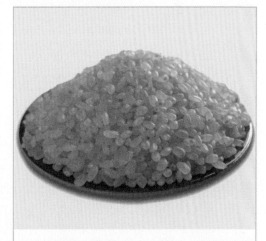

◎大米味甘、性平，除了入脾经、胃经、大肠经、小肠经、膀胱经之外，其余各经也都适用，所以适合养护三焦经。

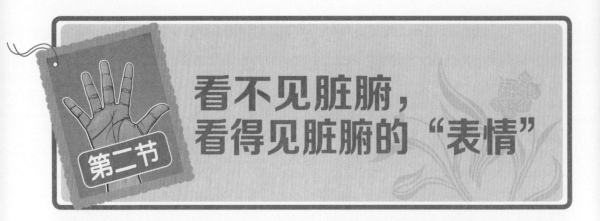

肤色是五脏六腑的晴雨表

肤色是指人类皮肤表皮层因黑色素、原血红素、叶红素等色素沉着所反映出的皮肤颜色。肤色在不同地区及人群有不同的分布。

在生活中我们发现，人们之间的肤色往往会有许多差别，很多人将其归结为皮肤的营养问题，事实并非如此。皮肤的颜色实际上是内在五脏六腑的一张晴雨表，是我们身体内在功能的一种外化，因此，我们可以将其作为身体的警报器，来判断五脏六腑的健康状况。

一般来说，肤色不好主要有两种，一种是呈现暗黄色，另一种就是灰黑色。

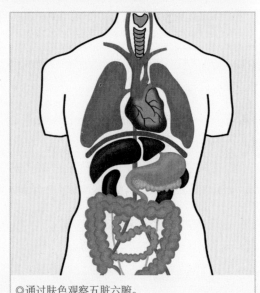

◎通过肤色观察五脏六腑。

灰黑色警报：肾虚老化易长斑

病症	拯救计划
肌肤的颜色越暗越深，反映的问题也就越严重。如果说，肌肤出现暗黄色只是中级警报的话，那么倘若你仔细照镜子，发现最近的肤色很不干净，灰突突的甚至发黑，脸还有些深深浅浅的斑点，这时的肌肤问题已相当严峻。中医认为，肌肤发灰黑色是肾虚的反映	对于现代人来说，无论心情多糟、压力多大、熬到多晚，香烟和咖啡也是绝不可取的，它们对肌肤的伤害是潜移默化的。不妨养成喝绿茶的习惯，喝绿茶不但舒心提神，还能清肠排毒。排毒的同时，不妨犒劳自己煲一锅活血补肾汤，放入地黄、当归、枸杞、黑芝麻、桑葚等，一周喝3~4次，肌肤颜色会有很明显的改善

暗黄色警报：脾胃不和积毒素

病症	拯救计划
肌肤出现暗黄、发灰，是对你近段时间以来繁重压力及体内毒素淤积的直接反映。如果经常承受很大的工作及生活压力，特别是情绪多变、爱发脾气；再加上城市里的生活污染、每天的上妆卸妆，肌肤就很容易变得污浊，毛孔内堆积各种毒素。 从中医角度来说，肌肤出现暗黄、发灰的颜色，也反映了体内脾胃不和。现代人忙于工作，饮食不规律、营养不均衡，很容易造成脾胃不和、贫血等问题。尤其是在消化不良、血虚的情况下，最基本的日常供给达不到，肌肤不能得到营养。如果再多愁善感、忧虑，则"思虑伤脾"，从而使肌肤也逐渐变得暗淡、发黄	如果肌肤的暗黄色已经持续一段时间了，那么就需要你先从内部下手，从调节脾胃开始。 每天要尽可能地多喝水，清洁肠胃，在饮食上即便很难做到按时吃饭，但至少要保证饮食的质量。一定要减少吃油腻和甜食的次数和量，否则很容易伤及脾。可以适当地吃一些瘦肉、坚果和豆类食品。另外，煲汤也是个不错的方法，可以把当归、大枣放在汤里，调节脾胃的效果不错

鼻为"面王"，可报脏腑疾病

中医里有"上诊于鼻，下验于腹"的说法，可见在中医面诊中，鼻子具有很大的价值，有"面王"之称。鼻子位于面部正中，根部主心肺，周围候六腑，下部应生殖。所以，鼻子及四周的皮肤色泽最能反映五脏六腑的疾病。

鼻子在预报脾胃疾病方面尤其准确。病人出现恶心、呕吐或者腹泻之前，鼻子上会冒汗或者鼻尖颜色有所改变。一些容易晕车的人感觉会比较明显。

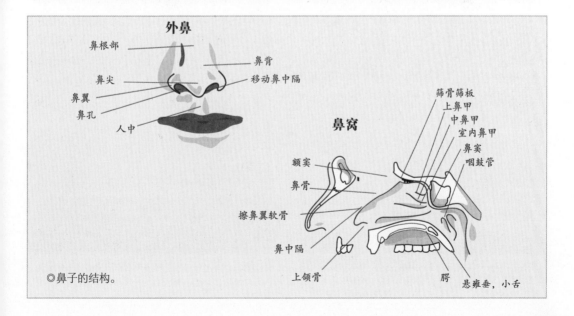

◎鼻子的结构。

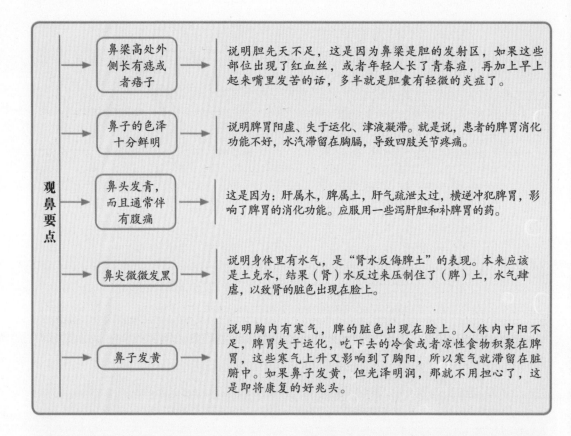

观鼻要点		
	鼻梁高处外侧长有痣或者瘊子	说明胆先天不足，这是因为鼻梁是胆的发射区，如果这些部位出现了红血丝，或者年轻人长了青春痘，再加上早上起来嘴里发苦的话，多半就是胆囊有轻微的炎症了。
	鼻子的色泽十分鲜明	说明脾胃阳虚、失于运化、津液凝滞。就是说，患者的脾胃消化功能不好，水汽滞留在胸膈，导致四肢关节疼痛。
	鼻头发青，而且通常伴有腹痛	这是因为：肝属木，脾属土，肝气疏泄太过，横逆冲犯脾胃，影响了脾胃的消化功能。应服用一些泻肝胆和补脾胃的药。
	鼻尖微微发黑	说明身体里有水气，是"肾水反侮脾土"的表现。本来应该是土克水，结果（肾）水反过来压制住了（脾）土，水气肆虐，以致肾的脏色出现在脸上。
	鼻子发黄	说明胸内有寒气，脾的脏色出现在脸上。人体内中阳不足，脾胃失于运化，吃下去的冷食或者凉性食物积聚在脾胃，这些寒气上升又影响到了胸阳，所以寒气就滞留在脏腑中。如果鼻子发黄，但光泽明润，那就不用担心了，这是即将康复的好兆头。

给五脏六腑 "看看手相"

中医说的看手相与算命没有什么关系，而是从中医的阴阳论来讲的。人的一只手就是一个阴阳俱全的小宇宙，手掌为阴，手背为阳，五个手指刚好是阴阳交错。人内脏经脉的气出来首先到手指，所以手指非常敏感，一个人内脏的问题很快就可以在手上看出来。

所谓手相看病，即通过手相的纹路、颜色、症状、特征来判断疾病。天天去医院检查不现实，那么就要学会自己做自己的医生，通过手相看病是最简单的自检方式之一。如：有肝病者，手掌面血色较

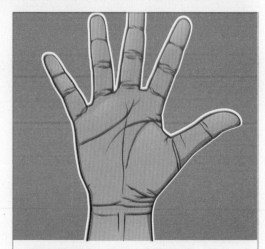

◎所谓手相看病，即通过手相的纹路、颜色、症状、特征来判断疾病。

淡，有暗红或紫斑。三才纹(天、地、人纹)多呈黄色或褐色。身体状态随症状出现而渐感不佳。金星丘、月丘见斑点，多是肝病并发黄疸现象。

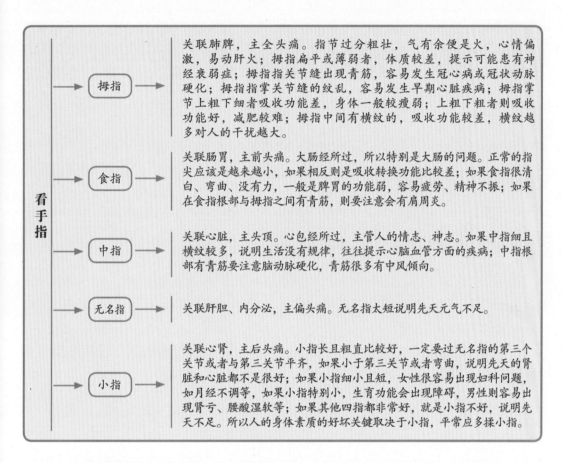

看手指

拇指 → 关联肺脾，主全头痛。指节过分粗壮，气有余便是火，心情偏激，易动肝火；拇指扁平或薄弱者，体质较差，提示可能患有神经衰弱症；拇指指关节缝出现青筋，容易发生冠心病或冠状动脉硬化；拇指指掌关节缝的纹乱，容易发生早期心脏病；拇指掌节上粗下细者吸收功能差，身体一般较瘦弱；上粗下粗者则吸收功能好，减肥较难；拇指中间有横纹的，吸收功能较差，横纹越多对人的干扰越大。

食指 → 关联肠胃，主前头痛。大肠经所过，所以特别是大肠的问题。正常的指尖应该是越来越小，如果相反则是吸收转换功能比较差；如果食指很清白、弯曲、没有力，一般是脾胃的功能弱，容易疲劳、精神不振；如果在食指根部与拇指之间有青筋，则要注意会有肩周炎。

中指 → 关联心脏，主头顶。心包经所过，主管人的情志、神志。如果中指细且横纹较多，说明生活没有规律，往往提示心脑血管方面的疾病；中指根部有青筋要注意脑动脉硬化，青筋很多有中风倾向。

无名指 → 关联肝胆、内分泌，主偏头痛。无名指太短说明先天元气不足。

小指 → 关联心肾，主后头痛。小指长且粗直比较好，一定要过无名指的第三个关节或者与第三关节平齐，如果小于第三关节或者弯曲，说明先天的肾脏和心脏都不是很好；如果小指细小且短，女性很容易出现妇科问题，如月经不调等，如果小指特别小，生育功能会出现障碍，男性则容易出现肾亏、腰酸湿软等；如果其他四指都非常好，就是小指不好，说明先天不足。所以人的身体素质的好坏关键取决于小指，平常应多揉小指。

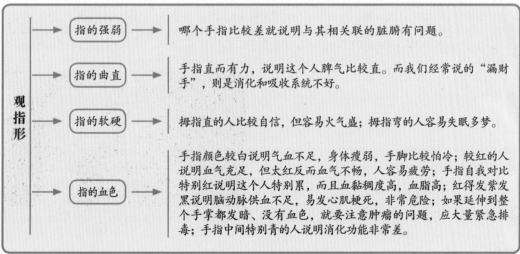

观指形

指的强弱 → 哪个手指比较差就说明与其相关联的脏腑有问题。

指的曲直 → 手指直而有力，说明这个人脾气比较直。而我们经常说的"漏财手"，则是消化和吸收系统不好。

指的软硬 → 拇指直的人比较自信，但容易火气气盛；拇指弯的人容易失眠多梦。

指的血色 → 手指颜色较白说明气血不足，身体瘦弱，手脚比较怕冷；较红的人说明血气充足，但太红反而血气不畅，人容易疲劳；手指自我对比特别红说明这个人特别累，而且血黏稠度高，血脂高；红得发紫发黑说明脑动脉供血不足，易发心肌梗死，非常危险；如果延伸到整个手掌都发暗、没有血色，就要注意肿瘤的问题，应大量紧急排毒；手指中间特别青的人说明消化功能非常差。

眉毛能反映五脏六腑的盛衰

很多人只知道眉毛对外貌的影响非常大，不同的眉形会让一个人的气质发生很大变化，却很少有人知道眉毛对于健康的意义。中医认为，眉毛能反映五脏六腑的盛衰。

《黄帝内经》中有这样的记载："美眉者，足太阳之脉，气血多；恶眉者，血气少；其肥而泽者，血气有余；肥而不泽者，气有余，血不足；瘦而无泽者，气血俱不足。"这就是说，眉毛属于足太阳膀胱经，其盛衰依靠足太阳经的血气。眉毛长粗、浓密、润泽，反映了足太阳经血气旺盛；眉毛稀短、细淡、脱落，则是足太阳经血气不足的象征。眉又与肾对应，为"肾之外候"，眉毛浓密，则说明肾气充沛，身强力壮；眉毛稀淡恶少，则说明肾气虚亏，体弱多病。

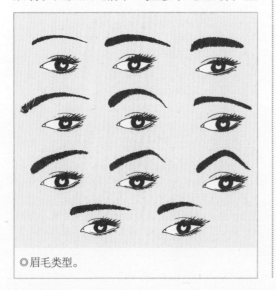

◎眉毛类型。

我们经常会看到一些老年人的眉毛非常稀疏，这就是气血不足、肾气虚弱的表现，也有的老年人眉毛还是比较浓密，这样的老年人一般身体也比较硬朗。如果年轻人眉毛过早地脱落，就说明气血早衰，其中最为严重的要算麻风病了。麻风病的先兆就是眉毛脱落，开始是双眉呈对称型稀疏，最后全部脱落。

头发告诉你五脏六腑的病变

现在的年轻人喜欢把头发弄得奇形怪状、五颜六色，认为这样很时尚。如果你有学中医的朋友，那么他肯定会劝你不要这么做，原因就是从头发我们可以知道五脏六腑的健康状况，一旦破坏了头发原有的颜色、形状，那就相当于关闭了观察疾病的窗口。

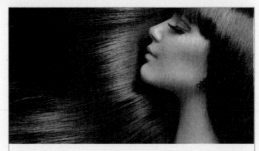

◎发量的多少，发质的好坏也能反映五脏六腑的健康状况。

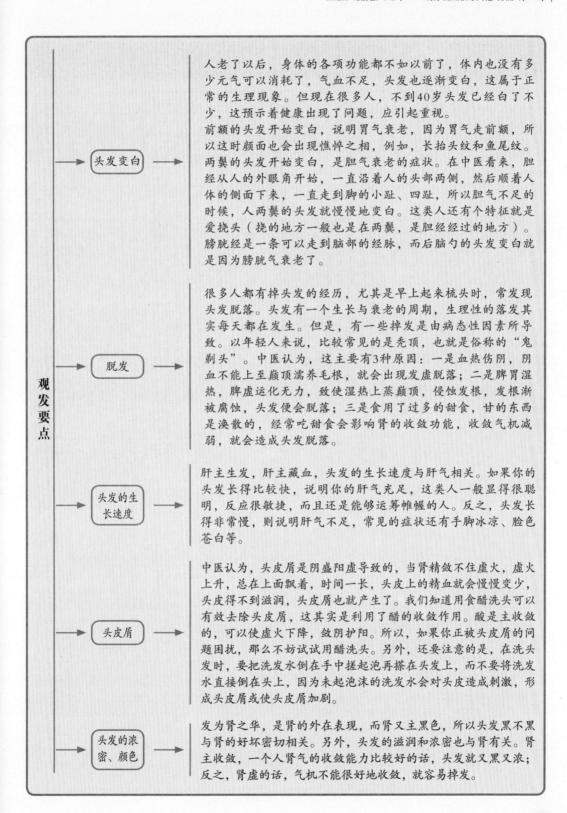

观发要点

头发变白

人老了以后，身体的各项功能都不如以前了，体内也没有多少元气可以消耗了，气血不足，头发也逐渐变白，这属于正常的生理现象。但现在很多人，不到40岁头发已经白了不少，这预示着健康出现了问题，应引起重视。

前额的头发开始变白，说明胃气衰老，因为胃气走前额，所以这时颜面也会出现憔悴之相，例如，长抬头纹和鱼尾纹。两鬓的头发开始变白，是胆气衰老的症状。在中医看来，胆经从人的外眼角开始，一直沿着人的头部两侧，然后顺着人体的侧面下来，一直走到脚的小趾、四趾，所以胆气不足的时候，人两鬓的头发就慢慢地变白。这类人还有个特征就是爱挠头（挠的地方一般也是在两鬓，是胆经经过的地方）。膀胱经是一条可以走到脑部的经脉，而后脑勺的头发变白就是因为膀胱气衰老了。

脱发

很多人都有掉头发的经历，尤其是早上起来梳头时，常发现头发脱落。头发有一个生长与衰老的周期，生理性的落发其实每天都在发生。但是，有一些掉发是由病态性因素所导致。以年轻人来说，比较常见的是秃顶，也就是俗称的"鬼剃头"。中医认为，这主要有3种原因：一是血热伤阴，阴血不能上至巅顶濡养毛根，就会出现发虚脱落；二是脾胃湿热，脾虚运化无力，致使湿热上蒸巅顶，侵蚀发根，发根渐被腐蚀，头发便会脱落；三是食用了过多的甜食，甘的东西是涣散的，经常吃甜食会影响肾的收敛功能，收敛气机减弱，就会造成头发脱落。

头发的生长速度

肝主生发，肝主藏血，头发的生长速度与肝气相关。如果你的头发长得比较快，说明你的肝气充足，这类人一般显得很聪明，反应很敏捷，而且还是能够运筹帷幄的人。反之，头发长得非常慢，则说明肝气不足，常见的症状还有手脚冰凉、脸色苍白等。

头皮屑

中医认为，头皮屑是阴盛阳虚导致的，当肾精敛不住虚火，虚火上升，总在上面飘着，时间一长，头皮上的精血就会慢慢变少，头皮得不到滋润，头皮屑也就产生了。我们知道用食醋洗头可以有效去除头皮屑，这其实是利用了醋的收敛作用。酸是主收敛的，可以使虚火下降，敛阴护阳。所以，如果你正被头皮屑的问题困扰，那么不妨试试用醋洗头。另外，还要注意的是，在洗头发时，要把洗发水倒在手中搓起泡再搽在头发上，而不要将洗发水直接倒在头上，因为未起泡沫的洗发水会对头皮造成刺激，形成头皮屑或使头皮屑加剧。

头发的浓密、颜色

发为肾之华，是肾的外在表现，而肾又主黑色，所以头发黑不黑与肾的好坏密切相关。另外，头发的滋润和浓密也与肾有关。肾主收敛，一个人肾气的收敛能力比较好的话，头发就又黑又浓；反之，肾虚的话，气机不能很好地收敛，就容易掉发。

耳朵颜色与五脏六腑的关系

中医认为，耳为肾所主，肾开窍于耳，心气也通于耳。耳部为宗脉之所聚，胃、膀胱、三焦、胆经等经气皆上通于耳，其病候也皆反映于耳，所以，耳诊已成为中医诊断学体系中的重要组成部分。

有些医学大师把耳朵喻为微型人体，人体的每一个组织器官均可在耳朵上找到相应的穴位，当这些组织器官发生病变时，这些穴位也必然产生相应的改变。就是说，望耳可以断病，耳朵能告诉人们很多疾病的信号。耳朵的正常颜色微黄而红润，与面部肤色大体一致。若其颜色发生异常，则可能是由某种疾病所致。

❶ 色白

耳郭淡白无血色，为寒证、虚证。可见于感受风寒，或寒邪内伤脏腑，或气血亏虚，或肾气虚衰等证。多见于贫血，失血症及慢性消耗性疾病。

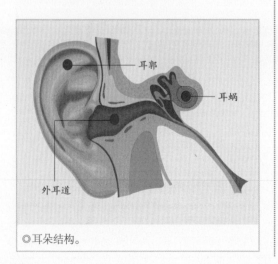

◎耳朵结构。

耳朵局部见到点状或片状白色隆起，光泽发亮，或边缘红晕，多为慢性疾病在耳穴上的反应。如胃区呈不规则的白色隆起，可能有慢性浅表性胃炎；耳郭肺区色白，疑为肺气肿；支气管区色白，可能为慢性支气管炎；心区水肿色白，伴有心区生理凹陷度消失，多为冠心病、风湿性心脏病。

胆区片状色白，可能为慢性胆囊炎、胆石症；肝区呈色白片状隆起，可能为慢性肝炎、肝大；肾区色白肿胀，多为肾积水；肾区位置下移，肾与输尿管区见白色隆起，多为肾下垂；阑尾穴呈片状色白隆起，多为慢性阑尾炎；附件区见白色条片状隆起，可能为附件炎；三角窝色白水肿，可能为功能性子宫出血；内鼻区呈白色片状隆起，疑为过敏性鼻炎。

❷ 色红

耳郭颜色加深，呈鲜红或暗红色，为热证，如各种急性热病。如果伴有红肿疼痛，则为肝胆热盛，或火毒上攻，可见于耳郭炎症、疖肿、湿疹或中耳炎等。

耳朵局部区域呈点状、片状或不规则红润，如果颜色鲜红多见于急性病症、痛症疾病；如果颜色暗红或淡红，则多见于疾病的恢复期或病史较长的疾病。例如，胃区呈现点状或片状红润，界限不清，多为急性胃炎，如界限清楚则多见于胃溃疡活动期。

胃区片状白色隆起中有点、片状红润，多为慢性胃炎急性发作；十二指肠穴上如果见点状红润，边缘整齐，或侵及耳轮脚中缘，可能为十二指肠溃疡活动期；若见片状红润，边缘不清，不侵及耳轮脚上缘，则多为十二指肠球炎。

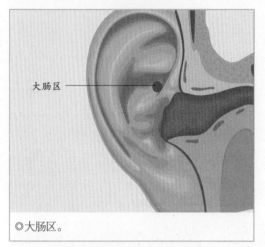

大肠区

◎大肠区。

大肠区呈片状充血，可能为肺结核活动期；心区大片不规则凹凸不平，颜色暗红，可见于风湿性心脏病；腰肌部位片状红润，可能为腰肌劳损；腰椎区片状红润或暗红色，多为腰棘间韧带、椎旁韧带劳损；扁桃体穴片状隆起，红润或暗紫，可能有慢性扁桃体炎；三角窝处红润，可能为白带过多；如果在耳背皮肤上见到红的脉络，且伴有耳根发凉，此为麻疹的先兆。

此外，如果耳背上见到红色脉络，并伴耳根发凉多为麻疹先兆；如果耳轮焦黑、干枯，则是肾精亏极的征象；如果耳垂经常潮红，为多血质体质者。由于受寒，耳垂变为紫红色，就会肿胀发展为溃疡，还容易生痂皮，这是体内糖过剩的表现，易患糖尿病；如果耳垂青色为房事过多的表现。

嘴唇——五脏六腑的信号灯

嘴唇颜色是日常进行自我健康监测的一项有效标准，在医疗上往往通过判断嘴唇的颜色来间接了解人体的血氧状况。因为嘴唇的表皮下面密布毛细血管，而且嘴唇的表皮薄到我们能清楚地看到血管中血液的颜色。

人们一向不太注意保护自己的嘴唇，更没有给嘴唇足够的重视。其实，嘴唇的作用非常重要，它不仅能为一个人的外貌增色添彩，还能反映出一个人的身体是健康的，还是有疾病的。正常人的嘴唇红润，干湿适度，润滑有光，而如果健康被破坏，嘴唇的色泽就会发生变化，及时给你信号。

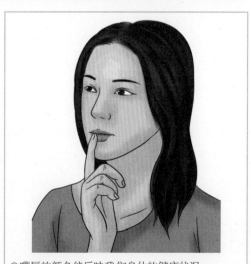

◎嘴唇的颜色能反映我们身体的健康状况。

观嘴唇要点

双唇厚薄有别	上唇较薄的人，先天心脏较弱。下唇较薄的人，先天性胃部较弱
嘴唇苍白	正常情况下嘴唇的颜色应该是健康的深红色。如果一个人的嘴唇经常是苍白的，可能意味着贫血，这种现象在妇女中比较普遍
嘴唇附近起水泡	可能患有慢性胃病或肺炎。 嘴唇肿大、起疤、渗液，也可能是化妆品所引起的唇炎
唇色深红	心脏衰竭缺氧或罹患肺病时，嘴唇会呈深红色
嘴唇青紫	血液循环不佳所致，易患心脏病、贫血，有中风的倾向。极度寒冷时，身体末端血液循环不良，嘴唇也会呈现青紫色
嘴唇发黑	通常是脾胃异常造成的，一般食欲不佳、便秘、腹泻、腹胀时，嘴唇都会呈黑色。另外，嘴唇上出现黑色沉淀、深色斑，可能是慢性肾上腺皮质功能减退或消化道长息肉，亦有罹患梅毒之可能
口唇溃烂	口角部位疼痛、溃烂，显示患了口角炎，右口角溃烂，应该戒酒，饮食尽量清淡；左口角溃烂，戒吃零食，少吃甜食
唇缘长颗粒	嘴唇四周长颗粒，表示饮食摄取过多糖分，应该节制。罹患肺炎、胃病时，唇边也会长出小颗粒

总之，不要认为嘴唇只是外观上的问题，对于健康来说，嘴唇也有无可替代的价值，所以，好好保养你的双唇吧

口中异味大多是脏腑出了问题

口中有异味是一件挺尴尬的事，但是现代人生活压力大，饮食没有规律，导致口中异味的人还不在少数。不过，很多人只是认为口中异味是个人卫生的问题，也有人认为是内分泌失调，具体原因却很少能够说得清楚。而在中医看来，口内的津液与心、肝、脾、肺、肾等脏器是相通的，口中异味往往是内部脏腑出了问题。

如果你发现在保持口腔卫生的前提下，你还是经常有口臭的问题，那这个口臭就是由胃火引起。胃腑积热，胃肠功能紊乱，消化不良，胃肠出血，便秘等引起口气上攻及风火或湿热，口臭也就发生了。

我们知道火分虚实，口臭多为实火，

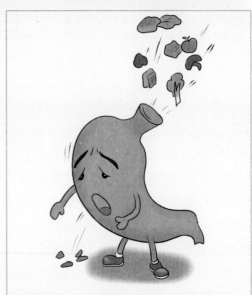

◎肠胃有疾患者要注意日常饮食，宜少食多餐，忌生冷油腻。

由胃热引起。胃热引起的口臭，舌质一般是红的、舌苔发黄，这时只要喝用萝卜煮的水，消食化瘀，口臭很快就会消除了。胃热引起的口臭多是偶尔发生，如果是经常胃热、消化不良的人，治疗时最好的办法就是敲胃经，一直敲到小便的颜色恢复淡黄清澈为止。但是，随着人们生活方式的改变，由胃热引起的口臭已经很少，最常见的口臭还是胃寒的原因，这类人多是舌苔发白，口臭时有时无，反复发作。那么对于这类由胃寒引起的口臭，平时就要多喝生姜水，如果怕麻烦，也可以将姜切成薄片，取一片含在嘴里。《本草纲目》记载生姜性味辛、微温，可以除胃寒，所以也能解口气。

中医认为，口中发苦多为热证，是火热之邪内侵的表现，尤其是肝胆火旺、胆气上逆。热症患者除口苦外，还会有口干舌燥、苔黄、喜冷饮、尿少色深、大便干燥等症状。此时，可选用黄连上清丸或牛黄上清丸等清火药物，但身体虚弱者慎用。

口中发酸，中医认为其病根在于肝胃不和、肝胃郁热，致使肝液上溢、胃酸过多。如果只是偶尔感到口酸，多是吃了不容易消化的食物或饮食过量，不用担心。如果经常口酸，并且伴有舌苔厚腻、打嗝时有腐臭味等症状，多是脾胃虚弱。针对此症可用食疗的方法。山楂对脾胃虚弱等症就很有效，将山楂30克加入适量的水煮20分钟左右，在饭后服用，效果较好。

口中经常发甜的人则是脾胃有问题，多为脾胃湿热、热蒸上溢的外兆；少数为脾虚，虚火迫脾津上溢，久了会发展为糖尿

病，这一点《黄帝内经》中也有记载，"帝曰：有病口甘者，病名为何？何以得之？岐伯曰：此五气之溢也，名曰脾瘅。夫五味入口，藏于胃，脾为之行其精气津液在脾，故令人口甘也，此肥美之所发也，此人必数食甘美而多肥也。肥者，令人内热，甘者令人中满，故其气上溢，转为消渴。""消渴"就是糖尿病的一种症状。

还有的人经常会觉得口中淡而无味，食欲不振，这大多也是脾胃的问题。如果伴有胃部胀满、大便稀薄、脉细等症状，则多半是脾胃虚弱，治疗上应以健脾、和胃为主。如果伴有疲乏无力、大便稀软、舌苔厚腻等症状，并且不喜欢喝水，则多半是脾胃有湿，治疗上应以燥湿、和胃为主。

中医治病是讲究整体观念的，善于从外部症状入手发掘其病理根源，所以当身体出现某种症状，千万不要只是简单地将这种症状消除，而要找出其根本原因，从根上治疗疾病，这样才不会让疾病以一种更为隐秘的方式对人体进行危害。

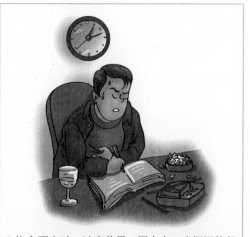

◎饮食不定时，过度劳累，压力大，嗜烟酒等都是胃病的常见致病因素。

舌为心之苗，脏腑情况它知道

中医诊病向来重视舌头，认为舌头为心之苗，人体五脏六腑的变化都会在舌头上呈现出来。

舌尖为心、肺的反应区。当一个人上火或咽喉疼痛时，舌尖往往会发红，如果病情比较严重，舌尖就会溃疡。

舌头的两边是肝胆的区域，如果两边发红，甚至发紫、溃疡，说明此人肝火旺盛，近来脾气比较大。

舌的中间反映脾胃，如果舌头中间有裂纹，说明脾胃虚。

舌根为肾的反映区，如果一个人的肾阳气不足，舌根就会发白，这样的人容易出现手脚冰凉的现象。

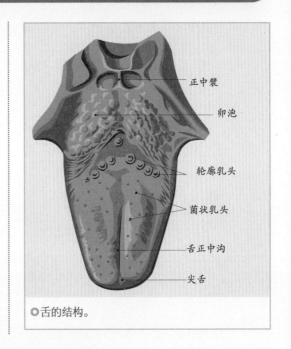

正中襞
卵泡
轮廓乳头
菌状乳头
舌正中沟
尖舌

◎舌的结构。

舌的颜色对应的不同病症

淡白舌	淡白舌是虚证和寒证的重要标志。如果看到舌色淡白，舌体并不肥大，与正常人大小相似，或舌体略见瘦小，舌面润滑但并不多津，兼有气短乏力、声音低微、自汗心悸、头晕耳鸣、口唇淡而无华、面色苍白或萎黄等症状，可以诊断为气血两虚。 如果舌色淡白，舌体胖嫩，湿润多津，舌边有齿印，并有畏寒肢冷、水肿嗜睡、大便溏薄、脉象沉迟等症状，可以诊断为阳虚内寒
红绛舌	正常人舌质的色泽，淡红而润。如果舌质鲜红，以红色为主，称为红舌；如果舌红而颜色深暗，则较红色更进一层，就称为绛舌。由于绛舌在出现之前，多经过红舌的阶段，二者的临床意义和形成机制有类似之处，所以医生常常称红绛舌是火热上炎的象征，二者仅有热性程度的差别。如红绛舌，多由高热伤阴而引起，常发生在感染、中毒、维生素缺乏、脱水、贫血、昏迷等病理过程中
青紫舌	青紫舌有全舌青紫和部分青紫的区别。所谓全舌青紫，就是指全舌分布均匀的青色或紫色，或者是红绛之中泛现青紫色（紫中带青），或是淡红之中混有青蓝色（青多于紫）。所谓部分青紫，即出现在舌的左侧或右侧，或者是左右两侧，沿着舌边与舌中央沟之间，有一条或两条纵行的青紫带；也有的仅是青紫瘀点或斑块，而舌质的其他部分则不见青紫。 在舌的两侧边缘发现青紫色的条纹或形状不规则的黑斑，应引起重视，因为其中有少数人可能就是肝癌患者，应及时到医院检查，如果是小肝癌，早期切除为好
杨梅舌	舌质红而有刺，类似杨梅，称为"杨梅舌"。这是由于工作时间过长，经常失眠，心火过亢，致使消耗过多，体内缺乏维生素或其他营养物质所致

从梦境发现五脏六腑的异常

我们都知道周公解梦，就是根据梦的内容来推测未知的事，这是不是迷信我们暂且不论，但是根据梦的内容来判断身体状况却是古已有之的，只不过往往不被人们重视。

在中国的传统文化中，梦被称作"五脏的附体"，能够反映脏器的虚实盛衰。《黄帝内经》中就有关于梦对健康的预兆意义的论述，大意是：如果肺气虚，就会梦见白色怪物，见人就杀；如果肾气虚，就会梦见船沉，人浮水中，心生恐惧；如果肝气虚，则会梦见草木阴森，人伏在树下不敢起来；如果心气虚，多会梦见被火烧灼；如果脾气虚，则会梦见吃不饱饭；如果阴气盛，就会梦见在大水中惊恐逃窜；如果阳气盛，则会梦见大火烧身；如果阴阳都盛，则会梦见刀光之灾；如果上面气血过盛则梦见飞翔，下面盛则梦见坠落；饥饿时，会梦见食物；吃太饱，就会梦见扔东西，等等。

中医中七情与五脏的对应关系

喜	怒	忧	思	悲	恐	惊
心	肝	肺	脾	肺	肾	肾

梦怒即为肝气盛，梦恐为肾气虚，梦哭为肺气虚，梦笑为心气盛，梦歌为脾气盛

西方医学在梦对健康的预兆意义方面也有研究，认为：梦是大脑部分高级神经活动在睡眠状态下的持续，可分为生理性（良性梦）及病理性（噩梦）两大类。

梦境解析

良性梦	良性梦是白天的所思所想在大脑皮层上留下的痕迹，可起到平衡心理、缓解压力的作用
噩梦	噩梦往往是体内潜伏性病灶产生的信息，是疾病向大脑发出的信号，对人体的健康有一定的预报作用。最近的研究表明：心绞痛发作前，病人会噩梦不断，还伴有呼吸加快、心率增速、血压升高及情绪激动等反应；心血管性疾病（诸如冠心病、心肌梗死等）发作前病人也多惊恐噩梦；有消化系统疾病的患者则常常梦见大快朵颐；精神疾病患者则经常在梦中哭泣，还会梦游，等等

所以，周公解梦是否准确尚不可知，但梦对健康的预兆却是有科学依据的。早晨醒来，如果对晚上的梦还有印象，不妨对应做身体相关脏腑的检查或自测，可能会有意想不到的收获。由此可见，身体是多么富有灵性，它对自己的变化了如指掌，即使我们个体无法及时了解这些变化，它也会通过疲劳、疼痛等感觉来提醒我们，而且对于一些不易察觉的疾病，它还会在梦中与我们交流，用一种近似幻觉的形式告诉我们，哪个部位需要你的关注。

第三节

调理脏腑，让我们的身体固若金汤

养生先养心，心养则寿长

就养生而言，在中医里有"下士养身，中士养气，上士养心"的说法，也就是说，在中医看来，养心是养生的最高境界，是养生的核心和关键。有专家甚至预言：养心将成为21世纪的健康主题。

但是，由于日渐加快的社会节奏、竞争激烈等诸多因素的影响，人们的心理负荷日益加重，前所未有的巨大工作压力正在威胁着他们的健康。所以，学习养心理论，掌握养心技巧，积极投身养心实践，适度转移和释放压力，是目前最为有效的养生之道。

在生活中，人们应该学会在快节奏中提高自己的心理承受能力，在各种事件中保持平衡的心态，科学地安排自己的工作和生活，制订切实可行的工作计划或目标，并适时留有余地。无论每天工作多么繁忙，都应留出一定的休息时间，尽量让绷紧的神经有松弛的机会。

俗话说："心在志为喜"，就是说心的生理功能与七情中的"喜"关系密切，因此应每天保持愉快的心情。现代医学研究也证明，性格开朗、对人生充满乐观情绪的人多能健康长寿，其心血管病的发病率也明显降低。善于调整情绪，使自己总是处于乐观愉快的心态，是养心保健的最好方法。

在工作和生活中，难免会遇到烦恼，这时不要把忧愁痛苦强行积郁在心中，心

◎善于调整情绪，使自己总是处于乐观愉快的心态，是养心保健的最好方法。

情不好时，应尽量想办法宣泄或转移，痛哭一场就是一个好办法。心理学家指出：痛哭是一种自我心理保护措施，能使不良情绪得以宣泄和分流，哭后心情自然会畅快一些。在遇到挫折时要有自信心，相信自己的力量，这样才有利于理清思路，克服困难，走出逆境。

对于经常忙碌工作的人们来说，养成体育锻炼的习惯具有重要意义。适量的运动可促进心血管系统的健康，增强心脏的功能。每天安排一小时的锻炼，或根据自身情况灵活掌握，不仅可以放松身心，还可以增强体质。

另外，合理的饮食结构能有效预防冠心病、心绞痛和心肌梗死等疾病的发生率。饮食养心的基本原则就是以清淡饮食为主，尽量减少脂肪的摄入量（特别是动物性脂肪），平时应戒烟酒，不要暴饮暴食。

养肝重在平时，贵在坚持

养护肝脏其实重在平时，贵在坚持，那么在日常生活中我们应该注意什么呢？

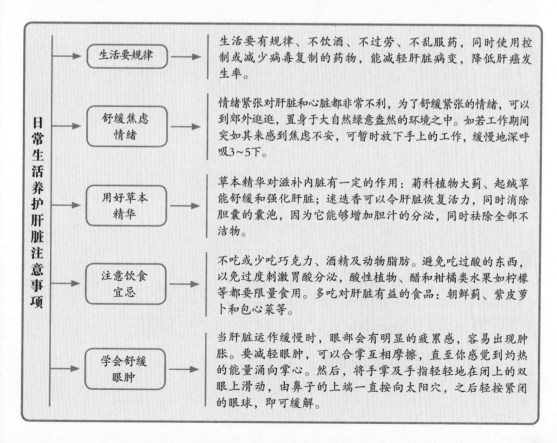

日常生活养护肝脏注意事项		
	生活要规律	生活要有规律、不饮酒、不过劳、不乱服药，同时使用控制或减少病毒复制的药物，能减轻肝脏病变，降低肝癌发生率。
	舒缓焦虑情绪	情绪紧张对肝脏和心脏都非常不利，为了舒缓紧张的情绪，可以到郊外逛逛，置身于大自然绿意盎然的环境之中。如若工作期间突如其来感到焦虑不安，可暂时放下手上的工作，缓慢地深呼吸3～5下。
	用好草本精华	草本精华对滋补内脏有一定的作用：菊科植物大蓟、起绒草能舒缓和强化肝脏；迷迭香可以令肝脏恢复活力，同时消除胆囊的囊泡，因为它能够增加胆汁的分泌，同时祛除全部不洁物。
	注意饮食宜忌	不吃或少吃巧克力、酒精及动物脂肪。避免吃过酸的东西，以免过度刺激胃酸分泌，酸性植物、醋和柑橘类水果如柠檬等都要限量食用。多吃对肝脏有益的食品：朝鲜蓟、紫皮萝卜和包心菜等。
	学会舒缓眼肿	当肝脏运作缓慢时，眼部会有明显的疲累感，容易出现肿胀。要减轻眼肿，可以合掌互相摩擦，直至你感觉到灼热的能量涌向掌心。然后，将手掌及手指轻轻地在闭上的双眼上滑动，由鼻子的上端一直按向太阳穴，之后轻按紧闭的眼球，即可缓解。

养生的四种境界

在中国的传统文化中，寿命超出平常人水平的有四种人，分别是真人、至人、圣人和贤人，他们都是懂得养生之道的人。

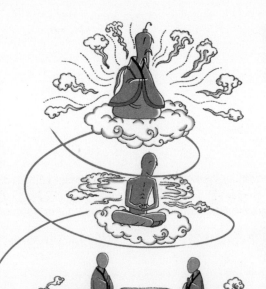

真人

掌握了养生之道，寿命同天地一样长久。只有极少数人能达到这种境界。

至人

懂得养生之道，可延长寿命，保持形体不衰。能达到这种境界的人也极少。传说颛顼的玄孙彭祖历经唐、虞、夏、商等朝代，活了八百多岁，为至人。

圣人

能够顺应自然，不为外界所劳累，没有过多的思虑，寿命可以达到一百多岁。只有少数人能真正遵循养生之道，所以达到这种境界的人也不多。

贤人

善于养生，可以根据阴阳变化调养身体，从而增益寿命，但却有一定的限度。只要遵循养生之道，许多人都可以达到这种境界。

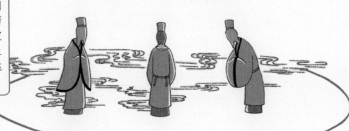

普通人

整日忙碌而不注重养生的人，他们的寿命一般都很短。

减少思虑，养好我们的脾脏

中医有"思虑伤脾"之说，思虑过多就会影响脾的运化功能，导致脾胃呆滞、运化失常、消化吸收功能障碍，而出现食欲不振、脘腹胀闷、头目眩晕等症状。所以缓解压力就可以健脾，那么生活中我们应该怎么减压呢？

如果思虑过度常常会伤脾，出现脾胃运化失常的一些症状，如果脾胃虚弱，运化无力，也会使人出现思虑，忧愁的情绪表现。同时忧思过度，会导致气机郁结，引起饮食减少，食欲不振，消化不良甚至是腹胀腹泻、消瘦等表现。

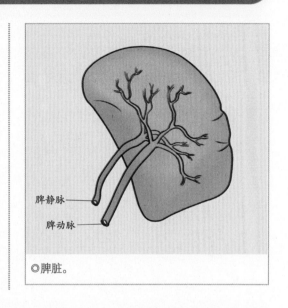

脾静脉
脾动脉

◎脾脏。

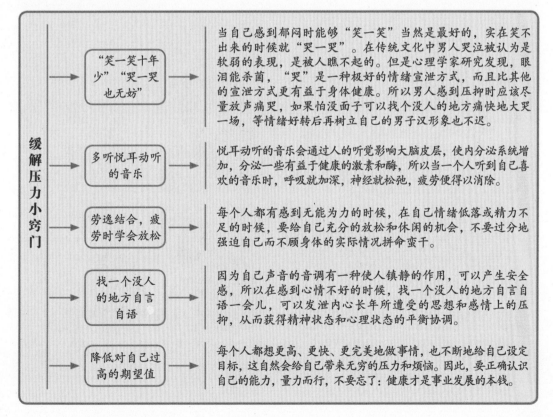

缓解压力小窍门

"笑一笑十年少""哭一哭也无妨"	当自己感到郁闷时能够"笑一笑"当然是最好的，实在笑不出来的时候就"哭一哭"。在传统文化中男人哭泣被认为是软弱的表现，是被人瞧不起的。但是心理学家研究发现，眼泪能杀菌，"哭"是一种极好的情绪宣泄方式，而且比其他的宣泄方式更有益于身体健康。所以男人感到压抑时应该尽量放声痛哭，如果怕没面子可以找个没人的地方痛快地大哭一场，等情绪好转后再树立自己的男子汉形象也不迟。
多听悦耳动听的音乐	悦耳动听的音乐会通过人的听觉影响大脑皮层，使内分泌系统增加，分泌一些有益于健康的激素和酶，所以当一个人听到自己喜欢的音乐时，呼吸就加深，神经就松弛，疲劳便得以消除。
劳逸结合，疲劳时学会放松	每个人都有感到无能为力的时候，在自己情绪低落或精力不足的时候，要给自己充分的放松和休闲的机会，不要过分地强迫自己而不顾身体的实际情况拼命蛮干。
找一个没人的地方自言自语	因为自己声音的音调有一种使人镇静的作用，可以产生安全感，所以在感到心情不好的时候，找一个没人的地方自言自语一会儿，可以发泄内心长年所遭受的思想和感情上的压抑，从而获得精神状态和心理状态的平衡协调。
降低对自己过高的期望值	每个人都想更高、更快、更完美地做事情，也不断地给自己设定目标，这自然会给自己带来无穷的压力和烦恼。因此，要正确认识自己的能力，量力而行，不要忘了：健康才是事业发展的本钱。

养肺一定要懂得呼吸的学问

乌龟为什么能成为动物界的长寿冠军呢？这主要是因为它的呼吸节律每分钟仅两次，这样就减少了身体内部能量的消耗，而我们人类平均的呼吸却是每分钟18次左右，所以如果我们想要长寿，即使做不到像乌龟那样呼吸，也应该学会正确的呼吸方式。

人的呼吸形式分为胸式呼吸和腹式呼吸两种。平时我们所做的呼吸就是胸式呼吸，但是胸式呼吸不利于肺部的健康，这是因为在胸式呼吸时只有肺的上半部的肺泡在工作，占全肺4/5的中下肺叶的肺泡却在"休息"。这样长年累月地下去，中下肺叶得不到锻炼，长期废用，易使肺叶老化，进而引发疾病。

腹式深呼吸却可以弥补胸式呼吸的缺陷，是健肺的好方法。所谓腹式呼吸法是指吸气时让腹部凸起，吐气时压缩腹部使之凹入的呼吸法。常做腹式深呼吸运动，可使机体获得充足的氧气，也能满足大脑对氧的需求，使人精力充沛。

需要注意的是，在锻炼腹式深呼吸的初期，切忌急于求成地去追求呼吸的深长细缓，不要过于注意自己的呼吸，以防止出现胸闷气短、呼吸不畅、憋气等不良反应。

不能机械地去任意延长呼气时间而缩短吸气时间，防止因为肺换气过度而出现头昏、头痛、疲乏等症状，甚至发生呼吸性碱中毒或酸中毒。

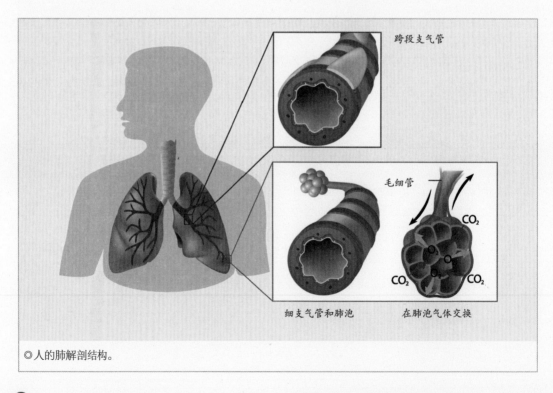

跨段支气管

毛细管

CO_2

O_2

CO_2 O_2 CO_2

细支气管和肺泡　　　在肺泡气体交换

◎人的肺解剖结构。

学几招简单实用的护肾"秘籍"

中医认为，适宜的运动能改善体质，强壮筋骨，活跃思维，有利于营养物质的消化和吸收，从而使肾气得到巩固。因此，保护肾气就要适当地注意饮食和运动。

（1）过度苦寒、冰凉的食物易伤肾，如苦瓜、猪肉、鹅肉、啤酒进食过多会伤肾。

（2）男性接触过多的洗涤剂也伤肾，家庭应少用洗涤剂清洗餐具及蔬果，以免洗涤剂残留物被过多摄入。

（3）适当运动可延缓衰老，但强度不宜太大，应选能力所及的运动项目，以促进血液循环，可改善血瘀、气损等情况。散步、慢跑、快步走，或在鹅卵石上赤足适当行走等。

（4）可常饮强肾壮阳杜仲茶。将杜仲叶12克切碎，与绿茶3克一同放入茶杯内用沸水冲泡10分钟后饮用。据《本草纲目》中记载，杜仲味甘、性温、微辛，具有补肝、肾、强筋骨、益腰膝之功效。此方适用于治疗肾肝阳虚引起的腰膝酸痛、阳痿早泄、尿频尿急以及高血压、心脏病、肝硬化等。长期饮用具有抗衰防老、延年益寿之功效。

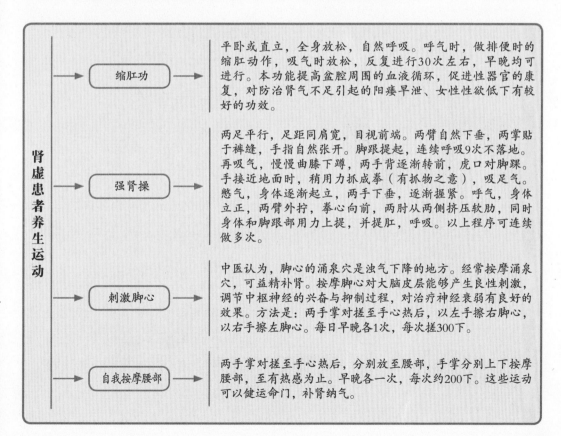

生活小习惯，养出胆脏大健康

胆对人体来说非常重要，但现在很少有人知道如何保养，所以胆结石等胆道疾病发病率很高。这是因为，经常不吃早餐，会使胆汁中胆酸含量减少，胆汁浓缩，胆囊中形成结石。另外，晚饭后常躺着看电视、看报，饭后立即睡觉，晚餐摄入高脂肪等，也会使胃内食物消化和排空缓慢，食物的不断刺激又引起胆汁大量分泌，这时由于体位处于仰卧或半仰卧，便会发生胆汁引流不畅，在胆管内淤积，导致形成结石。如果经常吃甜食，过量的糖分会刺激胰岛素的分泌，使糖原和脂肪合成增加，同时胆固醇合成与积累也增加，造成胆汁内胆固醇增加，易导致胆结石。

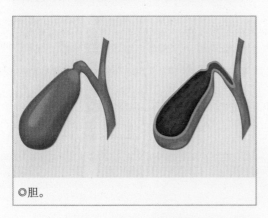

◎胆。

那么该怎样保养，预防胆道类疾病呢，中医认为，保养胆脏就要注重饮食、保持快乐的心境。

❶ 建立健康的饮食习惯和合理的饮食结构

据了解，由于经常不吃早餐，会使胆汁中胆酸含量减少，胆汁浓缩，有利于胆囊中胆结石形成，因而不吃早餐者导致胆结石的发病率大大高于饮食有规律者。

另外，临睡前喝一杯全脂牛奶，可防胆结石。因为牛奶能刺激胆囊，使其排空。在饮食上要尽量少吃油腻的食物，更不能因为早上赶着上班或者赖床而不吃早餐。因为在空腹的时候，胆汁容易郁积，极有可能引起结石症状。饮食偏荤喜甜者，也因脂肪和胆固醇摄入多，易形成胆结石。甜食过多又会促进胰岛素分泌，会加速胆汁中胆固醇的沉积而形成胆结石。

❷ 调节情志、保持心情舒畅

中医认为，情绪的过度压抑和过度亢奋均属神志不畅，而两种极端的性格都可导致胆囊炎或者胆石症。总体看来这是一种心身疾病，情绪不好时心理问题就会直接影响到生理。肝和胆是互为表里的，胆的功能要通过肝脏的功能来体现，如果情绪不好，就会影响到肝脏的疏泄功能，同样就会影响到胆汁的排泄和分泌功能。胆汁是帮助消化的，胆汁正常的时候应该从胆囊排出来，排到肠内帮助消化，尤其是消化脂肪类物质。导致胆的病变除了情志以外，就是肝气疏泄太过或者不及。

中医认为，情志不调、肝气郁结、胆汁郁滞是形成结石的主要原因，因此，调节情志、保持心情舒畅、避免烦躁和焦虑显得十分重要。

小米最补我们的胃

中医认为小米有和胃温中的作用，小米味甘咸，有清热解渴、健胃除湿、和胃安眠等功效，内热者及脾胃虚弱者更适合食用它。有的人胃口不好，吃了小米后能开胃又能养胃，具有健胃消食、防止反胃、呕吐的功效。

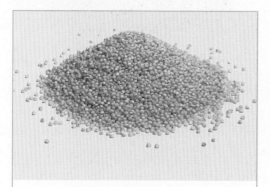

◎小米：又名粟米，古代叫禾，是谷子去壳后的产物，因其粒小，直径约1毫米。性味甘咸、凉。主养肾气，去胃脾中热，益气。

在所有健胃食品中，小米是最绿色也最没有副作用的，它营养价值高，对于老弱病人和产妇来说，小米是最理想的滋补品。

我国北方许多妇女在生育后，用小米加红糖来调养身体。小米熬粥营养价值丰富，有"代参汤"之美称。小米之所以受到产妇的青睐，皆因同等重量的小米中含铁量比大米高一倍，其含铁量高，所以对于产妇产后滋阴养血大有功效，可以使产妇虚寒的体质得到调养。

另外，小米因富含维生素B_1、维生素B_2等，还具有防止消化不良及口角生疮的功能。

小米粥是健康食品，可单独煮熬，亦可添加大枣、红豆、红薯、莲子、百合等，熬成风味各异的营养粥。对脾胃虚弱，或者在夏季经常腹泻的人来说，小米有很好的补益作用。与山药熬粥，可强健脾胃；加莲子同熬，可温中止泻；食欲不振的，可将小米加糯米与猪肚同煮而食，方法是将小米和糯米浸泡半小时后，装到猪肚内，炖熟后吃肉喝汤，内装的小米和糯米取出晾干，分次食用。小米磨成粉，可制糕点，美味可口。

美中不足的是，小米富含的蛋白质没有大米高，因此不论是产妇，还是老弱人群，都不能完全以小米为主食，应合理搭配，避免缺乏其他营养。

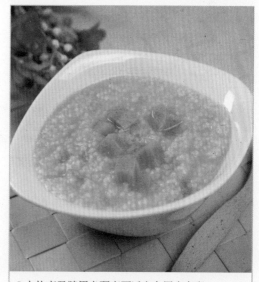

◎内热者及脾胃虚弱者更适合食用小米粥。

用揉腹来保养我们的大小肠

"饭后自做揉腹功",饭后频摩腹可以助消化。揉腹不仅可以保养大小肠,而且对多种疾病如高血压、冠心病、肺心病、糖尿病及肾炎等均有良好的辅助治疗效果。

此外揉腹可以调和气血,增加腹肌和肠平滑肌的血流量,增加胃肠内壁肌肉的张力及淋巴系统功能,使胃肠等脏器的分泌功能活跃,明显改善大小肠蠕动功能,从而加强对食物的消化、吸收和排泄,防止和消除便秘。

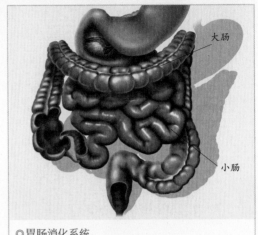

大肠

小肠

◎胃肠消化系统。

腹部按揉操作方法	一般选择在夜间入睡前和起床前进行。排空小便,取仰卧位,双膝屈曲,全身放松,左手按在腹部,手心对着肚脐,右手叠放在左手上。先按顺时针方向绕脐揉腹50次,再逆时针方向按揉50次。
	取仰卧位,以右手按顺时针方向绕脐揉腹,次数可多可少,50~100次均可,用力适度,右手做完再换左手按逆时针方向进行。
	值得注意的是,揉腹不宜在过饱或过饥的情况下进行,如有胃肠穿孔、腹部急性炎症及恶性肿瘤时,最好不要揉腹。揉腹时如出现腹内温热感、饥饿感或有便意及肠鸣、排气等都属正常现象,无须担心。揉腹运动必须持之以恒,方可取得健身强体的效果。

呵护膀胱,别让生命猝然逝去

膀胱位于盆腔内,在空虚时呈四面体形,是一个贮存尿液的器官,它的主要功能就是储尿和排尿。尿液在膀胱内储存到一定程度时就要排出体外,切不可憋尿,否则会影响膀胱的储尿功能。隋朝医家巢元方认为膀胱气化无力就会造成遗尿,所以他强调人不可憋尿。

有一则脑筋急转弯是这样的:一只小狗带了足够多的水和食物到沙漠旅行(没有天敌等危害),结果在第二天就被发现已经死了,请问是什么原因?

答案是想尿尿却找不到电线杆,结果憋

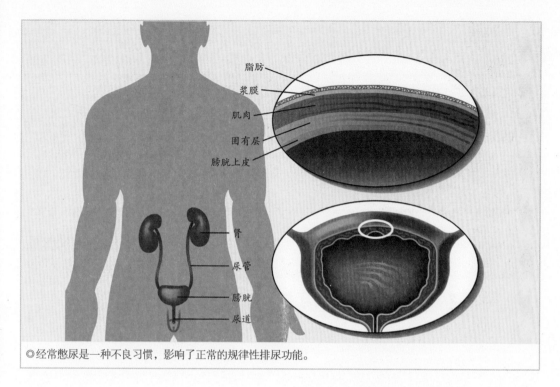

脂肪
浆膜
肌肉
固有层
膀胱上皮

肾
尿管
膀胱
尿道

◎经常憋尿是一种不良习惯，影响了正常的规律性排尿功能。

死了。

这虽然是一则笑话，但从一个侧面告诉我们憋尿对健康不利，甚者可能会威胁到我们的生命。

其实憋尿在生活中是经常会发生的事。谁都会因偶尔找不到厕所，或其他的原因憋一两次尿。但是，千万不可养成长期憋尿的习惯。这是因为尿液是肾脏代谢的产物，含有许多人体新陈代谢所产生的尿酸等代谢废物和各种有毒物质。憋尿使有毒物质在体内停留的时间过久，很容易引起泌尿系统感染和结石，严重时还会导致肾功能损害。

此外，长期憋尿可能引起膀胱损伤，因为控制膀胱收缩的神经分布在膀胱壁的肌肉里，憋尿太久，会使神经缺血或过度涨扯而受损，造成以后小便疼痛、尿频、

尿不干净或尿不出小便的后果。更有甚者可能会引发心脏病和血压升高，严重的还会导致猝死。下面就让我们看看两则事例。

美国加州一名28岁的女性参加一项喝水（憋尿）比赛，结果比赛结束几小时后在家里猝死。

一位丹麦贵族在一次宴会中内急，但由于在当时离席是贵族传统礼仪中非常失礼的行径，所以他一直憋尿而导致膀胱发炎，最终导致了死亡。

经常憋尿是一种不良习惯，它影响了正常的规律性排尿功能，尿液滞留膀胱过久，增加了细菌生长繁殖的机会。所以若憋了一段时间的尿之后，除了尽快将膀胱排空，最好的方法就是再补充大量的水分，强迫自己多排几次小便，这对膀胱来说有冲洗作用，可以避免膀胱内细菌的增生。

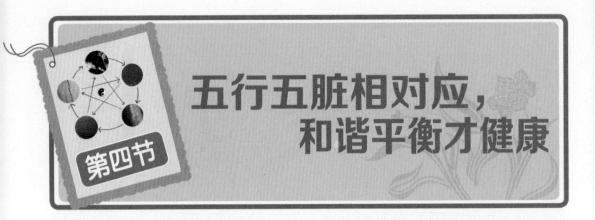

五行五脏相对应，和谐平衡才健康

第四节

五行相生相克，五脏自成一体

在中医理论中有这样一种观点，就是人体各系统固有的功能活动是一个动态平衡，在此平衡下人体本身就存在着对外界环境的适应力、对损伤组织的修复力以及对各种疾病的抵抗和自愈能力。也就是说，人体本身就是一个最和谐的灵体，它不需要任何外在的东西，只依靠自身的能力就可以达到和谐。

那么，人体内部的这种和谐存在是靠什么来维持的呢？中医们把这一切归结到脏器之间存在着相生相克的密切关系上，古代的中医学家将五行理论整理后，再依照各个脏器的特性对应到五行之中便得出了：心属火、肝属木、脾属土、肺属金、

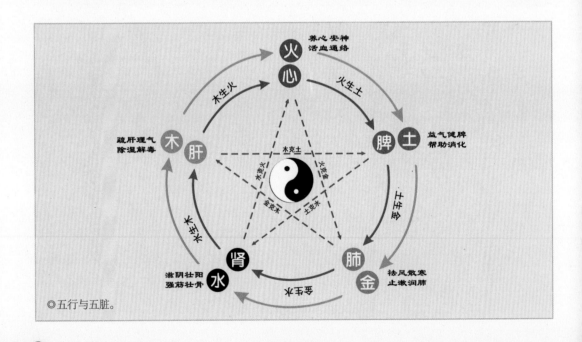

◎五行与五脏。

肾属水。

在五行学说中，存在着相生相克的关系，即：木生火，火生土，土生金，金生水，水生木，而木克土，土克水，水克火，火克金，金克木，传统中医理论正是根据五行学说来指导临床诊断和治疗的。如木克土，联系到五脏，肝属木，脾属土，那么肝就可以抑制脾，所以中医治疗脾脏方面的疾病往往是肝脾共治，这也是"扶土抑木"的原则。再比如，肝色属青，味属酸，如有面色发青、喜食酸味等

症状，一般也可诊断为肝经受病。

总之，人体本身其实就是最和谐的灵体，五脏之间的关系是相互滋生、相互制约的，它们共同维持整体的内环境稳定状态，脏腑功能正常协调，化生精气血津液充足，脏腑形神得以充养，是身体健康的基本保障。五脏六腑间的协调，是通过相互依赖，相互制约，生克制化的关系来实现的。有生有制，就可以保持一种动态平衡，以保证生理活动顺利进行。

养护脏腑要遵照五行对应关系

《黄帝内经》有个最重要的医学理念："是故圣人不治已病治未病，不治已乱治未乱。"对这句话通常有两种解释：一是中医注重预防，在生病前就要把致病因素弄清楚，从而将疾病消于形成之前。另一种解释是，高明的中医不治已经生病的这个脏器，而是要治还没有生病的脏器。举个例子，如果得了肝病，就暂时把肝放在一边不治，首先要弄清楚，肝病是由什么造成的。中医认为水生木，水是肾，木是肝，肝病在很大程度上是由肾精不足造成的，所以我们要先把肾水固摄住，让肾精充足了，肝病自然就好了。

中医认为，人是一个相互联系的不可分割的整体。人身体的各个器官以及意识状态都不是孤立的，而是相互联系在一起的，所以在治疗疾病方面也要有整体的观念，不能只见局部，不见整体。中国人有

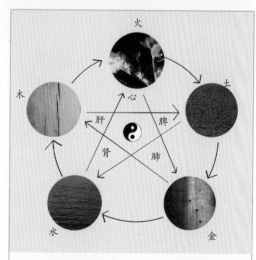

◎人身体的各个器官以及意识状态都不是孤立的，而是相互联系在一起的。

句俗语叫"头痛医头、脚痛医脚"，这是来形容医术非常差的医生。当患者出现疾病的症状时，医术高明的中医会仔细观察病人，利用医术和长期积累的经验，找出疾病的真正根源。

而在这一寻找根源的过程中，我们所根据的就是五脏六腑与五行之间的对应关系。比如我们刚才举的例子当中，肾属水，肝属木，根据水生木的原则，相对应地去处理肾脏与肝脏之间的关系，便是正确运用了"不治已病治未病"的中医理念。

中医是讲究整体的，身体的某处发生病痛，不能简单地就事论事，只关注疼痛的部位，对其他部位也要做相应的检查，因为此处的疾病可能是别的部位的病变引起的。肝脏发生病变，根源可能在肾脏上，这些就是五脏对应五行的关系在实践上的运用，也是中医讲究整体的力证。

五脏护养第一功法——五行掌

五行掌是山西五台山流传下来的养生祛病功法，其原理就是中医五脏五行相对应理论。五行掌包括预备活动和推、拓、扑、捏、摸五种功法，可根据病症选练相应功法，也可按顺序全套练习。动静兼练、刚柔相济、虚实变换、松紧相辅、运动全面。

五行掌运行方法

预备活动	要宽衣松带，全身放松；轻轻叩齿36次，舌在口内搅动36次；分3次吞津，以意念送至脐下丹田处；以手指梳头数次，双掌相对搓热，然后干洗面36次
推法	属木，与肝相应，默念"嘘"字。站立，两足平行，与肩同宽，两膝微屈，两臂下垂，屈腕，掌心向上，指尖相对，靠近小腹；以鼻缓缓吸气，意念暗示清气从两足大趾沿大腿内侧的肝经上升至两胁；与此同时，两手如托物状，缓缓上移，至胸前与肩平行时吸气尽；随呼气默念"嘘"字，暗示浊气尽出，清气由两胁沿肝经降至足大趾；同时反掌，掌心向前，指尖向上，随呼气双手缓缓向左前方推出，左脚随之向左前方迈进一步，呈弓步，重心在前屈的左腿上，右腿伸直；至呼气尽时反掌，掌心向上，指尖相对，向下收回至小腹前，同样伸左腿屈右膝，重心后移至右腿上，再开始吸气，如此反复5～10次，收回左腿；再换右脚向右前方迈出一步，并重复5～10次。 做推法时，动作宜缓慢，配合柔和自然的呼吸，目光注视双手，屈腕稍用力，使指尖有麻酥酥的得气感，意念暗示气血沿肝经循行路线升降，吸气时大趾微微上翘，容易得气
拓法	属火，与心相应，默念"呵"字。预备姿势及动作基本同推法，但吸气时暗示清气从小指内侧沿心经路线至胸中；呼气时默念"呵"字，暗示浊气尽出，清气沿心经散至小指，同时，推出的双掌如拓碑帖状，由左向右缓缓移动，至呼气尽时，直腰双腿下蹲，掌心向上，指尖相对，双手向下收至小腹前；再开始吸气如初，并重复5～10次；收回左腿，再出右腿，从右向左拓，也重复5～10次。 做拓法呼气时，除默念"呵"字外，要意守掌心劳宫穴和小指尖内侧的少冲穴，并使手指伸直用力上翘，以产生酥麻的气感，腰要正直，躯干随双手左右升降做画圆运动

扑法	属土，与脾相应，默念"呼"字。预备姿势同推法；随吸气左腿屈膝，尽量上抬大腿，足尖向下，暗示清气从足大趾内侧沿腿内侧的脾经上升至腹部；同时左手屈肘，掌心向上，五指并拢自然微屈，以肘为轴，从小腹右侧向上、向左画弧运动，至与视线平时，吸气尽，掌心转向面部。 随呼气默念"呼"字，暗示浊气尽出，清气沿大腿内侧的脾经下降；同时左脚向前迈出一步，左掌转向前方，向左、向下画圆，降至小腹前，又反掌向上，叠于右手背下；再吸气时，换右手右腿，动作同开始，如此交替地做5～10次，再后退做5～10次。做扑法时，手、眼、头、腿、呼吸、意念要配合好
捏法	属金，与肺相应，默念"丝"字。左脚向左前方迈一大步，呈弓步，左臂向左前方伸，掌心向上，五指收拢如捏球状；右臂抬起，向后屈肘垂腕，掌心向下，五指亦如捏物状，屈肘40度左右，手置胸前，使肩、肘、手相平；随吸气，伸左腿、屈右腿，重心右移，臀向后坐；左臂屈肘收回，右臂在左臂上方向左前方伸出，两掌相对经过后，双双反掌，左掌向下，右掌向上；同时，暗示清气从拇指经臂内前缘的肺经吸入肺中；随呼气，左臂向前伸出，右臂屈肘收回，腿也呈前弓后箭，重心移向左前方，同开始动作；同时默念"丝"字，暗示浊气尽出，清气沿肺经散至拇指；如此反复5～10次后，再换右臂，右腿向右前方迈出，也往复5～10次。 做捏法时，动作应缓慢轻柔，身躯前后移动，而胸腰则左右扭转，以扩大肺活量
摸法	属水，与肾相应，默念"吹"字。左脚向左前方迈一大步，呈前弓后箭步，两臂自然下垂，肘微屈，掌心向下，指尖向前，置于小腹左前方平脐；随吸气，双手由左向右、向后收回，做画圆的抚摸动作，收至右下腹时吸气尽；同时左腿伸直，右膝屈曲，重心后移至右腿上，左足尖微微上翘，足跟着地，暗示清气从足心涌泉穴沿大腿内侧的肾经上升至腰部两肾；随呼气默念"吹"字，暗示浊气尽出，清气沿肾经降至涌泉穴；同时双手向左，向前摸出，意守掌心，手指微微上翘，以产生气感；同时屈左膝，伸右腿，重心前移至右腿上；呼气尽时，再开始做前面的动作；如此反复做5～10次，再换右腿向右前方迈出，亦做5～10次。 做摸法时，双掌与地面平行画圆，如磨豆腐一般，高不过脐，腰部随呼吸及双掌动作转圈，躯干要保持正直，这可加强对肾俞等穴的意守。 以上动作虽然简单，却能使脊椎和上下肢各关节都得到充分活动，使五脏六腑得到保养。因此，五行掌既可用于五脏保健，也可用于康复医疗，其应用范围是很广的，可作为辨证施功的基本功法

五脏各有所喜，护养应据五行调五味

张仲景认为："所食之味，有与病相宜，有与身为害。若得宜则益体，害则成疾。"五脏各有所喜，而食物也是有偏性的，粗略地说，五行与五脏、五味的关系是，金主肺，味辣；木主肝，味酸；水主肾，味咸；火主心，味苦；土主脾，味甘甜。所以，食养五脏要根据食物的五味，这样才能达到最好的效果。

五味养生

酸入肝　辛入肺　苦入心　咸入肾　甘入脾

酸入肝	辛入肺	苦入心	咸入肾	甘入脾
酸类的食物是入肝的，如果你患了肝病就要少吃酸，因为酸具有收敛的作用，太收敛则肝气就不能生发，病就会加重。不过，酸味的食物具有收敛、固涩、安蛔等作用，对于多汗、尿频、腹泻、流涎不止等病症有很好的效果。例如，碧桃干（桃或山桃未成熟的果实）能收敛止汗，可以治疗自汗、盗汗；石榴皮能涩肠止泻，可以治疗慢性泄泻；酸醋、乌梅有安蛔之功，可治疗胆管蛔虫症等。	辛类的食物是入肺的，如果肺出现了问题，就不能吃辛味食物。但是辛味具有发散风寒、行气止痛等作用，例如葱、姜善散风寒、治感冒；胡椒能祛寒止痛；茴香能理气、治疝痛；橘皮能化痰、和胃；金橘能疏肝解郁等。	苦味的东西是走心的，如果病在心上，就少吃苦味食物，让心生发一下。但苦味食物可以清热、泻火。例如，莲子心能清心泻火、安神，可治心火旺的失眠、烦躁之症；茶叶味苦，能清心提神、消食止泻、解渴、利尿、轻身明目，为饮料中之佳品。	咸类食物是走肾的，肾主骨，如果病在骨上，就要少吃咸，这样才能把骨养好，把肾养好。咸味食物具有软坚散结、滋阴潜降等作用。例如早晚喝一碗淡盐汤，对于治疗习惯性便秘有很好的作用。	甜味的食物走脾胃，孩子如果特别喜欢吃糖，说明他脾虚。如果病在脾胃，就要少吃甜味的食物和油腻的食物，因为这样的食物会让脾增加代谢负担，使脾更加疲劳。甜味食物具有滋养、强壮身体，缓和疼痛的作用。疲劳和胃痛时可以试一试。

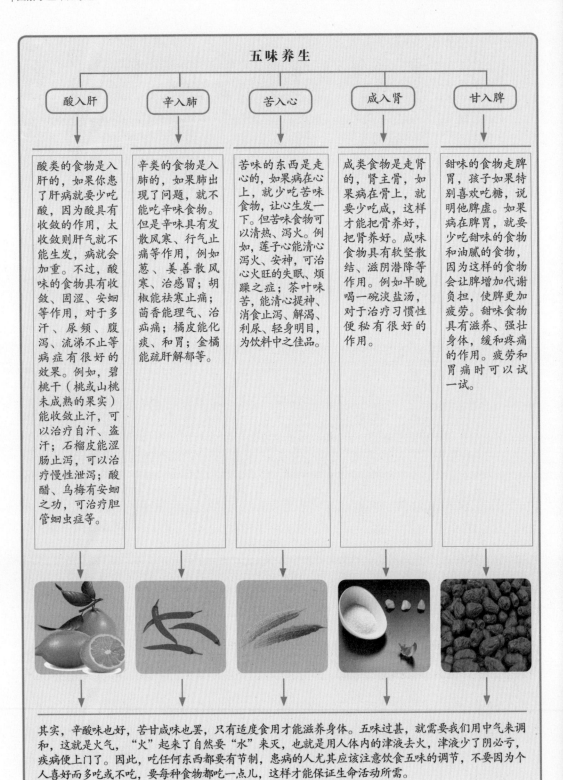

其实，辛酸味也好，苦甘咸味也罢，只有适度食用才能滋养身体。五味过甚，就需要我们用中气来调和，这就是火气，"火"起来了自然要"水"来灭，也就是用人体内的津液去火，津液少了阴必亏，疾病便上门了。因此，吃任何东西都要有节制，患病的人尤其应该注意饮食五味的调节，不要因为个人喜好而多吃或不吃，要每种食物都吃一点儿，这样才能保证生命活动所需。

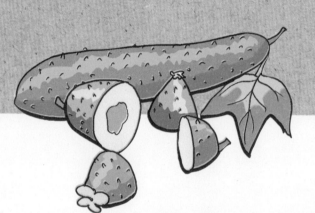

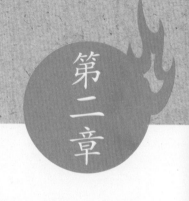

第二章

让身心之渠畅通无阻

——养生祛病"通"字诀

●本章中我们所讲的"通",适用于心血管、肠胃及身体内的各种器官,只要在日常生活中能利用这个"通"字诀养护好身体,我们就可以健康长寿。

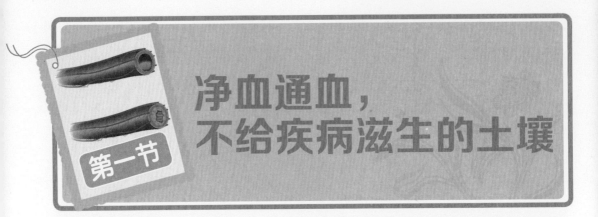

净血通血，
不给疾病滋生的土壤

第一节

血液是人生下来活下去的保证

血液，被视为活力与健康之源，中医把血液视为生命之"海"，是因为人体一时一刻也离不开它，而且血液的成分与地球上最早出现的原始生命的诞生地——原始海洋的成分很相似。

中医所说的血，同人们日常说的血意义完全一样，血是流行于脉管之中的红色液体，是维持人体生命活动的基本物质。古老的中医学对血液运送生命养分的功能认识是相当清楚的。《黄帝内经》还具体举例说：肝得到血液营养，眼睛才能看到东西（肝开窍于目）；足得到血液营养，才能正常行走；手掌得到血液营养，才能握物；手指得到血液营养，才能抓物。说明从脏腑到肢体各个层次的组织都离不开血液的营养。

如果说生命是烛光，那么血液就像蜡烛。当一根蜡烛的蜡油减少并耗尽时，烛光将随之变得微弱以致熄灭。人的生命也是一样，随着人体血液的消耗，生命也将枯萎。

血液对人体的五大功能

运输功能	血液是人体的"运输大队长"，人体新陈代谢所需要的营养物质如氧、糖、蛋白质、脂肪、维生素、电解质、水等通过消化器官和呼吸器官摄入后，需要通过血液运送到各组织器官，而这些器官产生的二氧化碳、尿素及过多的水分等，也要通过血液，经肾、皮肤、呼吸器官及肠道排出体外。当然，血液的这些作用要受到心脏和血管的支配。血液的运输功能还能保持细胞生活的流体环境相对恒定，从而保证了细胞的正常生命活动，所以医生常常把验血结果作为诊断疾病的重要参考
调节功能	主要是人体内的激素等物质需要保持在平衡状态，而体内激素的传导物质就是血液
血液的酸碱平衡功能	人体总是要保持一定的酸碱度的平衡，血液中有一个强大的酸碱平衡系统，能使人体的pH值总是处于一个恒定状态
体温调节功能	血液一方面通过大量吸收机体所产生的热量以使组织细胞的温度不致过高，另一方面将机体产生的热量运送至体表如皮肤等处，通过辐射、蒸发等方式释放出去
免疫功能	血液中含有的一些成分或物质如抗体等能消灭细菌，抵抗病毒。其中的血小板及各种凝血因子能通过止血来防止血液的流失，从这个意义上说血液是人体的"警卫员"

血液污染乃万病之源

在中医里有这样一个观点：万病皆由血污而生，也就是说所有的疾病都是由血液的污染而引起的，血液污染是万病之源。

你可能对这个观点心存疑惑，因为你不相信深藏在我们身体内部的血液还会受到污染。的确，人体是有自愈能力的，当血液受到污染的时候，我们的身体会通过自身的防卫和调节来保持血液的清洁，使身体免受疾病的侵害。但是，在现代社会中，有太多的因素影响着我们血液的清洁度，这就导致那些净化我们体内血液的保护系统无论怎样努力工作，都赶不上血液受污染的速度。

在我们的生活环境中，有许多污染物可以通过我们的呼吸道吸入等途径污染我们的血液，汽车尾气中排放的有毒物质、空气中的漂浮物以及日常生活环境中的病毒、细菌等也成为人类血液健康的最直接杀手。另外，饮食上的不合理，精神时常处于紧张状态，平时很少进行体育运动等一系列不科学的生活方式正在悄悄地腐蚀着我们原本健康的血液。

当我们的血液受到污染后，血液就会变得黏稠，其流动也会受到阻碍，导致血液中的污垢发生沉淀。这时，人体就会发挥其强大的自愈功能，想方设法地把这些污垢排出，当这些污垢从血液中被清扫出来，聚集到身体的某一个部位时，一些疾病症状也就产生了。

如果我们尿液中的草酸钙、尿酸和碳酸钙的含量过多，这些积聚下来的污垢就会导致尿路结石的产生。而当过多的尿酸聚集在关节上时，人体就会出现痛风的症状。

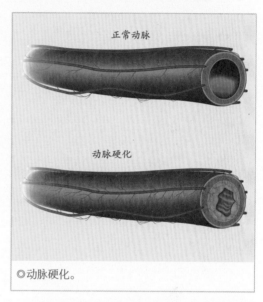

正常动脉

动脉硬化

◎动脉硬化。

如果胆汁中的胆固醇或胆汁酸积聚过多，胆汁的正常流动就会受到影响，胆汁为了能够顺畅流动，就会把过多的胆固醇和胆汁酸排挤到一起，胆结石也就这样形成了。

如果胆固醇和中性脂肪积聚在人体的血管内侧，沉淀下来的物质就会导致动脉硬化。

当我们的血液受到污染的时候，除了要依靠身体强大的自愈能力外，还可以利用蔬菜和水果来进行排污。青绿色蔬菜中富含碱性成分，可以使血液中的污垢重新溶解，并随尿液排出体外。

青筋暴突正是血液中废物积滞的结果

在生活中，我们偶尔会看到这样一些人，在他们的四肢上会暴露出一条条可怕的青筋，通常这些人都比较瘦，所以人们就认为，是这个人太瘦才导致身体的筋暴露出体外。事实上，暴露出体外的这一条条的东西不但不是筋，而且也不是因为瘦造成的，它们实际上是人体内废物积滞过多的产物，这一条条的"青筋"正是人体的静脉血管。

我们都知道，人体的血管有静脉和动脉之分，人体通过动脉把心脏的血液输送到全身，通过静脉把血液回收到心脏。当静脉血液回流受阻，压力增高时，青筋常常在人体表面出现凸起、曲张、扭曲变色等反映状。如果身体中有各种瘀血、痰湿、热毒、积滞等生理废物不能排出体外，就会导致全身各个系统都会发生障碍，此时在脸部、腹部、脚部，特别在手掌和手背的青筋就非常明显。所以，青筋

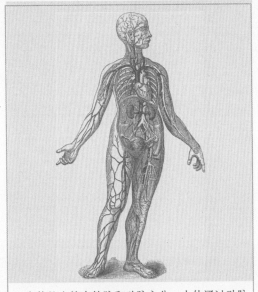

◎人体的血管有静脉和动脉之分，人体通过动脉把心脏的血液输送到全身，通过静脉把血液回收到心脏。

就是人体的积滞。身体内的废物积滞越多，青筋就越明显。

总之，人体任何地方出现青筋，不但影响外表美观，更重要的是身体废物积滞

1.手部青筋

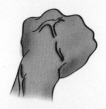

（1）**手背青筋**：手背青筋提示腰背部有积滞，容易导致腰肌劳损、疲劳乏力，常见腰酸背痛，甚至出现肌肉紧张、硬结节

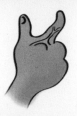

（2）**手指青筋**：小孩手指青筋，提示肠胃积滞消化不良。成人手指青筋，则还反映了头部血管微循环障碍，严重者会出现头晕、头痛、中风等

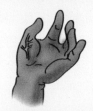

（3）**手掌青筋**：手掌到处可见青筋，表示胃肠积滞，血脂高，血黏稠，血压高，血液酸性高，含氧量低，血液容易凝聚积滞

2.头部青筋

（1）太阳穴青筋凸起：往往提示头晕、头痛；太阳穴青筋凸起、扭曲，表示脑动脉硬化，紫黑则表示容易中风

（2）鼻梁有青筋：提示肠胃积滞，容易胃痛、腹胀、消化不良、大便不利，呈紫色时则情况更加严重

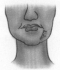

（3）嘴角腮下有青筋：往往提示妇科疾病、带下湿重、疲倦乏力、腰膝酸软、下肢风湿

3.胸腹部青筋

（1）胸腹部青筋：应注意乳腺增生

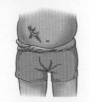

（2）腹部青筋：即俗话所说的"青筋过肚"，一般是肝硬化的标志

4.下肢青筋

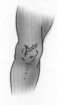

（1）膝部青筋：提示膝关节肿大、风湿性关节炎

（2）小腿青筋：多是静脉曲张，多见于久站和久行的人

的反映。青筋即积滞的清除关键是平时要学会清血净血。一般来说，消除青筋的凸现，达到清血净血的效果，最好是平常运用拍打和刮痧疗法。

简易净血方——排出血内毒素的健康秘诀

从科学角度来看，人体血红细胞的衰老变异一般都要先于其他组织细胞的衰老病变。人的组织器官发生衰老病变，往往都伴随着血红细胞的衰老变异。而血红细胞的衰老变异又是造成相关循环障碍最直接最根本的原因。所以，从某种程度来讲，万病之源始于血。

人体正常的血液是清洁的，但被环境污染的毒物，食物中残留的农药和激素，肉、蛋等酸性食物产生的酸毒，以及人体新陈代谢中不断产生的废物，都可进入血液中形成血液垃圾，使血液污浊。

污浊的血液不仅损害我们的容颜，其蓄积体内还会产生异味使人臭秽不堪，甚至损伤组织器官，形成多种慢性病，如糖尿病、冠心病及高血压等。更严重的是，

毒素还能破坏人体免疫功能，使人体正常细胞突变，导致癌症的发生。

蔬果汁是净化血液的不二之选。那么哪种蔬果汁效果显著？应该怎么做呢？

胡萝卜综合蔬果汁

材料：胡萝卜1根，番茄1个，芹菜2根，柠檬1个。

做法：胡萝卜与柠檬去皮，与其他材料一起榨汁饮用。

胡萝卜汁内含有大量的胡萝卜素，这种物质在人体内会转化成维生素E，进而清除人体自由基，并阻碍其生成，提高机体免疫能力，预防肿瘤、血栓、动脉粥样硬化以及抗衰老等功能。

老年人血稠，有4点须注意

老年人血稠了，就容易形成血栓，引发心肌梗死等危及生命的疾病。这就需要平时在饮食、作息、运动和心态4点上多加注意。在生活中，有不少老年人，起初体检时被医生诊断为血稠，但平时不注意保养，也不懂得如何保养，最终导致脑血栓、心肌梗死等重病，甚至撒手人寰。

事实上，血稠虽不是独立性疾病，但临床上有很多疾病，如动脉硬化、脑血栓、心肌梗死、高血压、糖尿病、阻塞性视网膜炎以及慢性肝肾疾病等都与血稠有

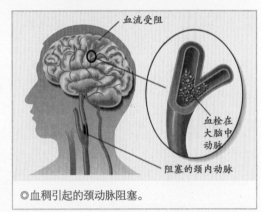

◎血稠引起的颈动脉阻塞。

着密切的关系。所以，如果检出了血稠，我们一定要好好保养。

血稠四点注意事项

首先，也是最重要的一点，就是要养成爱喝水的好习惯。血液中水分的多少，对血液黏稠度起着决定性的影响。血稠的老年人，可以早、中、晚各饮一杯淡盐水或凉白开，特别是在血稠发生率较高的夏季，更要多喝水。平时饭菜宜清淡，少吃高脂肪、高糖食物，多吃些粗粮、豆类及豆制品、瓜果蔬菜。可常吃些具有血液稀释功能、防止血栓、降低血脂等的食物，如草莓、菠萝、西红柿、柿子椒、香菇、红葡萄、橘子、生姜、黑木耳、洋葱、香芹、胡萝卜、魔芋、山楂、紫菜、海带等

其次，生活要做到有规律，要作息有时，劳逸结合，保证充足睡眠，并做到不吸烟不酗酒。要坚持适度的运动锻炼。选择适合自己的锻炼项目，如散步、快走、慢跑、做体操、打球等，可有效地增强心肺功能，促进血液循环，改善脂质代谢，降低血液黏稠度

再次，要保持一颗淡泊宁静、随遇而安的平常心，让情绪处于愉悦之中

最后，如果出现了较明显的血稠症状，特别是已经患有高血压、动脉硬化、糖尿病的患者，必须及时就医，在医生的建议下进行药物干预，如西药肠溶阿司匹林、茶色素等，中药丹参、川芎、当归、红花等，但万不可自行其是，以免出错

活血通脉，增强自愈力的全身按摩法

在现代社会，许多人在不知不觉中体质就变得很差，血液流通也会减慢。如果此时多活动活动手脚，没事儿时多做做按摩，就可以保证血液流通顺畅。在《黄帝内经》三十六卷一百六十二篇中，《黄帝内经·素问》有九篇，《黄帝内经·灵枢》有五篇论及按摩。由此也可以看出按摩对养生，尤其是老年人养生的重要性。下面介绍一套全身按摩法。此按摩法通常从开始按摩到最后结束，从整体中分出若干节来进行。既可分用，也可合用。操作顺序由下而上，即从足趾到头部。老年人则可从上到下。

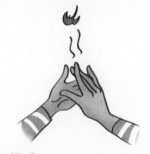

1. 搓手

用两手掌用力相对搓动，由慢而快，直到搓热手心，能调和手上血液，使经路畅通

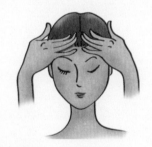

2. 梳头

十指微屈，以指尖接触头皮，从额前到枕后，从颞颞到头顶进行"梳头"20次左右

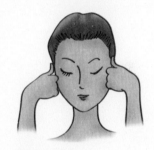

3. 揉按太阳穴

用两手食指指端分别压在双侧太阳穴上旋转运动，按时针方向顺、逆各10次左右

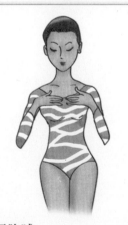

4. 揉胸脯

用两手掌按在两乳上方，旋转揉动，顺、逆时针各10次左右

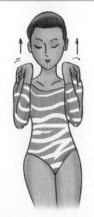

5. 抓肩肌

用手掌与手指配合抓、捏、提左、右肩肌，边抓边扭肩，各进行10次左右

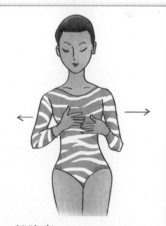

6. 豁胸廓

两手五指微张，分别置于胸壁上，手指端沿肋间隙从内向外滑动，各重复10次左右

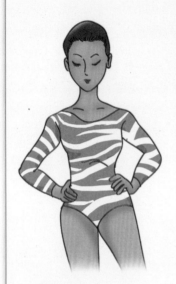

7. 搓腰

用手按紧腰部，用力向下搓到尾闾部，左、右手一上一下，两侧同时搓 20 次左右

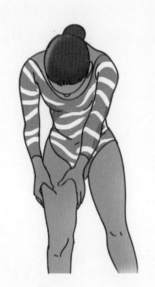

8. 擦大腿

两手抱紧一大腿部，用力下擦到膝盖，然后擦回大腿根，往来 20 次左右

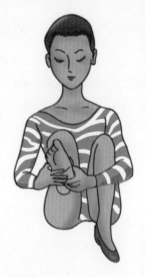

9. 按摩脚心

两手摩热搓涌泉穴，快速用手搓至脚心发热，先左后右分别进行

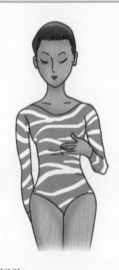

10. 揉腹

五指张开，指端向下，从胃脘部起经脐右揉到下腹部，然后向右、上、左、下，沿大肠走向擦揉。可以牵拉腹内脏器，加大肠胃蠕动

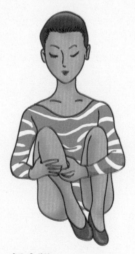

11. 揉小腿

以两手掌夹紧一侧小腿腿肚，旋转揉动，左右各 20 次左右，可使膝关节灵活，腿肌增强，防止肌肉萎缩，有助于减少各种腿疾

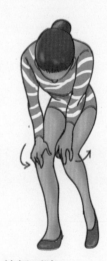

12. 旋揉两膝

两手掌心各紧按两膝，先向左旋揉 10 次，再向右旋揉 10 次，可促进皮肤血液循环，升高膝部温度，驱逐风寒，从而增强膝部功能

补血养生应规避的 4 个误区

对养生保健来说，补充新鲜的血液很重要，但由于不同的人体质不同，血液的水平不同，补血也不能整齐划一。

补血（养血）指以补血药物治疗血虚证的方法。血虚以面色苍白或萎黄，唇甲色淡，头晕眼花，失眠健忘，心悸怔忡，月经量少或经闭，舌淡脉细为主症。宜用归脾丸、四物汤、当归补血汤。常用药物有当归、熟地、阿胶、桑葚、龙眼肉、何首乌、枸杞子等。

补血养生的四个误区

只有女人需要补血吗?	在90%以上的人眼里，补血是女人的事，甚至更无知一点的说是产后妇女的事。虽然由于生理的原因，女人比男人更容易血虚，但并不能因此说补血是女人的专利。其实，在临床上，男人得虚证的也不少。老年多虚证，久病多虚证，其他如先天不足、烦劳过度、饮食不节、饥饱不调等，皆能导致虚证。所以男人也要注意补血，毕竟都是血肉之躯
寒凉的食物不能吃	并不是所有的寒凉食物进入肚子都会对身体产生负面影响，只要与人的体质、吃的季节相适宜，能起到中和、平衡的作用，就可以吃。比如夏天，人体大量出汗，应适量吃些大寒的西瓜，它能除燥热，又能补充人体内因出汗过多而丢失的水分、糖分，这时的西瓜对身体就能起到协调、补血的作用，而天冷时吃西瓜就容易导致血亏。另外，寒、热食物要搭配着吃，比如吃大寒的螃蟹时，一定要配上温热性质的生姜，用姜去中和蟹的寒凉，这样就不会损害身体，还利于蟹肉的消化、吸收
黑色食物一定能补血	我们经常看到这样的宣传：黑色食物补肾、补血，如黑芝麻、黑豆、黑米、黑木耳、海带、紫菜、乌骨鸡等。其实并不尽然，温热是补、寒凉是泻。黑米、乌鸡性温，补血、补肾效果明显；黑芝麻，性平，补肾、补肝、润肠、养发；黑豆，性平，补肾、活血、解毒；黑木耳性凉，海带、紫菜性寒，夏天可以经常吃，冬天尽量不要吃。所以，食物能否补血，一定要看这个食物的属性，而不是根据颜色盲目下定论
运动能增加血能量	运动能打通经络，强化心脏功能，提高机体清除体内垃圾的能力，但是不会增加人体的血能量。运动对健康的影响，主要是加快血液循环的速度，使一些闭塞的经络畅通，特别是对于心包经的打通有很好的效果。心包经的通畅，可以强化心脏的功能，提高人体的免疫力，也会加快人体的新陈代谢，加速人体废物的排出。 如果只是运动，完全不改善生活习惯，增加或者调整睡眠的时间，则运动只是无谓地消耗血能量而已。现在很多人都非常喜欢夜生活，这对健康是十分不利的。本来人体经过了一整天的体力消耗，到了晚上已经没有多余的能量，此时再进行活动，只能是透支储存的肝火，相当于在透支生命

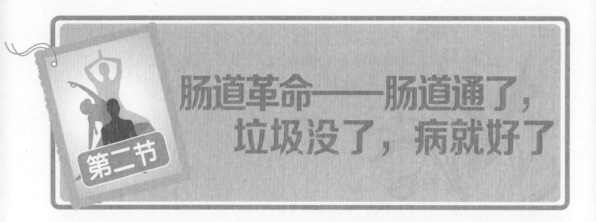

肠道革命——肠道通了，
垃圾没了，病就好了

第二节

健康危机，从体内毒素引发

最近几年，有一个关于健康的新词越来越多地出现在我们的生活中，并成为一种时尚，那就是"排毒"。然而，就在"排毒"成为现代人头脑中不可缺少的"健康新观念"的同时，我们也会在心中画起许多问号：我的"内环境"真的需要清理了吗？如果不排毒是否就意味着我们会失去健康呢？

在我们生存的环境中，随着城市人口暴涨、道路加宽、汽车猛增，市政建设日夜不停，尘土飞扬，开发区迅猛发展，工厂林立，浓烟滚滚，环境的污染与日俱增。随着农业现代化的发展，化肥农药大量使用，食物中的化学沉淀物越来越多，再加上大量化学药品的使用等众多危害人体健康的外来之毒正在不断增加。同时，随着生活水平的不断提高，人们开始膏粱厚味，暴饮暴食，这就造成了人体内新陈代谢紊乱，使得新陈代谢过程中的废物堆积、停滞，形成大量的内生之毒。

当这些外来之毒和内生之毒侵害人体

时，就会导致各脏腑、组织、细胞的功能障碍，气血失和，阴阳失衡，新陈代谢紊乱及内分泌失调，从而引发多种疾病。

毒素泛指对人体有不良影响的物质，包括外来之毒、内生之毒以及情志之毒。人体新陈代谢后所产生的废物，如粪便、二氧化碳、重金属、自由基等，把这些排出去以增加人体自身的免疫力。

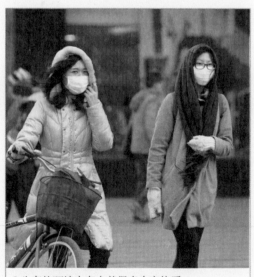

◎生存的环境中存在着很多有害物质。

外毒进入体内引起的疾病

导致身体免疫力下降	这些毒素可以分布到神经突触和神经——肌肉接头处，直接损害神经元，造成中枢神经受损、身体各器官免疫力下降。如：经常性感冒、头晕、心悸、盗汗、失眠、健忘、四肢麻木等
致癌	现代医学表明：癌症往往是由致癌毒素在体内囤积而诱发产生的肿瘤，致癌毒素由环境因素引起，其中又有90%为化学元素。因此，可以这样说：癌症是污染的外部环境导致人体内环境污染的必然结果
皱纹及脓包	毒素作用于人体内酶系统，导致胶原酶和硬弹性蛋白酶的释放，这些酶作用于皮肤中的胶原蛋白和硬弹性蛋白，并使这两种蛋白产生过度交联和降解，结果使皮肤失去弹性，出现皱纹及脓包
人体各处疾病	毒素会随着淋巴和血液传遍人体各处：渗入皮肤，产生皱纹、湿疹、皮肤红肿等皮肤病；渗入脑，会造成压抑、烦躁、昏昏欲睡、失眠健忘；渗入肝脏，会使肝脏的解毒功能减弱；渗入胸腔，会诱发肿瘤；渗入子宫，会导致纤维瘤和功能失常；渗入眼，会使视力减弱；渗入肺，会使呼吸短促和口臭；渗入关节，会导致关节痛
脏器衰竭	毒素加重器官负担，引起脏器衰竭。人体内多个脏器与排毒有关：肝脏是人体最大的解毒器官，血液流进肝脏时，一些有害物质可被肝脏产生的酶分解；皮肤是人体最大的排毒器官，能够通过出汗等方式排出其他器官很难排出的毒素；肾脏是体内最重要的排毒器官，能过滤掉血液中的毒素并通过尿液排出体外。但如果"中毒"太深，造成肝、肾、皮肤负担过重，就会引起脏器中毒、引起脏器衰竭
过敏	毒素刺激人体的免疫系统，使人体出现过敏反应

所以，只要生命还在继续，只要人还在这个世界生存，就会产生和吸入大量的毒素，由于这些大量外来之毒、内生之毒的侵害，导致人体疾病开始逐年增加。

如果，想了解你体内的毒素堆积到什么程度了，那就来给自己测试一下吧。

测试表

状况	打分	状况	打分	状况	打分
睡眠质量差、多梦		常熬夜		每天抽烟	
每天用电脑3小时以上		平时喜欢吃甜食、零食		每天蔬菜摄入不到三种	
喜欢香肠、热狗等腌制品		经常忘了喝水		总喜欢吃一些炸鸡腿、排骨等食品	

从不=0分，有时=1分，经常=2分

如果你的总分为0～6分，表明你有健康理念与意识，可以再多补充一点儿天然健康食品。如果为7～12分，表明你存在毒素累积的危险，要注意小疾病，多吃天然食品。如果为13～18分，你需要马上制订排毒计划，尽快调整自己的生活作息和饮食习惯。

宿便，体内毒素的根源

我们都知道，每个生活小区里都有垃圾箱，我们人体同样也有自己的"垃圾桶"，它就是大肠。在胃和小肠内未被消化吸收的食物残留物（包括水和食物中的污染物）都要由大肠受纳后形成大便排出体外。大肠是一个长达5~6米，并且千褶百皱的管道。就像自来水管内壁上会累积厚厚的水垢一样，在长年累月运输废物残渣的过程中，大肠壁特别是大肠皱褶处形成的憩室中，也不可避免地会附着这些食物残渣，而大肠又长期得不到清洗，这些垃圾就会越积越厚，它们在细菌的作用下干结、腐败、发酵，并像锈一样牢牢地粘连在肠壁上，就会形成黑色、恶臭、有毒的物质，这就是宿便。

中医认为，宿便中所含的毒素是百病之源。它攻击人体的各个部位，对身体造成严重危害。宿便堆积在大肠中，不但能引起腹胀、口臭、头晕、食欲不振、乏力等症状，而且这些在肠道停滞淤积的粪便，由于细菌的作用而不断地发酵、腐败，产生有害的毒素气体，并被人体吸收入血液，刺激并毒害皮肤，引起面部雀斑、粉刺、脓包、痘痘、皮肤粗糙等皮肤病。

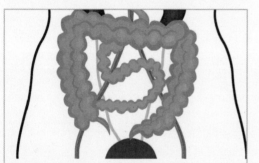

◎肠道停滞淤积的粪便，由于细菌的作用而不断地发酵、腐败，产生有害的毒素气体。

长期与宿便为伍引起的疾患

诱发痔疮	长时间用力排便，或蹲便时间过久，都可使直肠肛周静脉丛压力增高，逐渐使静脉曲张而形成痔疮
诱发肛裂	因为粪便干硬，可能会造成肛管处的皮肤损伤，然后继发细菌感染，从而形成肛裂
诱发胃肠功能紊乱	积存在体内的粪便，会释放出有毒物质，让人食欲不佳、腹胀或痛，呃逆嗳气等
诱发脑出血	由于用力排便，可使腹压升高，静脉血回流增多，心脏负担加重，血压升高，导致脑出血，相当一部分脑出血病例发生在卫生间里就是这个道理
诱发心脏病	道理与引起脑出血相同，可以导致心绞痛甚至心肌梗死。据统计，脑出血、心肌梗死有大约1/4的病例都是由宿便诱发的
诱发肿瘤	由于粪便长时间潴留，致癌物质不能有效排出，导致大量吸收，可能诱发肿瘤，首先是肠癌。而据美国的研究表明，有宿便史的女性，患乳腺癌的概率更高
影响儿童发育	小儿如果长期宿便，会影响消化功能，使其吸收变差，引起发育不良。由于粪便经常滞于肠道，毒素吸收入血，循环到大脑后，可使神经敏感性降低，导致智能发育落后
以上可不是危言耸听，宿便的危害就是这么大，我们千万不可掉以轻心	

清除宿便，这两招不可不用

宿便即肠管内长期停滞淤积的陈旧大便，一般3～5日不解大便而停留于肠管内的粪块叫宿便。我们知道，宿便是人体肠道内一切毒素的根源，其所产生的大量毒素被人体吸收后，会通过血液循环到达人体的各个部位，从而降低人体免疫力，诱发各种疾病，严重危害人体健康。所以，消除肠内的毒素也就是清除宿便，这样才能保证肠道清洁。

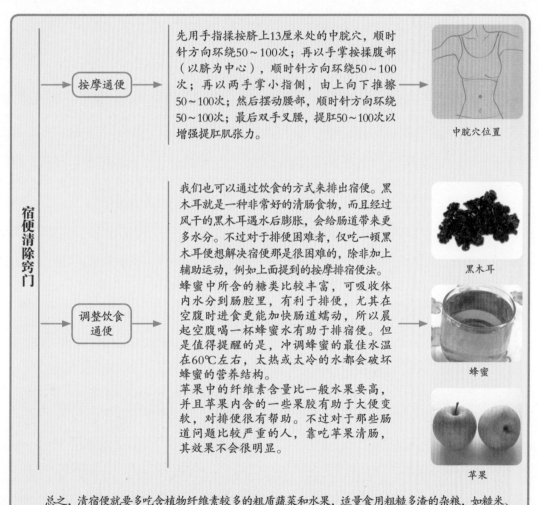

宿便清除窍门

按摩通便 → 先用手指揉按脐上13厘米处的中脘穴，顺时针方向环绕50～100次；再以手掌按揉腹部（以脐为中心），顺时针方向环绕50～100次；再以两手掌小指侧，由上向下推擦50～100次；然后摆动腰部，顺时针方向环绕50～100次；最后双手叉腰，提肛50～100次以增强提肛肌张力。

中脘穴位置

调整饮食通便 → 我们也可以通过饮食的方式来排出宿便。黑木耳就是一种非常好的清肠食物，而且经过风干的黑木耳遇水后膨胀，会给肠道带来更多水分。不过对于排便困难者，仅吃一顿黑木耳便想解决宿便那是很困难的，除非加上辅助运动，例如上面提到的按摩排宿便法。

黑木耳

蜂蜜中所含的糖类比较丰富，可吸收体内水分到肠腔里，有利于排便，尤其在空腹时进食更能加快肠道蠕动，所以晨起空腹喝一杯蜂蜜水有助于排宿便。但是值得提醒的是，冲调蜂蜜的最佳水温在60℃左右，太热或太冷的水都会破坏蜂蜜的营养结构。

蜂蜜

苹果中的纤维素含量比一般水果要高，并且苹果内含的一些果胶有助于大便变软，对排便很有帮助。不过对于那些肠道问题比较严重的人，靠吃苹果清肠，其效果不会很明显。

苹果

总之，清宿便就要多吃含植物纤维素较多的粗质蔬菜和水果，适量食用粗糙多渣的杂粮，如糙米、山芋、绿豆、凉粉、薯类、玉米、燕麦片等；多食各种新鲜瓜果和蔬菜，尤其是西瓜、香蕉、梨、苹果、苦瓜、黄瓜、绿叶菜等；适当吃一些富含油脂类的干果，如松子、芝麻、核桃仁、花生等；少吃肉类和动物内脏等高蛋白、高胆固醇食物，少吃辛辣刺激性食物。

双歧杆菌：利用体内"好细菌"来排毒

肠内细菌有100种左右，按照其对人体的作用，可以分为"好细菌""坏细菌"和"时好时坏的细菌"。好、坏细菌的代表，分别是双歧杆菌和威尔斯菌。其中，双歧杆菌几乎可以说是最优异的"好细菌"。此外，乳酸杆菌也是好细菌的一种，但在一般人的肠内并没有那么多。

双歧杆菌的七种功能

防止身体感染病原菌	健康人的肠内栖息着大量的双歧杆菌。最典型的代表，即吃母乳的婴儿，他们的肠内细菌丛99%都是双歧杆菌。双歧杆菌可制造出醋酸和乳酸，使肠内的pH值偏向强酸性，从而抑制病原菌的繁殖，防止人体受到感染。因此，母乳喂养的婴儿较少发生腹泻或肠炎，死亡率也比较低。成人也是如此，肠内的双歧杆菌越占优势，就越不容易感染疾病
抑制肠内腐败的状况	蛋白质在肠内被坏细菌分解时，会形成氨、吲哚、硫化氢等腐败物质。这些物质被人体吸收后，就会导致便秘、腹泻、癌症、高血压等各种疾病，加速身体的老化，而双歧杆菌就可以抑制肠内腐败的状况
制造维生素	双歧杆菌可以制造出维生素B_1、维生素B_6、维生素B_{12}、维生素K_{12}和烟酸等营养。其中有一部分被人体吸收以后，对人体会有很大益处
促进肠蠕动，防止便秘	双歧杆菌在肠内繁殖时，会制造出乳酸或醋酸等有机酸，作为代谢产物。可促进肠子蠕动，防止便秘
预防和治疗腹泻	肠内细菌丛失去平衡时，就可能引起细菌性腹泻。如果双歧杆菌能在肠内繁殖，即表示肠内细菌丛已保持正常的平衡。因此，可以预防腹泻
提高身体的免疫力	肠内的双歧杆菌可因自我溶解，令菌体的成分被体内吸收，而有助于免疫能力的提高
分解致癌物质	肠内存在着使食物成分转变成亚硝胺等致癌物质的坏细菌，而双歧杆菌却能将这种亚硝胺分解

从上述双歧杆菌的功能可以看出，这种"好细菌"对我们的身体有多么重要。但是，在日常生活中，我们怎样才能让体内的"好细菌"增加呢？

首先要从饮食习惯做起。地下根茎类、谷类、豆类、海草等含有丰富食物纤维的食物，就具有帮助双歧杆菌繁殖的作用。其中红薯的食物纤维最多，每100克中约有1.9克的食物纤维；水煮的芋头含有0.5克的食物纤维；清蒸的马铃薯含有0.4克的食物纤维；水煮的山芋含有0.3克的食物纤维。另外，胡萝卜、莲藕、牛蒡等食物纤维含量多的蔬菜炖煮后食用，效果也非常不错。

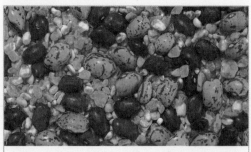

◎地下根茎类、谷类、豆类、海草等含有丰富的食物纤维。

黄瓜是当之无愧的体内"清道夫"

黄瓜原名叫胡瓜，是汉朝张骞出使西域时带回来的。为何"胡瓜"变"黄瓜"，这其中还有一段故事。

据说，后赵王朝的建立者石勒是入塞的羯族人，也就是百姓口中的"胡人"。他登基做皇帝后，对这个词很恼火，于是制订了一条法令：无论说话写文章，一律严禁出现"胡"字，违者问斩。法令听起来严酷无比，不过也只是石勒用来警醒人民的，真的遇到了犯忌的人，倒不一定真的会问斩。某次，石勒召见地方官员，襄国郡守樊坦就无意间犯了忌讳。他急忙叩头请罪，石勒也并没有多加指责，不过等到召见后例行"御赐午膳"时，石勒指着一盘胡瓜问樊坦："卿知此物何名？"樊坦看出这是石勒故意整他，便恭恭敬敬地回答道："紫案佳肴，银杯绿茶，金樽甘露，玉盘黄瓜。"石勒听后，龙颜大悦。自此，胡瓜就有了新名字——黄瓜。

此外，黄瓜的美容功效也历来为人们所称道。因为黄瓜富含维生素C，比西瓜还高出5倍，能美白肌肤，保持肌肤弹性，抑制黑色素的形成。经常食用它或贴在皮肤上可有效地对抗皮肤老化，减少皱纹的产生。而黄瓜所含有的黄瓜酸能促进人体的新陈代谢，有利于体内毒素的排出。

黄瓜就像是人身体内的"清道夫"，认认真真地打扫着人的内环境，保持着它的清洁和健康。不过需要提醒的是，黄瓜性凉，患有慢性支气管炎、结肠炎、胃溃疡的人少食为妥。如果要食用，也应先炒熟，而要避免生食。

黄瓜豆干

材料：黄瓜500克，豆腐干100克，油、葱末、料酒、味精、盐、香油适量。

做法：将黄瓜和豆腐干洗净切片，放置一边备用；锅置火上，烧热油后，下入葱末炝锅，放入黄瓜煸炒片刻后再下豆腐干，烹入料酒，加入味精、盐，淋上香油，颠炒几下即可出锅。

功效：清热、排毒、降糖。

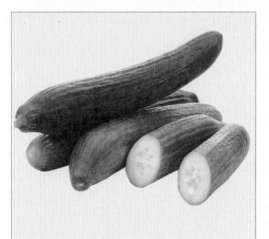

◎《本草纲目》中说黄瓜有清热、解渴、利水、消肿的功效。也就是说，黄瓜对肺、胃、心、肝及排泄系统都非常有益，能使人的身体各器官保持通畅，避免堆积过多的体内垃圾，生吃能起到排毒清肠的作用，还能化解口渴、烦躁等症。黄瓜用来美容也是一个不错的选择。

畅便瑜伽，让肠道更健康

前面我们讲了不少饮食、按摩等畅便的"内部功课"，如果能够再结合运动这一"外部功课"，那畅便、排毒将会事半功倍。

一套简单有效的畅便瑜伽

髋关节伸展运动	动作	挺胸直腰席地而坐，双脚并拢，向大腿内侧方向拉近； 双手抓住双脚，尽量让大腿贴向地面； 放下大腿的时候，吸气，同时收缩肛门，保持5秒钟； 呼气，同时慢慢放松，反复做此动作10次
	作用	通过伸展髋关节，可以刺激肠道蠕动，促进形成便意，并能有效预防痔疮
弓式	动作	俯卧，双腿后屈，抬高双腿，双手抓住脚踝； 呼气，然后深深吸一口气，同时抬高上身； 抬头，尽量后仰，向上看。同时抬起双腿，使膝盖离开地板，尽量只让小腹贴住地板，此时，两膝盖间最大限度地保持与骨盆平齐； 拉紧小腹肌肉，尽量保持此姿势，然后慢慢呼气，舒缓身体； 休息片刻，重复做3次
	作用	缓解便秘，消除腹部赘肉
V字式	动作	屈膝坐下，双手放在身后，与肩平齐，支撑上半身； 将上半身微微后倾，深吸气； 将双腿伸直，抬高至与地面呈45°，保持10秒钟； 反复做3次，熟练后，可以同时将双臂向前伸直，保持水平，效果会更佳
	作用	缓解弛缓性便秘
仰卧扭腰式	动作	仰面平躺，深深吸气，并拢双腿，抬至与身体垂直； 慢慢呼气，将并拢的双腿右倾； 此时，头和眼睛的视线放在相反方向，应该注意的是，并非只是双腿右倾，而是腰部以下都要右倾，保持此姿势5秒钟； 抬高双腿至垂直的时候吸气，向右、向左倾斜的时候慢慢呼气。如果将并拢的双腿左倾、右倾感觉太吃力的话，可以将双腿弯曲，必须感觉两胁和双腿的肌肉都被拉紧
	作用	缓解顽固性便秘
犁杖式	动作	仰面平躺，双手放在臀部两侧； 吸气，将两腿抬至与地面垂直； 呼气，两腿举至头后，脚尖贴地，收紧腹部和大腿前侧肌肉； 吸气，将腿收回至垂直状态； 呼气，轻轻放回地面，重复2～3次
	作用	缓解慢性便秘

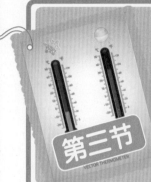

病从寒中来——祛寒毒，健康之花常开不败

第三节

全球在变暖，身体在变寒

近百年来，全球的气候逐渐变暖，大气中温室气体的含量也在急剧增加，但是与之相反的是，人体却在变"寒"。

日本健康专家石原结实说，与过去相比，现在人们的体温都普遍降低了。据研究表明，体温降低1℃，免疫力会下降30%以上，相反，如果在正常体温的基础上升高1℃，免疫力会增强5~6倍。

人体变寒的原因

压力大，不注意休息	现代社会竞争激烈，人们工作压力大，为了生存或者寻找一席之地，很多人不注意休息，经常加班加点，长此以往，身体免疫力就会下降，大自然的寒湿之气就会乘虚而入，体内寒湿之气也因此而加重
淋雨	很多年轻人都喜欢模仿小说或电影中男女主人公淋雨的浪漫场景，但是由于现代年轻人大多晚睡以致血气普遍不足，身体不易祛除因淋雨所侵入的寒气，当时身体也不会有任何症状，所以大多数人也就天真地认为自己的身体很强壮，足以经受这么一点儿小雨。久而久之，面对这种小雨就完全不在意了。 其实这种淋雨会在头顶和身上其他受寒的部位留下寒气，经常淋雨的人，头顶多半会生成一层厚厚软软的"脂肪"，这些脂肪就是寒气物质。等身体哪一天休息够了，血气上升就会开始排泄这些寒气，由于长时间累积了大量的寒气，身体需要借助不断打喷嚏、流鼻水的方式将之排出，这时又会由于频繁打喷嚏、流鼻水而被医生认定为过敏性鼻炎。很可能由于年轻时贪图一时的浪漫，却要耗费许多年甚至大半生来承受过敏性鼻炎的痛苦，实在不明智
游泳时不注意	游泳是现代人的一种运动和喜好，对身体也确实有好处，但是游泳也是寒气进入身体最主要的途径之一。和淋雨相同的是这些寒气大多数不会实时反应，使多数人不认为游泳和寒气有什么关系。多数喜欢游泳的人从水中出来时，经常会感觉特别冷，尤其是一阵风吹来时会忍不住打一个寒战，这种感觉即是寒气侵入身体最具体的感受。 喜欢游泳的人最好选择没有风的室内温水游泳池，减少受寒的机会。同时在每次游泳的前后各喝一杯姜茶，加强身体对抗寒气的能力

此外，现代一些生活习惯及环境因素，使得人体温降低，寒湿之气加重。

生活中我们见到的很多疾病都和寒气有关，所以要健康就要祛寒湿。

简易方法，判断体内有没有寒湿

　　寒湿之气是人生病的根源之一。有病之人的体内，很有可能是顽固的寒邪和湿邪在作祟；貌似健康的人体内，也有寒邪与湿邪埋伏在那里伺机行事。

　　那么，怎么判断自己体内是不是有寒湿呢？

判断自己体内是否有寒湿的途径

看大便	如果大便不成形，长期便溏，必然体内有湿。如果大便成形，但大便完了之后总会有一些粘在马桶上，很难冲下去，这也是体内有湿的一种表现，因为湿气有黏腻的特点。如果不便于观察马桶，也可以观察手纸。大便正常的话，一张手纸就擦干净了。但体内有湿的人，一张手纸是不够用的，得多用几张才行。 如果有便秘，并且解出来的大便不成形，那说明体内的湿气已经很重很重了，湿气的黏腻性让大便停留在肠内，久而久之，粪毒入血，百病蜂起。 再者，还可以根据大便的颜色来判断。什么样的大便才是正常的呢？"金黄色的、圆柱体；香蕉形的，很通畅"，然而现在很多人的大便多是青色的、绿色的，而且成形的也少，大便正常的人并不多。 是什么原因导致大便颜色成为深绿色的呢？首先是吃肉吃得太多，加上现代人运动量少，身体阴盛阳虚，湿邪内郁，所以大便无法正常。 为什么成形的大便很少呢？中医里讲，脾虚则便溏，中国人本应以五谷杂粮为主食，现在反以肉食为主了，很多人一天不吃肉就觉得不舒服，荤素搭配极不合理，长期这样，伤害的是脾胃，脾是运化水湿的，脾受到伤害，水湿不能完全运化，就在身体内堆积。所以，大便不成形意味着脾虚，也意味着体内有湿气，体内有湿气，是现代人健康的最大问题
看身体症状	寒气有凝滞的特点，就像寒冬水会结冰一样，血脉受到寒气的侵袭，也会凝滞不通，引起各种疼痛症状，如头痛、脖子痛、肩背痛、心胸痛、胃痛、胁肋痛、腹痛、腰腿痛等。以疼痛为主症的疾病，大部分都是寒气引起的。寒气引起气血瘀滞过久，则形成有形的肿块，表现为各个部位的肿瘤。所以，以肿、痛为特征的疾病，也都与寒气有关。 寒气会造成水液的运行障碍，引起痰饮的积结。其表现为咳嗽，吐出清晰的白痰；呕吐，吐出清水痰涎；腹泻，拉出清冷的水样大便；白带，颜色白而清稀如水。此外，与水液代谢障碍有关的疾病，诸如水肿、风湿等，也多与寒气有关。 寒气还有收引的特性。就像物质都会热胀冷缩一样，人的筋脉遇寒气也会收缩。外表的筋脉收缩，表现为大小腿转筋、静脉曲张；冠状动脉收缩，则表现为冠心病心绞痛；细小的血管收缩，可引起冠状动脉综合征或者中风
早上总是犯困，头脑不清	如果你每天早上7点该起床的时候还觉得很困，觉得头上有种东西缠着，让人打不起精神，或是觉得身上有种东西在裹着，让人懒得动弹，那么，不用看舌头，也不用看大便，就能判断自己体内湿气很重。中医里讲"湿重如裹"，这种被包裹着的感觉就是身体对湿气的感受，好像穿着一件洗过没干的衬衫似的那么别扭

总之，寒湿是现代人健康的最大克星，是绝大多数疑难杂症和慢性病的源头或帮凶。只要寒湿之气少了，一切所谓的现代病都会远离我们，一切恶心、慢性的疾病也会失去存在的温床。所以，对付寒湿邪是我们养生祛病的首要任务，把体内的湿气驱逐出去，身心就会光明灿烂

排寒扶阳就要跟着太阳走

阳气是生命的能量之源，正常的生命活动需要阳气的推动，而寒气是致病的因子，是阴邪，一旦寒气损伤了阳气，温煦不够，机体代谢功能就会减退，疾病也就会乘虚而入。这就需要我们做好两点：养阳气和防止寒湿之气。

那么阳气要如何养呢？其实，天地之间最大的阳气就是太阳，太阳的变化直接影响着人体阳气的变化。长期待在写字楼里的人总是感觉没有生气，如果能每天抽时间晒晒太阳，就会觉得整个人精神很多，这是太阳给我们的力量。所以我们说：人只有跟着太阳走，才能找到内在的力量。

但是，现在跟着太阳走的人非常少了。古人"日出而作，日落而息"是跟着太阳走的，但是现代人很难做到，每天要起得很早

去上班，春夏秋冬都是一个点儿，晚上太阳早下山了，还得加班加点儿工作，一天都见不到太阳；古人"锄禾日当午"，夏天在太阳底下干活，虽然汗流浃背但是身体阳气充足，不会得这样那样的怪病，但是现代人坐在空调屋里吃着冰西瓜，偶尔出门也要涂防晒霜、撑遮阳伞，恐怕被太阳晒到，身体里的阳气根本生发不起来。太阳是最好的养阳药，我们却利用不起来，这真是一种极大的损失与浪费。

为了养好阳气，我们可以经常抽出时间晒晒太阳，特别是在寒冷的冬季，晒太阳就是一种最好的养阳方式。需要注意的是晒太阳时一定不要戴帽子，让阳光可以直射头顶的百会穴，阳气才能更好地进入体内。

寒从脚底起——热水泡脚驱寒湿

中国有句话是"病从脚底起"。按照中医经络学的说法，脚不仅是足三阴经的起始点，还是足三阳经的终止处，阳经的末尾与阴经的开头都是阴气最强的地方，所以脚的阴气最重，非常容易受寒，使脚部的血液淤积，导致循环不畅，引起感冒等问题。用现代医学的解释就是：脚掌远离心脏，血液供应少，表面脂肪薄，保温力差，且与上呼吸道尤其是鼻腔黏膜有密切的神经联系，因此脚掌一旦受寒，就会引起上呼吸道局部温度

下降和抵抗力减弱，导致感冒等多种疾病。每天晚上用热水洗脚就可驱逐脚部寒气，增强人体免疫力。

泡脚可以只用热水，也可以加一些药材。如《本草纲目》中记载："足部水肿。削楠木、桐木煮水泡脚，并饮此水少许。每日如此，直至病愈。"此外，可以在泡脚时加姜，适用初起风寒感冒、风湿、类风湿、关节病；也可以加盐一小勺，适用上焦有火，经常眼红、牙痛、咽痛、性急爱生气，

急躁心烦，上火下寒，腿脚肿胀；还可以加点儿花椒粒，可以除脚臭。

中老年人还可以经常按摩双脚：洗脚后，用手掌搓摩脚心，然后再按摩脚背，牵拉每个脚趾。按捏肌肉，可以使脚趾筋膜更坚韧有力，并有防病的作用。另外，脚上有很多穴位，仅脚踝以下就有33个穴位，双脚穴位达66个，它们分别对应着人体的五脏六腑，占全身穴位的10%。经常洗脚就可刺激足部的太冲、隐白、太溪、涌泉以及踝关节以下各穴位，从而起到滋补元气、壮腰强筋、调理脏腑、疏通经络，促进新陈代谢，防治各脏腑功能紊乱、消化不良、便秘、耳鸣耳聋、头昏眼花、牙齿松动、失眠、关节麻木等症的作用，以及强身健体、延缓衰老的功效。

让身体远离寒湿的养生要则

通过前面的讲述我们已经知道，"病从寒中来"，但是在生活中，我们很难完全避免身体受到寒气的侵袭，这就要求我们应该建立起正确的养生原则，尽量减少寒气的侵入。

减少寒气侵入的注意事项

洗头时不做按摩	避免淋雨	好好休息
许多人到理发店洗头时都喜欢让理发师为自己按摩一下头部，但是这种按摩会使头部的皮肤松弛、毛孔开放，并加速血液循环，而此时我们的头上全是冰凉的化学洗发水，按摩的直接后果就是吸收化学洗发水的时间大大延长，张开的毛孔也使头皮吸收化学洗发水的能力大大增强，同时寒气、湿气也会通过大开的毛孔和快速的血液循环进入头部	经常淋雨的人，会被寒邪侵入身体，从而在头顶形成厚厚的"脂肪"。等身体哪一天休息够了，血气上升，就会开始排泄这些寒气。由于长时间积累了大量的寒气，身体需要借助不断地打喷嚏、流鼻水的方式将之排出，所以，要切忌淋雨	要排泄寒气，休息是最好的策略。休息可以省下身体的所有能量，让身体用来对付寒气。这时如果强迫身体把更大的能量用在其他地方，例如耗费大量体力的运动，也能使病状消失，不过这并不代表着已经把寒气清理完毕，而是因为身体没有足够的能量继续驱赶寒气。只有等身体经过适当的休息，有了足够的能量之后，才会继续祛除寒气
顺天而行，不吃反季节食物	睡觉时盖好被子	家中常备暖饮
有的人爱吃一些反季节的食物，例如在冬季的时候吃西瓜，而中医认为，温热为阳，寒凉为阴，只有将食物的温热寒凉因时因地地运用，才能让人体在任何时候都能做到阴阳平衡，不会生病。如果逆天而行，在寒冷的冬季吃性寒的西瓜，怎么会不生病呢	夏天因为天热，有些人为了贪图凉快，睡觉时喜欢把肩膀露在外边，殊不知，寒气很容易从背部入侵，一个背部总是受凉的人，身体状态一定不是很好，所以在睡觉时一定要盖好被子	除了按时的休息之外，人们也可以适当服用中药，加速寒气的排出。比较简单的方法是服用市场上很容易买到的一些传统的配方。当确定是肺里的寒气时，可以服用姜茶；如果确定是膀胱经的寒气，则可以服用桂圆红枣茶来协助身体祛除寒气

阻断寒气入侵的五条通路

寒气其实也是一个欺软怕硬的家伙，它们通常会先寻找人体最容易入侵的部位，找到之后就大举进攻，并且在那里安营扎寨，为非作歹。所以我们与其等寒气入侵到人体以后，再费尽心思地去祛除它，不如事先做好准备，从源头上切断寒气进入我们体内的通道。

寒气入侵的主要部位

足部	俗话说"寒从脚下起"。脚对头而言属阴，阳气偏少。而且双脚远离心脏，血液供应不足，长时间下垂，血液回流循环不畅；皮下脂肪层薄，保温性能很差，容易发冷。脚部一旦受凉，便会通过神经的反射作用，引起上呼吸道黏膜的血管收缩，使人体的血流量减少，抗病能力下降，以致隐藏在鼻咽部的病毒、病菌乘机大量繁殖，使人发生感冒，或使气管炎、哮喘、肠病、关节炎、痛经、腰腿痛等旧病复发。 因此，在冬季人们应该保持鞋袜温暖干燥，并经常洗晒。平时要多走动以促进足部血液循环。临睡前用热水洗脚后以手掌按摩足心涌泉穴5分钟。在夏季，要改掉贪图一时凉快而用凉水冲脚的不良习惯
脐腹部	脐腹部主要是指上腹部，它是上到胸骨剑突、下至脐孔下三指的一片广大区域，这也是时髦的年轻女性穿着露脐装所暴露的部位。这个部位一旦受寒，极容易发生胃痛、消化不良、腹泻等疾病。这个部位面积较大，皮肤血管分布较密，体表散热迅速。在寒冷的天气里暴露这个部位，腹腔内的血管会立即收缩，甚至还会引起胃的强烈收缩而发生剧痛，持续时间稍久，就可能会引发不同的疾病，因此，不管是穿衣还是夜晚睡觉，都要注意脐腹部的保暖
背部	背部在中医中称"背为阳"，又是"阳脉之海"，是督脉经络循行的主干，总督人体一身的阳气。如果冬季里背部保暖不好，就会让风寒之邪从背部经络上的诸多穴位侵入人体，损伤阳气，使阴阳平衡受到破坏，人体免疫功能就会下降，抗病能力也会减弱，诱发许多病患或使原有病情加重及旧病复发。因此，在冬季里人们应该加穿一件贴身的棉背心或毛背心以增强背部保暖
头部	中医认为，"头是诸阳之会"，体内阳气最容易从头部走散掉，就如同热水瓶不盖塞子一样。所以，在严冬季节如果人们不重视头部的保暖，导致阳气散失，就会使寒邪入侵，很容易引发感冒、头痛、鼻炎等病患。因此，冬天在外出时戴一顶保暖的帽子是很必要的
颈前部	颈前部俗称喉咙口，是指头颈的前下部分，上面相当于男性的喉结，下至胸骨的上缘，时髦女性所穿的低领衫所暴露的就是这个部位。这个部位受寒风一吹，不只是颈肩部，包括全身皮肤的小血管都会收缩，如果长时间受寒，人体的抵抗能力就会有所下降

要想身体安，火罐经常沾——火罐驱寒除湿法

民间有"要想身体安，火罐经常沾"的说法。拔罐具有驱寒祛湿、疏通经络、活血化瘀、扶正祛邪等功效，是一种被民间老百姓广泛应用的自然疗法。随着医学和科学技术的发展，拔罐疗法更是焕发了新的生命力，已经被越来越多的人所接受。

拔罐有两种：一种是火罐，一种是抽气罐。不管哪种拔罐方法，其基本原理都是使罐中的气压低于所扣皮肤内部的气压，在所扣皮肤的内外形成一种压力差，罐中压力低，而人体皮肤内的压力高，因而使皮肤内的寒气冲透皮肤泄向罐内。

罐斑所对应的病症

罐斑	病症
罐斑显水疱、水肿和水汽状	表明患者湿盛或因感受潮湿而致病；若水疱色呈血红或黑红，是久病湿夹血瘀的病理反应
罐斑出现深红、紫黑或丹痧现象，触之微痛，兼见身体发热者	表明患者有热毒症
罐斑出现紫红或紫黑色，无丹痧和发热现象	表明患者有瘀血症
罐斑无皮色变化，触之不温	多表明患者有虚寒证
罐斑出现微痒或出现皮纹	多表明患者患有风证

拔罐时注意事项

拔罐时间要掌握好，一般而言，拔罐时间应掌握在15～20分钟。病情重、病位深及疼痛性疾患，拔罐时间宜长；病情轻、病位浅及麻痹性疾患，拔罐时间宜短。肌肉丰厚的部位，时间可略长；肌肉薄的部位，拔罐时间宜短。气候寒冷时拔罐时间适当延长，天热时相应缩短

拔罐时，要脱掉衣服，避免有风直吹，防止受凉，保持室内的温度。另外，如果你不是专业人员，在拔罐时尽量不要走罐

取罐时，不要强行扯罐，正确的做法是：一手将罐向一面倾斜，另一手按压皮肤，使空气经缝隙进入罐内，这样罐子自然就会与皮肤脱离开。起罐后，皮肤局部如出现潮红、瘙痒，不可乱抓，经几小时或数日后就可消散

在使用多罐时，火罐排列的距离一般不宜太近，否则皮肤被火罐牵拉会产生疼痛，同时因罐子互相排挤，也不宜拔牢

皮肤上一次拔罐斑痕消退前，不可在同一部位再拔。骨突出处也不宜拔罐

另外，下列人员不可拔罐：孕期女性、月经期的女性、肌肉枯瘦之人、6岁以下儿童、70岁以上老人，患精神病、水肿病、心力衰竭、活动性肺结核、急性传染病、有出血倾向的病人，以及眼、耳、乳头、前后阴、心脏搏动处、大血管通过的部位、骨骼凸凹不平的部位、毛发过多的部位、皮肤破损处、皮肤瘢痕处、皮肤有赘生物的人等，均不宜用拔罐疗法

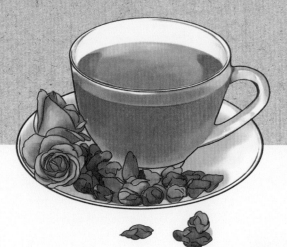

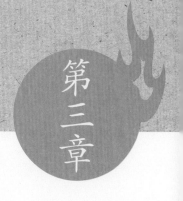

第三章

心药养生有智慧
——万病皆可心药医

●俗话说"心病还须心药医"其实大部分的疾病都是由长期不良的情绪造成的，如果能保持心情舒畅、愉悦，让内心尽可能持久地保持安详、平和、喜悦的状态，这样身体内在就会不断释放对身体健康有益的元素，从而逐渐恢复健康的体态。

病由心生
——情志是如何决定健康的

第一节

七情致病——从林黛玉的病因说起

说起林妹妹，大多数人的第一感觉就是"多愁善感"，所以我们在现实生活中也经常把这种性格的人称为"林妹妹"。其实，林黛玉的这种性格是有成因的，自幼母亲去世，长大后又寄人篱下，这就使得林黛玉比别人更加敏感，她的病就是多愁善感、忧虑多愁伤了肺。

忧伤肺就属于情志致病，另外还有喜伤心、怒伤肝、恐伤肾、思伤脾。为什么情志变化会伤到脏腑呢？其实正常的情志变化不会对身体造成伤害，比如说，老友相见时心情非常愉悦，只要不是大喜、过喜，对身体就有益无害，快乐的心情对身体是有好处的。只有情志变化过于突然、过于强烈时，才对健康不利。

正常情况下，人体的阴阳处于平衡状态，保证机体各项生理功能的正常。而剧烈的情志变化，会使阴阳平衡失调，影响人的气血正常运行，导致气血功能紊乱。因为人体的情志活动，必须以气血作为物质基础，而气血来源于脏腑正常的生理活

动，同时脏腑要维持正常的生理功能，也必须依赖于气的温煦、推动和血的滋养。剧烈的情志变化会影响脏腑气血的流通，而脏腑气血的变化也会影响情志变化。由此可见，气血是脏腑生理功能所必需的物质基础，而情志活动又是脏腑生理功能活动的外在表现。所以，情志变化如果超过

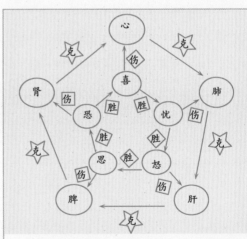

◎《黄帝内经·素问》中就提到过："百病生于气也。怒则气上，喜则气缓，悲则气消，恐则气下……惊则气乱……思则气结。"就是我们通常说的七情致病：怒伤肝、喜伤心、思伤脾、（悲）忧伤肺、恐（惊）伤肾。

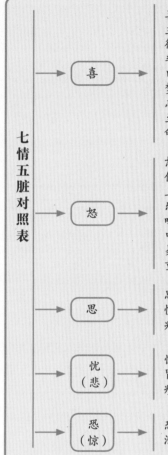

	喜	喜为心志，我们经常说"今天我很开心"，就是这个道理。心能主血，喜悦时人体的气血运行会加速，外表特征就是面色红润，御寒能力增强，抗病能力也有所提高，同时罹患心脑血管病的概率会下降。另外，由于心与小肠相表里，所以人在高兴的时候胃口也会比较好。但是过喜则伤心，出现心慌、心悸、失眠、多梦、健忘、汗出、胸闷、头晕、头痛、心前区疼痛，还会出现神志错乱、嬉笑不休、悲伤欲哭、多疑善虑、惊恐不安等症状，甚至导致一些精神、心血管方面的疾病发生，严重者还可危及生命。中医所说的"喜中"，就是大喜时造成的中风或突然死亡。
七情五脏对照表	怒	怒为肝志，适当的发怒、宣泄可以缓解紧张情绪，对身体是有好处的。但是大怒、过怒易伤肝，表现为肝失疏泄、肝气郁积、肝血瘀阻、肝阳上亢等病症，出现胸胁胀痛、烦躁不安、头昏目眩、面红目赤、闷闷不乐、喜长叹、嗳气、呃逆急等症状。从西医的角度来讲，人发怒时会引起唾液减少、食欲下降、胃肠痉挛、心跳急快、呼吸急促、血压上升、血中红细胞数量增加、血液黏度增高、交感神经兴奋，经常爱动怒的人易患高血压等心脑血管疾病。对已经患有心脑血管病者，可导致病情加重，诱发中风、心肌梗死等，危及性命。
	思	思为脾志，思虑过度易伤脾，表现为气血不足所致的乏力、头昏、心慌、贫血等症状。还可出现嗳气、恶心、呕吐、腹胀、腹泻等消化道疾病所表现出的一系列症状。
	忧（悲）	忧（悲）为肺志，人在悲伤忧愁时，可使肺气抑郁，耗散气阴，出现感冒、咳嗽等症状。还可表现在某些精神因素所致的皮肤病上，如荨麻疹、斑秃、银屑病等。
	恐（惊）	恐为肾志，惊恐过度会耗伤肾气，使得肾气下陷，二便失禁，遗精滑泄，严重的惊恐还会导致人的死亡。

了脏腑所能适应的程度，就有发生病变的可能。前面提到的暴饮暴食会"伤心"，其中就有情志致病的理论。

林妹妹长期的多愁善感使其过早地魂消香断，周瑜则是由于"既生瑜，何生亮"气郁而亡，还有笑死的南宋猛将牛皋，等等，情志对人的影响如此之大，所以养生不仅要保持良好的生活习惯，健康的精神状态也同样重要。

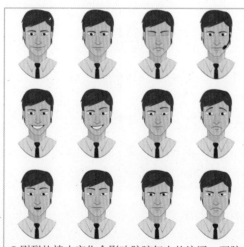

◎剧烈的情志变化会影响脏腑气血的流通，而脏腑气血的变化也会影响情志变化。

神经衰弱，是哪里出问题了

小张显得有些木讷，有时情绪激动，有时又情绪低落，睡眠状况也不好，记忆力下降，浑身无力，非常容易疲劳，心情紧张，老是觉得要出什么事。他吃了不少安神补脑之类的药物和营养品，也没有太大的作用。于是小张给自己贴了一张标签：神经衰弱。

其实，案例中的小张本身并没有太大的问题，经过一次深入的咨询，他终于感觉大脑轻松了许多，也理出了头绪。

处在神经衰弱状态的人，十分担心自己的大脑出现问题，生怕大脑累着了，形成一种不良的心理暗示，长期被不良的暗示所影响，自然就萎靡不振了。

神经衰弱患者，一般易于兴奋也易于疲劳，碰到一点点小事，就容易激动，容易兴奋，但兴奋不久就很快疲劳，所以有很多患者非午睡不可，否则下午便支持不住；稍微做一点儿费力的工作，就感到疲倦不堪；走不了多远的路，就觉得很累。有的患者说话缺乏力气，声音低弱无力，在情绪方面，表现得很不稳定，常常为一点点小事而发脾气，不能自我控制；有时变得较为自私，只想着自己，如果别人对他疏忽了些，或没有按照他的意图办事，就大为不满或大发雷霆，因此常和身边的人闹矛盾。

神经衰弱的人经常表现出焦虑不安、恐惧和烦恼等多种情绪障碍，而且因为久治难愈，所以整天忧虑重重，闷闷不乐，时时考虑自己的病，对自己的病情过分注意，常把自己的病情变化做好记录交给医生看，担心自己得了大病。因而常询问医生自己得的是什么病，能不能治好。

要治疗神经衰弱，中医常用拉耳垂的方法：先将双手掌相互摩擦发热，再用两手掌同时轻轻揉搓对侧耳郭2～3分钟，然后用两手的拇指和食指屈曲分别揉压对侧耳垂2～3分钟，最后开始向下有节奏地反复牵拉耳垂30～50次，直至耳郭有热胀感为止，这时全身会产生一种轻松、舒适、惬意的感觉。照此法每天锻炼3～5次。

诚然，拉耳垂的方法治疗神经衰弱，常常可以收到意想不到的效果，对于治疗神经衰弱是十分重要的，但注意保持良好情绪，才是防治神经衰弱的根本之法。

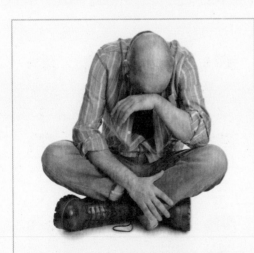

◎神经衰弱的人一般表现为容易疲劳，烦恼，容易发脾气，很敏感，对光和声音有不适感，经常向别人倾诉，感觉自己摆脱不了，出现睡眠障碍，头部有不适感，肠胃不舒服等。

为什么会有"情绪性偏头痛"

说到偏头痛，我们都会想到三国时期的一个人物——曹操。《三国志》和《三国演义》中都有对曹操头痛的记载，河南大学教授王立群在《百家讲坛》中也提到了这一点，他认为曹操所患的偏头痛与情绪有很大关系。

曹操起兵平定袁绍的时候就每每头痛，而头痛真正开始严重的时候，则是在消灭袁绍，"挟天子以令诸侯"之后。此时曹操掌握了"君权"，他除了平定地方起义之外，还要在宫廷之内排除异己，可谓昼夜焦虑、寝食难安。

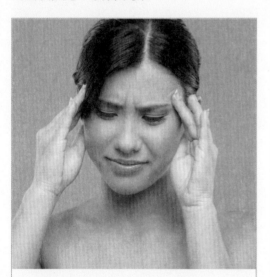

◎不要把头痛当成单纯的躯体疾病来对待，要对身心进行综合调理。

如今，科学已经证实，紧张和焦虑的情绪是偏头痛最常见的促发因素之一。一项调查显示，患偏头痛的病人50%首次发作于情绪的剧烈变化期间。

不过，一般来说，偏头痛的发作不是在高度紧张期，而是在紧张后的松弛期，如周末、假期开始等。

在这项调查中，专家还发现，在精神文明高度发达的城市，文化程度比较高的人，比较容易患偏头痛，这与人们所承受的精神压力、工作紧张程度有很大关系。然而，同等强度、同等频率的精神因素却不会使某些人发病，这是由于个性特点起了缓冲作用。精神紧张、焦虑、忧郁是偏头痛患者的性格特征，并且有神经质倾向的人也易发偏头痛，这类人比较追求完美，主观而任性。

有一位家庭主妇就有很严重的偏头痛。在每次上街之前，她得将屋子打扫干净，给孩子洗澡穿戴好，还要想着上街要做的事情。更重要的是，她天生害羞，一想到要遇见很多人就惴惴不安。所以，每次上街前她的头就开始痛，上街回来之后就得卧床休息。当然，有时她也去看医生，医生便给她开一些头痛药，但吃完总是当时没事了，而下次又疼。

的确，偏头痛与一个人的性格有关，那些支配欲强，爱占主导地位，有完美主义倾向的人，容易头痛。临床中发现，容易患偏头痛的人，多半都比较聪明、敏感，办事有条理以及苛求完美，这种人用严格的尺度要求自己和别人，事事求全责备，这让他们经常处于焦虑、紧张之中，久而久之，就可能造成头侧血管的变化而产生头痛。

此外，不良生活方式、工作方式也是造成头痛的主要原因。如通宵打麻将，熬夜，会让人疲劳不堪。不良的工作方式，如长期久坐，且身体姿势不良，腰、背、肩疼痛，甚至视疲劳、颈椎痛等都会引发头痛。

总之，按照心身医学的观点，不能再把头痛当成单纯的躯体疾病来对待，要对身心进行综合调理。首先，用止痛药物来控制和减缓疼痛是必要的，但与此同时，还要进行心理调节，学会自我减压，改变不良生活方式，注重生活质量，积极投入工作，并懂得享受生活。

情绪不好，结肠也要闹矛盾

每年高考前夕，医院的急诊室总有一群特殊的病人，他们是马上就要参加高考的学生，饱受心理压力和情绪紧张之苦。可是越是紧急时刻，身体越不争气，开始出现不明原因的腹泻，每天3～5次，甚至7～9次，影响复习和睡眠，于是不得不到医院就诊。

医学上把这种情况称为"情绪性腹泻"。情绪性腹泻是"情绪结肠症"的一

◎情绪性腹泻常有腹痛、腹胀、肠鸣、腹泻和便秘等症状。

种。"情绪结肠症"为胃肠道最常见的功能性疾病，以肠道症状为主，患者常有腹痛、腹胀、肠鸣、腹泻和便秘等症状。过去称此为结肠功能紊乱、结肠痉挛、结肠过敏、痉挛性结肠炎、黏液性结肠炎、情绪性腹泻等，现渐倾向于统称为肠激惹综合征。实际上，本症肠道功能紊乱，并没有器质病变，而且功能紊乱也不仅限于结肠。

有一天，一位知名美国内科医生应邀给一位病人看病，这位病人有着胆结石急腹痛的所有症状表现，恐怕当时所有医生都会做出相同的诊断。这位医生只得给她注射了3针止痛剂，直到疼痛有所减轻。可是他忽略了一个事实，即在两天前她唯一的儿子收到了征兵入伍的通知。

两天后，她的儿子出发前往军营，这位女士经历了同样的剧痛，症状和结石病完全相同。医生又给她注射了3针止痛剂。

3个月后，这位女士接到通知说儿子

已经离开纽约去往国外，但是目的地不详。得知这个消息后，她发生了第三次也是最严重的一次绞痛。那次，情况太严重了，医生不得不把她送往医院。让医生非常吃惊的是，X光显示胆囊没有任何异常。但这位医生坚信患者的胆囊中有着X光不可见的结石，于是建议切除胆囊。经过她的同意后其胆囊就被切除了。

这之后的好几个月，这位女士的情况一直很好。医生正要因为自己的诊断正确而自鸣得意时，她第四次疼痛发作，位置在体内右边的胆囊附近，但是她的胆囊已经被切除。这次剧痛发生的前两天，她收到消息说她的儿子去了南非，在那里加入了和德国人的战争。第五次疼痛发生在她得知儿子在战场受伤后。此后儿子返乡，她的疼痛再也没有发作过。

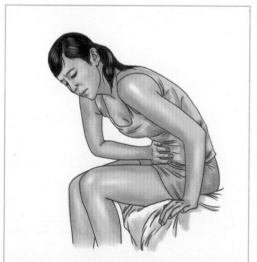

◎胆管出口处括约肌情绪性痉挛引起的疼痛会和胆结石绞痛一样严重。

与其他器官相比，结肠是最能反映情绪变化的器官。它就像心情的镜子，一旦心情紧张，结肠就跟着打结。

情绪与身体变化的关系在结肠上有着令人惊讶的表现。在任何人身上，相同的情绪每次都会以相同的方式在身体上表现出来，特定的情绪紧张与特定的肌肉紧张有明确的对应。

对于有些人，某种情绪可能会让结肠的某一部分紧张，那么该部分结肠总会反映那种特定的情绪。

如果这种痉挛恰巧发生在腹部上方右边部分的结肠中，就会导致一种类似于胆结石的绞痛。比如上面病例中的女士，她有着典型的"胆结石"症状，但胆囊一切正常，原因是这种绞痛来自于结肠或者其他相邻部位的情绪性痉挛。芝加哥一位生理学博士认为，胆管出口处括约肌情绪性痉挛引起的疼痛会和胆结石绞痛一样严重。

如果结肠情绪性痉挛发生在腹部右侧下方1/4处，所有人都会认为是阑尾炎。再聪明的医生也无法做出正确的诊断，尤其是这种情况更容易发生在小孩儿身上。为了安全起见，通常会做手术，但是剖开腹部后医生看到的不过是一截正常的阑尾而已。

结肠会因为情绪造成多种紊乱，因此各种术语就出现了，比如，结肠痉挛、结肠应激反应等，而所有这些只不过是"情绪性结肠反应"而已。

慢性胃炎竟然是心理原因

胃炎是胃黏膜炎症的统称。常见病，可分为急性和慢性两类。急性胃炎常见的为单纯性和糜烂性两种。前者表现为上腹不适、疼痛、厌食、恶心、呕吐；后者以消化道出血为主要表现，有呕血和黑粪。慢性胃炎通常又可分为浅表性胃炎、萎缩性胃炎和肥厚性胃炎。慢性胃炎病程迁延，大多无明显症状和体征，一般仅见饭后饱胀、泛酸、嗳气、无规律性腹痛等消化不良症状。确诊主要依赖胃镜检查和胃黏膜活组织检查。本病常见于成人，许多病因可刺激胃，如饮食不当，病毒和细菌感染、药物刺激等均可能引发本病。

胃炎并不仅仅是胃的问题，而是人的整体出现的问题在胃上的一个局部表现。人在情绪不好的时候会分泌过多的胃酸，

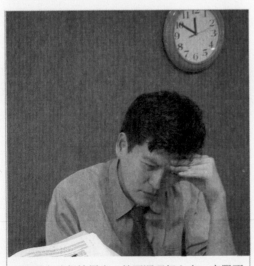

◎要避免患慢性胃炎，就要调理好心态，克服不良生活习惯，避免熬夜和过度劳累。

从而对胃壁造成伤害，人也就因此患上了胃炎，患者表现出"严重症状"其实是心理原因。中医认为，肝主气，如果一个人长时间情绪抑郁，就会"气不顺"。一旦气不顺了，肝气郁积，就会影响到慢性胃炎的严重程度。

一个名叫小龙的10岁小男孩儿患了胃炎，常常疼得连走路都一瘸一拐。小龙的妈妈带他去医院检查后发现，他的胃炎与心理问题密切相关，主要是"心病"。医生告诉小龙的妈妈，儿童的心理情绪对发育和成长有较大影响，应注意对孩子的管教方式，注意其心理健康。

原来，小龙一直住在四川的外公外婆家，10岁时才到上海与妈妈一起生活，结果两个月后就病了。小龙到上海生活后，妈妈不再溺爱他，没收了他的手机，减少了零花钱，并且要求他做一些叠被子之类的家务事，小龙因此形成了强烈的心理反差。因为情绪能影响生理，所以他患了胃炎。

孩子是这样，大人也如此，而且有时候大人的表现会比孩子强烈一些，因为和大人相比，孩子的烦恼是比较少的，而现代人生活忙碌，成年人很容易产生不良情绪，因此更容易患各种情绪疾病。

要避免患慢性胃炎，就要调理好心态，克服不良生活习惯。另外，嗜食刺激性食物或药物、酗酒、吸烟、着凉等都可能导致慢性胃炎，因此平时生活中要注意。

"鬼剃头"，究竟是谁在作怪

掉头发对我们来讲似乎司空见惯，头发也是有生命的，它有自己的生长和衰老周期，因此人每天都掉头发属于正常的生理现象，大可不必担心。然而，有些人居然出现了"鬼剃头"的现象。

所谓"鬼剃头"，就是一夜之间出现的局部性脱发，一般呈圆形，这种现象发生在年轻人身上的居多。难道真的有鬼吗？

有一青年因与女友分手，连日闷闷不乐，食少不欢，夜不能眠。一天早晨，他发现自己右脑勺顶部出现了一块鸡蛋样大小的圆形斑秃，那儿的头发一根也不剩了。有人告诉他"你这是被鬼剃头了"。

听起来有点儿玄，但并不是所谓的"鬼"在作怪，而是一种由精神因素导致的皮肤损害，人在焦虑、急躁，或者长期的抑郁沉闷后均可发病，患者在发病之前往往有严重精神刺激或应激性事件，比如丧偶、失恋、降职、落榜、下岗等因素均可通过显著的情绪波动触发皮肤的病变。一般情况下，经过3~5个月的治疗，头发可恢复生长。

研究发现，用脑过度也会导致头发大量脱落，就是有人说的"聪明绝顶"。用脑过度，或者经常心事重重、烦闷，或者遇到了什么事时，精神就会过于紧张，使脑子受到了很大的刺激，有时候也会影响到头发的营养供应和生长。

我们知道，人体的一切活动都是归大脑支配的，如果大脑受了刺激，那么人体活动就会乱了脚步，也就不能正常地发挥作用，从而使身体的营养受到刺激，于是出现了掉头发的情况。有的人遇到过于激动的事，大脑受了强烈的刺激，精神很不正常，有时一夜之间头上的头发就掉了一大片，也就成了人们说的"鬼剃头"。

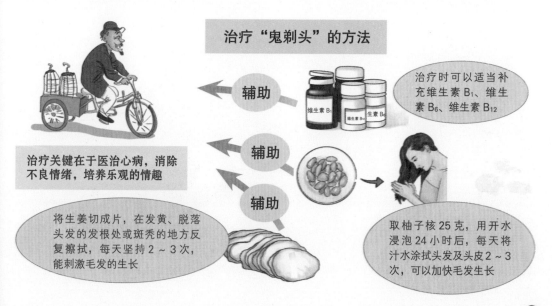

治疗"鬼剃头"的方法

辅助

治疗时可以适当补充维生素 B_1、维生素 B_6、维生素 B_{12}

辅助

治疗关键在于医治心病，消除不良情绪，培养乐观的情趣

辅助

将生姜切成片，在发黄、脱落头发的发根处或斑秃的地方反复擦拭，每天坚持2~3次，能刺激毛发的生长

取柚子核25克，用开水浸泡24小时后，每天将汁水涂拭头发及头皮2~3次，可以加快毛发生长

眼睛有疾患，查查"情绪单"

中医眼科专家陈先生说："曾经我的双眼也有300度以上的近视，我现在视力在1.0以上。"陈医生的秘诀是什么呢？他认为护眼不仅需要加强体育锻炼、注意饮食，更重要的是要保持心理健康。

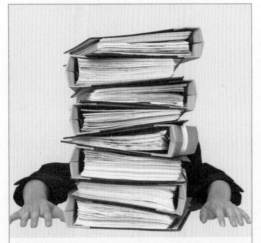

◎面对学习、工作等方面的压力，现代人已经习惯了快节奏的生活，这种情况下，尤其要保持心理健康，否则疾病将接踵而至。同时，缺乏锻炼很可能引发糖尿病，而糖尿病眼底病变就是全身疾病在眼部的典型表现之一。

很多人都认为眼病主要是护眼不当所致，其实情绪也会直接影响眼部健康。有一位50多岁的青光眼病人，他是某公司的经理，生活工作都不错，营养更没话说，但为什么会得青光眼呢？原来他平时工作压力很大，精神长期抑郁。中医上讲的"情志不疏"，很可能就是造成这位病人眼疾的原因。

因此，为了预防眼疾，平时我们一定要控制好自己的情绪。除此之外，以下几种方法也有助于养护眼睛。

我们小的时候经常"打倒立"，这个动作看似简单，却充满了奥秘。因为倒立时大量血液涌向头部的各个器官，长期坚持不仅耳聪目明，还有美容效果。对治疗胃下垂，脱肛更有好处。

护眼还有一种办法就是常喝菊花枸杞茶，菊花和枸杞都是中药里护眼的药材，泡出来的茶就是有名的"菊杞茶"。学生常在彻夜温习功课之后，出现眼睛疲劳的毛病，近视的人更是经常感到眼睛干涩，常喝菊杞茶能改善眼睛的不舒服。还有一种像黑色米粒的决明子，煮成茶汁来喝，也是很好的护眼饮料。

对于经常与电脑为伴的办公室一族来讲，仙人掌是不可缺少的防辐射"明星"。因为仙人掌是在日照很强的地方生长的，所以吸收辐射的能力特别好，因此也就能很好地保护眼睛。

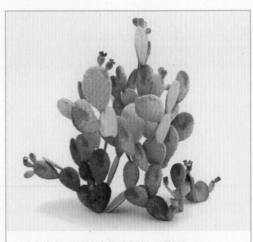

◎仙人掌是不可缺少的防辐射"明星"。

耳病为什么会与情绪相通

中医认为，心理因素是造成耳疾的重要原因。近年来，临床上突发性耳聋发病越来越多，而且有年轻化的趋势。不少医生都发现，任何年龄的人都可能因为情绪波动而产生突发性耳聋，相比之下，老年人由于器官功能衰退，发怒时更容易产生突发性耳聋。

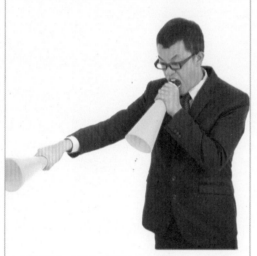

◎预防听力受损应尽量远离噪音环境，生活要有规律，而且一定要控制好自己的情绪，切记"冲动是魔鬼"。

如果一个人的情绪产生剧烈波动，他体内的各个系统也会产生巨大的变化，从而导致全身微小血管痉挛收缩，耳内小血管也不例外，使局部供血减少，导致耳内听觉神经缺血缺氧，内耳的重要结构——毛细胞就会受到损伤，而毛细胞我们是惹不起的，因为一旦它受到损伤，我们的听力就会下降，严重时就会使听力全部丧失。这也就是人在情绪波动较大时会突然

之间什么也听不见的原因。

突发性耳聋发病很突然，患病的耳朵在几小时之内几乎完全丧失听力，另外，病人还会感觉耳部麻木、发堵、耳鸣，有的病人还会出现眩晕、恶心、呕吐等现象。出现突发性耳聋2～3周内及时治疗，80%以上的患者可获痊愈；如果超过了这个时间，内耳长期供血不足，会引起听神经变性，听力恢复的可能性减小，严重者可能造成听力损伤，永不可恢复。

目前对这种疾病主要采取药物治疗，事实上，关键还是要保持良好的情绪和合理的生活方式。现在很多年轻人喜欢到酒吧等娱乐场所消磨时间，这些场所音乐声震耳欲聋，久而久之听力就会受到损伤。还有，现在很多年轻人喜欢听随身听和MP3，如果音量掌握不好，极易引起听力疲劳而导致听力下降。

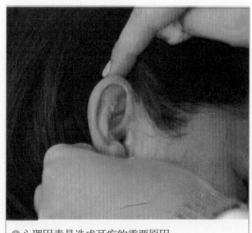

◎心理因素是造成耳疾的重要原因。

诸多口腔疾病，谁才是罪魁祸首

口苦、口臭、牙疼等疾病影响着人们的生活，不仅让人尴尬，而且让人饱受疼痛的折磨，那么，这些口腔疾病到底从何而来呢？研究发现，大多数口腔疾病与情绪有着密切的关系，不良情绪是引发这些疾病的罪魁祸首。

口腔疾病以发病率高、患病人群广、大众化为特点，成为世界上最为多发的一种疾病。其中牙病的发病率尤其显著，已被世界卫生组织列为继肿瘤、心脑血管发病率之后的第三位。

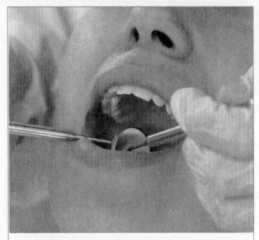

◎口苦、口臭、牙疼等疾病影响着人们的生活。

口腔疾病与情绪的关系

口疮	人生在世，许多事都不可能按照个人的意愿发展，遇到不顺心的事或者受精神刺激是很正常的，有些人产生情绪波动时，口腔黏膜上会出现粟粒大小的水疱，水疱很快破溃，并迅速形成淡黄色如黄豆或豌豆大小的溃疡点，周围绕以红晕，有烧灼痛感，遇冷、热、酸、甜等食物刺激时，疼痛加剧，经过7～10天后可自愈，情绪不佳时会复发
口臭	祖国医学中曾提到口臭与情绪有关系。如清代《杂病源流犀烛》中说："虚火郁热，蕴于胸胃之间则口臭，或劳心味厚之人亦口臭，或肺为火灼口臭。"其中提到的"郁"和"劳心"指的就是人的不良情绪状态。 现代医学中口臭也被归入心身疾病的范围，认为不良的心境可导致口臭。 不少有心理困扰的病人就诊时，心理医生能发现其有一种特殊的口臭。经过一段时间的治疗，病人的情绪有了好转，心境得以改善，口臭也随之明显减轻或消失。 防治口臭的根本方法是去除病因，要重视排除心理障碍，努力改善情绪，把心境调整到良好的状态
口苦	品学兼优的大三学生张丹丹有自己的难言之隐：一年四季嘴里很少没有苦味，尤其在考试前或考场上，大脑皮层处于高度紧张状态，那嘴里的苦、涩、酸的感觉更是明显。她的口苦是三年前读高三天天挑灯夜读时发现的。她为此增加了刷牙、漱口次数，但没有用。牙科医生说她口腔没病，内科检查证明她各个器官都是健康的。原来，她患的是精神性口苦。 精神性口苦或情绪性口苦常在精神紧张、气愤、烦躁、焦虑、恐惧、忐忑不安、失眠时出现或加重
龋齿	人的唾液能缓冲口腔内的酸类，情绪紧张时，唾液往往分泌减少，缓冲作用减弱，不能很好地清洁牙齿，酸类作用于牙齿的机会增多，为龋齿的产生创造了条件
牙痛	有些牙痛患者在发病前，会出现情绪抑郁、悲伤、焦虑、愤怒、恐惧等表现，情绪波动持续时间越长，心因性牙痛发病率越高，而且痛点会移动。研究表明，情绪引起牙痛，是因为消极情绪使人的血液黏度和血中化学成分发生变化，进而影响到神经系统功能

鼻子不适，不妨找情绪算算账

许多人都有过这样的感觉，哭过之后，常感觉鼻子不通气，但当冷静下来，使悲伤的情绪平复的时候，鼻子就变得舒服多了。还有的人会因为一些气味而产生愉快或痛苦的回忆。你知道这是为什么吗？

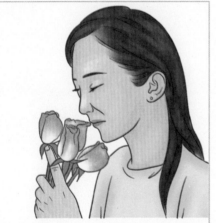

◎如果发生不愉快的事，人的嗅觉实际上可以变得灵敏起来。

原来，情绪扮演的角色比鼻子还重要。如果发生不愉快的事，人的嗅觉实际上可以变得灵敏起来。美国西北大学研究人员通过在志愿者嗅新奇气味的时候电击刺激他们，证实了情绪与嗅觉之间的关系。

在这个实验中，研究小组招募了12名健康的年轻人。他们让志愿者反复嗅几组实验室化学品，这些化学品的气味与日常生活中的气味截然不同。每组有两个瓶子装着相同物质，第三个瓶子中是类似物，这就是说，它的气味一般来说无法辨别。

志愿者能在30％的时间里偶尔正确猜出奇怪的气味。接着，当志愿者嗅奇怪的化学品的时候，研究人员对他们加以轻微的电击。在随后的气味测试中，他们可以在70％的时间里正确地挑出奇怪的气味。

由此可见，情绪与鼻子嗅觉之间有密切的关系。在医院里，医生治疗鼻出血的患者时，通常会给予患者安慰，使其情绪镇定，因为精神越紧张，血压越高，血流量越会加速，出血也就会越多，因此，安定的情绪有利于鼻出血患者迅速止血。

此外，情绪不好还可能引发酒渣鼻，这是因为，不良情绪会影响正常的饮食，从而导致胃肠功能紊乱和内分泌障碍，也会引发酒渣鼻。

因此，为了鼻子能不受疾病困扰，一定要和不良情绪保持距离。

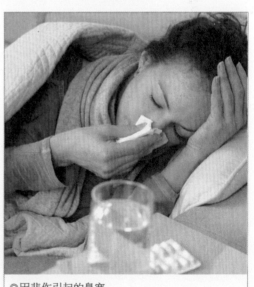

◎因悲伤引起的鼻塞。

情绪波动会造成喉咙"失控"

很多人因为自己一点儿感觉也没有，所以在体检出慢性咽炎后还不相信。从临床上看，约2/3的人都患有慢性咽炎，但很多人因为无明显症状而没有就医。

那么，慢性咽炎是如何产生的呢？医学研究发现，精神紧张、神经失调和烟酒、粉尘、有害气体等局部刺激是慢性咽炎的诱因。患慢性咽炎的人，一般会有以下几种症状：咽部有异物感，经常想清嗓子，却又咳不出；嗓子经常干燥、灼热、发痒，并伴有吞咽疼痛等；咽部反射敏感，晨起刷牙、清嗓或咳嗽时容易恶心。慢性咽炎是能治好的，但要注意避免复发。除了使用药物治疗，如藏青果含片、草珊瑚含片、西瓜霜含片、万应胶囊、清咽利喉颗粒等之外，还要戒烟戒酒，改善工作和生活环境，尤其是一定要缓解紧张情绪。

由此可见，情绪不好，咽喉也会"找麻烦"，甚至让你连自己哪里病了都不知道。

不仅如此，当人情绪紧张、心神不宁时，极易导致咽喉有异常感觉，如阻塞感、黏着感、蚁走感、紧迫感等，异常感觉时轻时重部位不定。更年期综合征也可以使人出现咽喉异感症。

这些患有功能性疾病的患者常常是胆小多虑，有疑病倾向，过度自我注意和自我暗示。有这种情况，应先去医院排除器质性病变，然后采用心理药物综合疗法，一般预后较好。

有些人经常出现职业性失声、声音嘶哑，去喉科就诊，医生发现这些患者除过度发音或发音方法不当外，病前常有意外精神刺激。情绪障碍通过大脑皮

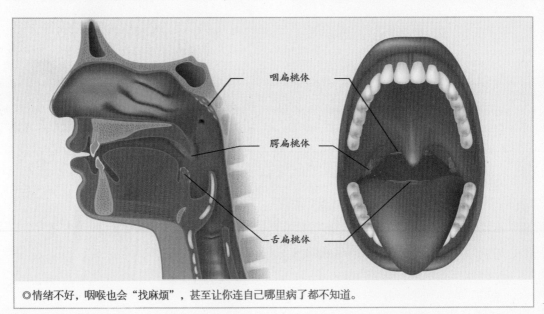

咽扁桃体

腭扁桃体

舌扁桃体

◎情绪不好，咽喉也会"找麻烦"，甚至让你连自己哪里病了都不知道。

层与皮层下中枢使自主神经系统发生功能障碍，迷走神经发放的冲动增强，喉黏膜末端血管痉挛，血流障碍，出现局部充血、肿胀、渗出、出血等病变，引起失声或声音嘶哑。

因此，保持好情绪对于喉咙来讲至关重要，而好情绪对喉部的疾病也有一定的治疗作用。

坏情绪是怎样深入到骨头里的

在电视里我们常看到这样的画面，一个备受冷落和孤独的小孩儿，常常被其他孩子欺负，而这个受欺负的孩子经常由身材矮小的孩子来扮演，虽然导演是为了把剧情表现得更生动一些，但实际上，受欺负的孩子情绪肯定不好，而不良情绪会影响骨骼的发育，因此，这样的孩子身材矮小也是正常的。

那么，情绪是怎样影响骨骼的呢？研究发现，情绪差会影响生长激素的分泌，从而妨碍肌肉、骨骼的生长，对女孩影响最大，可能是女性激素起了作用。

少女的情绪与身材的高矮之间有一定的联系，青春期的少女如长期忧郁，其身高将比同龄人低2.5～5厘米。

美国纽约人体研究人员曾做过这样的实验：随机选择716名儿童，男女大致各半，并对他们进行了9年跟踪调查。结果发现情绪忧郁的女孩，身高会受影响，在11～20岁时被诊断出有忧郁情绪的女孩身上，这种影响最强烈，但这种联系在男孩身上表现不明显。

由此可知，孩子骨骼的成长与性格情绪是密切相关的。精神愉悦、家庭和

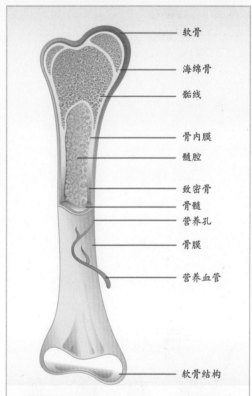

软骨
海绵骨
骺线
骨内膜
髓腔
致密骨
骨髓
营养孔
骨膜
营养血管
软骨结构

◎如果想要让你的孩子长高些，就要让他们保持愉快的心情。

睦、有父母疼爱的孩子要比那些缺乏父母关爱、情绪抑郁的孩子的平均身高高出3～6厘米。因此，要想让你的孩子长高些，让他们保持愉快的心情是不可忽视的。

肥胖是如何与情绪"联姻"的

从生理年龄上讲，30岁的女人已经不能算是女孩了，3与0的结合足以摧毁任何一个女人的释然与自信。可是，小艾是个例外，炎热的夏天，她可以穿着露背装、露脐装、吊带装、超短裙等暴露的衣服招摇过市，和花季少女们大胆PK，并且绝无装嫩之嫌。因为她有足够傲人的身材，从头顶到脚趾，任何一个部位，她都是经得起推敲的。

可是2008年的夏天，所有的张扬，对于小艾，都已经成为过往，只剩"落花流水春去，天上人间"。

缘何？事情起因于2007年的那场失恋。

当时，28岁的小艾是个"白领秋香"，在一次户外活动中，她不知不觉地爱上一个已婚男人john。明知已婚男人就像隔夜菜，看着好吃、方便，其实营养早已流失大半，谁吃谁倒霉。可是

对于一个视爱情为生命的女孩儿来说，爱情的大坝一旦决堤，便不可控制。

爱得再轰轰烈烈，john也是个"贴了标签"的男人。

2007年春天，在姐妹们的劝说下，小艾开始盘点起恋上已婚男人的诸多不好来：已婚男人不会对你倾注百分之百的感情，一半感情要留出来照顾妻小；如果要对你全心全意吧，就该解决家里的问题，而"河东狮"多数是不好惹的；即便费了九牛二虎之力离了婚，男人也早就心力交瘁了；等你终于嫁过去了，可能会发现生活并不像想象中那么美好……

经过一番深思熟虑，小艾终于决定放弃对已婚男人的等待。

失恋的痛苦像潮水一样把小艾包围了。该如何走出这生命中的沼泽地呢？小艾思来想去，唯有忘却和麻木。

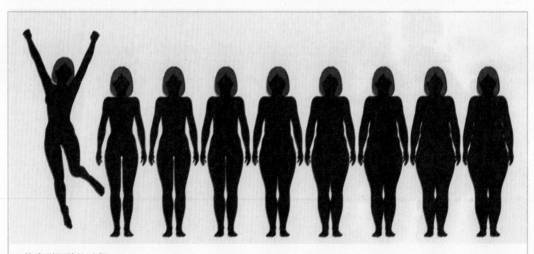

◎从瘦到肥胖的过程。

"越是失恋，越要心疼自己，要每天吃得像皇后一样好！"小艾这样命令自己。一日三盛，她餐餐不落，而且一顿比一顿丰富。就连匆忙的工作餐，她也会冒着迟到的危险去大撮一顿，晚餐自是不必说，有时间、有地点、有人陪，从下班后就开始，小艾可以连续"作战"5小时，和朋友们大快朵颐，回到家里继续对冰箱进行"大屠杀"：朱古力、蛋糕、薯片、瓜子……在情感冲击波的牵制下，美丽的小艾姑娘全然忘记了对高热量、高脂肪的恐惧。

转眼之间炎热的夏天到了，小艾决定穿上那款她最为得意的露背装上街购物，发现该长的地方一点儿都没有长，不该长的地方已经不可控制，腰围和臀围把衣服绷得紧紧的，一弯腰，三个"游泳圈"活生生地挂在那里。

小艾这才意识到都是前一段时间贪吃惹的祸。对着镜子，小艾庄严地宣布：从明天起，做一个快乐的人，少吃东西、多锻炼，以恢复身材……

可是，话一出口，小艾就崩溃了，时至今日，远离美食已经不可能。她已经全然不能自控了。一旦没有食物的陪伴，她就不知道如何打发时间，不知道如何活下去。她时常情绪低落、想哭、嗜睡，尤其是到了下雨天，她甚至有了死的念头。

节食不成，小艾只能由着自己的性子来了，在暴饮暴食的路上越走越远、越陷越深，最后发展成吃完一餐后，隔15分钟还想再吃，跨出一家快餐店，又去隔壁那家蛋糕店小坐。她随身带的包里也是装满了零食，1升的巧克力奶她可以一口气喝掉。就算如此，她还是常常会半夜醒来找吃的，或者今天就吃完为明天预备的食物。不久，小艾的体重又增加了7千克，身材完全变形了。

这种疯狂的吃法不仅毁了小艾的美丽，还严重影响了她的生活。她自言不知饱为何物，却会觉得食物常顶上喉咙，会因吃得太多而腹泻，有时候还会呕吐。

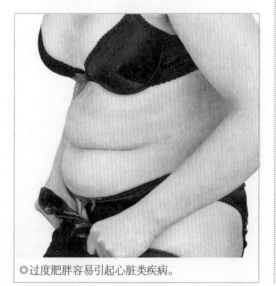
◎过度肥胖容易引起心脏类疾病。

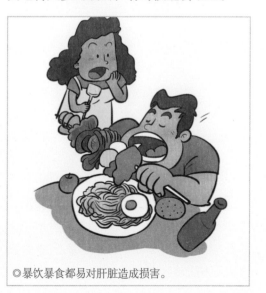
◎暴饮暴食都易对肝脏造成损害。

小艾明知这种做法是错误的，为何还不停进食呢？这都是受情绪影响而导致的。她觉得进食时的快感，是她逃离失恋所带来的低落感的唯一途径。用她自己的话说，"有的吃就开心。"虽然进食时的快感让她一时忘记失恋，但伴随着的内疚、负罪感，使她的心情非常复杂，只是，再多的内疚也敌不过进食的欲望。

原本就处在失恋带来的痛苦中，再加上身材走样的苦恼，小艾心情日益郁闷，终于开始向"情绪健康中心"求助。

心理医生告诉小艾，她患上了暴食症。暴食只是情绪问题的反映，解决的根本方法还是要改变这种抑郁情绪。

食物是我们每天都在接触的东西。它可以是一种享受，也可能成为问题的根源。男人借抽烟、喝酒来缓解压力，女人则喜欢通过食物来缓解压力。两种方式都没有什么错，只是一旦走上了极端，对身心就有害无益了。

如果你经常失控地大量进食，你可能已患上暴食症，须及时控制以免情况恶化。

发现自己有这种症状时，应该及时向医生求助，而不可乱服减肥药。暴食自然会发胖，一部分暴食症患者为了保持苗条身材，不假思索地选择减肥药。其实，吃减肥药不仅于事无补，还会让你的坏情绪雪上加霜。只有调理好自己的心情，积极乐观地生活，才能根除暴食症。

癌症就是通过坏情绪找上我们的

癌症曾被称为"20世纪的瘟疫"，没有任何一种特效药物能将其彻底制服，因此我们只能从预防上下功夫，而要想进行有效的预防，我们首先得弄清楚，什么才会导致癌症。

虽然致癌的因素十分复杂，但精神因素在癌症的发生、发展中所起到的作用不容忽视。现代医学发现，癌症好发于一些受到挫折后，长期处于精神压抑、焦虑、沮丧、苦闷、恐惧、悲哀等情绪紧张的人。当然，精神心理因素并不能直接致癌，但它却往往以一种慢性的持续性的刺激来影响和降低机体的免疫力，增加癌症的发生率。

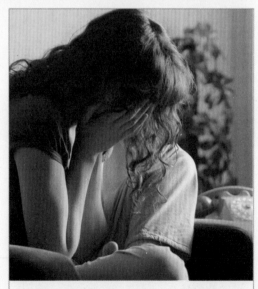

◎长期处于精神压抑、焦虑、沮丧、苦闷、恐惧、悲哀等情绪紧张的人易患癌症。

美国哈佛大学医学家对性格与健康的关系进行了长期而广泛的研究，他们发现了一种鲜为人知的"癌症性格"。一般来说，癌症性格的人多表现为待人宽宏大量，对个人的生活或工作遇到的麻烦，甚至痛苦都能妥善处理，从不大发脾气，处处都能约束和克制自己。然而，这只是表面现象，实际上他们的内心世界充满了矛盾，出于对别人的考虑，他们企图以回避的办法来求得暂时的和谐。因此，癌症性格的人，表面上看来平和、安详，内心却似一座火山，只是没有爆发罢了。

关于这一点，好人傅彪就是一个例子。很多影迷喜欢傅彪的理由是：他足够认真、足够憨厚、足够义气、足够世俗、足够亲切。然而，就是这样一个"让每个人感到亲切的"好人，他的故事才走到2005年就结束了，那一年他才42岁。

傅彪有着典型的"癌症性格"：倾向于克制或压抑自己的情绪，往往为了使别人高兴不惜牺牲自己，以免朋友、家人或他人不愉快。傅彪嗜戏如命，在做完肝移植手术需要长时间休息的情况下，他还这样说道，"我还是坚持要拍戏，如果没有艺术，那我这个生命也就没有多大意义了！我很想一直跟着大部队走！"

傅彪的确精神可嘉，只是行为不值得效仿，要知道，这种强烈遏制内心情感的人患癌症的危险性较大。

医学研究认为，具有癌症性格的人，由于长年在痛苦和矛盾中挣扎，长期折磨、压抑自己，会使体内发生一系列不知不觉的化学变化，并逐渐失去平衡，人体的免疫系统遭到破坏，最后导致癌细胞通行无阻地繁殖，侵害人的机体。

中医学也认为，"七情"的过度会导致气滞血瘀而发生癌症，因为"百病皆生于气""万病皆源于心"。一些实验也显示，在连续的精神刺激下，动物体内长出肿瘤概率增加。专家推测这些刺激可能是通过神经生理、神经内分泌和免疫3个系统的相互联系起作用的，最后使肾上腺素皮质酮等内分泌增加，进入血液循环，从而损害身体免疫功能，导致正常细胞癌变。

研究表明，当强烈的精神紧张刺激，使人产生紧张、焦虑的情绪时，会促使皮质类固醇激素分泌过度，从而抑制了免疫系统的功能，癌症就有可能在免疫系统功能下降时形成。专家还发现，情绪极度焦虑的人，血液中的T淋巴细胞数量明显减少，免疫功能下降。

另外，医学家在一项调查中还发现，81.2%的癌症病人在患病前曾遭受过生活的打击，如配偶死亡、夫妻不和、生活规律重大改变、工作学习压力大、子女管教困难、夫妻两地分居等。这同样也证明了情绪对癌症的产生所造成的影响。

可以这样说，心情糟糕、情绪紧张的人是癌魔的青睐者，癌症喜欢缠绕这些人。为了预防癌症的发生，我们不仅要防止各种致癌因素，还应当保持一种良好的心态和稳定的情绪，保证身心健康。

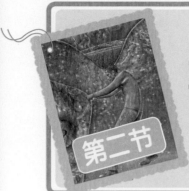

驱逐让我们身体不平安的情志病

第二节

情志病与古人的生活对治法

中医学认为：情志病是因七情而致的脏腑阴阳气血失调的一种疾病，如过于强烈的精神刺激成为持久的不良因素，超过了人体调节的范围，就会造成气机逆乱、气血失调，成为疾病。情志病包括癫狂、百合病、脏躁、郁证、不寐等。我们现在经常说的精神抑郁、情绪不宁、头晕失眠、多疑易惊等病症都属于情志病的范畴。

其实，情志病并不是现代人的特产，

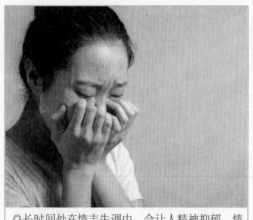

◎长时间处在情志失调中，会让人精神抑郁、情绪不宁、失眠，等不利于身体健康。

古代就有"女性伤春，男性悲秋"的说法。关于这两句话的原意有两种说法，一种是"女性见春天到来，又一年过去，自己的青春随着时间流逝，所以会觉得伤感；而男性看秋天已至，感怀时光不再，身体一年不如一年，因此觉得悲伤"。另一种说法是"女性见春天衰萎的落花，伤感自己的容颜随时间老去，美丽不再；男性见秋天落叶凋零，感慨自己功业不成，短短人生就要如落叶一样结束"。这两句发展到现在已经简化成了伤春悲秋，是指一个人很敏感，就像林黛玉那样，看到花落水流、树木凋零都会伤心。"感时花溅泪，恨别鸟惊心""泪眼问花花不语，乱红飞过秋千去""一川烟雨，满船风絮，梅子黄时雨"，这些经典诗句都是对多愁善感之人的最佳写照。但是大家都知道，肺主悲，悲伤过度就会伤肺，而且情志病很难用药治愈，因此古人采取了生活对治的方法。

男性悲秋，所以，秋天的时候征兵，

到边关打仗，让男性有建功立业的机会和豪情；或者给男性订婚，平息他不满的精气，平杀气。古代的聘礼是用白茅包好大雁送到女方家里去。射大雁要有眼力和力气，如此一来就考察了男性的臂力以及肺气、肝气、肾气。秋天订婚，喜气就冲淡了男性的悲伤情绪，冬天办喜事，第二年春天女

孩儿就差不多怀孕了，将要为人母的喜悦也会使伤春之情消失殆尽。这样就用生活对治法治好了男性和女性的情志病。

到现在，古代的对治法虽然不太适用了，但是这也启发我们，情志病不一定要用药，可以通过转移患者的注意力来达到治疗的目的。

治疗"情志病"要用情志生克法

情志病包括：①因情志刺激而发的病证，如郁症、癫、狂等；②因情志刺激而诱发的病证，如胸痹、真心痛、眩晕（高血压）等身心疾病；③其他原因所致但具有情志异常表现的病症，如消渴、恶性肿瘤、慢性肝胆疾病等，大都有异常的情志表现，并且其病情也随其情绪变化而有相应的变化。

我们知道，情志失调会对身体造成很大的伤害，所以在日常生活中我们一定要控制自己的情绪，不能让它任意泛滥。

情志生克法具体方法如下：

喜胜悲：快乐就能战胜悲伤。喜是火，悲是金。用五行的说法就是火克金，火是可以把金属熔化开的。火又是散，气又是气结、凝聚，因此悲要用散法，在什么情况下会喜胜悲呢？比如说我们白天工作非常疲惫，又受到领导的批评，心里很憋闷。有的人就会去喝酒，认为一醉解千愁，其实不然，喝酒只是让你暂时把烦恼忘记，解决不了你的郁闷。但你可以去听听相声，看看搞笑的电视剧或东北二人

转，都可以让你开怀一笑，从而调节悲伤的心情，这就是"喜胜悲"。

怒胜思：就是愤怒可以战胜思虑。《华佗传》里记载着这样的一个病例：有一个郡守因为思虑过度，造成身体里有瘀血。华佗收了这个郡守很多礼，但不是给他治病，而是写了一封信来骂他，说他不仁不义，华佗的信一下子把他激怒了，怒则气上，这样就把他胃中的瘀血一下子全倒了出来，他吐了几口血，病反而痊愈了，其实，这是华佗的治疗方法，那个郡守是因为思虑太多而得的病，这就是"怒胜思"。

恐胜喜：就是恐惧可以战胜因为过喜而涣散的心，范进中举就是一个很好的例子，范进好多年都没有考上举人，一天终于考上了，就高兴地满街跑，心神全散了，他惧怕的岳父过来一巴掌就把他扇清醒了，这就是"恐胜喜"。

悲胜怒：就是用悲伤来战胜大怒，也就是金克木，肝主怒，大怒则肝火不能收敛，因此用肺金收敛的方法来降肝火。在一个人

大怒的时候，告诉他一个很坏的消息，让他突然悲伤，这样就可以把他的怒火熄灭。

思胜恐：思虑是可以战胜恐惧的，也就是说你把问题想清楚了，也就不害怕了，这就是土克水，因为恐属水，土是脾，而脾主思。古代有一个人整日害怕死亡，常感死期将近，后来他的家人找到了当时的名医为他诊治。医生便留他住在自己家里，病人觉得医生在身旁，便放心了许多。后来医生又介绍他去找和尚练习坐禅，经过一百余日的闭目沉思之后，病人的恐死心理终于消除。

所以，现代人完全可以通过情志生克法来治情志病，当你产生某种不良情绪时，试着用上面的方法来调整自己，相信一定会收到良好的效果的

强迫症的自我心理调适法

生活中很多人都有过类似的感受和经历：走到小区门口，突然不能确认自家防盗门是否锁好，于是返回检查一遍；刚刚整理好的手提包又觉得东西没带齐；上班时总想自家的煤气有没有关掉……心理医生认为这些行为是强迫心理所致，严重的会发展为"强迫症"。

近几年来，强迫症患者的职业和年龄都有了明显变化，年轻的白领阶层发病率越来越高，值得关注的是他们中有相当一部分是自加压力的完美主义追求者或一意孤行的偏执狂，往往是在不经意间为自己设下了强迫症的精神陷阱。

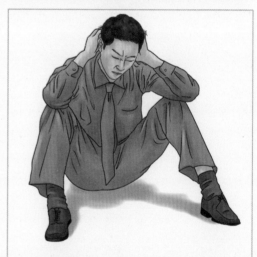

◎年轻的白领由于生活压力大，自我要求尽乎完美，因此在强迫症的发病人群中所占比例越来越高。

现实生活中强迫症的典型案例

他希望下属周末也工作	她像小学生一样读文件
廖先生在一家大型家电企业担任市场部经理，对工作要求尽善尽美的他经常让下属觉得精疲力竭。他常常长时间一遍又一遍地看着客户发来的订货传真或者本季度职员的业务报告，还自制了"年度业绩总数上升图""个人业绩指数表"等图表挂在办公室。一到周末，他就下意识地给下属打电话询问业务情况，他明知这样不好，却无法控制	王小姐今年24岁，是合资企业秘书。不知从什么时候起，每起草完一份合同文案她总要看数十遍，要逐字逐句地看，甚至连标点都要念出声。她经常是躺在床上要睡觉了还觉得文案中存在错别字，甚至半夜回到办公室看文案

以上病人都患有轻微的强迫症。从心理学角度看，强迫症是以反复出现强迫观念和强迫动作为基本特征的一种神经症障碍。患者体验到的冲动和观念来自于自我，虽意识到强迫症状是异常的，但又无法摆脱。目前，强迫症发病率约占人口的0.05‰，男性多于女性，脑力劳动者所占比例越来越大。

一般认为，精神因素是强迫症的主要诱因。

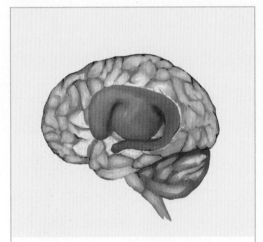
◎近年来不少研究表明，强迫症可能与脑部病变有关。

现代人所处的工作环境具有压力大、竞争激烈、淘汰率高的特点。在这种环境下，内心脆弱、急躁、自制能力差或具有偏执性人格或完美主义人格的人很容易产生强迫心理，从而引发强迫症。其中完美主义人格者表现得尤为突出，在竞争激烈的环境中，他们会制订一些不切实际的目标，过度强迫自己和周围的人去实现这个目标，但总会在现实与目标的差距中挣扎。此外，自幼胆小怕事、对自己缺乏信

心、遇事谨慎的人在长期的紧张压抑中会焦虑、恐惧，为缓解焦虑、恐惧就会产生诸如反复洗涤、反复检查等强迫症行为。

需要指出的是像反复检查门锁这种强迫心理现象在大多数人身上都曾有过，如果强迫行为只是轻微的或暂时性的，当事人不觉痛苦，也不影响正常生活和工作，就不算病态，也不需要治疗。如果强迫行为每天出现数次，且干扰了正常工作和生活，就可能是患了强迫症，需要治疗了。

近年来不少研究表明，强迫症与脑部某种病变可能有关，现在有通过颅脑手术而成功治疗顽固性强迫症的病例。有些脑部器质性病变、精神分裂症、抑郁症等都有强迫症的表现，因此，千万不要简单地认为患有强迫症就是患了强迫性神经症。

强迫症（非病态程度）并不可怕，关键在于患者能否勇敢理智地面对它、战胜它，自我心理疗法可以帮助白领人群缓解压力和紧张情绪造成的强迫心理，预防强迫症的发生。

缓解压力和紧张情绪的方法

顺其自然法	任何事情顺其自然，做完就不再想、不再评价。特别是完美主义人格者，要学会肯定自己，少与他人比较，要认识到世界上根本不存在十全十美的人和事
宣泄疗法	对家人和朋友诉说心理创伤和紧张恐惧心理，把内心的痛苦发泄出来
转移注意力	尽可能把时间安排得紧凑些，使自己没有时间去实施诸如反复检查门锁等强迫行为。也可以选择运动锻炼和户外活动来充实生活，减轻强迫心理的干扰。少数强迫症（病态程度）可以用心理治疗，如果必须用药物治疗，应在专业医生指导下服药

避内邪，就要远离酒、色、财、气四惑

人活一世，是什么使我们生病、衰老乃至死亡？如果把刚生下来的人看作亚当和夏娃，那么谁是引诱他们偷吃禁果的蛇，让他们一步步走向衰老和死亡的呢？从养生的角度来看，人衰老和死亡的罪魁祸首就是四惑：酒、色、财、气。大家看这四惑，一个比一个厉害：酒虽伤身，乱性，但也有定力好的，根本不喝酒，酒就伤不到；色，比酒就难抵御一点儿了，就像我们经常说的"爱美之心，人皆有之"，不过色欲很大的人也只是少数，而且有些人完全可以戒除；财，比色更难抵御一点儿，人为财死，多少人为了这个字弄得家破人亡，但也有人可以看透，所谓"君子爱财，取之有道"，只取自己应得的钱，并不苛求；最厉害的是气，你可以不饮酒、不好色、不贪财，但是你不可能一辈子都不生气，"百病源于气"，生气就是为疾病打开了一个缺口。

下面，我们就来分别讲一讲这四惑。

1. "酒壮怂人胆"

这句话听起来非常不雅，但道理却是对的。古人认为酒的气比较彪悍，酒到了胃里气往上走，肝胆就横起来了，胆子特别壮，往往会做一些平时不敢做的事，说一些平时不敢说的话。但是，这种人事后往往会后悔

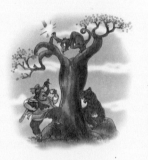

2. "万恶淫为首"

中医有一种说法："房事可生人，亦可杀人"。就是说，和谐健康的性生活对身体健康是有利的，但是发展到淫的程度，就只有害没有利了。因此，古人还对房事做了很多具体的规定

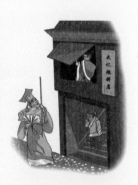

3. "人为财死，鸟为食亡"

这是人们经常挂在嘴边的话。诚然，在社会上生存，是离不开钱的，为了钱铤而走险、抛妻弃子的人和事也自古有之。其中的利弊相信不用说，大家也都深有感触。而且这句话本身就已经把结果告诉我们了

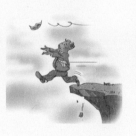

4. "百病生于气"

气可以滋生百病，纵观古今长寿之人，他们中没有任何一个是心胸狭窄、斤斤计较的，因此，对于养生来说，保持豁达的心胸是多么重要

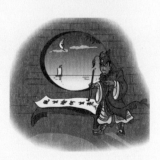

总此四惑，有人或许都有，有人或许只有其中的一项、两项，但无论多少，它们都会对你的健康造成潜移默化的伤害。而只要将此四惑完全戒除，人才能拥有健康的身体和安然的长寿，才能体会无病无灾的大快乐。

抑郁症——用 14 项规则及时自救

患有抑郁症的人，不同的人会表现出不同的抑郁状态，如果症状轻微的话，可以尝试自救。以下将介绍14项规则，认真遵守，抑郁的症状便会很快消失。

除了以下14项规则以外，最好还要学会控制自己的呼吸：舒服地坐在椅子上，或躺在床上，将注意力集中在吸气和呼气上，慢慢将空气吸进肺里，让空气在肺里停留几秒钟，然后缓缓呼出。呼吸时要注意节奏，即有节奏地吸入呼出，一边呼吸一边在心里数数，例如，吸气（一、二、三、四），停留（一、二），呼气（一、二、三、四），也可以同一节奏默念"吸—呼，吸—呼，吸—呼"。

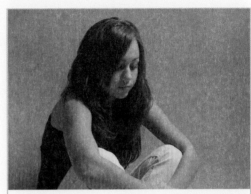

◎患有抑郁症的人，不同的人会表现出不同的抑郁状态。

抑郁症的十四项规则及时自救法

1.遵守生活秩序，从稳定规律的生活中领会生活情趣。按时就餐，均衡饮食，避免吸烟、饮酒及滥用药物，有规律地安排户外运动，与人约会准时到达，保证8小时睡眠
2.注意自己的外在形象，保持居室整洁的环境
3.即使心事重重，沉重低落，也试图积极地工作，让自己阳光起来
4.不必强压怒气，对人对事宽容大度，少生闷气
5.不断学习，主动吸收新知识，尽可能接受和适应新的环境
6.俗话说："人比人，气死人"。不要将自己的生活与他人进行比较，尤其是各方面都强于你的人，做最好的自己就行了
7.用心记录美好的事情，锁定温馨、快乐的时刻
8.对别人抛弃、冷漠和疏远的态度，积极地调动自己的热情
9.通过运动、冥想、瑜伽、按摩松弛身心。开阔视野，拓宽自己的兴趣范围
10.树立挑战意识，学会主动解决矛盾，并相信自己会成功
11.遇事不慌，即使你心情烦闷，仍要特别注意自己的言行，让自己合乎生活情理
12.失败没有什么好掩饰的，那只能说明你暂时尚未成功
13.尝试以前没有做过的事，开辟新的生活空间
14.与精力旺盛又充满希望的人交往

如何让恐惧症患者不再惊恐

恐怖性神经官能症，简称恐惧症，指病人对某些特殊环境、物体或与人交往时，产生异乎寻常的恐惧与紧张不安的内心体验，表现为脸红、气促、出汗、心悸、血压变化、恶心、无力甚至昏厥等，因而出现回避反应。病人明知恐惧对象对自己并无真正的威胁，明知自己的这种恐惧反应极不合理，但仍在相同场合下反复出现，难以控制，以致影响正常生活。

有一年十一"黄金周"期间，某市人民医院急诊科接诊了一位特殊的病人——吴先生。吴先生见医生时惊恐不已，自诉胸痛且呼吸困难，如再不抢救，就会马上死亡。医生看了他的B超检查单后，发现吴先生心脏没有问题，并诊断其是患了恐惧症。医生对吴先生进行了心理疏导、抗惊恐和放松治疗，吴先生的症状很快得到缓解。

情绪稳定后，吴先生说，他利用长假与家人驾车到福建几个旅游景点游玩。开车返回后，突感浑身无力、呼吸困难。家人顿时惊恐万分，急忙开车送他来医院诊治。

该院精神心理科主任陈医师表示，吴先生的恐惧症是长途驾驶、精神高度紧张、疲劳过度及生活规律被打乱引起的。

治疗恐惧症的方法

深呼吸	开始进行深呼吸时一般要平躺着练习，等熟练之后，可站着或坐着进行，练习时要保持放松的状态。 把眼睛微微闭上，一只手放在腹部，深吸气，这时感到腹部隆起。尽量保持胸部和肩部不动，吸气后，先别急着呼出，而是默默地数数，从1数到10（1秒钟数一个数），如果有困难，可以数到8，然后缓慢向外吸气。 呼气后，再吸气，此时方式开始转变，吸气过程中默默地数数，1、2、3（1秒钟数一个数），再缓慢地呼气，同样数1、2、3，保持这样的节律进行。6～7秒钟完成一次呼吸循环。 如仍感觉到恐慌，可进一步闭息10秒钟，然后再做上面的练习，直到恐慌症状完全消除
纸袋法	找一个不漏气的纸袋或信封。恐慌时把纸袋或信封扣在鼻子和嘴上，并压住边缘，使它不漏气。向纸袋中规律而缓慢地呼吸，直到感觉恐慌消失，呼吸变得轻松为止。如果没有携带纸袋或信封，也可以用双手把自己的鼻子和嘴捂住
转移法	想象：这种方法是在你感到有惊恐的早期信号时使用。想象来到一个美丽的草原，根据你的习惯描述，在这个环境中看到了什么，正在干什么；想象你现在拥有强健的体魄，此时正在怎样开展自己喜欢的工作等；也可以看电视，听音乐等，这些都有助于转移注意力
	数数：如果你在外面，数一数身边过了几辆红色的小轿车、几辆黑色的小轿车，或者数一数在我们周围有几个你认为还算漂亮的女孩子，或者尝试专心记一下从你身边开过的车，牌照是什么，只看一眼能否把这个数记住等
	暗示：这种方法是在你有了一定的认知基础，并且能够认识到自己在其中起到什么作用时使用。你可以告诉自己，现在的焦虑只是自己的一个感受，它不是真的，只要不再害怕，状况就不会再继续，自己也就战胜了惊恐。这时，你的主观意识是游离于身体之外的，是一个清醒的旁观者

神奇放松法，让焦虑无影无踪

人在焦虑的时候一般都有心身反应，心理学家们研究了许多减少焦虑的方法，通过多年实践，发现放松法十分有效，尤其是在音乐中想象放松。现在，我们一起放轻松吧。

神奇放松法

1.找个不受干扰且空气流通好、光线柔和的房间，播放舒缓轻松的音乐。舒服地坐着或躺着，让自己的注意力放在练习上
2.闭上眼睛做深呼吸，慢而深地把气吸到腹部，屏住，保持几秒，实在憋不住时再慢慢呼气，呼气的同时放松双肩。练习时把注意力集中在呼吸上，感受空气从鼻子进入气管再到肺部再到腹部，然后再呼出的感觉。吸气时让新鲜空气充满身体，呼气时把身体内的焦虑、紧张和压力排出体外，体会这种放松和舒服感
3.想象你站起身，走出这个房间，从1数到10，告诉自己，当你数到10时，你就到达更深的放松状态
4.想象自己正在一条宁静的林荫小道上漫步。不久你来到一片空地，慢慢走到中央坐下，享受周围清新的空气，温暖的阳光和鸟儿的歌唱，享受此刻放松舒服的感觉
5.片刻之后，不知从哪儿冒出来的动物包围了你。它们毫无恶意，但每一只都代表一项你需要给予关注的焦虑来源。动物越大，代表你的焦虑越强。在空地的一端有一个蜂窝，蜜蜂在周围飞舞，象征着这些烦心事带来的嘈杂声
6.你轻轻地触摸每一只动物，它们温顺而安静，过了一会，动物们消失在森林里，只留下蜜蜂的嗡嗡声。接下来所有蜜蜂一只又一只钻进蜂窝，直到林中空地重新安静下来。此刻你感觉轻松、安逸
7.然后，在你的脑海中浮现出轻松愉快的事情以及美好的画面，比如静静的湖面，树叶的沙沙声等，你想起的美好细节越多，你越舒服。只要你愿意，以后随时可以再回来体验这种放松的感觉

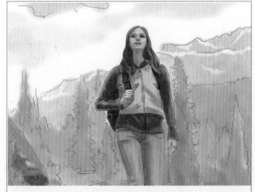

◎想象自己在一条宁静的林间小路漫步。想象一下周围的环境，享受此刻放松舒服的感觉。

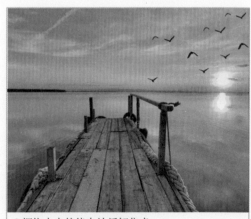

◎拥抱大自然能有效缓解焦虑。

其实，我们可以用这种放松法来想象自己的幸福。接下来，你准备回来了，你从10数到1，当你数到1的时候就睁开眼睛，回到现实，感觉完全的清新，感觉放松而精力充沛。在数数的时候，可以加上下面这些心理暗示：

（1）准备结束练习，回到现实。

（2）开始注意周围的环境，听到声音，感觉到温度，让意识回到身体。

（3）感觉非常好，越来越精神了。

（4）等一会儿睁开眼睛的时候心情非常愉快，身体很放松。

（5）睁开眼睛，感觉清新，精力充沛……

精神分裂症患者的健康福音

患有精神分裂症的人，常常表现为缄默、孤独、木僵。然而，他们并不是对所有事都没有反应，研究发现，患有精神分裂症的人，往往会对音乐和舞蹈做出反应，因此，用这种方法可以促使这类患者慢慢与现实联系。

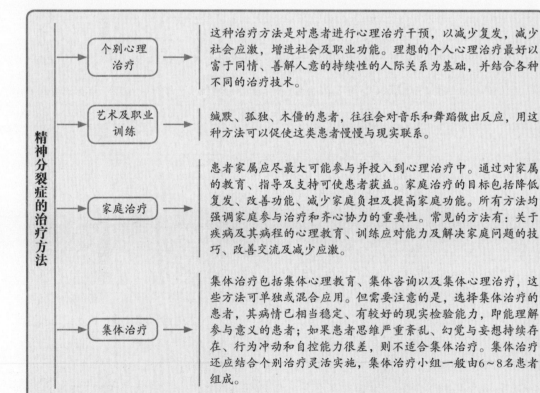

精神分裂症的治疗方法

个别心理治疗	这种治疗方法是对患者进行心理治疗干预，以减少复发，减少社会应激，增进社会及职业功能。理想的个人心理治疗最好以富于同情、善解人意的持续性的人际关系为基础，并结合各种不同的治疗技术。
艺术及职业训练	缄默、孤独、木僵的患者，往往会对音乐和舞蹈做出反应，用这种方法可以促使这类患者慢慢与现实联系。
家庭治疗	患者家属应尽最大可能参与并投入到心理治疗中。通过对家属的教育、指导及支持可使患者获益。家庭治疗的目标包括降低复发、改善功能、减少家庭负担及提高家庭功能。所有方法均强调家庭参与治疗和齐心协力的重要性。常见的方法有：关于疾病及其病程的心理教育、训练应对能力及解决家庭问题的技巧、改善交流及减少应激。
集体治疗	集体治疗包括集体心理教育、集体咨询以及集体心理治疗，这些方法可单独或混合应用。但需要注意的是，选择集体治疗的患者，其病情已相当稳定、有较好的现实检验能力，即能理解参与意义的患者；如果患者思维严重紊乱、幻觉与妄想持续存在、行为冲动和自控能力很差，则不适合集体治疗。集体治疗还应结合个别治疗灵活实施，集体治疗小组一般由6~8名患者组成。

心理治疗——癔症的"万能解药"

可以毫不夸张地说，癔症所表现出来的症状就像"疾病模仿家"。它是一种常见的精神障碍，通常表现为急起的、短暂的精神障碍、身体障碍（包括感觉、运动和自主神经功能紊乱），这些障碍没有器质性基础。

那么，如何来确认癔症呢？主要应该注意以下几点：该病是由于精神刺激突然引起的疾病；其症状具有特异性，如躯体障碍表现出的体征，意识障碍表现出过多的表情和夸张性；这些症状可因暗示而消失；它不属于器质性躯体疾病。

强烈的精神创伤和痛苦的情感反应是产生癔症的原因。性格多变、感情脆弱、情绪不稳的妇女患此病的概率比一般人要高。该病起病急骤，多数人曾有过类似的发作。

强烈精神创伤的表现形式

抽风	兴奋激越	神经异常
忽然两手紧握、口眼紧闭、人往后挺、呼叫不应，但没有大小便失禁和舌尖咬伤的现象，这与真正的抽风不同。这种抽风可以持续几十分钟甚至几小时	突然叫喊哭笑、歌唱狂呼、乱骂乱跑，有的还毁坏器物，甚至打自己或咬人	不能下地，但能在床上活动，自己感觉身体麻木，两眼看不见东西，双耳听不清声音，甚至不会说话

家属或者患者身边的人紧急救助方法

保持镇静	对病人进行诱导	药物镇静
将病人安置在安静的房间，谁都不要惊慌喧嚷。切忌谈论病的轻重，免得病人听到会加重病情	用语言暗示病人此病不要紧，慢慢会好的。忌让过多的人前来看望病人，这样会使暗示达不到预期的效果	必要时可以吃点医生开的镇静药，也可吸入氨液，或给予适当的针灸，并让病人安静入睡

心理治疗对癔症来讲十分重要，但目前的治疗水平和效果实在让人不敢恭维，有的病人被送到医院后，某些医生认为癔症算不得什么严重疾病，所以不予重视，不做任何解释，草草把病人和家属打发走了事，以至于使一些病人的病情拖延或反复发作。还有某些医生分辨不出病人究竟患的是癔症还是躯体疾病，比如把癔症性的抽搐误认为是抽羊角风，把癔症性失明、失音、耳聋怀疑为长了肿瘤，把癔症性瘫痪误认为脑血管病等，以致过于重视病人，让病人查来查去，且难免交代一些不适当的话，其结果是病人的病情更加严重了。这样的结果是非常令人痛心的。

因此，作为癔症患者的家属，在患者癔症发作时，一定要注意对患者的心理影响，不要表现得过分关注，其他人也不要围观，癔症过后，要给予患者热情的关怀和劝导，以防复发。

药补不如食补，
食补不如神补

第三节

养生之道，养神先行

众所周知，吸烟有害健康，但是很多老人在谈到长寿之道的时候，着实让人感到惊讶和不解，因为有的老人几乎烟不离手，还是活到了100多岁；还有，生命在于运动，有的老人却偏偏不爱运动也能高寿；还有嗜好喝酒的、尤喜吃肉的、长期吃素的等，都有长寿的代表，于是很多人就纳闷儿了，到底哪种长寿之道是正确的呢？

其实，真正的长寿之道是《黄帝内经》中谈到的"恬淡虚无，真气从之，精神内守，病安从来"，也就是说要学会掌控自己的身体和欲望。虽然说，人之初，性本善，但是人在成长过程中会不可否认地出现贪婪和欲望，所谓欲望无止境，如果不懂得节制，迟早会被埋葬在欲望之火中。所以，掌控自己的身体和欲望才是长寿的不二法门。在生活中，我们很难看见哪个斤斤计较、心事重重、杂念丛生、心胸狭窄的人是能够长寿的。

在中医的养生之道中讲究"养心调神"，这与《黄帝内经》中的论述是一致

的。扁鹊也是养心调神养生论的支持者，他非常提倡淡泊名利，不求闻达，追求心灵的内在平衡与和谐。

但是要做到"养心调神"却是非常不容易，首先要保持良好的情绪。人的情感活动和心理健康与身体的健康有着十分密切的关系。心理精神因素对身体健康的影响更大，甚至超过了生理因素。

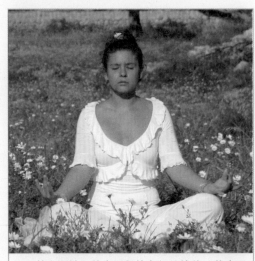

◎ "养心调神"首先要保持良好的情绪，使自己的身心得到平静。

什么是精神养生法

精神养生法是指以恬淡虚无为主导的精神养生或精神调养，源于老庄之学，后来主要发展于佛、道两家，它与两家倡导修炼和清静无为的主张分不开，而这也正是"气功"修炼的重要前提。儒家的气功，主张以无私无畏的浩然正气为根本，即孟子所说的"吾善养吾浩然之气"，后世传习甚少。

中医认为，一个人如果精神愉快，性格开朗，对人生充满乐观情绪，就会阴阳平和，气血通畅，五脏六腑协调，机体自然会处于健康状态。反之，不良的精神状态，可以直接影响到人体的脏腑功能，使脏腑的功能失调，易于导致各种疾病。

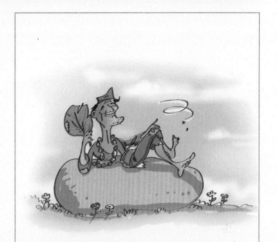

◎精神养生，是指通过净化人的精神世界，自动清除贪欲，改变自己的不良性格，纠正错误的认知过程，调节情绪，使自己的心态平和、乐观、开朗、豁达，以达到健康长寿的目的。

精神养生——神志养生法

传统医学中所称的"神志"，主要指人的精神、意识及思维活动。神志养生法，是指通过内心世界的自我调节，排除贪念，保持心态平和，使之健康长寿的方法。

少私寡欲	是指对自己的"私心"和"贪欲"要进行自我克制并清除
知足常乐	是指对自己所处的生活与工作环境要有充分的满足感
心胸豁达	是指性格开朗，心胸坦荡，气量大
多行善事	是指多做些助人为乐的好事，从中体验到幸福感和满足感

精神养生——情志养生法

传统医学所称的"情志"，指人对外界客观事物的刺激所做出的情绪方面的反应，中医将其概括为七情，即喜、怒、忧、思、悲、恐、惊。情志养生法，主要是指通过自己对外界客观环境或事物情绪反应的自我调节和转变自己错误的思维方式，将心情调节到最佳状态，使之健康长寿的方法。

戒骄戒躁	是指要注意避免自己的骄傲与急躁情绪，保持心态平和
善调情绪	是指要善于化解不良情绪，使自己的心情达到最佳水平
避生三气	是指在日常生活中要避免生闲气、怨气和闷气

神补四字箴言：慈、俭、和、静

养生家李度远，相传生于清代康熙十八年（公元1679年），卒于中华民国二十四年（公元1935年），享年256岁。李氏深明养身养心之道。在漫长的一生中，他遵循养身养心四字箴言：慈、俭、和、静，对世人很有教益。

比如静坐，中医学认为，人体内元气是生命之源，静坐能很好地培养元气，并使其良性循环，有利于养生。古人云："养身在心，养心在静。"静坐先静心，"静"就是安静，把散乱的思维活动，通过静坐而静下来，使心底清宁。

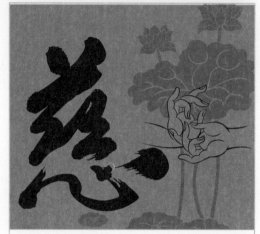

◎心存仁慈，不看重名利、不钻营、保持天真的情趣，能延年益寿。

慈、俭、和、静四字箴言

慈	"盖人心能慈，即不害物、不损人。慈祥之气，养其天和也。"以慈善仁德为本，是历代养生家所倡导的。李氏把"慈"字摆在四字之首，把仁德作为立身之本，他常说："无名利之系其心，无机械之乱其神，浑然天真，如葛天之民，故可延年也。"就是说，只要心存仁慈，不看重名利、不钻营、保持天真的情趣，就能延年益寿
俭	"俭于饮食则养脾胃，俭于嗜欲则聚精神，俭于言语则养气息，俭于交游则洁身寡过，俭于酒色则清心寡欲，俭于思虑则蠲除烦恼。凡事省得一分，即受一分之益。"就是说，饮食简单就可以减轻脾胃的负担，欲望简单就可以精神清明，少说话则可以养住气息，人际关系简单可以洁身自好，少沾酒色清心寡欲，少思虑可以免除烦恼。凡事省一分，就会受益一分。李氏认为：山野之人之所以比城市的人长寿，就是因为山野之人的作息比较有规律，没有太多的名利之心，没有什么机械的扰乱，本性天真，如葛天之民，所以可以长寿。而城市人的生活却几乎相反，内心没有片刻宁静，精神没有片刻安宁，又怎么能长寿呢？李氏把不同生活方式导致的不同结果讲得非常明白
和	君臣和则国家兴旺，父子和则家宅安乐，兄弟和则手足提携，夫妇和则闺房静好，朋友和则互相维护，因此，和气致祥，对身体也是很有好处的
静	指身不可过劳，心不可轻动也。中医学认为，人体内元气是生命之源，"静"可以很好地培养元气，适当活动，能使元气很好地循环，有利于养生。李氏为了修身养性，就每天坚持静坐练功，还抽出一定时间操练拳术，既培养了元气，又让元气得以很好地循环

细读这长寿四字箴言，我们似乎可以感受到佛家的淡定与从容，其实生活的本质就应该是这样，以仁德为本，简单生活，清心寡欲，和谐共存，宁静致远，做到这些，长寿就成为非常自然的事情。但是，面对花花世界的诱惑和生存竞争的压力，又有几个人能达到这种境界呢

心理"八戒"，确保我们的身心健康

我们知道，心理健康与身体健康紧密相关，而要做到心理健康，就必须在情志方面有所控制，不能过度。

心理健康是指个体能够适应环境，具有完善的个性特征且其认知、情绪反应、意志行为处于积极状态，并能保持正常的调控能力。从广义上讲，心理健康是指一种高效而满意的、持续的心理状态。从狭义上讲，心理健康是指人的基本心理活动的过程内容完整、协调一致，即认识、情感等，与社会保持同步。

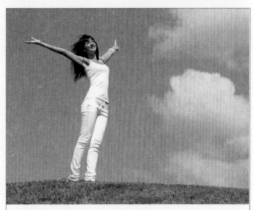

◎心理健康是指一种高效而满意的、持续的心理状态。

八戒养生法

戒忧虑过度	戒过度消极	戒过度焦躁	戒猜疑过度
虽说是"人无远虑，必有近忧"，然而凡事应有个尺度，切不可杞人忧天，终日忧心忡忡。即使生活中确实发生了令人烦恼、焦虑的事情，我们也应振作精神、积极面对，而不该整天闷闷不乐地就此消沉下去	当工作中出现失误时，可能会导致有些人产生自我否定的心理或极其消沉的情绪，严重者甚至自暴自弃。这种做法实不足取，因其对心理健康十分不利	有些人脾气很急，做事情总想一步到位、一举成功，有急功近利的心理趋向。当自己的愿望和目标不能如期实现时，他们便会产生焦躁情绪。其实，这种情绪不但于事无补，反而会适得其反，且有损身心	有些人疑心病较重，乃至形成惯性思维，导致心理变态。一个人如果心胸过于狭窄，对同事、朋友乃至家人无端猜疑，不但会影响工作、影响人际关系、影响家庭和睦，还会影响自己的心理健康
戒过度愤怒	**戒悲伤过度**	**戒高兴过度**	**戒过度关爱**
工作中出现矛盾是人们经常遇到的事情。此时，最好避免激烈争吵，更不要三句话说不到一起便"怒发冲冠""拍案而起"，这种做法不但不利于解决问题，反而会激化矛盾。况且，发怒就像双刃剑，既伤别人也会伤及自己。此时不如先冷静下来，这对矛盾的双方都有好处	当人们遭遇不幸时，应当学会调节、控制自己的情绪。故友离散、亲人逝世、朋友反目、恋人分手等，都会给人心理上造成严重打击，此时我们切勿钻入牛角尖，更不要沉湎其中不能自拔。要学会摆脱不幸，用向好友倾诉、向心理医生咨询等方法，尽快使自己走出心理危机	高兴本来是好事，但要防止乐极生悲，特别是当生活中有突如其来的好事降临时，例如，久别亲人团聚，摸彩中了大奖，等等。高兴过度会引起大脑中枢兴奋性增强，使交感神经过度亢奋，这对患有心脑血管疾病的人来说尤其不利	主要指家长在生活上对孩子的关心无微不至，在精神上却对孩子过于专制。不少父母将自己年轻时未能实现的愿望寄托在孩子身上，这样就给孩子造成过重的精神负担和心理压力，不利于培养孩子独立自主的能力，同时也给自己平添了许多不必要的压力和烦恼，有损自身的心理健康

追求心灵的内在平衡与和谐

在第26届金鸡百花奖颁奖典礼上，主持人倪萍向终身成就奖得主张瑞芳表示祝贺，并问她健康长寿的秘诀（老人家已经90多岁，但仍身体健康，精神矍铄）。张瑞芳老人迟疑了一下，回答了4个字："没心没肺"。接着又说了一句："我不记仇。""没心没肺"和"不记仇"就是"恬淡虚无，精神内守"。没有丰富生活阅历的人，是无法参透这8个字里面的深刻含义的。

良好的情绪是人体一种有助于健康的力量。现代医学实验证实，不良心理因素是一种强烈的"促癌剂"。如果长期处于不良心理因素的影响中，患各种疾病的概率就会大大增加，甚至会导致癌变。

保持良好的情绪如此重要，那么，我们在生活中具体该如何做呢？

心灵的平衡，就是要拥有一个好的心态。无论身处顺境逆境，无论贫穷富贵，都能保持豁达的性格、愉悦的心情和积极的生活态度，都能做到处乱不惊，苦中找乐，谈笑自如，即使有一百个委屈，一百个不如意，也能够微微一笑，依然找到幸福的感觉。这是一种境界。

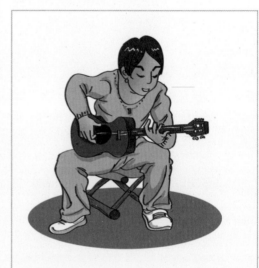

◎琴棋书画，养育鱼鸟，种植花木都是有益身心健康的活动。

日常生活养生保健观点

树立正确的养生保健观点	培养宽宏大度、襟怀坦白的品格
古人说："养生莫若养性，养性莫若养德。"所谓养德就是注重道德修养。只有道德高尚的人，才能心胸开阔，开朗乐观，生命之树常青	不要愤世嫉俗，对周围的一切都看不惯，整天牢骚满腹，怨天尤人，这些负面情绪对身体健康都非常有害
广交朋友，乐于互相交谈	培养广泛兴趣
当你遇到困难，受到挫折，甚至遇到不幸时，首先要冷静下来，控制一下自己的情绪，然后向亲朋、同事倾诉苦衷，从他们的劝告和开导中得到力量和帮助，这样，苦闷的情绪会慢慢消失，心情变得豁达、轻松	琴棋书画，养育鱼鸟，种植花木都是有益身心健康的活动。或者在情绪不佳或紧张的工作之后，观赏一场相声或戏剧，欣赏一曲优美动听的音乐，这都有利于缓解紧张的情绪、消除心理上的苦闷。尤其是老年人，更应培养丰富多彩的爱好，调剂、点缀晚年生活

为什么说"笑一笑，十年少"

"德国正在掀起一场轰轰烈烈的'笑声运动'。"德国的《明镜》周刊曾指出，历来被视为严肃有余、幽默不足的德国人纷纷开始学习如何开怀大笑，"笑声学校""笑俱乐部"等关于笑的组织不断出现。报道称，"笑"已成为德国的"国家任务"。

在世界其他地方，如美国、英国、法国、意大利、挪威、丹麦、瑞典、瑞士、新加坡、印度等地，近几年先后出现了"笑一笑俱乐部"，目前这种俱乐部已发展到5000多家。

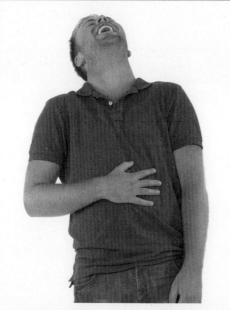

◎大笑能够释放压力，减轻沮丧感；可以刺激人体分泌多巴胺，使人产生欣快感。目前，超过70%的疾病都由压力引发，如高血压、心脏病、抑郁症、感冒、失眠、头痛、胃部不适甚至癌症等，笑正好可以起到缓解压力、放松精神、抵抗疾病的作用。

为什么全球各地的人突然对"笑"这么热衷，他们又是如何"笑"的呢？

在德国柏林的一栋旧楼里，十几个德国人聚集在一起，上下挥动胳膊，兴致勃勃地模仿母鸡"咯咯"的叫声，他们的老师汤姆·德莱格先生在一旁给他们打气："接着来，大声些，想象自己就是母鸡，咯咯咯，噢噢噢。"他惟妙惟肖的模仿，引得学员们一阵大笑。

这便是柏林"笑声学校"——世界上第一所专门学习笑的学校上课的场面。这里的教室没有桌子，方便自由活动；墙上贴满了各式各样的"笑图"，书架上则摆满了各种"笑书"，如《爱、生活与笑声》等，甚至连电灯开关也能发出"哈哈哈"的笑声。

汤姆·德莱格先生是学校的创办人。他说，在笑声学校，学生要学会300种笑，比如狮吼式笑：学生要伸出舌头，手摆成狮爪的样子，然后张牙舞爪地吼叫着大笑；手机式笑：一只手放在耳朵边上，好像拿着一部手机，然后发出铃声一样的笑声。

据了解，"笑声学校"的学员有职业白领、美容师、学生，还有家庭主妇。他们除了要学习如何发出不同类型的笑声外，还要接受什么场合该如何笑等培训，学期结束还要进行考试，获得合格证书。目前，"笑声学校"在德国不少地方都开设了分校。

这些人为什么要专门花时间练习笑呢？这是因为笑能让他们更健康。

其实，人类在开始学说话之前就已经会笑了。英国科学家还发现，胎儿在母亲腹中就已经会微笑了。

笑可谓是最好的"保健品"。这就是世界各地的人们都努力"学笑"的原因。

笑能降血压，在血液中产生一种可以消灭病菌的"杀手细胞"；笑1分钟可以收到划船运动10分钟的效果。新德里一家"笑一笑俱乐部"的负责人罗伊还说，笑可以缓解关节、背、头和肺部的疼痛。一些医生认为，笑20秒钟能使心跳频率提高一倍，大笑1小时能消耗2090千焦的热量。2006年4月10日，《洛杉矶时报》报道，美国洛马林达大学的科学家研究发现："捧腹大笑，哪怕是设计好的，也能促使人体分泌有益的内啡肽和生长激素。"

不过，也不是所有的笑都对身体有好处。德国情绪研究所专家迪特尔·察普夫教授指出，如果一个人总是抑制自己的实际感受而"假笑"，反而会对健康造成负面影响，空中小姐、售货员等群体尤其如此。他认为："健康的笑是那些真实的笑。"

只要是真心的笑，哪怕是傻笑，也能对健康起到促进作用。你不必有幽默感，你不必感到很快乐，你不必寻找理由，你只要笑，不要问为什么。笑，不需要理由。笑过之后，你就会身心健康、活力四射。

郁就大声喊，悲就放声哭，排出心理毒素

身体排毒，无论排出的是废气、废水还是废渣，都属于生理上的物质性排毒，而人体中毒还有一种情况，那就是心理中毒。生理上的物质毒素要排出，心理上的情感毒素也要排出。不然，心理上郁结的毒素会造成一种心理压抑，不要小看了这种压抑的情感，由于不能及时痛快地宣泄情感，积压的毒素会侵蚀人体，诱发一系列精神疾病。

有个年轻的小伙子，因高考失利未考上理想大学而郁郁寡欢，引发癔症，为此其父母便找了个心理专家为其医治。该专家让小伙子每天大声喊叫一小时，三个多

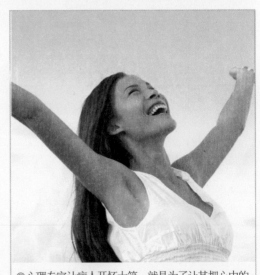

◎心理专家让病人开怀大笑，就是为了让其把心中的抑郁发泄出来，这样才能使气血通顺，身心舒畅。

月后，小伙子病情明显好转，半年后基本恢复正常。一年后，又重新考上大学。

其实，喊叫的办法源自古代的长啸养生法。用尽全身力气声嘶力竭地长啸，是古人一个极为重要的养生方法。早在魏晋时代人们就把它当作养生健身活动，而且十分盛行。历史上的杰出人物如诸葛亮、陶渊明、苏东坡、岳飞、嵇康等，都喜欢长啸这一活动，长啸对于他们满怀激情地抒发踌躇满志和凛然浩气的壮士情怀，起着重要作用。

长啸舒气清神。长啸可以调节一个人的情绪和心理状况，有的人精神恺郁，情绪低落，因对某些人或事看不惯而愤愤不平，这样的人若能常常登高放声长啸，吐出五脏浊气怨气，一些不良情绪就会得到很好的释放和发泄，从而使头脑清醒、心平气和、心旷神怡，消除心理障碍。

心理郁结需要发泄，内心悲哀也需要发泄，这时就要运用到另一手段：哭泣。

眼泪不仅是物质毒素的载体，也可以冲刷掉心理毒素。流泪可以缓解人的压抑感。有关专家通过对眼泪进行化学分析发现，泪水中含有两种重要的化学物质，即亮氨酸——脑啡肽复合物及催乳素。有趣的是，这两种化学物质仅存于受情绪影响而流出的眼泪中，在受洋葱或风沙刺激后流出的眼泪中则不含有这两种物质。研究发现，它们分别与人的紧张情感和体内痛感的麻痹有关。这些物质随着泪水被排出体外，可以起到缓和紧张情绪的作用。所以，人在极度痛苦或过于悲伤时，痛哭一场，往往会收到积极的心理效应。

喊叫和哭泣的权力是上天赐予给人体的宣泄情感毒素的渠道。抑郁就大声喊，悲痛就放声哭。我们每个人都应当大胆地使用这个上帝赐予的排毒方法。

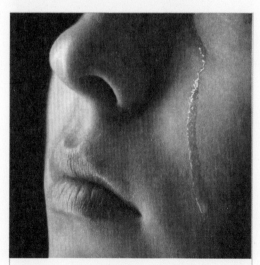

◎眼泪可有效释放精神毒素。悲哀是每个人都会经历的情绪，流泪乃至放声大哭，是很正常的情感流露。然而在实际生活中要做到这一点，并不是一件容易的事，因为"有泪不轻弹"的传统文化习俗，往往把中国人的眼泪压到了肚子里。

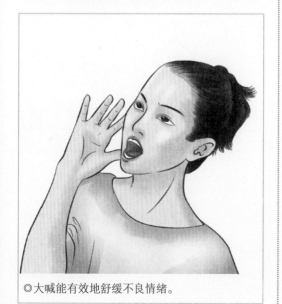

◎大喊能有效地舒缓不良情绪。

养神很简单：拍拍胸脯，来个双手合十

身心健康是正常的生活、工作与学习的重要保证，但如今很多人被坏心情困扰着：工作不顺心、感情遇到挫折、婚姻出现危机……

那么该如何解决坏心情带给我们的不良影响呢？

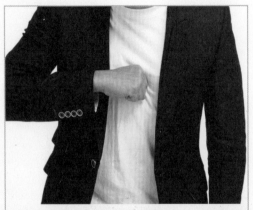

◎拍或捶胸脯。有心的人可能会留意到这样一个现象：在生气，或心情极度郁闷的时候，我们往往会下意识地去拍胸脯，而且这样做我们会觉得舒服很多。

其实当我们心情不好的时候拍打胸脯，实际上拍打的是膻中穴。膻中穴位于两个乳头连线的中间点，正中心的心窝处，是心包经上的重要穴位，是主喜乐、主高兴的。如果膻中穴不通畅，人就会郁闷，这对人的身体是不利的。在西医里，膻中穴就是胸腺，是人体的免疫系统，从人出生以后它就会慢慢退化，所以我们要经常按摩刺激这个穴位，以增强人体的免疫力。

另外心脏上的毛病多反映在心包经

上，所以，拍打心包经上的膻中穴也可以缓解心跳加快带来的不适。

我们知道佛家对人表示问候和尊重时，都会双手合十。其实，从中医的角度来说，双手合十其实就是在收敛心包。双手合十的动作一般停在膻中这个位置，那么掌根处正好是对着膻中穴。这样做，人的心神就会收住，双手合十，眼睛自然会闭上，因为心收敛了，眼睛自然也会收敛。美国的一位医学教授就曾指出，人在双手十指相贴、掌心相对时，可以身心放松，最大限度地进入一种全身心彻底松弛的状态，使人达到一种忘我的境界。如果一个人每天能利用30分钟至1小时的时间做这个简单动作，久而久之就会对身体大有裨益。

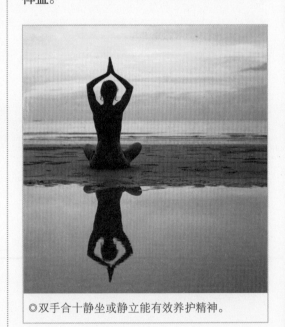

◎双手合十静坐或静立能有效养护精神。

心理平衡的至高境界：做到三个"三"

护心要靠"心理平衡"，这同样是保持身体健康，预防心血管疾病的重要因素。当今，心血管病与癌症两大疾病都与心理因素有关。性格偏执、过于争强好胜，或者长期情绪低落、忧郁等都是致病的心理因素。

当代养生专家洪昭光指出："所有健康长寿的处方中，心理平衡是第一重要的。心理平衡的作用超过了一切保健措施和一切保健品的总和。有了心理平衡，才能有生理平衡；有了生理平衡，人体的神经系统、内分泌系统、免疫功能、各器官代偿功能才能处于最佳的协调状态，一切疾病都能减少。因此谁掌握了心理平衡，谁就掌握了健康的金钥匙，谁就掌握了生命的主动权。"

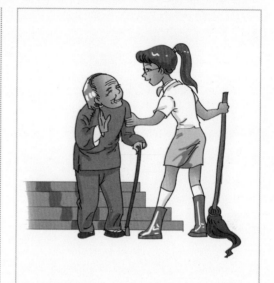

◎正确对待自己，正确对待他人，正确对待社会，客观自我定位，缓解心理压力。

做到三个"三"，调节好心理

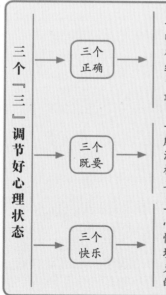

三个"三"调节好心理状态	三个正确	一是正确对待自己，人贵有自知之明，"知人者智，自知者明"，明比智更难。二是正确对待他人，心中常有爱心。三是正确对待社会，常怀感激之情。这样在社会交往和事业追求中才能给自己准确定好位。不要自卑不到位，也不要自傲常越位。只要自我定位客观准确，基本上处事就能够比较得心应手，心理压力就小。
	三个既要	一是既要全心全意奉献社会，又要尽情享受健康人生。二是既要怀殷殷报国志，在事业上力争一流，又要有颗淡淡平常心，在生活上甘于平淡。三是既要精益求精于专业知识，又要有多姿多彩的休闲爱好。这样人的心境和情绪，认知和感觉才能有深度和广度，才能做到"不以物喜，不以己悲"，潇洒惬意，达观坦荡。
	三个快乐	一是顺境时要助人为乐。在助人的过程中，自己的人格也得到了升华，心灵也得到了净化。二是要知足常乐。无须将心灵的标准定得过高，要懂得满足，懂得感恩，懂得该放下的时候就放下，让心灵解脱。三是逆境中要自得其乐，不能气馁。逆境时意味着光明就在前面，正如巴尔扎克所说："苦难是生活最好的老师。"放下心头沉重的包袱，走出命运的长冬，也许便会迎来生命的春天。

疏导法，让你的坏情绪顺流而下

良好的情绪可以成为事业和生活的动力，而恶劣的情绪危机对身心健康产生极大的破坏作用。据医学界研究，对健康损害最大的情绪依次是抑郁、焦虑、急躁、孤立、压力等。长期持有这些消极情绪，很容易引起各种疾病，或使病情加重。

过平静、舒适的生活是人们的愿望，人人都希望生活中充满欢笑。然而事实上，人世间的事物不可能尽善尽美，皆遂人愿，"天有不测风云，人有旦夕祸福"，失败、挫折、矛盾、不幸，从不放过任何人，并对人们的精神状态产生各种影响。古人云："忍泣者易衰，忍忧者易伤。"如果你在日常生活中遇到令人烦恼、怨恨、悲伤或愤怒的事情，而又强行将它压抑在自己的心里，就会影响你的身心健康。因为人的声调、表情、动作的变化、泪液的分泌等，可以被意志所控制，而心脏活动和血管、汗腺的变化，肠、胃、平滑肌的收缩等随着情绪而变化，不受人的主观意志控制。

日常生活应注意如下的事项：

（1）不要对自己提出不切实际的奋斗目标，应把规划定在自己的能力范围之内；

（2）对他人的期望不要太高，避免失望感；

（3）排解愤怒情绪，以免失态和后悔；

（4）做必要的妥协和让步，以免小题大做；

（5）离开刺激源，避免刺激加剧；

（6）找知心朋友，倾诉心声，以减轻心理压抑；

（7）为他人做好事、善事，以免孤独；

（8）一段时间只集中精力干一件事，以免过多事务给自己造成精神压力；

（9）不要处处与人竞争，以免精神过度紧张；

（10）扩大人际交往，避免孤陋寡闻；

（11）自娱自乐以避免烦恼郁积。

因此，当人们遭遇负面生活事件并引起不良情绪时，千万不要强行压制自己的感情，应当学会自我解除精神压抑。

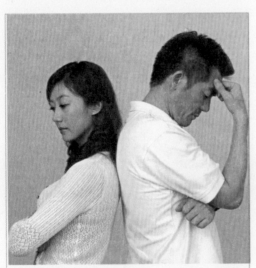

◎不良情绪是破坏心理健康的常见原因，是健康的大敌。保持心理健康的一个重要手段就是及时排解不良情绪，把心中的不平、不满、不快、烦恼和愤恨统统及时倾泻出去。请记住，哪怕是一点儿小小的烦恼也不要放在心里。如果不把它发泄出来，它就会越积越多，乃至引起最后的总爆发，导致一些疾病的产生。

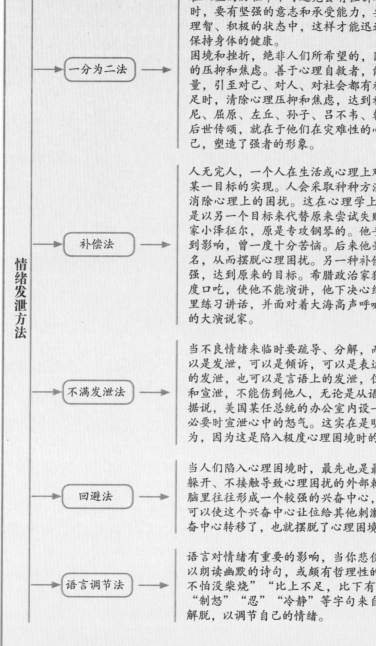

情绪发泄方法

一分为二法 → 在人生的历程中不可避免会有挫折和失败，在遭遇挫折和打击时，要有坚强的意志和承受能力，要让自己的心理处于乐观、理智、积极的状态中，这样才能迅速走出情绪的"低谷"，以保持身体的健康。

困境和挫折，绝非人们所希望的，因为它们会给人带来心理上的压抑和焦虑。善于心理自救者，能把这种情绪升华为一种力量，引至对己、对人、对社会都有利的方向，在获得成功的满足时，清除心理压抑和焦虑，达到积极的心理。古之文王、仲尼、屈原、左丘、孙子、吕不韦、韩非、司马迁等，之所以为后世传颂，就在于他们在灾难性的心理困境中以升华拯救了自己，塑造了强者的形象。

补偿法 → 人无完人，一个人在生活或心理上难免有某些缺陷，因而影响某一目标的实现。人会采取种种方法弥补这一不足，以减轻、消除心理上的困扰。这在心理学上称为补偿作用。一种补偿是以另一个目标来代替原来尝试失败的目标。如日本著名指挥家小泽征尔，原是专攻钢琴的。他手指摔伤后十指的灵敏度受到影响，曾一度十分苦恼。后来他毫不犹豫改学指挥而一举成名，从而摆脱心理困扰。另一种补偿是凭借新的努力，转弱为强，达到原来的目标。希腊政治家狄塞西尼斯因发音微弱和轻度口吃，使他不能演讲，他下决心练习口才，把小卵石放在嘴里练习讲话，并面对着大海高声呼喊。最终，他成为世界闻名的大演说家。

不满发泄法 → 当不良情绪来临时要疏导、分解，而不能抑制、阻塞。释放可以是发泄，可以是倾诉，可以是表达。发泄可以是身体运动式的发泄，也可以是言语上的发泄，但要通过适当的途径来排解和宣泄，不能伤到他人，无论是从语言上还是行为上。

据说，美国某任总统的办公室内设一满装细沙的沙箱，用以在必要时宣泄心中的怒气。这实在是明智之举，是智者和强者所为，因为这是陷入极度心理困境时的最佳自救策略。

回避法 → 当人们陷入心理困境时，最先也是最容易采取的便是回避法，躲开、不接触导致心理困扰的外部刺激。在心理困境中，人大脑里往往形成一个较强的兴奋中心，回避了相关的外部刺激，可以使这个兴奋中心让位给其他刺激以引起新的兴奋中心。兴奋中心转移了，也就摆脱了心理困境。

语言调节法 → 语言对情绪有重要的影响，当你悲伤、愤怒、焦虑不安时，可以朗读幽默的诗句，或颇有哲理性的格言，如"留得青山在，不怕没柴烧""比上不足，比下有余""难得糊涂"，或用"制怒""忍""冷静"等字句来自我提醒、自我安慰、自我解脱，以调节自己的情绪。

环境对情绪有重要的制约和调节作用。当情绪压抑的时候，到外面走一走，去逛逛公园，到野外散步、爬山、旅游，或到娱乐场所做做游戏，看看电影、戏曲、电视剧；如果口袋里没有足够的钱或者不想过度花钱，那么就穿上运动服跑上3000米吧。

变通法，变通思维抵掉负面情绪

医学专家把焦虑、抑郁、愤怒、恐惧、沮丧、悲伤、痛苦、紧张等不良情绪叫作负面情绪。负面情绪若超过人体生理活动所能调节的范围，就可能与其他内外因素交织在一起，引发多种疾病。从下面的故事来看，消除负面情绪是保持良好人际关系、保持身心健康的重要手段。

明朝开国皇帝朱元璋喜爱钓鱼。一天，他命才子解缙和自己一起到御花园钓鱼，解缙一连钓了好几条，而朱元璋的渔竿毫无动静，他不禁面带怒色。

解缙眉头一皱，笑着对皇上说："启奏万岁，那小小的鱼儿是个非常机灵、识礼的小东西。"朱元璋一时不解其意，解缙稍加思索，吟道："数尺丝纶落水中，金钩抛去永无踪。凡鱼不敢朝天子，万岁君王只钓龙。"

一听此诗，朱元璋转怒为喜了。

若想消除负面情绪，最根本的方法就是思维方式的调整，即变通思维方式，也就是我们平时所说的换一个角度看问题。

正所谓，"塞翁失马，焉知祸福"。人世间的好事与坏事都不是绝对的，在一定的条件下，坏事可以引出好的结果，好事也可能会引出坏的结果。上述故事便是思维变通的典型案例。

消除负面情绪方法

釜底抽薪法	当一方气盛难平时，另一方要心平气和，冷静沉着，以使对方怒气消散，即力求釜底抽薪，避免火上浇油，切忌针尖对麦芒。实践证明，退一步海阔天空，让三分风平浪静
疏泄释放法	有想不通而心烦不安或心情不快时，可找自己要好的朋友或亲友倾诉，以求得到劝解与帮助，或哭出来，切不可闷在心里使之积聚成一颗"定时炸弹"
精神转移法	愤怒或忧伤时，头脑中会产生强烈的兴奋中心，此时可暂时离开这个环境，通过做别的事寻找一些"新刺激"，让新的兴奋冲淡或抵消原有的不良情绪
"小事糊涂"法	在实际生活中，许多人往往不能控制自己的情绪，遇到不顺心的事，要么借酒消愁，要么以牙还牙，更有甚者轻生厌世，这些都是错误的做法。而"小事糊涂"既能使非原则的矛盾悄然化解，也可使紧张的人际关系变得宽松，使人以开阔的胸怀接纳他人而不致挑起无谓的争端
自嘲自解法	如自我嘲弄自己的愚昧、无知、缺陷，甚至狼狈相，这样不仅不会贬低自己，还会缓解情绪，分散自己的精神压力。要多看别人的长处，要想到自己的短处，自觉调整自己的意识和行为。 当遇到烦恼时，学会暗示自己"一切都将过去""破财免灾""知足常乐"等，这样心情就会放松，头脑就会冷静下来

冥想法，闭上眼睛就能带来快乐

如果你没有什么特别喜爱的运动，但又想放松心情，没关系，总有一招适合你。你不需要借助什么书籍、图片、资料等，你只需要静下来，发挥想象力，你可以坐着、横躺、斜卧、竖立，总之，你想有多懒都行，只要你的脑袋是在冥想。

"人要是没有时间去冥想，则有充足的时间去生病。如果你不会冥想，则犹如一位盲人看不见缤纷的大千世界。"这是《思生活》的作者，英国冥想保健学专家保罗·罗兰的话。

冥想是一种停止左脑活动，而让右脑单独活动的思维方式。冥想的内容以图像和情景为主，冥想的效果是愉悦的感受。

有人说冥想就是胡思乱想，这话只说对了一半。如果胡思乱想的内容都是令人愉快的，那么它就属于冥想；如果胡思乱想的是不愉快的内容，就不属于冥想的范畴。梦想自己变漂亮就是冥想，恐惧和担忧则不是冥想。

中国人是最善于冥想的，所以我们的民族是一个意气风发的民族。

有人以为冥想是一个很难的锻炼方式，其实它一点儿也不难。只要稍加训练，你就能学会那些原本只有僧人、气功大师和心理医生才能掌握的冥想术。

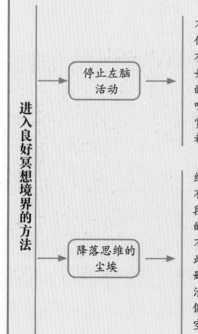

进入良好冥想境界的方法

停止左脑活动 → 不要做逻辑推理和得失计算之类的思维活动，只让右脑不断幻化出愉快的情景和美好的图像内容。如果你总是想着自己还没有完成的工作，那么你就会让自己身心疲惫，越来越累。相反，如果停止思考未完成的工作，只用右脑自由发挥，很多意想不到的灵感就会涌现，从而给左脑的思考打下一个坚实的基础。
听一段自己喜欢的音乐，享受阳光的沐浴，领略大海的宽广，欣赏湖光山色，洗热水澡的时候愉快地哼着曲子……这样的行为都是右脑的独自活动，很容易使自己进入冥想状态。

降落思维的尘埃 → 经过一天的思考后，清点一下左脑的记忆库，你会发现很多没有用的东西，犹如尘埃一样遍布在大脑空间，比如乏味的电影片段还萦绕在大脑，他人对自己不利的话语还回响在耳边，计算的错误，决策的未定，前景的莫测等，这些心灵尘埃若总是挥之不去，就会影响思维的效率。
此时，大脑所要做的事情，就是把这些思维尘埃都从记忆库中删去，以便换来一个透明的思维空间。
清除思维尘埃的方法很简单，只要全身放松，想象思维的尘埃像流星一样渐渐降落并消失于无形之中，然后感觉大脑越来越空明、越来越舒畅。用这样的冥想方式还可以起到治疗失眠、提高睡眠质量的作用。

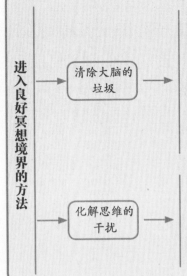

左脑计算时间太久，必然会引起脑后多处穴位的封堵。科学家现在对中医所说的穴道已经有了初步的认识，他们认为穴道封堵是体内乳酸分泌的结果。抽象思维的结果就是乳酸对脑后穴道的封堵，我们可以把这种乳酸称之为"大脑垃圾"。

在冥想之前，利用缓慢柔和的运动或按摩手法，先行打通那些被封堵的穴道，特别是打通脑后感觉很酸的穴道。等这些穴道的酸痛情况减轻后再去冥想，效果将会更好。否则冥想的效果可能出现得比较慢，甚至会让你失去耐心而重新陷入左脑的抽象思维中。

思维的干扰有外界干扰和自我干扰，外界干扰主要是指图像干扰和声音干扰，而自我干扰主要指图像干扰。

假如你一天要思考好几件事情，第一件事情思考完后，先别急着考虑第二件事情。因为此时第一件事情的兴奋点在大脑中还惯性存在着，你必须想办法把第一件事情忘掉，然后再去思考第二件事情。

好，掌握了这些基本知识，你就可以像僧人那样打坐了。

（1）仰卧在床上，手脚舒适地伸展放平，闭上眼睛，进行1分钟的缓慢深呼吸，幻想自己身处一个远离世俗的世外桃源。

（2）幻想前面是绿色的山头与辽阔的草原，清风徐徐吹来，令人有说不出来的舒畅感觉。进而放慢呼吸节奏，会感到像飘浮于半空之中，身轻如燕。

（3）幻想仰卧在一个水清沙白的海滩上，沙细而柔软，浑身暖洋洋的，耳边响起一阵阵美妙的涛声，愁烦全然忘记，只让蓝天碧海洗涤身心，闭上眼睛安然躺在大自然的怀抱中。

（4）如果觉得有一股怨气积聚在胸中，就从心里幻想那正是一切烦恼储存的仓库。然后深深地吸一口气，再长长地呼出，紧接着是几下呼气。不断重复这个动作，使假设的愁闷也随着呼出的空气而消散殆尽。

（5）幻想眼前正是日落西山的景象，在心中响起一阵悦耳的笛子吹奏声，心思被带至遥远的地方，呼吸变得又长又慢，好像慢慢地往谷底下沉，从而进入梦乡。

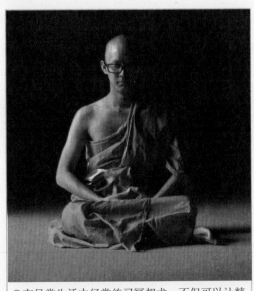

◎在日常生活中经常练习冥想术，不但可以让精神得到充足的修养，还能得到赖以长寿的阳气。

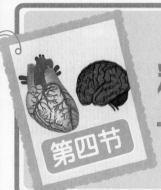

精神所至，死神却步
——外病更需心药医

第四节

精神垮了疾病才可怕

有一位美国妇女，颈部长了一个肿块儿，经检查确诊为恶性肿瘤，当时她感到极度的恐惧、悲观，对生活失去信心，整天萎靡不振，甚至拒绝进食，肿瘤也一天比一天大，身体渐渐消瘦，不久上身便不能活动，头颈歪向一侧，右侧上肢瘫痪，肌肉萎缩，医生判断她最长只能活3个月。

可是一次偶然的机会，一位心理医生遇见了她，详细了解病情后，对她进行耐心的解释，告诉她癌症并不是"不治之症"，可以努力去战胜它。心理医生向她介绍了心理免疫的作用，要求她在进行治疗时，保持乐观情绪，尽量恢复正常起居，同时把颈部肿瘤看成敌人，想象自己的白细胞如同骑士的利剑，向瘤体砍去，并认为瘤体在渐渐缩小。在医生指导下，这位患者信心不断增强，情绪也渐渐乐观起来。一年后，她颈部的肿瘤消失，恢复了健康。

同样一件事情，如果思考的出发点不一样，那结果也不一样。同样是生病的人，一些人就会想：疾病是人必经的河流，越是这样，我越要坚强乐观，和病魔斗争到底，甚至有的人会告诉自己，没关系，我正好可以利用生病的时间好好休息呀。而另外一些人就想：你说倒霉不倒霉啊，好好的怎么就生病了，我真是苦命。

其实，疾病本身并不可怕，可怕的是人们在疾病面前的惊慌失措。当代心理免疫学的研究表明，人在罹患疾病之时需要"心量抗争"。只有对战胜疾病有信心的人，才能有效地调动机体内部的免疫力量，进而可促进早日康复。而人的精神一旦崩溃，即使是不起眼的感冒发热，也能置人于死地。

美国人治癌症，一个一个地治时，病人死亡率很高。怎么治好呢?专家们发明了小组治疗。癌症病人每礼拜来一次聚会，七八个人一组，大家一起聊聊天，说说话，心里有什么难受的，尽管说出来，敞开心扉，互相鼓励、帮助。经过这样一个小组疗法，大家心里很高兴，心态很好，有信心，结果化疗副作用很少，死亡率很低，存活率提高。

延年益寿有两条重要的因素：第一条，

要心态良好，心理平衡；第二条，要有一个和睦的家庭，家人对他们很关心，单位对他们很关心，有一个强大的社会支柱。这是主要的，药物是次要的。

以上这些事例告诉我们，疾病也有方向盘，这个方向盘藏在你的心中，你往好处想，疾病就往康复的方向发展，你往坏处想，疾病就往死亡的轨道上急剧靠拢。也就是说，只有精神垮了，疾病才变得可怕。

不单单是病人，就是我们这些健康人也同样需要心理免疫，方可行之有效地增强免疫功能，抵御病原体的侵袭。

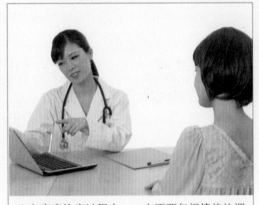

◎在疾病治疗过程中，一定不要忽视情绪的调节。在治疗的同时，应结合使用心理治疗及护理。患者消极情绪的调控尤为重要，它直接影响到其他治疗措施的落实及治疗效果的好坏。

最大的疾病是恐惧

清代杭州医家魏之在行医过程中发现，很多时候，对人们健康造成威胁的不是疾病，而是人们对疾病的恐惧。

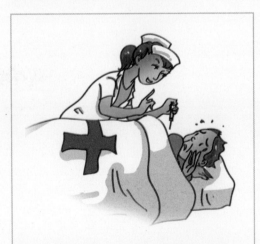

◎为了自身的健康，请不要无谓猜疑、恐惧。正如治病吃药，如果从进入医院之前就怀疑医院的治疗水平、医生的医术，从拿药之时就怀疑药的效果，那么十有八九是治不好的。因为恐惧抑制了体内好的因素转变。

普通人不具备丰富的医学知识，一旦身体不适，就会产生莫名的恐惧。有些人会茶饭不思，面色晦暗，更有甚者会心血不足，影响睡眠。疾病既然是我们自己无力解决的问题，那么也别去忧虑恐惧它。因为忧虑恐惧什么作用也没有，只能白白搭上我们的气血，让我们更加虚弱，更加六神无主。有时身体的疾病对我们只是一点点的损害，而心理上的巨大压力对我们的摧残不知要严重多少倍。

负面情绪的积累是一种毒，解情志之毒，眼泪最为迅捷。长久沉浸在压抑的情绪中，最好能大哭一次，因为哭泣是最妙的解肝毒之法，对肝脏有很好的保护作用。不爱哭的人，可选择胆经作为排毒的通道，因为敲打胆经会缓解肝脏的压力。敲打胆经时配合按摩太冲穴，效果更佳。

森田疗法——抗病你也可以学学它

日本精神科专家森田正马早年体弱多病。上大学一年级时，他被诊断患有神经衰弱，因受疾病的折磨，学业都难以坚持。抑郁气愤之下，他想到了死，遂放弃一切治疗，彻夜不眠拼命学习，结果却出乎意料：考试成绩很好，而且身上的病也不治自愈了。森田正马对此事深有感悟，经20余年的努力研究，提出了独特的森田疗法。

森田疗法

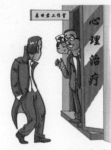

1. 不问过去，森田疗法强调从现在开始，让现实生活充满活力

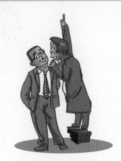

2. 症状只不过是情绪变化的一种表现，是一种正常身心状态变化的夸大而已

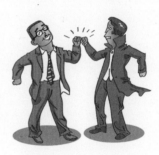

3. 重视实际行动，即"重在行动，顺其自然"，像健康人一样生活

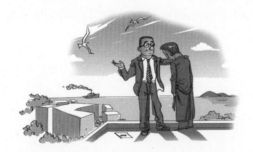

4. 在现实生活中接受治疗。给他们以生活的指导，使之建立正常人的生活模式，树立自尊心和信心

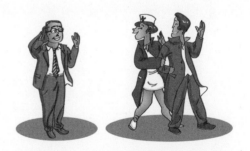

5. 性格修养。治疗者努力帮助病人去扬长避短，通过治疗中的实际行动去陶冶性格，改变性格

虽然森田疗法的适应证是"神经质"，但它"顺其自然"的治疗原则是值得许多癌症、心脏病、糖尿病、艾滋病等所谓的绝症、重症患者学习的。患了病，我们无须抱怨它为何降临到自己头上，也不要过分恐惧，保持一颗平常心，像健康人一样顺其自然地生活，坚定信心，相信你一定会收到意想不到的效果。

情绪致癌更治癌——用"心"抗癌

癌症的发生与心理因素密不可分，一些负面心理会损害人的免疫系统，诱发癌症，并在病情发展中起到"催化剂"作用，因此，预防癌症要从"心"开始。

严重的精神创伤、长期的情绪压抑、错综复杂的心理矛盾，往往导致依赖性较强的人产生绝望感和无助感。具有这种性格的人面对重大生活事变时，负面心理会导致神经内分泌活动紊乱、器官功能活动失调，使得机体的免疫能力降低，进而影响免疫系统识别和消灭癌细胞的监视作用，易导致细胞转化和突变。

身体患癌并不可怕，最可怕的是思想上患癌。因此促进癌症康复的另一重要内容就是心理调解，要调理出一个良好的心态，积极的心态，这对康复也是至关重要的。

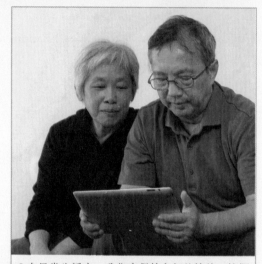

◎在日常生活中，我们应保持良好的情绪，挖掘自己的兴趣爱好，心胸要开阔豁达；对突如其来和难以抗拒的不良精神刺激，要冷静对待，善于解脱；应节制过分思虑，学会适度宣泄，自我安慰，这样才能使人尽快从不良情绪的阴影中走出。

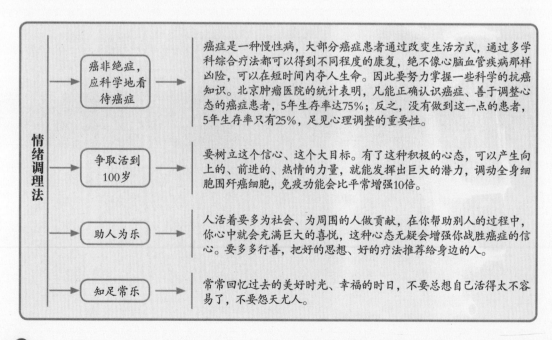

情绪调理法

癌非绝症，应科学地看待癌症	癌症是一种慢性病，大部分癌症患者通过改变生活方式，通过多学科综合疗法都可以得到不同程度的康复，绝不像心脑血管疾病那样凶险，可以在短时间内夺人生命。因此要努力掌握一些科学的抗癌知识。北京肿瘤医院的统计表明，凡能正确认识癌症、善于调整心态的癌症患者，5年生存率达75%；反之，没有做到这一点的患者，5年生存率只有25%，足见心理调整的重要性。
争取活到100岁	要树立这个信心、这个大目标。有了这种积极的心态，可以产生向上的、前进的、热情的力量，就能发挥出巨大的潜力，调动全身细胞围歼癌细胞，免疫功能会比平常增强10倍。
助人为乐	人活着要多为社会、为周围的人做贡献，在你帮助别人的过程中，你心中就会充满巨大的喜悦，这种心态无疑会增强你战胜癌症的信心。要多多行善，把好的思想、好的疗法推荐给身边的人。
知足常乐	常常回忆过去的美好时光、幸福的时日，不要总想自己活得太不容易了，不要怨天尤人。

类风湿性关节炎，别让坏情绪影响治疗

因为风湿病是一种比较顽固的慢性疾病，所以很多患者长期受到疾病的折磨，这无疑会给患者带来精神上的痛苦。这种精神上的痛苦会加重病情，以类风湿性关节炎（一种以关节病变为主的慢性全身性免疫性疾病，晚期往往因关节变形而致残）为例，患者有着非常复杂的心理状态，而且不同的患者，有着不同的心理反应。患者的不良心理会影响治疗效果，再高明的医生，再灵验的妙药，此时也很难奏效。因此分析病人的心理状态，做好精神上的护理尤为重要。

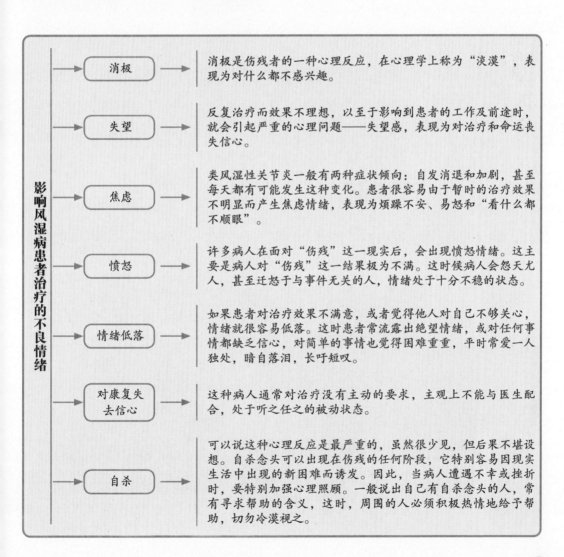

影响风湿病患者治疗的不良情绪

消极	消极是伤残者的一种心理反应，在心理学上称为"淡漠"，表现为对什么都不感兴趣。
失望	反复治疗而效果不理想，以至于影响到患者的工作及前途时，就会引起严重的心理问题——失望感，表现为对治疗和命运丧失信心。
焦虑	类风湿性关节炎一般有两种症状倾向：自发消退和加剧，甚至每天都有可能发生这种变化。患者很容易由于暂时的治疗效果不明显而产生焦虑情绪，表现为烦躁不安、易怒和"看什么都不顺眼"。
愤怒	许多病人在面对"伤残"这一现实后，会出现愤怒情绪。这主要是病人对"伤残"这一结果极为不满。这时候病人会怨天尤人，甚至迁怒于与事件无关的人，情绪处于十分不稳的状态。
情绪低落	如果患者对治疗效果不满意，或者觉得他人对自己不够关心，情绪就很容易低落。这时患者常流露出绝望情绪，或对任何事情都缺乏信心，对简单的事情也觉得困难重重，平时常爱一人独处，暗自落泪，长吁短叹。
对康复失去信心	这种病人通常对治疗没有主动的要求，主观上不能与医生配合，处于听之任之的被动状态。
自杀	可以说这种心理反应是最严重的，虽然很少见，但后果不堪设想。自杀念头可以出现在伤残的任何阶段，它特别容易因现实生活中出现的新困难而诱发。因此，当病人遭遇不幸或挫折时，要特别加强心理照顾。一般说出自己有自杀念头的人，常有寻求帮助的含义，这时，周围的人必须积极热情地给予帮助，切勿冷漠视之。

好情绪是减肥塑身的好伴侣

减肥早已经不是什么新鲜话题，很多肥胖者因为对自己的身材不满意，所以积极参加减肥，但总是没有好的效果，最终不得不放弃，甚至自暴自弃，不再为减肥做任何努力。那么，为什么同样的减肥方法，不同的人会有不同的效果呢？

原来减肥者心理情绪稳定与否是减肥能否顺利进行的关键。那些减肥成功的人往往具有良好的情绪，而经常有不良情绪的肥胖者，减肥很难，甚至努力了半天，一点儿效果也没有。

因此，要想减肥，就要先把自己的情绪调节好，不能受到一点儿挫折就放弃。要正确看待减肥，它可以使你更加健美，并提高你的生活愉快指数，能够下决心减肥是件令人敬佩的事，能够长期坚持减肥更是伟大。减肥的方法有千万种，但都需要极大的恒心和毅力，才能见效。为了让自己的毅力永远存在，不妨先做几个心理训练：

如果减肥效果不显著，或者出现反复趋势，就会让人失去减肥的信心。此时千万不要急躁，要学会控制自己的情绪，只要加强锻炼，自觉地控制自己，进行心理调整，就一定会成功。

如果把减肥看作是一件受约束的事，那干脆不要减了。既然下定决心要减肥，就要多想想减肥后成功的喜悦。当你被美食诱惑时，应当想到控制进食只是减肥的需要。此外，绝不能半途而废，刚有一点儿效果就自我放纵，必须将良好的生活习惯保持下去，这样才能保持好身材。

◎从减肥开始，可以在每半月的固定时间用固定的方式称量体重，每次小小的进步都会激励你继续下去，让你感受成功的喜悦，养成习惯，情绪稳定，也就可以把减肥计划愉快地坚持下去。

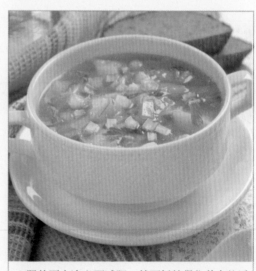

◎既然下定决心要减肥，就要抵挡得住美食的诱惑，少肉多素，定时定量。

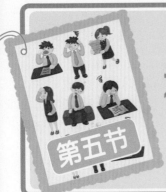

走出情绪低谷，拥抱健康人生

第五节

郁闷时，要懂得给心灵一次"卸妆"

"郁闷"是近几年流行起来的词。生活中，人际关系或工作上的一次失误，旁人顺口说出的一句话，都会给一些人造成心理负担。周围人的吹毛求疵、说三道四，加上身边缺少可以倾诉的对象，更容易使这些人无力自拔而产生一种低沉情绪，在这种情况下，陷入郁闷的人十分需要一种解脱办法。

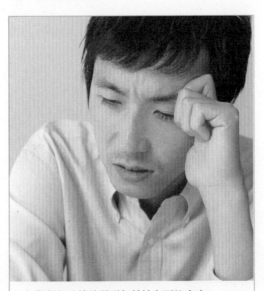

◎长期郁闷的情绪易引起精神方面的疾病。

下面这两件让人感觉郁闷的事可能就发生在你的身边。 张娟每周到所属小区的救助中心去做一次志愿者，为生活困难的人提供义务帮助。每逢这一天，邻居见到她时都说："你的境界很高啊！"张娟听也不是，不听也不是，常常为此而郁闷不快。 为了去国外旅游，李莉想把休假期间的工作找人替一下，被直言回绝倒也罢了，偏偏被人多说了几句，她听了以后感觉如芒刺背。 在公司里，由于经济不景气，上司对部下的工作失误越来越不予宽容，尤其是公司里的人事考核被格外看重，这些都给人带来了无形的压力。在这种环境里，人们的情感、行为相互作用，思路往往朝着一个方向发展，容易造成情绪波动。 针对这种情况，心理研究专家总结出一套人称"心理卸妆法"的自我调整方法。就像女性每晚睡前卸妆一样，把当天心绪整理一遍，从而不留负面情绪过夜。具体方法是：在临睡前，可以先想象有一条淙淙流淌的小溪。如果想象不出来，也可以面对一张小溪的图片，回忆当天那些不愉快的经历，让它们全部顺流而去。接下来低吟3句话："我……"（比如自己最期望的心境）"我会做……"（比如能够胜任的心境）"我有志于做……"（比如对待使命的精神准备）以前面提到的志愿者张娟为例，她的第一段话可以是"我愿意帮助老人"；第二段话为"我有照顾老人的能力"；第三段话为"照顾老人能使我快乐"。如此对自己自言自语，最后再叮嘱自己：明早一醒来，头脑一定非常清晰并心情畅快。说完，尽快入睡。能够树立远大目标的人，就不会被低落情绪所左右，因此，运用这种方法，最关键的一步是你有志于做什么。如果长期被低落情绪困扰，一直不见好转，那么应该及早就医，诊断是否患有抑郁症。

怀旧时，要牢记失去的只是枷锁

"结欢随过隙，怀旧益沾巾。"怀旧是人之常情。正常的怀旧心理有一种寻找宁静、维持心灵平和、返璞归真的积极功能，能使生活变得丰富和充满诗意。然而，过分怀旧，整天在"如果、只要"的思维方式下生活，就会损伤身心健康和个人发展。

一天下午，一个年轻人走进一家心理咨询诊所。

"年轻人，"医生问，"什么事让你不痛快呀？"

年轻人对心理医生这种能洞察别人心事的本领，并不意外。因此就直截了当地告诉医生使他烦恼的事情。

听完后，医生对他说："来吧，到实验室来，我要看看你的反应。"

走入实验室，医生从一个硬纸盒里拿出一卷录音带，塞进录音机里。"在这卷录音带上，"他说，"是3个来看病的人所说的话。当然我不会说出他们的名字。我要你注意听他们的话，看看你能不能挑出支配了这3个病例的共同因素，只有4个字。"医生微笑了一下。

年轻人开始听了，录音带中的3个人声音听起来并没有什么特别的，只是3个同样遭受了生活、工作压力的人的倾诉，他们共有的特点是不快乐。第一个是男人的声音，显示了他遭到生意上的失败，第二个是女人的声音，说她因为照顾婆婆，以至于自己一

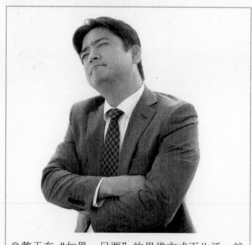

◎整天在"如果、只要"的思维方式下生活，就会损伤身心健康和个人发展。

直没能再结婚，她心酸地诉说自己错过了很多结婚的机会；第三个是一位母亲，因为她十几岁的儿子和警察有了冲突，而她一直在责备自己。

医生拿起装录音带的盒子，丢过来给年轻人看。年轻人看到盒子的标签上用墨水写了很清楚的4个字："如果、只要。"

"你一定大感惊奇。"医生说，"你知道我坐在这张椅子里听到成千上万句用这几个字开头的悔恨的话。他们不停地说，直到我要他们停下来，有时候我会要他们听刚才你听的录音带。我对他们说，如果你不再说'如果、只要'，或许就能把问题解决掉！"

"用'如果、只要'这四个字，是因为这几个字不能改变既成的事实，却会使我们朝着错误的方面前行，这是让我们后退而不是进步，并且只能是浪费时间。最后，如果你用这几个字成了习惯，那这几个字就很可能变成阻碍你成功的真正障碍，成为你不再去努力的借口。"

"现在就拿你自己的例子来说吧。你的计划没有成功，为什么？因为你犯了一些错误。那有什么关系。每个人都会犯错误，错误会让我们吸取教训。但是你在告诉我你犯了错误，而为这个遗憾、为那个后悔的时候，却没有从这些错误中得到什么。"

"你怎么知道？"年轻人反问道。

"因为，"医生说，"你没有脱离过去，你没有一句话提到未来。从某些方面来说，你十分诚实，你内心里还以此为乐。我们每一个人都有一点儿不太好的毛病，喜欢一再讨论过去的错误。因为不论怎么说，你在述说过去的灾难或挫折的时候，你还是主要角色，你还是整个事情的中心人。"

医生告诉他，他患上了严重的"怀旧病"，而采用"如果、只要"这类字眼便是"怀旧病"的重要特征。

"那怎么办？"年轻人焦急地询问。

"转变重点，失去的只是昨天，好好经营现在。"医生告诉他。

在医生的开导下，年轻人终于意识到自己沉浸在过去的阴影中，还没有真正地走出自我，并用积极上进的态度去改变现在的处境。慢慢地，他的心情好起来了，身体也好了，事业也有了转机。

有病态怀旧行为的人很难与时代同步，这不仅不利于他们的健康，也阻碍了他们的进步与发展，应避免这种情绪。

病态怀旧心理的自我调适方法

积极参与现实生活	如认真地读书、看报，了解并接受新事物，积极参与改革的实践活动，学会从历史的高度看问题，顺应时代潮流，不能老是站在原地思考问题
寻找最佳结合点	如果对新事物立刻接受有困难，可以在新旧事物之间寻找一个突破口。例如思考如何再立新功、再创辉煌，不忘老朋友、发展新朋友，继承传统、厉行改革等。从新旧结合做起
发挥积极功能	正常的怀旧有一种寻找宁静、维持心灵平和、返璞归真的积极功能。这方面的功能多一些，病态的、消极的心态就会减少。因此，也不应对怀旧行为一概反对，正常的怀旧还是要提倡的

愤怒时，要懂得战胜冲动这个魔鬼

你因交通拥堵在应聘面试时迟到；在超市付款时，一个顾客推着装得满满的购物车插到你的前边；你为了一个至关重要的项目辛苦了几个月，懒散的同事却得到了提升……

怒气伤人。气愤的人是如何表现的？人所共知，他们鼻孔鼓鼓的，脸涨得红红的，拳头握得紧紧的。可你知道不知道，这时他的身体里产生了什么样的变化？他血液里的肾上腺素、副甲肾上腺素和葡萄糖增多，产生所谓的生物化学紧张、脉搏加快的现象。每分钟流经心脏的血液猛增，对氧气的需求也增加了。经常这样，易导致高血压、动脉粥样硬化、偏头痛、多尿症……

为了赶走愤怒，古罗马人手里总是拿

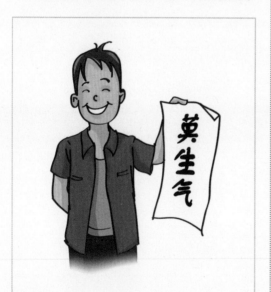

◎我们还可以换一种思路，果敢地告诉自己，生气是拿别人的过错惩罚自己。

着特别的樽（古代饮器），气愤时能随时把它打碎。聪明的日本人在事务所里放个上司的泥塑，供下属下班后敲打发泄。如果没有多余的餐具，也没有泥塑，可以通过其他途径出气。

当你怒火中烧的时候，一定要克制自己的情绪。当你被愤怒控制，处于激动之中，会做出许多傻事。遇到这种情况，要清醒地告诉自己：冲动是魔鬼。然后配合下面这些小动作，你将能以最快的速度避免自己陷于水深火热之中。

即使是装，也要微笑，因为微笑会创造奇迹。你刚开口笑，脑海里立刻浮现一些愉快的事，所有器官从准备"战斗"的状态中获得解放，血液趋于均匀，心脏跳动有节奏，大脑供氧得到改善。想一想，感情是很有感染力的。如果说，愤怒引来愤怒，那么，微笑会回报微笑。

沉默是对付愤怒的好方法。你被什么激怒了，先不要激动，冷静地全面考虑一下冲突，也许，会得出结论：激怒是没有根据的。那还生什么气呢？

试一试那些能聚精会神的动作，例如，咬紧嘴唇，舌头缓慢沿上腭做切线移动5~6次，然后默默从1数到10，再做几次深呼吸，反复几次就能克制愤怒。

不会生气的人是笨蛋，不去生气的人才是聪明人。情绪是理智的大敌，一个人，特别是易怒的人，必须学会控制自己的情绪，做个不生气的聪明人。

失望时，要立刻踢开让你失望的绊脚石

失望是生活中常有的现象。有人能较快地克服失望情绪，有人却长期为失望情绪所羁绊。两者的主要区别在于意志强弱不同。前者意志坚强，锲而不舍，很快就克服了失望；而后者意志薄弱，心存畏惧，认为自己很难克服失望，所以长期为失望情绪所羁绊。

克服失望法

真心期望自己能够克服失望	沉思	请一个人听你倾诉
从某种意义来说，失望是逃避现实、自我怜悯的一个避难所。因此只失败了一半的人，并不是真心想克服失望，因为他们不愿失去面对社会竞争的逃避借口。而且，每个人心里都或多或少存在着某种自虐倾向，只是程度不同而已。这种倾向强烈的人即使不以戏剧化的方式，也一定会以某种消极思维的方式来鞭打自己，他们满足于将自己蜷缩在黑暗的失意落魄的气氛中。如果你能够全心全意地克服失望情绪，那么便可以说你已经走向胜利之路了	沉思就是每天进行十分钟严格挑选的思考程序，只要正确培养这种习惯，必能获得良好的结果。一天之中的任何时刻都可以进行10分钟的沉思，不管是白天或夜晚，不需要挑选特别的时间。但一天24小时之内一定要有10分钟的沉思时间。首先要进入房里关上房门，然后安静地坐下。电话响了也不要接，门铃响了也是一样，在10分钟之内不受任何干扰。只要你能够坚持下去，而不是三天打鱼，两天晒网，就会见到成效	当失望堆积得快要把你的心灵压垮，积极的态度即将瓦解时，找一个能以积极的态度聆听、有充分理解力的人，对他倾吐所有的不愉快。这个方法的关键是向别人和自己坦白苦恼，不要感情化，要理性地从心里排除失望的念头。这样就必定能获得很好的效果

另可以尝试用以下方法克服失望情绪：

（1）坚信爱迪生的名言："失败也是我需要的，它和成功对我一样有价值"。失败是一种"强刺激"，对有志者来说，往往会产生增力性反应。失败并不总是坏事，也没有什么可怕的。面临失败，不能失望，而是要找出问题症结，寻求进取之策，不达目标不罢休。

（2）脚踏实地地追求奋斗目标。如果我们对外语一窍不通，却期望很快当上外文小说翻译家，岂不自寻失望？有些人平时学习成绩平平，却想进重点大学深造，结果难免失望。事情的发展结果同你原先的期望不符合，期望越是过高，失望越是沉重。我们应该追求同自己的能力相当的目标。有时候，目标虽然同自己的能力大小相符合，但由于客观条件的影响，也会招致失望情绪，这时更应注意调整期待值，减少失望情绪。比如评职称，或许你的实际能力已经达到某个职称，但由于某项职称的人数比例有限，你没有评上。这时要调整内心期望值，使之与现实相符，这样便能很快克服失望情绪。

（3）期望应该具有灵活性。不要把期望凝固化。生活中，期望不只是一个点，而应该是一条线、一个面。

嫉妒时，要明白没有人能十全十美

英国哲学家斯宾诺莎说："嫉妒是一种恨，这种恨使人对他人的幸福感到痛苦，对他人的灾难感到快乐。"因此，嫉妒是穿肠的毒药，嫉妒是心灵的地狱。嫉妒的人总是拿别人的优点来折磨自己：别人年轻他嫉妒，别人长相好他嫉妒，别人身材高他嫉妒，别人风度潇洒他嫉妒，别人有才学他嫉妒，别人富有他嫉妒，别人的妻子漂亮他嫉妒，别人学历高他嫉妒……德国有一句谚语："好嫉妒的人会因为邻居的身体发福而越发憔悴。"

所以，好嫉妒的人总是40岁的脸上写满50岁的沧桑。好嫉妒的人往往自大，因为自大，想高人一等，所以就容不下比他强的人。看到周围的人有超过自己之处，要么设法去贬低，要么设置陷阱去坑害对方。

看到别人有什么长处，应该试着去欣赏对方的才能，弥补自己的不足。还应换个角度想，别人能够得到什么好处，都是他自己努力付出的结果。

俗话说："一分耕耘，一分收获。"看到别人在享受丰硕的成果时，你可曾想过别人付出多少代价。不要嫉妒别人，与其嫉妒别人，不如奋起而行，努力实践以达成自己的愿望。

万事万物皆各有所长。钢铁和陶瓷具备不同的优点：陶瓷脆弱但不会生锈，钢铁容易生锈但坚固耐用。人也一样，不同的人有不同的性格，能言善道与木讷寡言的人各有优缺点。不用嫉妒别人的长处，也许别人也正在羡慕我们的长处呢。

自在生活，愉快工作，使自己的生活充满阳光，必须走出嫉妒的泥潭，学会超越自我，克服嫉妒心理。有一个健康的心理，才能有一个健康的身体。

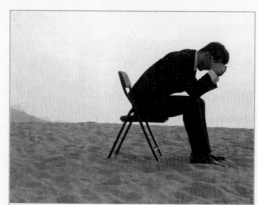

◎心中埋有一颗嫉妒的种子，它就会结出许许多多伤害的果子。生活中阻碍我们的往往不是现实中的困难，而是藏于内心的猜疑和嫉妒，正是这个心魔，打破了我们的平静，搅得我们心神不安。

赌气时，要知道快乐才是最大的赢家

赌气，是指人的某种欲望未能达到后所产生的消极心态以及采取的行动。赌气小到一句话，大到一件事，随时随地都可以产生，对于人的各个方面发展而言，赌气都是一种具有毁灭性的心理障碍。

事实上，赌气本身就是一种不健康的

心态，它形成的主要原因：一是虚荣心理，为了表面光彩，也要硬着头皮这样做；二是好胜心理，不甘落后，时时处处都想胜过他人；三是攀比心理，自己一定得赶上并超过别人，不超过别人誓不罢休。

克服赌气心理的方法

拓宽心理容量	气量要大些、心胸开阔些，不要斤斤计较，多想些别人的好处，少想些别人的坏处
消除与己与人过不去的心理	遇到挫折或失败，应该想开些，抛弃埋怨和憎恨，消除报复思想
培养健康的好胜心	在工作中争上游、不服输是好事，但如果没有实事求是的态度，不分析自己的条件和基础，一味地坚持不服输，那就太盲目、太固执了。事实上，事事超过别人，样样优于别人，是不可能的
实事求是地看待自己	一个人如果能正视自己的长处和短处，全面地、客观地、现实地、实事求是地审视和对待自己，就会大大消除虚荣心理和赌气心理，也能避免招惹许多麻烦的事情。报复不是目的，赌气不是本事，快乐才是最大的赢家。所以，为了拥有快乐的心境，请尊重自己的幸福，忠于自己的心灵，放下面子，敞开心扉，"和世界讲和吧"，无论他是你的爱人、友人、敌人，还是陌生人

自卑时，要明白幸福无须攀比

如果有人问五百年前的人们和今天的我们相比，谁更幸福？恐怕大多数人会说，当然是今天的我们更幸福，因为我们现在有电视、手机、汽车、飞机、宇宙飞船，几乎是

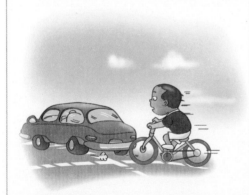

◎俗话说，"人比人得死，货比货得扔"。归根结底，自卑因攀比而来：房子没有别人的大，爱人没有别人的好，孩子不如别人的聪明，前途没有别人的光明，等等。有攀比就有比较，有比较就有高低，自卑便由此而生。

应有尽有。可是很多人依然很自卑。

自卑，顾名思义，就是自己瞧不起自己，它是一种消极的情感体验。在心理学上，自卑属于性格的一种缺陷，一个人形成自卑心理后，往往从怀疑自己的能力到不能表现自己的能力，从怯于与人交往到孤独地自我封闭。本来经过努力可以达到的目标，也会认为"我不行"而放弃追求。他们看不到人生的希望，领略不到生活的乐趣，也不敢去憧憬美好的明天，因而活在压抑和阴影中。

这时候，该对自己说点儿什么呢？勇敢地告诉自己：幸福只是一种感觉，和物质无关。五百年前的人们虽然享受不到如此优厚的物质条件，但他们拥有没有污染的天空、青山碧水、诗一般的田园风光，而我们正渐渐失去它们，那时的人们也许并不想过我们今天的生活。

悲观时，要培养乐观的人生态度

悲观心理是一种不健康心理，对人身心的危害极大。那么如何才能战胜悲观，走出情绪低谷，培养乐观的人生态度呢？

在心理学上认为，悲观是人自觉言行不满而产生的一种不安情绪，是一种心理上的自我指责，自我的不安全感和对未来害怕的多种心理活动的混合物。

个体可以在情绪上感受到这种悲观，并且随着情境的不同，也会有相应的悲观消极想法存在。它们会影响到组织器官，引起一系列的变化，从而可能导致心理及生理疾病，如焦虑、神经衰弱、气喘不接等。

通常爱悲观的人，人生的态度是与世无争。心地善良，在人际交往中有取悦他人的倾向，承担不属于自己的过错。这和他们内心的自卑和自责心态相关。所以个性胆小、怕事、怯懦、习惯于退缩和忍让。当然，心里往往会相当的痛苦和难受。

平常的人，也会有悲观的情绪。人生总是会有不如意的事情，调整好自己的心态很重要。收拾好心情坚强乐观地面对将来的生活。

德国心理学家皮特·劳斯特关于培养乐观心态的建议

1.越担惊受怕就越遭灾祸，一定要懂得积极态度所带来的力量，要坚信希望和乐观能引导你走向胜利

2.即使处境危险也要寻找积极因素，你乐观，你就不会放弃争取胜利的努力。你乐观，克服困难的勇气就会倍增

3.以幽默的态度来接受现实中的失败，有幽默感的人，才有能力轻松地战胜悲观，排除随之而来的倒霉念头

4.既不要被逆境困扰，也不要幻想出现奇迹，要脚踏实地、坚持不懈、全力以赴去争取胜利

5.不管多么严峻的形势向你逼来，你都要发现有利的条件。不久，你会发现，你有了一些小的成功。这样，自然会更自信

6.不要把悲观作为你失望情绪的缓冲器，乐观是希望之花，能赐给人力量

7.你失败了，但你要想到，你曾经多次获得过成功，这才是值得庆幸的，如果6个问题你做对了3个，做错了3个，那么你是不是完全有理由庆祝一番？因为你已经成功地解决了3个问题

8.闲暇时间努力接近乐观的人，观察他们的行为，通过观察培养乐观态度，乐观的火种会慢慢地在你的内心点燃

9.要知道，悲观不是天生的，像人的其他态度一样，悲观不但可以减轻，而且通过努力还能转变成一种新的态度，那就是乐观

此外，培养多方面的兴趣与爱好，多参加集体活动，多加强体育锻炼，多看幽默剧、相声等能给人带来笑声的节目，都有助于我们战胜悲观

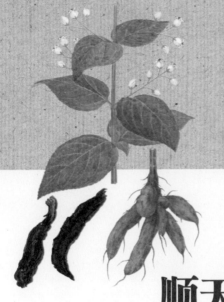

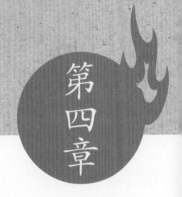

第四章

顺天而行，趋吉避凶

——让生命的每一天都有神医护佑

●顺应自然界四时气候的变化，调摄精神活动，以适合自然界生、长、化、收、藏的规律，从而达到养生防病的目的。

人体也有四季——养生是养人体的"生长收藏"

第一节

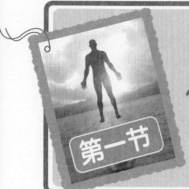

从《黄帝内经》中的"四气调神大论"说起

四气调神是建立在中医"天人合一"的整体观念上的养生观。人必须适应四时生长收藏的规律，适时调整自己的思想状态和衣食起居，否则就会受到疾病的侵袭。但是，我们现在的很多做法已经严重违背了这种最基本的养生法则，我们冬天有暖气，在房间里就可以吃冷饮，夏天有空调，不用出一点儿汗，但是这也滋生了很多的"富贵病"，这是现代生活的尴尬。

◎顺自然界四时气候的变化调摄精神活动，以适合自然界生、长、化、收、藏的规律，从而达到养生防病的目的。

四季调神养生

春季调神	春三月，此谓发陈，天地俱生，万物以荣。此时自然界生机勃勃，万物欣欣向荣，人们也一定要使自己的情志生机盎然。在春天只能让情志生发，切不可扼杀；只能助其畅达，而不能剥夺；只能赏心怡情，绝不可抑制摧残，这样做才能使情志与"春生"之气相适应
夏季调神	夏三月，此谓蕃秀，天地气交，万物华实。此时，人们在精神上易厌倦，但夏主长气，人气不宜惰，应保持情志愉快不怒，应该像植物一样，向外开发，以使体内阳气宣泄，这样才能使情志与"夏长"之气相适应
秋季调神	秋三月，此谓之容平，天气以急，地气以明。此时，万物都已经成熟，人体阳气也开始收敛，此时在精神方面，要使神气内敛，意志安宁，不使意志外露，阳气外泄，避免秋天肃杀之气的伤害，即"以缓秋刑"。这就能使情志与"秋收"之气相适应
冬季调神	冬三月，此谓闭藏，水冰地坼。冬天的三个月，阳气都藏匿起来，阴气最盛，大地千里冰封，万里雪飘，一派阴盛寒冷之景象。此时，在精神方面，要使志意内藏不宜外露，这样才能使情志与"冬藏"之气相应，符合冬季保养"藏"之机的道理

自然气候对人体经脉气血的影响

古人非常重视人体与自然界的对应，并且很早就总结出，人体经脉气血的变化与自然气候的变化有一定的关系，入侵人体的邪气性质也会影响气血的变化。

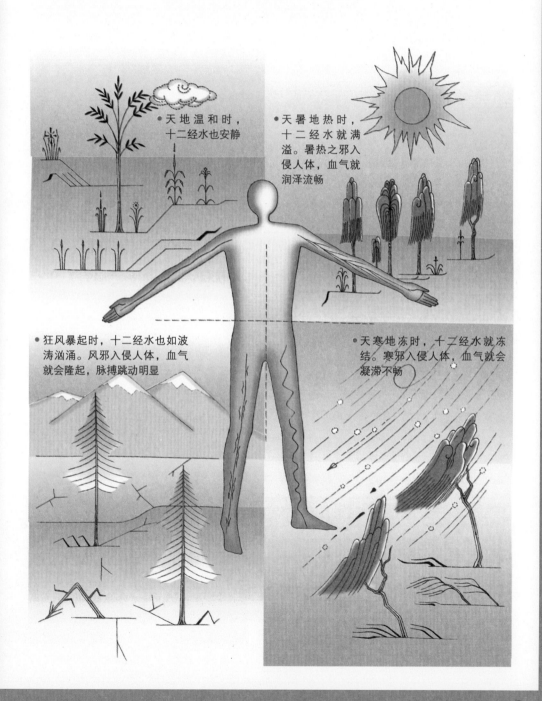

● 天地温和时，十二经水也安静

● 天暑地热时，十二经水就满溢。暑热之邪入侵人体，血气就润泽流畅

● 狂风暴起时，十二经水也如波涛汹涌。风邪入侵人体，血气就会隆起，脉搏跳动明显

● 天寒地冻时，十二经水就冻结。寒邪入侵人体，血气就会凝滞不畅

四季养生总原则：春夏养阳，秋冬养阴

春夏养阳、秋冬养阴，也就是在春、夏季节保养阳气，在秋、冬季节保养阴气。因为身体与天地万物的运行规律一样，春夏秋冬分别对应阳气的生长收藏。如果违背了这个规律，就会戕害生命力，破坏人身真元之气，损害身体健康。

有人可能会对这种说法有疑问：春夏季节天气逐渐热了，为什么还要养阳？那不更热了？秋冬季节天气逐渐转冷，为什么还要养阴？不就更冷了吗？

道理在于，春夏的时节气候转暖而渐热，自然界温热了，会影响人体，人感到暑热难耐时，一则人体的自身调节机制会利用自身功能即大量消耗阳气，来调低自身温度抗暑热以适应外界环境的变化；二则天热汗出也会大量消耗阳气，汗虽为津液所化，其性质为阴，但中医认为，汗为心之液，所以汗的生成，也有阳气的参与。

秋冬的时节气候转冷而渐寒，自然界寒冷了，也会影响人体，人感到寒冷时，一则人体的自身调节机制会利用自身功能大量调动阳气，来调高自身温度抵御严寒以适应外界环境的变化；二则秋冬季节阳气入里收藏，中焦脾胃烦热，阴液易损。

所以说，春夏之时阳虚于内；秋冬之时阴虚于内。在养生保健上就要做到"春夏养阳、秋冬养阴"。正如清代著名医家张志聪所谓"春夏之时，阳盛于外而虚于内，所以养阳；秋冬之时，阴盛于外而虚于内，所以养阴"。总之，主要还是阳气易于亏耗。

但是，这并不代表，秋冬养阴就不用养阳了。对于人体来说，阳代表能动的力量，即机体生命功能的原动力。阳化气，人们把阳和气连起来叫阳气；阴代表精、血、津液等营养物质，即机体生命功能的基本物质。阳气是人体生存的重要因素，由阳气生成的生命之火，是生命的动力，是生命的所在；阴成形，通常又把它叫作阴液。阴液是有形物质，濡养了人体形态的正常发育及功用。阴所代表的精、血、津液等物质的化生皆有赖于阳气的摄纳、运化、输布和固守，只有阳气旺盛，精血津液等物质的化生以及摄纳、运化、输布和固守才有依赖。只有阳气的能动作用，才能维持人体生命的正常功能。所以，不论何季，"养阳"都是非常重要的。

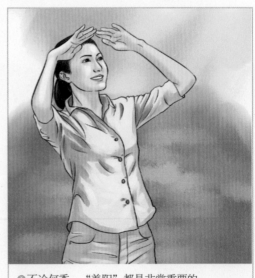

◎不论何季，"养阳"都是非常重要的。

四季养生

　　《黄帝内经》认为，天地是按照阴阳消长的规律运转不息的，我们养生也必须按照这个规律适时调节。违反了这一规律，必将导致体内的阴阳失调，使身体发病。

春季

万物发陈，人气在肝。养生要晚睡早起，起床后要散步，呼吸新鲜空气，穿着要宽松。

夏季

万物生机勃勃，人气在心。养生要晚睡早起，保持心情舒畅。

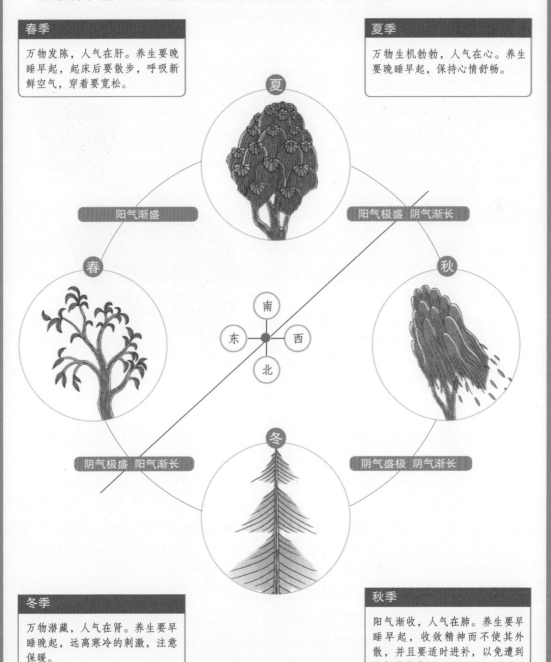

夏

阳气渐盛

阳气极盛　阴气渐长

春

秋

南

东　西

北

阴气极盛　阳气渐长

阴气盛极　阴气渐长

冬

冬季

万物潜藏，人气在肾。养生要早睡晚起，远离寒冷的刺激，注意保暖。

秋季

阳气渐收，人气在肺。养生要早睡早起，收敛精神而不使其外散，并且要适时进补，以免遭到阴气的伤伐。

春季养"生"，让身体与万物一起复苏

"春三月，此谓发陈，天地俱生，万物以荣。夜卧早起，广步于庭，被发缓形，以使志生，生而勿杀，予而勿夺，赏而勿罚。此春气之应，养生之道也。"

这是《黄帝内经》中关于春季养生之道的论述。春三月是指农历的一、二、三月；"此谓发陈"的"陈"字是指冬天积累、收藏的东西，这是生发的基础。如果冬天没有好好地收藏，春天就没有生发的基础，就不能很有精力地投入一个新的开始。

春天是肝气最足、肝火最旺的时候。肝在中医五行当中属木，此时它的功能就像是春天树木生长时的情形；这时候人最容易生气发火，肝胆是相表里的，肝脏的火气要借助胆经的通道才能往外发，所以很多人会莫名其妙地感到口苦、肩膀酸痛、偏头痛、乳房及两胁胀痛，臀部及大腿外侧疼痛。这时你按摩一下肝经上的太冲穴就可以达到止痛的效果。因为出现上述疼痛的地方就是胆经的循行路线，通过胆经来抒发肝之郁气，是最为顺畅的。

春季有人经常腿抽筋，有人经常会腹泻。有人经常困倦，这又是一种情形，就是"肝旺脾虚"。五行中肝属木，脾属土，二者是相克的关系。肝气过旺，气血过多地流注于肝经，脾经就会相对显得虚弱，脾主血，负责运送血液灌溉到周身，脾虚必生血不足。运血无力，造成以上诸般症状，这时可以服用红枣、山药薏米粥以健脾养血，脾血一足，肝脾之间就平和无偏了。

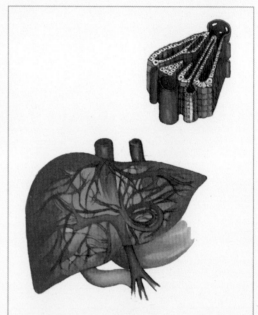

◎肝在中医五行当中属木，此时它的功能就像是春天树木生长时的情形。

早春天气，乍暖还寒，有时还会倒春寒，所以一定要注意增减衣服，所谓"春捂秋冻"，就是说早春要穿暖一点儿，不要急于脱冬衣；办公室及家庭要多开窗户，一天至少开两次窗户，每次15～30分钟；多吃温阳性食物、生发性食物、酸性食物、甜味食物等，具体有豆芽、韭菜、青笋、香椿、酸枣、橙子、猕猴桃、羊肝、猪肝、鸡肝等；春天还要多出去郊游、踏青、赏花，多走路、多运动，多晒太阳以养阳。

适当"春捂"好处多，但也要捂对时间

民间历来有"春捂"的说法，从中医理论讲，"春捂"既是顺应阳气生发的养生需要，也是预防疾病的自我保健。"春捂"易让人忽视的是腿和脚，其实人体下半身的血液循环较差，容易遭风寒侵袭，尤其是抵抗力弱的老人和儿童，受寒后伤肺，易引发感冒、哮喘等疾病。

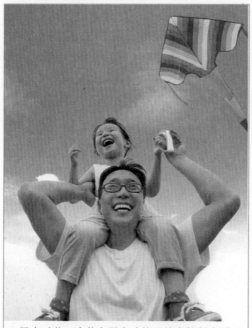

◎早春时节，身体各器官功能还处在较低水平，此时不宜进行激烈、长时间的运动。适合一些节奏较慢且运动量不大的户外活动更适于早春，如慢跑、步行、做广播体操、放风筝等。

进入春季，万物复苏，人也要适当增加活动量。春季锻炼要多去户外，但早春时节，身体各器官功能还处在较低水平，此时不宜进行激烈、长时间的运动。适合一些节奏较慢且运动量不大的户外活动，如慢跑、步行、做广播体操、放风筝等。锻炼结束时要立即擦干汗液，以防着凉。

"春捂"也要捂对时间，不能一味地捂。"二月休把棉衣撤，三月还有梨花雪""吃了端午粽，再把棉衣送"都是比较笼统的时间概念，不够明确。如今，医疗气象学的兴起对春捂有了更科学、更具体的研究。

首先要把握时机。冷空气到来前24～48小时及时做准备。医疗气象学家发现，许多疾病的发病高峰与冷空气南下和降温持续的时间密切相关。比如感冒、消化不良，在冷空气到来之前便捷足先登。而青光眼、心肌梗死、中风等，在冷空气过境时也会增加。因此，捂的最佳时机，应该在气象台预报的冷空气到来之前24～48小时，再晚便是雨后送伞了。

其次要注意气温。15℃是春捂的临界温度。研究表明，对多数老年人或体弱多病而需要春捂的人来说，15℃可以视为捂与不捂的临界温度。也就是说，当气温持续在15℃以上且相对稳定时，就可以不捂了。

再次要小心温差。日夜温差大于8℃是捂的信号。春天的气温，前一天还很温暖，刹那间就可能飘起雪花，面对这种变化多端的天气，日夜温差大于8℃就是该捂的信号。

最后要把握时间。7～14天恰到好处。捂着的衣衫，随着气温回升总要减下来。而减得太快，就可能生病。对此，医学家建议，气温回冷需要加衣御寒，此后即使气温回升了，也得再捂7天左右，体弱者才能适应，减得过快则有可能冻出病。

在饮食调整上，多食韭菜和菠菜对身体健康十分有好处。春季是肝旺之时，要少食荤菜和牛羊肉等燥性食物，否则会使肝火更旺，伤及脾胃。此时应多食一些性味甘平的食品，如韭菜等。水果、食用菌、鱼、白菜、大枣、蜂蜜等富含维生素的食物也是春季应该常吃的食品。春天干燥，容易口角生疮，大便干滞，多吃菠菜可缓解这些不适。

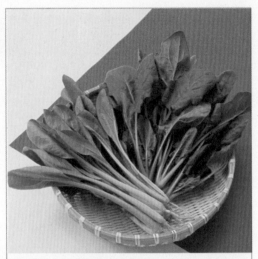

◎菠菜对身体健康十分有好处。春季是肝旺之时，要少食荤菜和牛羊肉等燥性食物。

夏季养"长"，适当宣泄体内瘀滞

夏季是天地万物生长、葱郁茂盛的时期。金色的太阳当空而照，向大地洒下了温暖的阳光，这时，大自然阳光充沛，热力充足，万物都借助这一自然趋势加速生长发育。人在这个时候也要多晒太阳多出汗，宣泄出体内的瘀滞，这样才能使气血通畅，为以后的收藏腾出地方。如果在夏天宣泄得不够，到了秋冬季节想进补的话，根本就补不进来。所以夏天该散就散，但是不能过度。

另一方面，因为夏季属火，主生长、主散发，夏天多晒太阳、多出汗，可借阳气的充足来赶走身体里的积寒。但现代人通常都处于有空调的环境下，整个夏天都很少出汗，这样反而会让体内的寒气加深，抑制散发，秋天就会得

痰证（呼吸方面的病），降低了适应秋天的能力，所谓奉收者少。

中医认为长夏（农历六月，阳历7~8

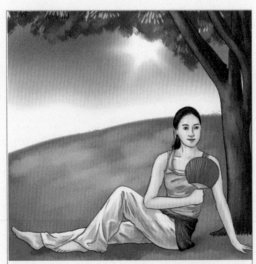

◎夏季属火，主生长、主散发，夏天多晒太阳、多出汗，可借阳气的充足来赶走身体里的积寒。

月间）属土，五脏中的脾也属土，长夏的气候特点是偏湿，"湿气通于脾"，也就是说湿气与脾的关系最大，所以，脾应于长夏，是脾气最旺盛、消化吸收力最强之时，因而是养"长"的大好时机。另外，夏季对应人体五脏中的"心"，有心脏病的人在夏天容易复发或者症状加重。所以夏季应以养心为先。

夏天养心安神之品有茯苓、柏子仁等，这些都能起到养心安神的作用。在饮食方面，应多吃小米、玉米、豆类、鱼类等，少吃动物内脏、鸡蛋黄等。

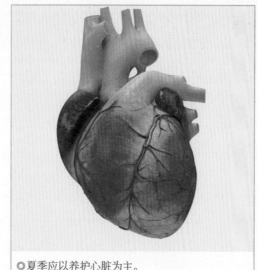

◎夏季应以养护心脏为主。

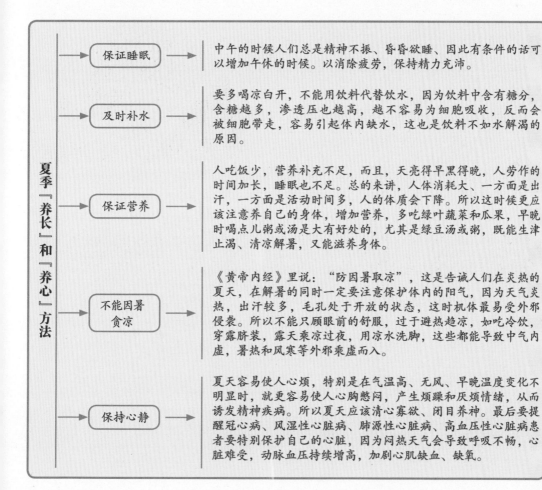

夏季『养长』和『养心』方法	保证睡眠	中午的时候人们总是精神不振、昏昏欲睡，因此有条件的话可以增加午休的时候。以消除疲劳，保持精力充沛。
	及时补水	要多喝凉白开，不能用饮料代替饮水，因为饮料中含有糖分，含糖越多，渗透压也越高，越不容易为细胞吸收，反而会被细胞带走，容易引起体内缺水，这也是饮料不如水解渴的原因。
	保证营养	人吃饭少，营养补充不足，而且，天亮得早黑得晚，人劳作的时间加长，睡眠也不足。总的来讲，人体消耗大、一方面是出汗，一方面是活动时间多，人的体质会下降。所以这时候更应该注意养自己的身体，增加营养，多吃绿叶蔬菜和瓜果，早晚时喝点儿粥或汤是大有好处的，尤其是绿豆汤或粥，既能生津止渴、清凉解暑，又能滋养身体。
	不能因暑贪凉	《黄帝内经》里说："防因暑取凉"，这是告诫人们在炎热的夏天，在解暑的同时一定要注意保护体内的阳气，因为天气炎热，出汗较多，毛孔处于开放的状态，这时机体最易受外邪侵袭。所以不能只顾眼前的舒服，过于避热趋凉，如吃冷饮，穿露脐装，露天乘凉过夜，用凉水洗脚，这些都能导致中气内虚，暑热和风寒等外邪乘虚而入。
	保持心静	夏天容易使人心烦，特别是在气温高、无风、早晚温度变化不明显时，就更容易使人心胸憋闷，产生烦躁和厌烦情绪，从而诱发精神疾病。所以夏天应该清心寡欲、闭目养神。最后要提醒冠心病、风湿性心脏病、肺源性心脏病、高血压性心脏病患者要特别保护自己的心脏，因为闷热天气会导致呼吸不畅，心脏难受，动脉血压持续增高，加剧心肌缺血、缺氧。

夏季护脾胃，不可贪吃冰西瓜

夏天吃西瓜前，很多人喜欢把它放在冰箱里，冻得凉凉的再拿出来食用。这样虽然嘴上舒服了，却会对脾胃和咽喉造成很大的伤害。

西瓜本来就是生冷性寒的食物，一次吃得过多容易伤脾胃，如果贪凉吃冷藏时间过长的冰西瓜，对脾胃的伤害就更大。

此外，西瓜中有大量水分，可冲淡胃液，从而引起消化不良，使胃肠道抗病能力下降，容易导致腹胀、腹泻。特别是在劳动、剧烈运动之后，如果大量吃冰西瓜，很容易引发胃痛或加重胃病。胃肠虚弱的婴幼儿和平时就有脾胃虚寒、消化不良等肠胃道疾病的人，最好少吃。

大量吃冰西瓜还可能引起咽喉炎或加重咽部不适。因为西瓜在低温下冷藏后，瓜瓤里的水分会结成冰晶，食用时口腔受到突然的刺激，会引起咽炎等不良反应。

感冒初期也应少食西瓜，否则会加重病情或使病程延长。但当感冒加重，出现高热、口渴、咽痛、尿黄赤等症状时，可适当吃些西瓜，有助于病人痊愈。妇女月经期、痛经以及慢性支气管炎、肺气肿等呼吸系统疾病患者均不宜多吃冰西瓜。

因此，西瓜最好是现买现吃，如果买回的西瓜温度较高，需要冷处理一下，可将它放入冰箱降温，把温度调至15℃，并且放置时间不超过两小时。

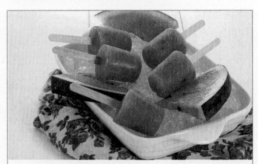

◎冰西瓜会对脾胃和咽喉造成很大的伤害。

秋季养"收"，人应该处处收敛内藏

《素问·四气调神大论篇》中有："秋三月，此谓容平，天气以急，地气以明，早卧早起，与鸡俱兴，使志安宁，以缓秋刑，收敛神气，使秋气平，无外其志，使肺气清，此秋气之应，养收之道也。逆之则伤肺，冬为飧泄，奉藏者少。"

秋季的3个月，是万物收获的季节。此时秋风劲急，秋高气爽，收敛过于生发，天气下降，地气内敛，外现清明，人们也应该早睡早起，收敛精神而不外散，以缓和秋季肃杀的伤伐，使神气安定。这是秋季养生的法则，如果违背了这个法则，就会伤损肺脏，到了冬季便会出现顽固不化的泄泻，供给冬季收藏的就减少了。

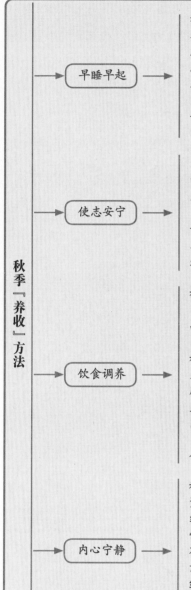

秋季『养收』方法

早睡早起 →

秋季，自然界的阳气由疏泄趋向收敛、闭藏，在起居方面要合理安排睡眠时间，早卧早起。晚上10点就睡觉，11点就能养肝胆之气，不然你的肝胆是养不起来的，尤其是嗜酒的男人一般肝胆都不好，再加上晚上睡觉晚，导致肝病惹上身。

在这里要特别提醒老年朋友，随着年龄的增加，老年人的气血阴阳俱亏，会出现昼不精，夜不瞑的少寐现象。古代养生专家说，老人宜"遇有睡意则就枕"，也就是说什么时候困了什么时候就睡，这是符合养生原则的。

使志安宁 →

肾藏志，顺应了秋收之气，就能使肾经不妄动。所以在秋季的时候人们的性生活要有所收敛。动物交媾都是春天和夏天最疯狂，秋天和冬天就非常少见，有些动物甚至干脆冬眠了。动物是最遵守自然法则的，要不是因为外来伤害送命的话，绝对是可以尽享天年的。而现在的人又怎么样呢？从来不遵守自然之法则而行事，所以耗损了身体的精气，从而导致疾病的发生。

饮食调养 →

秋天秋高气爽，气候干燥，应防"秋燥"，秋季的膳食应贯彻"少辛增酸"原则，尽可能少食葱、姜、蒜、韭菜等辛味之品，多食酸味果蔬。如雪梨、鸭梨，生食可清火，煮熟可滋阴、润肺而防燥。

秋季易伤津液，故饮食还要以防燥护阴、滋阴润肺为基本准则。多食芝麻、核桃、糯米、蜂蜜、乳品等可以起到滋阴润肺、养血作用的食物。对年老胃弱的人，可采用晨起食粥法以益胃生津，如百合莲子粥、银耳冰糖粥、红枣糯米粥等都是益阴养胃佳品。初秋，又属长夏季节，此时湿热交蒸，人体脾胃内虚，抵抗力下降，而气候渐冷，这时饮食还要适当多食些温食，少食塞痛之物。

内心宁静 →

秋季日照减少，花木开始凋谢，特别是霜降之后。"无边落木萧萧下"，常使人触景生情，心中产生凄凉、忧郁、烦躁等情绪变化。中医认为，"喜怒思忧恐"五志之中，肺在志为忧，忧的情绪很容易伤肺。《红楼梦》中的林黛玉经常咳嗽，还患有肺病，这与她忧郁的性格是分不开的。因此秋季养肺就要注意精神情志方面的养生，培养乐观情绪，可以参加一些登山赏红叶等有意义的活动。我国古代民间就有重阳节登高赏景的习俗，登高远眺，饱览奇景，有心旷神怡之感，可使一切忧郁、惆怅顿然消失，又调剂生活，实为人间乐事。

另外，如果先天肺气不足，有畏寒怕冷，气短语低等症的，可用艾卷灸督脉的命门，腰部的肾俞，肚脐下的关元，肾经的太溪等穴，温经通脉滋补肺虚。按摩和针灸肺经的中府穴，可以补肺气。

敛不外泄天干物燥，秋季补水不可少

在秋天，人们经常出现皮肤干涩、鼻燥、唇干、头痛、咽干、大便干结等秋燥症状。中医认为，在夏季人出汗过多，体液损耗较大，到秋季时身体各组织都会感觉水分不足，从而导致"秋燥"。

补水须知

多吃梨和香蕉	梨肉香甜可口，肥嫩多汁，有清热解毒、润肺生津、止咳化痰等功效，生食、榨汁、炖煮或熬膏，对肺热咳嗽、麻疹及老年咳嗽、支气管炎等症有较好的治疗效果。若与荸荠、蜂蜜、甘蔗等榨汁同服，效果更佳。但梨是寒性水果，寒性体质，脾胃虚弱的人应少吃。香蕉有润肠通便、润肺止咳、清热解毒、助消化和健脑的作用。但胃酸过多者不宜吃香蕉，胃痛、消化不良、腹泻者也应少吃
皮肤保湿	秋天对应人体的肺脏，而肺脏的功能是主管人体皮肤，所以皮肤的好坏与人体肺脏相关。食物以多吃百合为最佳，因为百合有润肺止咳、清心安神、补中益气的功能。秋天多风少雨，气候干燥，皮肤更需要保养，多食百合有滋补养颜护肤的作用。但百合因其甘寒质润，凡风寒咳嗽、大便溏泄、脾胃虚弱者忌用
少言补气	人如果每天不停地说话就会伤气，其中最易伤害肺气和心气。补气的方法：西洋参10克，麦冬10克，泡水，代茶饮，每天一次

冬季养"藏"，养肾防寒是关键

《素问·四气调神大论篇》中有："冬三月，此谓闭藏，水冰地坼，无扰乎阳。早卧晚起，必待日光。使志若伏若匿，若有私意，若已有得。去寒就温，无泄皮肤，使气亟夺。此冬气之应，养藏之道也。逆之则伤肾，春为痿厥，奉生者少。"

冬季的主气为寒，寒为阴邪，易伤人体阳气，阴邪伤阳后，人体阳气虚弱，生理功能受到抑制，就会产生一派寒象，常见情况有恶寒、脘腹冷痛等。另外，冬季是自然界万物闭藏的季节，人体的阳气也要潜藏于内，由于阳气的闭藏，人体新陈代谢水平相应降低。因而需要生命的原动力"肾"来发挥作用，以保证生命活动适应自然界的变化，人体能量和热量的总和来源于肾，也就是人们常说的"火力"，"火力"旺说明肾脏功能强，生命力也强。反之生命力就弱。冬天，肾脏功能正常则可调节机体适应严冬的变化，否则将会导致心颤代谢失调而发病。综上所述，冬季养生的重点是"防寒养肾"。

《天枢·天年》中皇帝问大医岐伯，有人不能寿终而死的原因。岐伯回答："薄脉少血，其肉不实，数中风寒……故中寿而尽也。"其中"数中风寒"便是早亡的一个重要原因。所以我们要健康，要长寿，就要防寒。现在很多人，尤其是时尚女性，冬天的时候，上身穿得厚厚的，下面却只穿条裙子。这样的装束，虽然美丽"冻"人，但对身体的伤害是无穷的。俗话说"风从颈后入，寒从脚下起"。虽然血总是热的，但很多人气血虚弱，或阳气不足，新鲜血液很难循环到脚上去，没有热血的抵挡，寒气便会乘虚从脚下侵入，所以为了你的健康请穿上棉鞋、厚袜子和暖裤吧。

冬三月，寒水结冰，地表干裂，一派生机闭塞之象。人在此时千万不要扰动阳气的收藏，起居应该早睡晚起，早睡以养阳气，保持温热的身体，一定要等太阳出来了才起来活动，这是人体阳气迅速上升，血中肾上腺皮质激素的含量也逐渐升高，此时起床，则头脑清醒，机智灵敏，而且早晨空气中负离子浓度高，对人体也非常有益。

冬季属阴属水，要藏得住才保证春季的生发。因此，冬季一定要养好肾阴，要收敛，澡都要少洗，每周一到两次，但可以每天用热水泡脚。这样才能养住体内已经收敛的阳气，所谓"无扰乎阳"。

衣服要穿暖，多晒太阳，冬天不宜洗冷水澡也不提倡冬泳，以免阳气耗损太大；多吃温补性食物，这些食物能温暖人身，祛除寒邪，温热性食物主要指温热及养阳性食物如羊肉、牛肉、鸡肉、狗肉、鹿茸等，冬天以炖食最好。其中，羊肉和鸡是冬天温补的主要肉食。羊肉的膻味可用花椒、料酒及大蒜去除。

多吃黑色食品，因黑色入肾，如黑木

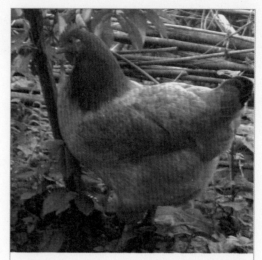

◎鸡是中国传统的补品，俗话说："逢九一只鸡，来年好身体。"就是要多吃鸡，冬天喝鸡汤最好。多吃益肾食品，如腰果、芡实、山药熬粥、栗子炖肉、白果炖鸡、大骨头汤、核桃等。

耳、黑芝麻、黑豆、黑米、乌骨鸡等"黑色食品"都可补肾，多吃冬令节气菜，如萝卜，萝卜可顺气，老百姓常说："冬吃萝卜夏吃姜，不用医生开药方"。

另外，中医认为肾藏精，是人的生命之本。房事不节，会损伤肾精，久而久之，便会使肾气亏损，产生精神萎靡，耳目失聪，面容憔悴，皮肤干枯等未老先衰的症状。冬季与肾脏相应，因此这个季节应节制性生活，以保肾固精。

中医认为一个人如果肾精不足，头发容易失去光泽，提早出现白发；而肝血亏虚的话，没有足够养分可送达末梢的头皮，就造成掉发。一般人在正常情况下，过了40～50岁，"肾精"就会逐渐衰退，表现在头发上，就是颜色渐渐转白。不过，现代人过劳、压力大的生活型态，造成肾精不足情形提早出现。

冬季保暖重点部位——头部、背部、脚部

冬季气候寒冷，人体易受寒发病，尤其是老年人与体质虚弱者。因此，要想平安地度过寒冬，必须重视保暖，而头部、背部、足部则是保暖的重点。

中医认为，"头是诸阳之会"。体内阳气最容易从头部散发掉，所以，冬季如不重视头部保暖，很容易引发感冒、头痛、鼻炎、牙痛、三叉神经痛等，甚至引发严重的脑血管疾病。医学研究发现，静止状态不戴帽的人，在环境气温为15℃时，从头部散失的热量占人体总热量的30%，4℃时散失总热量占60%。此外，天气寒冷令血管收缩，人们就会出现头痛头晕的症状，对于脑血管病人来说，很容易诱发脑血管病。由此可见，头部保暖非常重要。

冬季里如背部保暖不好，则风寒极

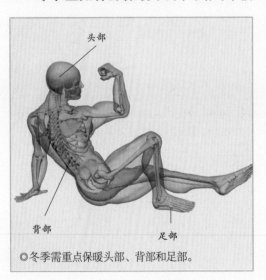

◎冬季需重点保暖头部、背部和足部。

易从背部经络上的诸穴位侵入人体，损伤阳气，使阴阳平衡受到破坏，人体免疫功能下降，抗病能力减弱，诱发多种疾病或使原有病情加重及旧病复发。中医认为背为肾脉所居，感冒受风寒多从背部起始。所以保持背部温暖，不仅可防感冒、固肾强腰，而且可防旧病复发、加重。因此，老年人冬季最好增添一件背心。以棉或丝绵为宜，保温隔寒性能好。夜间起床时应披衣防感冒。

俗语说"寒从脚起"。现代医学认为，双脚远离心脏，血液供应不足，长时间下垂，血液循环不畅，皮下脂肪层薄，保温能力弱，容易发冷。脚部一旦受凉，便通过神经的反射作用，引起上呼吸道黏膜的血管收缩，血流量减少，抗病能力下降，以致隐藏在鼻咽部的病毒、细菌乘机大量繁殖，引发人体感冒或使气管炎、哮喘、关节炎、痛经、腰腿痛等旧病复发。因此，数九严寒脚部的保暖尤应加强。老年人冬季应及早穿厚袜子配棉鞋，以暖足固肾。有冻伤史者更应早穿。此外，晚间临睡前以热水烫脚，搓脚心涌泉穴，以保持末梢血液循环良好，利于保健。对有冻伤史者，可用葱须加花椒的热水洗烫脚。

因此，冬季要特别注意头部、背部、脚部的健康保暖。

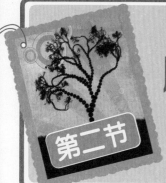

顺时养生——二十四节气里的健康智慧

第二节

立春保健养生方案

"立"为开始之意，立春就是春天的开始，表明严冬已经过去，万物复苏的春季来临。中医认为，春季属于五行"金、木、水、火、土"中的木，而人体五脏与五行对应的是"心、肝、脾、肺、肾"。肝属木，木的物性是生发，肝脏也具有这样的特征，所以从立春开始在精神养生方面，要力戒暴怒，更忌情怀忧郁，做到心胸开阔，乐观向上，保持恬静、愉悦的心态。

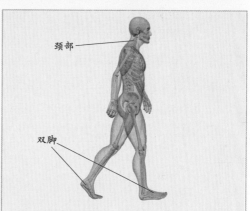

颈部

双脚

◎春季要防倒春寒，注意身体的保暖，尤其是对颈部和双脚的保暖要做好。

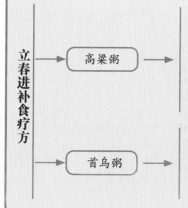

立春进补食疗方

高粱粥

材料：高粱米100克，桑螵蛸20克。
做法：先将高粱米淘洗干净，用温水浸泡半小时左右；将桑螵蛸煎取浓汁，去渣将药汁与高粱米同入砂锅，再加水适量，以文火煮粥，至米熟烂粥稠为度。
功效：益气健脾、补肾固涩。脾胃气虚所致的食欲不振、食后欲呕、便溏腹泻、面色无华；肾气不固所致的遗尿、夜尿多、遗精阳痿等患者可用。

首乌粥

材料：制首乌15克，粳米50克，白砂糖适量。
做法：先将制首乌放入砂锅，加水适量煮取药汁，再用药汁与粳米以文火共煮稀粥，待熟烂后，调入白砂糖搅匀即成。
功效：益精血、补肝肾。治疗肝肾精血亏虚所致的面色萎黄、形体消瘦、腰膝酸软无力、头晕耳鸣、头发早白、肢体麻木等。

春寒虽不像寒冬腊月那样酷冷，但如果过早脱下棉衣，很可能使人体防御功能被摧毁，导致流感、肺炎、哮喘等呼吸道疾病的发生，或使原有的疾病加重，这时除了要保持穿暖少脱之外，特别要注意的是护好两头，即重点照顾好颈部和双脚。

雨水保健养生方案

从雨水这一天开始，雨量会逐渐增加，湿邪之气也会随之而来。春寒料峭，湿气一般夹"寒"而来，因此雨水前后必须注意保暖，不要过早减少衣物以免受凉。同时少食生冷之物，以顾护脾胃阳气。

雨水时节，人体血液循环系统开始处于旺盛时期，故易发生高血压、痔疮出血等疾病。所以雨水节气的养生重点是：摄养精神；继续进行春捂防春寒，并防止风湿；做适当的体育运动，提高身体免疫力；适当对脾胃进行补益。

俗话说"春困秋乏"，特别是春日的下午，人们工作学习时间长了，就感到特别疲乏，这个时候伸个懒腰，就会觉得全身舒展，精神爽快，即使在不疲劳的时候，有意识的伸几个懒腰，也会觉得舒适，伸懒腰可使人体的胸腔器官对心肺挤压，利于心脏的充分运动，使更多的氧气供给给各个组织器官，同时，由于上肢、上体的活动，能使更多的含氧的血液供给大脑，使人感到清醒舒适。

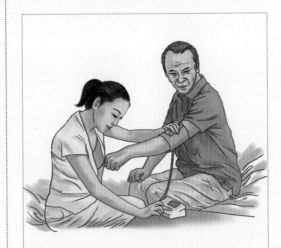

◎雨水时节，人体血液循环系统开始处于旺盛时期，故易发生高血压、痔疮出血等疾病。

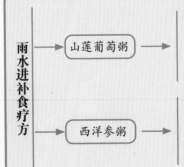

雨水进补食疗方		
	山莲葡萄粥	材料：山药50克，莲子肉50克，葡萄干50克，粳米50克，白砂糖适量。 做法：将山药、莲肉、葡萄干洗干净，与粳米同入锅，加水适量，以文火煮粥，粥熟后即可放入白砂糖。 功效：益气健脾、补血养心。
	西洋参粥	材料：西洋参3克，麦冬10克，淡竹叶5克，粳米30克。 做法：先将麦冬、淡竹叶煎取药汁，后用药汁与粳米文火煮粥，待粥将熟时，加入西洋参，再稍煮片刻即成。 功效：益气养阴、生津止渴、宁心安神。

惊蛰保健养生方案

"蛰"在汉语里的解释就是藏的意思，此时天气回暖，春雷开始震响，惊蛰的意思就是，春雷响起，蛰伏的动物感受到了春天的温暖，就开始出来活动了，蛇虫鼠蚁、病菌等害人虫也会结束冬眠，所以这个时候我们要注意增强体质，以驱邪气。

饮食上应该多吃一些清淡的食物，如糯米、芝麻、蜂蜜、乳品、豆腐、鱼、蔬菜、甘蔗等，以及一些能够提高人体的免疫功能、调血补气、健脾补肾、养肺补脑的补品。

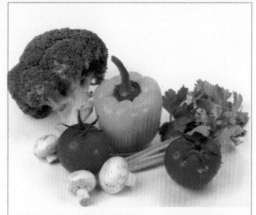

◎春季养生宜多吃清淡食物，如应季的蔬菜、杂粮等。

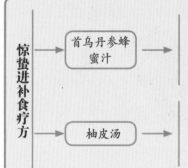

惊蛰进补食疗方	首乌丹参蜂蜜汁	材料：制首乌20克，丹参15克，蜂蜜15克。 做法：将制首乌、丹参洗干净，以清水文火慢煎，去渣取汁，调入蜂蜜搅匀即成。 功效：补血滋阴活血。适用于动脉硬化、高血压、慢性肝炎等属血虚兼有瘀血者。
	柚皮汤	材料：新鲜柚皮2只，葱末30克，调料适量。 做法：先将柚皮用炭火烧焦，刮去外层，放入清水中浸泡1天，去除苦味，然后切块，加水炖熟，加入葱末、调料即可服食。 功效：每日1剂。疏肝理气。

春分保健养生方案

春分节气平分了昼夜、寒暑。所以，在保健上应注意保持体内的阴阳平衡，饮食上要禁忌大热、大寒的食物，保持寒热均衡。可根据个人的体质选择搭配饮食，如吃寒性食物鱼、虾，佐以温热散寒的葱、姜、酒等，食用韭菜、大蒜等助阳之物时，配以滋阴之蛋类，以达阴阳平衡之目的。

春分是一年四季中阴阳平衡，昼夜均等、寒温各半的时期，所谓"春分者，阴阳相半，故昼夜均而寒暑平。"老百姓说"春分春分，昼夜平分"就是这个道理。

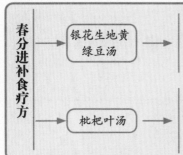

春分进补食疗方	银花生地黄绿豆汤	材料：银花、生地黄各20克，绿豆30克，白糖适量。 做法：将银花、生地黄加水煎汤，去渣，再入洗净的绿豆煮汤，熟后调入白糖即成。 功效：每日1剂，2～3次分服。滋阴清热、凉血解毒。
	枇杷叶汤	材料：鲜枇杷叶15克，白糖适量。 做法：将枇杷叶洗净，用纱布包好，放入砂锅内，加水煎沸15～20分钟，弃枇杷叶，调入白糖即成。 功效：每日1剂，连服3日。清热止咳、降气化痰、和胃止呕。

清明保健养生方案

清明时节比较常见的阴阳失调证：

阴虚阳亢证，常见的症状包括：头痛头晕，耳鸣眼花，失眠多梦，腰膝酸软，面时潮红，四肢麻木。

肝肾阴虚证，常见症状有：头晕眼花，目涩而干，耳鸣耳聋，腰酸腿软，足跟痛。

阴阳两虚证，这是非常严重的情况，常见的症状有：头目昏花，面色苍白，间有烘热，心悸气短，腰膝酸软，夜尿频多，或有水肿。

防治这些病症，应从调和阴阳，扶助正气着手，采用综合调养的方法，从饮食、起居、情志调摄等方面多下功夫。

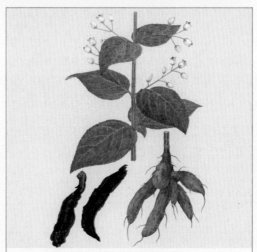

◎玄参清热凉血，滋阴降为，解毒散结，可与猪肝搭配食用是清明进补的不错食方。

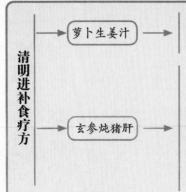

清明进补食疗方	萝卜生姜汁	材料：萝卜、生姜各适量（萝卜10份，生姜1份），食盐少许。 做法：将萝卜、生姜洗净搞烂，取汁，加食盐调匀。 功效：每次服150毫升，每日2～3次。宽中下气、和胃止痛。
	玄参炖猪肝	材料：玄参15克，鲜猪肝500克，菜籽油、酱油、生姜、细葱、白砂糖、料酒、湿淀粉各适量。 做法：将猪肝洗干净，与玄参同时放入锅内，加水适量，炖煮约1小时后，捞出猪肝，切成小片备用，将炒锅内放入菜籽油，投入洗净切碎了的姜、葱，稍炒一下，再放入猪肝片中，将酱油、白砂糖、料酒混合，兑加原汤适量，以湿淀粉收取透明汤汁，倒入猪肝片中，搅拌均匀即成。 功效：滋阴、养血、明目。

谷雨保健养生方案

谷雨，源自古人"雨生百谷"之说，指雨水增多，大大有利于谷类农作物生长。"清明断雪，谷雨断霜"，谷雨节气的到来意味着寒潮天气基本结束，气温回升加快。

谷雨以后，雨量开始增多，空气湿度逐渐增大。待空气潮湿到一定程度就会引起人体的不适反应。此时的养生重点要放在调节人体内部环境以适应外部环境方面，从而保持人体各脏腑功能的正常。

另外要注意的是，此时虽然气温回升较快，天气不再寒冷，但是由于雨量较多，早晚还是较凉，因此，早晚出门时要注意增减衣服，避免受寒感冒。过敏体质的人这个季节则应防花粉症及过敏性鼻炎、过敏性哮喘等。应减少户外活动，避免与过敏源接触。在饮食上减少高蛋白质、高热量食物的摄入，出现过敏反应及时到医院就诊。

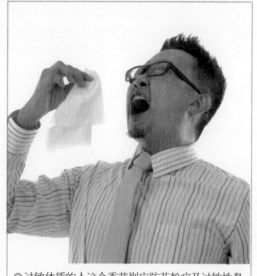

◎过敏体质的人这个季节则应防花粉症及过敏性鼻炎、过敏性哮喘等。

在饮食方面，这个节气应该多吃一些有滋阴养胃、降压降脂、抗菌抗炎、清热解毒、祛除风湿、温补养血等功效的食物，如：菊花鳝鱼、草菇豆腐羹、生地鸭蛋汤等。

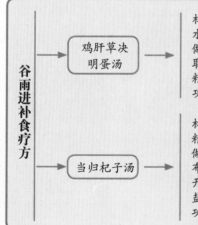

谷雨进补食疗方	鸡肝草决明蛋汤	材料：鸡肝50克，草决明10克，鸡蛋1个，味精、精盐、水各适量。 做法：将鸡肝洗干净，切成片；草决明入砂锅，加水适量，煎取药汁，以药汁为汤烧开后，下入鸡肝片，打入鸡蛋，加入味精、精盐调味即成。 功效：补血、养肝、明目。
	当归杞子汤	材料：鸡肉250克，制首乌15克，当归15克，枸杞子15克，味精、精盐各适量。 做法：将鸡肉洗干净，切成小块；制首乌、当归、枸杞子用纱布袋装好，扎紧口与鸡块同入砂锅，加水适量，先以武火烧开，后用文火慢炖，至鸡块熟烂时，除去药袋，加入味精、精盐调味即成。 功效：补益精血。

立夏保健养生方案

每年的5月6日左右是立夏，立夏表示即将告别春天，是夏天的开始。在天气炎热的时候，心里会有莫名的烦躁，人也会变得暴躁易怒喜欢发脾气，这就是气温过高导致心火过旺所致，也是中医"心主神明"的表现。

现代医学研究发现，人的心理、情绪与躯体可通过神经－内分泌－免疫系统来互相联系、互相影响。所以，情绪波动起伏与机体的免疫功能降低以及疾病的发生都是有关系的。特别是老年人，由生气发火引起心肌缺血、心律失常、血压升高甚至猝死的情况并不少见。所以，立夏时节要养心，就要做到精神安静、喜怒平和，多做一些比较安静的事情，如绘画、书法、听音乐、下棋、种花、钓鱼等，以保持心情舒畅。

在饮食方面，立夏以后天气渐热，应多吃清淡、易消化、富含维生素的食物，少吃油腻和刺激性较大的食物，否则易造成身体内、外皆热，而出现上火导致的痤疮、口腔溃疡、便秘等病症。还应该多喝牛奶，多吃豆制品、肌肉、瘦肉等对"养心"有好处的食品。

立夏以后虽然天气渐热，但毕竟还没到伏天酷热之时，所以不要急于换上单薄的衣服，晚上睡觉也不要盖得过少，以免夜里受寒感冒。老年人更要注意避免气血瘀滞，以防心脏病发作。

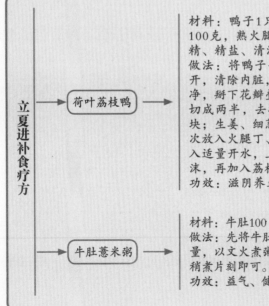

立夏进补食疗方

荷叶荔枝鸭

材料：鸭子1只（1000～1500克），荔枝250克，瘦猪肉100克，熟火腿25克，鲜荷花1朵，料酒、细葱、生姜、味精、精盐、清汤各适量。

做法：将鸭子宰杀后，除尽毛，剁去嘴、脚爪，从背部剖开，清除内脏，放入沸水锅中氽一下，捞出洗干净，荷花洗净，瓣下花瓣叠好，剪去两端，放开水中氽一下捞出；荔枝切成两半，去掉壳和核；将火腿切成丁，猪肉洗净切成小块；生姜、细葱洗净后，姜切片，葱切节。取蒸盆一个，依次放入火腿丁、猪肉块、鸭、葱、姜片、精盐、料酒，再加入适量开水，上笼蒸至烂熟，去掉姜片、葱，撇去汤中油泡沫，再加入荔枝肉、荷花、清汤，稍蒸片刻即成。

功效：滋阴养血、益气健脾、利水消肿。

牛肚薏米粥

材料：牛肚100～150克，薏米100克，食盐适量。

做法：先将牛肚洗干净，切成细块，与薏米同入砂锅，加水适量，以文火煮粥，待牛肚熟烂，粥将熟时加入少量食盐，搅匀稍煮片刻即可。

功效：益气、健脾、祛湿。

小满保健养生方案

每年的5月21日左右是小满，小满以后，气温明显升高，降雨量也有所增加，温高湿大，如起居不当很容易引发风疹、汗斑、风湿症、脚气等病症。防治这些病症在饮食方面应常吃具有清利湿热作用的

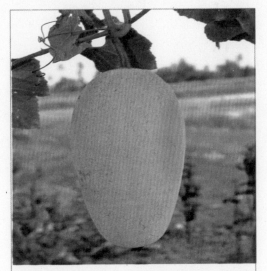

◎冬瓜能清肺热化痰、清胃热除烦止渴，甘淡渗利，去湿解暑，能利小便，消除水肿之功效。

食物，如赤小豆、薏苡仁、绿豆、冬瓜、黄瓜、黄花菜、水芹、黑木耳、胡萝卜、西红柿、西瓜、山药、鲫鱼、草鱼等；住处的房屋应保持清爽干燥；易发皮肤病的人应勤洗澡、勤换衣服，保持皮肤的清洁干爽，有条件的可以经常进行药浴和花草浴；精神方面，应注意保守内敛，忌郁闷烦躁。

此节气积极进行体育运动，提高身体素质也是很有必要的。我们应当顺应阳消阴长的规律，锻炼者应当早起晚睡，早晨锻炼最好在清晨。锻炼项目以散步、慢跑、打太极拳等为宜。根据"春夏养阳"的原则，不宜做过于剧烈的运动，应当以刚出汗为度。锻炼时间不宜过长，在间歇时，可饮淡盐水或清凉退暑饮料(绿豆汤、果汁、金银花水等)。锻炼后，应用温水洗澡。浴后，进行5～6分钟自我按摩，并躺下歇息片刻，达到消除疲劳的效果。

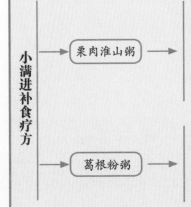

小满进补食疗方

栗肉淮山粥

材料：栗子肉30克，淮山药15～30克，茯苓12克，炒扁豆10克，莲子（去心）肉10克，大枣5枚，粳米100克，水、白砂糖适量。

做法：将栗子肉、淮山药、茯苓、扁豆、大枣用清水洗干净，与粳米同入砂锅，加水适量，以文火慢熬成粥，待粥将熟时，加入白砂糖，搅匀稍煮片刻即可。

功效：益气健脾、祛湿止泻。

葛根粉粥

材料：葛根30克，粳米50克。

做法：先将葛根洗净切片，水磨澄取淀粉，晒干备用，取30克，与粳米（先浸泡一宿）同入砂锅内，加水500毫升左右，以文火煮至米花粥稠为度。

功效：清烦热、生津液、降血压。

芒种保健养生方案

每年的6月6日左右是芒种。我国江西省有句谚语说："芒种夏至天，走路要人牵；牵的要人拉，拉的要人推。"这是在讲芒种夏至时节人们都非常懒散，甚至走路都没精神。这是因为入夏气温升高，降雨增多，空气中的湿度增加，湿热弥漫空气，致使人体内的汗液无法通畅地发散出来，所以人们多会感觉四肢困倦，萎靡不振。要缓解这种懒散状态，首先应该在精神上保持轻松、愉快的状态，这样才能使

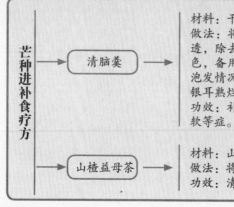

◎中午还可以小憩一会以消除疲劳，有利于血液运行。

气机得以宣畅，通泄得以自如。另外，要晚睡早起，多多呼吸自然清气，适当接受阳光照射，以顺应阳气的充盛，利于气血的运行，振奋精神。

在饮食方面，养生家普遍认为夏三月的饮食应以清淡为主。大医家孙思邈认为"常宜轻清甜淡之物，大小麦曲，粳米为佳"，就是说应该多吃清淡的食物，还告诫人们食勿过咸、过甜。

另外在夏季人体新陈代谢旺盛，汗易外泄，易耗气伤津，故多饮茶。茶类如开水、传统的淡茶水。

桑葚茶：桑葚味甘酸，性微寒，具有补肝益肾、生津润肠、促进肠液分泌、增进胃肠蠕动等功效。

乌梅茶：乌梅酸、涩、平，归肝、脾、肺、大肠经。具有敛肺、生津等功效。

决明菊花茶：将草决明（即决明子）30克研细，野菊花12克一起放茶杯中，沸水冲泡代茶饮。具有平肝潜阳的作用。

芒种进补食疗方

清脑羹 →
材料：干银耳50克，炙杜仲50克，冰糖250克。
做法：将炙杜仲煎熬3次，收取药液待用。将干银耳用温水发透，除去蒂头、杂质，洗干净；冰糖置文火上溶化，熬至微黄色，备用。取一洁净锅，倒入炙杜仲药汁，下入银耳，视银耳泡发情况，可适量加入清水，置武火上烧沸后，改用文火久熬银耳熟烂，再冲入冰糖汁熬稠即成。
功效：补肝肾，壮腰膝。适用于肝肾阴虚的头昏头痛、腰膝酸软等症。

山楂益母茶 →
材料：山楂30克，益母草10克，茶叶5克。
做法：将以上食材放入杯内，用沸水冲泡，代茶饮用。每日1剂。
功效：清热化痰、活血通脉、降脂。

夏至保健养生方案

6月21日或22日为夏至日。夏至，由于气温过高，很多人会出现体倦乏力以及头痛头晕的症状，严重者甚至会晕厥。发生这些病症的原因是：一，夏季天气炎热，人体大量出汗导致水分过多流失，如果得不到及时补充，就会使人体血容量减少，继而大脑供血不足，引发头痛；二，人体在排汗时，更多的血压流向体表，使得原本就血压偏低的人血压更低，发生头痛；也有些人是因为睡眠不足，脾胃虚弱、食欲不振导致头痛。要避免这些情况就要注意多喝水，保证体内的充足水分，另外就是应选择适合自己的降温方式以避免中暑，不要一味地吃冷饮，冷饮吃多了也会引发所谓的"冷饮性头痛"，而且容易导致肠胃疾病，损害健康。

饮食调养是夏至养生中的重要一环，应补充充足的蛋白质，这是体内供热最重要的营养素；夏季在补充维生素方面，要比其他季节高至少一倍，因为大剂量的维生素B_1、维生素B_2、维生素C乃至维生素A、维生素E等，对提高耐热能力和体力有一定的作用；三是要补充水和无机盐。水分的补充最好是少量、多次，可使机体排汗减慢，减少人体水分蒸发量。而无机盐，可在早餐或晚餐时喝杯淡盐水来补充；四是要多吃清热、利湿的食物，如西瓜、苦瓜、鲜桃、乌梅、草莓、西红柿、绿豆、黄瓜等。

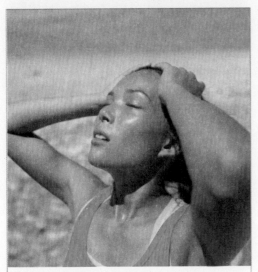

◎大量出汗导致水分过多流失，引发头痛。

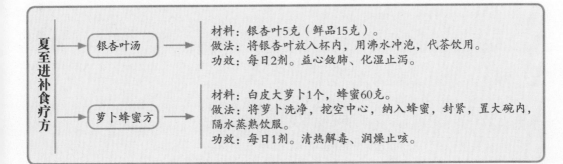

夏至进补食疗方 → 银杏叶汤 →
材料：银杏叶5克（鲜品15克）。
做法：将银杏叶放入杯内，用沸水冲泡，代茶饮用。
功效：每日2剂。益心敛肺、化湿止泻。

→ 萝卜蜂蜜方 →
材料：白皮大萝卜1个，蜂蜜60克。
做法：将萝卜洗净，挖空中心，纳入蜂蜜，封紧，置大碗内，隔水蒸熟饮服。
功效：每日1剂。清热解毒、润燥止咳。

小暑保健养生方案

每年的7月7日左右是小暑。小暑以后，天气更加炎热，人常会感到心烦气躁，倦怠无力。所以这段时间的养生重点在于"心静"二字，以舒缓紧张情绪，保持心情舒畅。常言道"心静自然凉"就是这个道理。

在饮食方面，尤其要提醒大家注意的是：夏季是消化道疾病多发季节，在饮食上一定要讲究卫生，注意饮食有节，不过饱过饥，还要注意饮食丰富，以保证人体对各种营养成分的需求。

另外，中医养生有"冬病夏治"之说，那些每逢冬季发作的慢性疾病，如慢性支气管炎、肺气肿等呼吸道疾病，风湿痹症等症状，可以通过伏天贴膏药

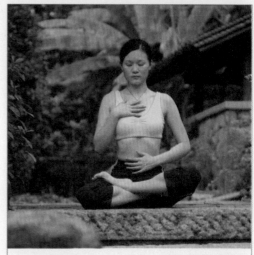

◎小暑养生重点在"心静"，宜舒缓紧张情绪，保持心情舒畅。

的方法进行治疗。从小暑就可以开始贴敷了。

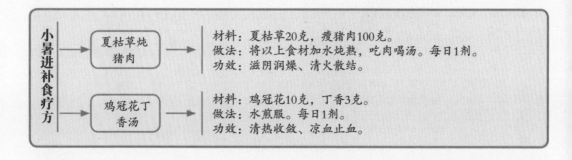

小暑进补食疗方	夏枯草炖猪肉	材料：夏枯草20克，瘦猪肉100克。 做法：将以上食材加水炖熟，吃肉喝汤。每日1剂。 功效：滋阴润燥、清火散结。
	鸡冠花丁香汤	材料：鸡冠花10克，丁香3克。 做法：水煎服。每日1剂。 功效：清热收敛、凉血止血。

大暑保健养生方案

每年的7月23日左右是大暑。这个节气的养生，首先要强调预防中暑，当出现持续6天以上最高气温大于37℃时，中暑人数会急剧增加，所以无论在家也好，外出活动也好，应尽量避开中午以及午后的最高气温时间段。此节气也是心血管疾病、肾脏及泌尿系统疾病患者的一大危险关头，因此这些病症患者更要格外小心。

大暑时节也应该进行适当的运动，年轻人剧烈运动后的大汗淋漓会有种舒服的畅快感，中老年人则应选择一些平和的运动，如快走、爬山、游泳、太极拳、羽毛球、乒乓球等。

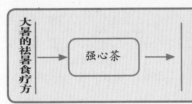

大暑的祛暑食疗方

→ 强心茶 →

材料：老茶树根30～60克，糯米酒1小杯。
做法：将老茶树根洗净切片，与糯米酒一同放入砂锅内，加水煎汤，去渣。睡前1次服下，每晚1剂。
功效：温阳利水、强心益肾。

立秋保健养生方案

每年的8月8日左右是立秋。立秋以后，各种瓜果开始陆续上市，但民谚有"秋瓜坏肚"的说法，就是指立秋以后如生食大量瓜类水果易引发胃肠道疾患。此外，人们在夏天已经生食了大量瓜果，立秋以后如果再这样吃下去，就会损伤肠胃，导致腹泻、下痢、便溏等急慢性胃肠道疾病。因此，立秋之后应慎食瓜类水果，脾胃虚寒者尤应禁忌。

立秋以后，因秋燥而起的疾病也会困扰一些人，在养生方面就要注意滋养津液，多喝水、淡茶等饮料，并吃些能够润肺清燥、养阴生津的食物，如萝卜、西红柿、豆腐、藕、秋梨等，少吃辛辣、油炸及膨化食物，少饮酒。

在起居方面，这一时节应"早卧早起，与鸡俱兴"，虽然不至于和鸡起得一样早，但也应该早睡早起，多呼吸新鲜空气，在清晨安静广阔的空间里宣泄情绪，这对身体都是有好处的。

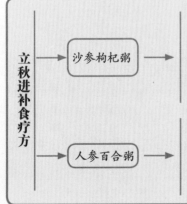

立秋进补食疗方

→ 沙参枸杞粥 →

材料：沙参15～20克，枸杞15～20克，玫瑰花3～5克，粳米100克，冰糖适量。
做法：先将沙参煎汁去渣，后以药汁与枸杞、粳米同入砂锅，再加水适量，用文火煮粥，待粥将熟时，加入玫瑰花、冰糖，搅匀稍煮片刻即可。
功效：滋阴润燥、养血明目。

→ 人参百合粥 →

材料：人参3克，百合15～25克，粳米50克，冰糖适量。
做法：先将人参研末；百合剥皮去须，洗净切碎；后共与粳米同入砂锅，加水适量，以文火煮粥，待粥将熟时，加入冰糖，搅匀稍煮片刻即可。
功效：益气滋阴、润肺安神。

处暑保健养生方案

每年的8月23日左右是处暑节气。处暑以后，气温会逐渐下降，这时候人体容易出现的情况就是"秋乏"，俗话说

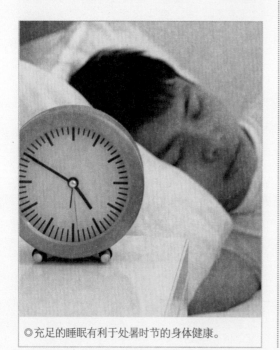

◎充足的睡眠有利于处暑时节的身体健康。

"春困秋乏夏打盹"，人们经常会有懒洋洋的疲劳感，所以这个节气的养生首先是要保证睡眠充足。

在饮食方面，处暑时依然应该保持饮食清淡，少吃油腻、辛辣及烧烤类的食物，如辣椒、生姜、花椒、葱、桂皮等，多吃蔬菜水果，多喝水，多吃鸡蛋、瘦肉、鱼、乳制品和豆制品等。

为缓解秋乏，处暑时除去养成良好的生活习惯，还要加强锻炼，如登山、散步、做操等，以强健身心，减轻季节交替时身体的不适感。经常伸伸懒腰也可缓解秋乏，伸懒腰时人体的胸腔器官会对心、肺形成挤压，可以促进心脏的充分运动，使其提供更多的氧气供给各个组织器官。所以，即使在不疲劳的时候，有意识地伸几个懒腰，也会觉得舒适。

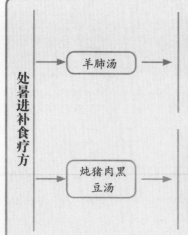

处暑进补食疗方

羊肺汤

材料：羊肺一具，柿霜、杏仁、绿豆粉各30克，白蜂蜜60克。

做法：先将杏仁去皮后研成细末，柿霜、绿豆粉装入碗内，倒入白蜂蜜调匀，加入适量清水，和成浓汁状，备用。将羊肺挤尽血污，用清水冲洗干净，再将药汁灌入羊肺内，装碗后加水适量，隔水蒸熟，取出后将碗中汤汁浇注在羊肺上即成。

功效：益气养阴、止咳平喘。

炖猪肉黑豆汤

材料：瘦猪肉200克，黑豆30克，浮小麦50克，精盐、味精各适量。

做法：将猪肉洗干净，切成小块；浮小麦用细纱布袋包好扎紧。将猪肉块与黑豆、浮小麦药袋同入砂锅，加水适量，先用武火烧沸，后改文火煨炖，待肉熟豆烂后，加入精盐、味精调味，除去药袋，饮汤食肉和豆。

功效：滋阴益气、壮体止汗。

白露保健养生方案

每年的9月7至9日为白露。白露时节，支气管哮喘发病率很高，要做好预防工作，排除诱发因素，体质过敏的人应注意花粉、粉尘、皮毛、牛奶、鸡蛋、鱼、虾、螃蟹、油漆、药物等，尽量避免与之

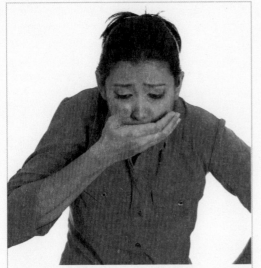

◎白露这个时节非常容易导致胃部抽搐，引起腹泻、恶心等症状。

接触。另外，调整身体和精神状态，避免情绪压抑、过度劳累对缓解咳嗽、气喘、

心悸等症状也有帮助。在饮食上也要慎重，少吃或不吃鱼虾海鲜、生冷炙烩腌菜和辛辣酸咸甘肥的食物，多吃青菜、萝卜、葡萄、柿子、梨、芝麻、蜂蜜等润肺生津、养阴润燥的食物。

天气转凉后，还容易导致胃部抽搐，引起腹泻、恶心等症状，尤其是那些身体比较瘦平时胃就不太好的人，胃部的保暖非常重要。因为身体较瘦的人通常胃壁较薄，在气温变化的情况下更容易产生痉挛，轻者导致胃痛和消化不良，重者则可能产生呕吐和腹泻等情况。胃部受凉还会导致"肠易激综合征"，直接表现就是严重腹泻，导致疲劳和浑身无力，甚至会发生脱水等情况。

所以，白露以后要注意为身体保暖，特别是一些年轻的女性，不要舍不得换下夏天单薄的裙子。还应注意少吃生、凉食物，多吃熟食和暖食，尤其不要在早上吃水果和喝凉水，避免肠胃受到过度刺激。

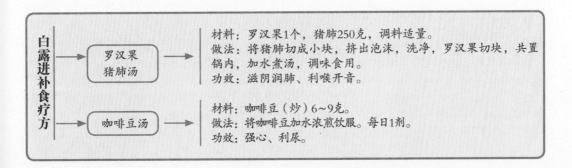

白露进补食疗方	罗汉果猪肺汤	材料：罗汉果1个，猪肺250克，调料适量。 做法：将猪肺切成小块，挤出泡沫，洗净，罗汉果切块，共置锅内，加水煮汤，调味食用。 功效：滋阴润肺、利喉开音。
	咖啡豆汤	材料：咖啡豆（炒）6~9克。 做法：将咖啡豆加水浓煎饮服。每日1剂。 功效：强心、利尿。

秋分保健养生方案

每年的9月23日左右是秋分节气，秋分正好是秋季90天的中分点，如春分一样，秋分这天阳光几乎直射赤道，昼夜时间的长短再次相等，秋分过后，北半球开始昼短夜长。

在饮食方面，中医从阴阳平衡角度出发，将饮食分为宜与忌，不同的人有其不同的宜忌，如对于那些阴气不足，而阳气有余的老年人，则应忌食大热峻补之品；对发育中的儿童，如无特殊原因也不宜过分进补；痰湿质人应忌食油腻；木火质人应忌食辛辣；患有皮肤病、哮喘的人应忌食虾、蟹等海产品；胃寒的人应忌食生冷食物等。

这个时候，秋燥还是没有结束，不过这时的"燥"，已经不是刚刚立秋时的温燥，而是凉燥，可以煮些健胃健脾，补肾强骨，而且软糯甜香，非常适口的栗子粥。润肺、清火、制燥咳，通便秘的百合粥、菊花粥，也是不错的选择，不仅可以温补身体，还可以缓解秋燥。

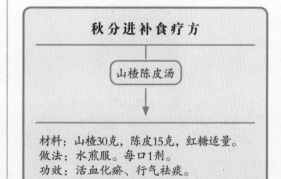

秋分进补食疗方

山楂陈皮汤

材料：山楂30克，陈皮15克，红糖适量。
做法：水煎服。每口1剂。
功效：活血化瘀、行气祛痰。

寒露保健养生方案

每年的10月8日或9日是寒露。寒露是一个冷热交替的节气，此时，人体阳气慢慢收敛，阴精开始潜藏于内，故养生也应以保养阴精为主，也就时说，秋季养生不能离开"养收"这一原则。

在人体五脏中，肺对应秋，肺气与金秋之气相应，此时燥邪之气易侵犯人体而耗伤肺的阴精，如果调养不当，人体就会出现咽干、鼻燥、皮肤干燥等秋燥症状。因此，寒露时节的养生应以滋阴润肺为宜，多食用芝麻、糯米、粳米、蜂蜜、乳制品等柔润食物，少食辣椒、生姜、葱、蒜类等易损伤阴精的辛辣之食。

寒露以后，日常养生中，首先要做到适时添加衣物，多加锻炼，增强体质。

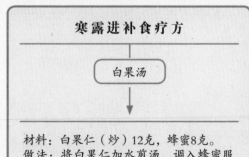

寒露进补食疗方

白果汤

材料：白果仁（炒）12克，蜂蜜8克。
做法：将白果仁加水煎汤，调入蜂蜜服食。每日2剂。
功效：敛肺气、定喘咳。

霜降保健养生方案

每年的10月23日或24日是霜降，这是秋季的最后一个节气。霜降，顾名思义就是：由于天气寒冷，露水已经凝结成霜了。

天气逐渐变冷，风湿病、"老寒腿"、慢性胃病又成了常见病，防治这些病症主要是注意身体的局部保暖。老年人要适当地多穿些衣服，膝关节有问题的可以穿上一副护膝，晚上睡觉时也要注意保暖。胃不好的人注意不要吃寒凉的东西，觉得胃部不适时，可以用热水袋暖一会儿，疼痛就会缓解。

深秋时节，正是枫树、黄栌树等植物的最佳观赏季，可以在晴朗的天气外出登山观赏美景。但是，老年人应注意不要运动过量，外出活动以颐养身心为宜，感觉劳累时不要硬撑，此外也要注意保暖防病，不要在大风天去爬山，以免感冒或者染上呼吸系统疾病。

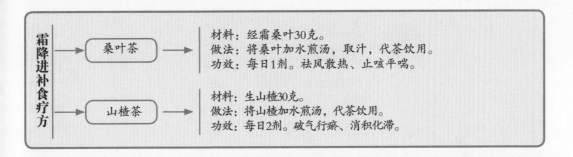

霜降进补食疗方

桑叶茶 →
材料：经霜桑叶30克。
做法：将桑叶加水煎汤，取汁，代茶饮用。
功效：每日1剂。祛风散热、止咳平喘。

山楂茶 →
材料：生山楂30克。
做法：将山楂加水煎汤，代茶饮用。
功效：每日2剂。破气行瘀、消积化滞。

立冬保健养生方案

每年的11月7日或8日是立冬，这是冬季的第一个节气。在民间，立冬是进补的好时节，认为此时进补才足够抵御严冬的寒冷。

传统中医养生有"立冬时天地气闭，血气伏藏，人不可作劳汗出，发泄阳气"之说，意思是冬天天气闭藏，人体的气血也潜藏起来了，这时候人不可以过分劳作大汗淋漓，泄露阳气。立冬以后，天气还不是太冷，在衣着方面也要注意，不能穿得过少过薄，这样会容易感冒，损耗阳气，当然也不能穿得过多过厚，否则腠理开泄，阳气不得潜藏，寒邪也易于侵入。

经常晒太阳对人体也有很多益处，特别是冬季，大自然处于"阴盛阳衰"状态，人体内部也不例外，所以在冬天常晒太阳，能起到壮实阳气、温通经脉的作用。

在饮食方面，冬季也是进补的最好季节，民间有"冬天进补，开春打虎"的谚语。冬季食补应注意营养的全面搭配和平衡吸收。元代忽思慧所著《饮膳正要》曰："冬气寒，宜食黍以热性治其寒。"也就是说，少食生冷，但也不宜燥热，有的放矢地食用一些滋阴潜阳，热量较高的膳食为宜，同时也要多吃新鲜蔬菜以避免维生素的缺乏，还要多吃牛羊肉、乌鸡、鲫鱼，多饮豆浆、牛奶，多吃萝卜、青菜、豆腐、木耳等。冬季进补还应因人而异，万不可盲目进补。

> ### 立冬进补食疗方
>
> 蘑菇豆腐汤
>
> ↓
>
> **材料：** 蘑菇250克，豆腐200克，调料适量。
> **做法：** 按常法煮汤服食。每日1剂。
> **功效：** 清热润燥、益气解毒。

小雪保健养生方案

每年的11月22日或23日是二十四节气中的小雪节气。小雪前后，天气经常是阴冷晦暗的，一些容易受天气影响的人就会觉得郁闷烦躁，特别是本身就患有抑郁症的人还可能会加重病情，所以在这个节气要着重调养心情，保持开朗豁达，尽量少受天气的影响。也可以多参与一些户外活动、在晴朗的时候多晒太阳以增强体质，预防疾病。

冬季天气寒冷，在饮食方面应适当多吃些热量较高的食物，提高糖类及脂肪的摄入量。全麦面包、稀粥、糕点、苏打饼

◎在这个季节特别是本身就患有抑郁症的人还可能会加重病情。

> ### 小雪进补食疗方
>
> 四物炖鸡汤
>
> ↓
>
> **材料：** 母鸡1只（约1.5千克），当归10克，熟地黄10克，白芍10克，川芎8克，料酒、胡椒粉、生姜、细葱、味精、精盐、清汤各适量。
> **做法：** 将母鸡宰杀后，除净毛，剁去脚爪，剖腹清除内脏，冲洗干净，入沸水锅中汆一下。将当归、熟地黄、白芍、川芎洗净，切成薄片，用纱布袋装好，扎紧口；生姜、细葱洗净，姜切片，葱切节，备用。将砂锅置武火上，掺入清汤，放入鸡，药袋烧开后，撇去浮沫，加料酒、姜、葱，改用文火炖至鸡肉烂熟，骨架松软，拣去药袋、姜、葱，加入精盐、味精、胡椒粉调好味即成。
> **功效：** 益血补虚。

干等均属糖类，这些食物的摄入既有助于御寒，其中所含的微量矿物质硒还可以振奋情绪。要注意增加维生素的供给，多吃蔬菜、水果。动物肝、瘦肉类等食品也可以保证身体对维生素A、维生素B_1、维生素B_2等的需要。

大雪保健养生方案

每年的12月7日前后是二十四节气中的大雪。关于大雪节气的养生，从中医的角度来看，此时已到了"进补"的大好时节。这里的进补并不是一般狭义理解上的随便吃些营养价值高的食品，或者用点儿壮阳的补药，进补其实是养生学的一个分支内容，具体来说是要通过养精神、调饮食、练形体、慎房事、适温寒等综合调养达到强身健体益寿的目的。

但是，进补要有所讲究，首先要注意适度原则，不可太过，不可不及。食之唯恐肥甘厚腻而节食少餐，这样不仅无异于补养，甚至会损害健康。

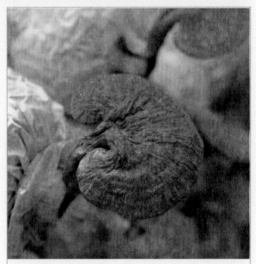

◎灵芝具有补气养血、养心安神、止咳平咳的功效。可治疗体虚乏力、饮食减少、头昏等症。

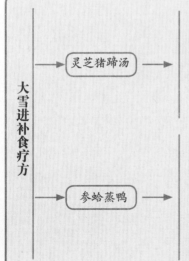

大雪进补食疗方

灵芝猪蹄汤

材料：灵芝30克，黄精15克，鸡血藤15克，黄芪18克，猪蹄250克，味精、精盐各适量。
做法：将猪蹄去净残毛，刮洗干净，剁成小块。将灵芝、黄精、鸡血藤、黄芪洗净，用纱布袋装好，扎紧口，与猪蹄同入砂锅，加水适量，先以武火烧开，后改文火慢炖至猪蹄烂熟，捞出药袋不用，加入味精、精盐调好味即成。
功效：益气补血。

参蛤蒸鸭

材料：白鸭1只（约1~1.5克），人参10克，蛤蚧5克。料酒、细葱、生姜、味精、精盐、清汤各适量。
做法：将鸭子宰杀后，除净毛，剁去嘴、脚掌，在鸭的背面近尾部横开一刀，抠净内脏；冲洗干净，入沸水锅中氽一下捞出，装入蒸盆备用。将人参、蛤蚧烘脆研成细末；生姜、细葱洗净，姜切片，葱切节备用。将人参、蛤蚧粉末放入鸭的腹腔内，再加入姜片、葱节、料酒、清汤，上笼用武火蒸至鸭子熟烂，加味精、精盐调好味即成。
功效：补肺肾、定咳喘。

冬至保健养生方案

每年的12月22日左右是二十四节气中的冬至，在养生学上，冬至是一个重要的节气，因为"冬至一阳生"，冬至过后体内的阳气开始萌芽，这个时候人们应该顺应这一身体功能的变化，做好各方面的身体调养。

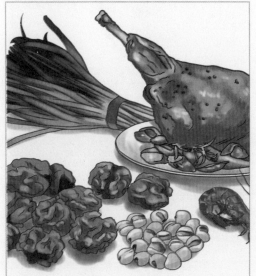

◎补阳食品有补阳助火，增强性功能的功效，如狗肉、羊肉、虾类、鹿肉等，核桃仁、韭菜、枸杞子、鸽蛋、鳝鱼、淡菜等也有补阳作用。

注意饮食调养，可分别从补气、补血、补阳、补阴4个角度来调配饮食：

补气食品，是指具有益气健脾功效，对气虚证有补益作用的食品，如糯米、党参、黄芪、大枣、山药、胡萝卜、豆浆、鸡肉等。

补血食品，是指对血虚证者有补益作用的食品，如动物肝脏、动物血制品、红枣、花生、龙眼肉、荔枝肉、阿胶、桑葚、黑木耳、菠菜、胡萝卜、乌鸡、海参、鱼类等都有一定的补血作用。

补阳食品，是指具有补阳助火，增强性功能的功效，对阳虚证有补益作用的食品，如狗肉、羊肉、虾类、鹿肉等，核桃仁、韭菜、枸杞子、鸽蛋、鳝鱼、淡菜等也有补阳作用。

补阴食品，是指具有滋养阴液，生津润燥的功效，对阴虚证有补益作用的食品，如银耳、木耳、梨、牛奶、鸡蛋等。

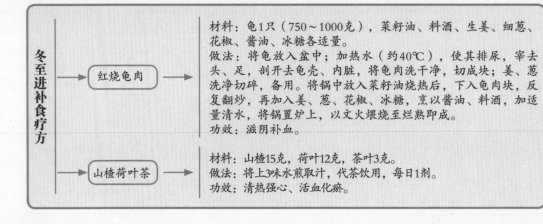

冬至进补食疗方	红烧龟肉	材料：龟1只（750~1000克），菜籽油、料酒、生姜、细葱、花椒、酱油、冰糖各适量。 做法：将龟放入盆中；加热水（约40℃），使其排尿，宰去头、足，剖开去龟壳、内脏，将龟肉洗干净，切成块；姜、葱洗净切碎，备用。将锅中放入菜籽油烧热后，下入龟肉块，反复翻炒，再加入姜、葱、花椒、冰糖，烹以酱油、料酒，加适量清水，将锅置炉上，以文火煨烧至烂熟即成。 功效：滋阴补血。
	山楂荷叶茶	材料：山楂15克，荷叶12克，茶叶3克。 做法：将上3味水煎取汁，代茶饮用，每日1剂。 功效：清热强心、活血化瘀。

小寒保健养生方案

冬日万物敛藏，养生就该顺应自然界收藏之势，收藏阴精，使精气内聚，以润五脏。冬季时节，肾的功能强健，则可调节机体适应严冬的变化。所以冬日养生很重要的一点就是"养肾防寒"。

每年的1月6日前后是小寒节气。民间有句谚语：小寒大寒，冷成冰团。小寒表示寒冷的程度，从字面上理解，大寒冷于小寒，但在气象记录中，小寒却比大寒冷，可以说是全年二十四节气中最冷的节气。

寒冷的冬天有一种简单的方法可以健身——搓手。搓手的做法很容易：双手抱拳，双手虎口接合，捏紧，再移动双手转动，在转动过程中使手的各部分互相摩擦。搓手的时间没有限制，时间稍长，两只手都会感到暖烘烘的。经常将双手在一起摩擦搓手，可以预防冻疮的发生，使手指更加灵活自如，同时对大脑也有一定的保健作用；对于经常待在室内的人，经常搓手，还能促进血液循环和新陈代谢，预防感冒。

此外，在严冬季节，人们经常一进屋就把冻僵的手脚放到取暖器旁边烤，或插入热水里暖。其实这样对手脚皮肤保健非常不利，日后很容易生冻疮。正确的方法是在距取暖器不远的地方，将裸露的手脚互相搓擦，使手脚的温度自然回升，待皮肤表面变红时，再移到取暖器旁或放入热水中取暖。

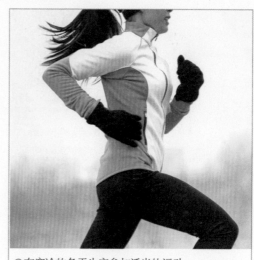

◎在寒冷的冬天也应参加适当的运动。

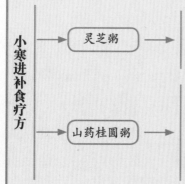

| 小寒进补食疗方 | 灵芝粥 | 材料：灵芝10克，杜仲15克，糯米100克，冰糖适量。
做法：将灵芝、杜仲加水适量煎煮，去渣取汁，然后以药汁与糯米同入砂锅；加水适量，煮成稀粥，加入冰糖搅匀即成。
功效：滋阴补肾、养心安神。 |
| | 山药桂圆粥 | 材料：淮山药50克，桂圆肉15克，荔枝肉15～20克，五味子3～5克，粳米350克，白砂糖适量。
做法：先将五味子煎水，去渣取药汁与淮山、桂圆肉、荔枝肉、粳米同入砂锅，加水适量，以文火煮粥，待粥将熟时，加入白糖，搅匀稍煮片刻即可。
功效：滋补心肾、安神固涩。 |

大寒保健养生方案

大寒是冬季六节气之一，此时天气寒冷已极，故名大寒。大寒的养生，要着眼于"藏"。中医讲究天、地、人三因制宜，其中一方面，就是要求随着时间的变化而适当调整。二十四节气则是中华文化的瑰宝，一年之中物候的变化都与节气密切相关，大寒节虽是一年中的最后一个节气，但却是一年"运""气"循环变化的开始，做好大寒节的养生保健是非常重要的。

每年的1月20日或21日是大寒。关于大寒节气的养生，依然要以温补为主，这是年尾调养身体的重要时刻，以养精蓄锐迎接新的一年。大寒虽然已经不像小寒那样酷寒，但天气还是比较寒冷，所以在衣着上还是要注意保暖，早晚天气较冷时尽量减少在户外的时间。

饮食仍然是温补的重要途径，不妨多吃红色蔬果及辛温食物，如红辣椒、红枣、红萝卜、樱桃、红色甜椒、红苹果等蔬果能为人体增加热能，使体温升高，多吃还能抵抗感冒病毒，加速康复，是冬季的首选食物。

一些根茎类食物，如芋头、番薯、山药、马铃薯、南瓜等具有丰富的淀粉及多种维生素、矿物质，也可快速提升人体的抗寒能力。

若无尿酸高、肾脏病、糖尿病、高血压等疾病，可在大寒之时喝一点儿酒，有助于气血循环。

另外，冬末气候寒冷干燥，易出现嘴唇干裂、口角炎等问题，这主要是缺乏维生素B$_2$所致，可多食酸乳酪、花粉等，症状很快就会有所改善。

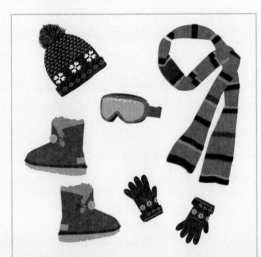

◎衣着要随着气温变化而增减，手脚易冻，尤其应注意保暖。

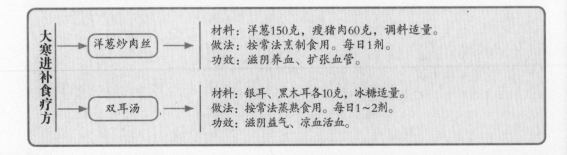

大寒进补食疗方	洋葱炒肉丝	材料：洋葱150克，瘦猪肉60克，调料适量。 做法：按常法烹制食用。每日1剂。 功效：滋阴养血、扩张血管。
	双耳汤	材料：银耳、黑木耳各10克，冰糖适量。 做法：按常法蒸熟食用。每日1～2剂。 功效：滋阴益气、凉血活血。

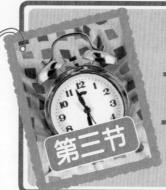

十二时辰养生法则
——健康就在每一天

第三节

我们体内有个不舍昼夜的"钟"

人的生命活动都遵循着一定的周期性或节律而展开。例如，人的情绪、体力、智力，都有一定的时间规律，人体的许多生理指标，如脑电图、体温、血压、呼吸、脉搏，以及激素的分泌量等，都是按照季节、昼夜的规律而有节奏地变化着，这就是人体内的"生物钟"现象。

生物钟控制着人体的一切生理功能，

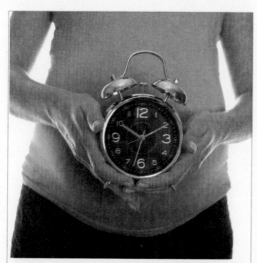

◎生物钟又称生理钟，指的是生物体随时间作周期变化，包括生理、行为及形态结构等现象。

使人体所有的生命活动都按一定的规律而发生周期性的改变，所以起居作息也必须符合生物钟的运转规律。若起居作息毫无规律，就会降低人体对外界环境的适应能力，导致疾病的发生和引起早衰。所以，人类应该及早认识到生物钟、掌握生物钟、顺应生物钟。

近几年，国际上对时间生物学研究十分重视，提出了时间病理学、时间药理学和时间治疗学等概念。昼夜节律是正常生理功能的一个重要组成部分，可以说健康人体的每一生理功能均表现出高度精密和稳定的昼夜节律。例如，在健康生理状态下，体温、心率和血压下午最高，而听觉和痛觉傍晚最敏感。某些激素如可的松和睾酮在早晨起床时最高，而胃泌素、胰岛素和肾素水平下午和傍晚最高，褪黑素、催乳素在睡眠时达到高峰。生长素的高峰也在熟睡时，因此，充足的睡眠是儿童生长的重要保障。生物钟失灵了，人体就会有病；而人体一旦有病，生物钟也会失灵。

谁违背了作息规律谁就要受到惩罚

天道自然是有规律的，人身是自然的造化，当然是符合自然界规律的，关键在于人自己按不按照规律去做，是不是在任意地挥霍自己的身体和健康，吃、喝、拉、撒、睡、玩……人体的各项生命活动都是有规律的，到什么时候就做什么事，只有按照身体本身的规律去做，才能更好地养护身体。

孙思邈是我国著名的医药学家，终年102岁，他长寿的秘诀之一就是作息规律。孙思邈将作息时间具体规定为"虽云早起，莫在鸡鸣前；虽言晚起，莫在日出后。"规律的作息是健康的保证，如果你无视身体的生物钟，而恣意违背作息规律的话，早晚有一天会受到惩罚。罗健就是一个例子：

刚过35岁的罗健是一家外企的高级经理，平时工作非常忙，经常在世界各地飞来飞去，一日三餐都很难保证，更别说充足的睡眠了，加班成了家常便饭，有时他还会通宵开会讨论项目。有一天，在工作时他突发心肌梗死，虽然经医生抢救保住了性命，但他的心脏薄得像牛皮纸一样，随时都有生命危险，平时连咳嗽都不行，因为一咳嗽血管就可能会破，他整天战战兢兢，不知什么时候就会出问题。

有一天他向医生抱怨说："为什么上帝对我这么不公平。我才35岁，人家七八十岁的都没得病，我为什么这么倒霉呀？"医生说了："据我所知，上帝是最公平的，我讲的上帝是指自然规律。自然规律是一样的，人世间很多事不公平，但上帝是公平的。你为什么得病，很简单，你违背了作息规律，规律是铁，谁碰谁流血。"

可见，作息规律是不可违背的，谁不遵守谁就会受到惩罚。要保证身体健康就要在作息习惯方面，建立一套科学、合理的作息制度，这是因为有规律的作息制度，可以在人体中枢神经系统形成一种良性刺激，建立各种各样有节律的条件反射，使各组织器官的生理活动能不知疲倦地长时间地进行下去。使人更好地与外界环境相适应，提高人体的健康水平。这也是强身健体，延年益寿的重要途径。

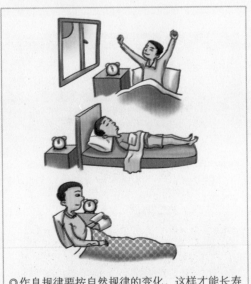

◎作息规律要按自然规律的变化，这样才能长寿健康。

子时：恍惚冥杳，上床就寝

在中国古代的养生学范畴中，子时这一个概念非常重要。

要说子时，先说十二时辰。古人将一天平分为十二个时辰。其中子时和午时正好是一天之中两个阴阳相交的时刻。子时的中点之前为阴之终，中点之后为阳之始；午时的中点之前为阳之极，中点之后为阴之起。依照子午，划分出子、丑、寅、卯、辰、巳、午、未、申、酉、戌、亥十二个时辰。其中子午为经，卯酉为纬，因此这四个时辰最为关键，其中尤以子时为要。

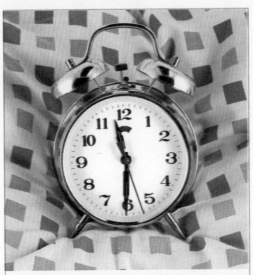

◎按养生学来讲，在晚上11点到12点的时候一定要上床睡觉。

道教的内丹学说认为，生命力量来自阳，而子时是一阳来复。因而在修行上特别重视子时，如保证在子时之前入睡。也有在子时打坐的，希望借助外界一阳来复的助力，来帮助体内的阳气积聚，逐渐培养成

"纯阳"之躯，也就成仙了。这当然包含一些臆想的成分，但有一定的参考意义。

另外，内丹学上有一个"活子时"的概念。有一些人认为，虽然天人相交，但人体是一个独立的小天地，因而天地有子午阴阳相交，人体也有阴阳相交。由此，人体一阳来复的时候，也就称为"活子时"。

男性在清晨之时，即使没有性欲也会勃起，这就是一种活子时现象。另外，一个疾病中的人，偶尔有精神状态比平时好的情况，也是活子时现象。但如果是重病将死之人，精神突然转好，则可能是回光返照。

在子时与活子时，如果能够抓住这个关键时刻，做到"含光默默"并能"恍惚冥杳"，对生命力的提升有很大的效用。相反，如果在这个时刻消耗精气，其损害也比其他时候要严重。

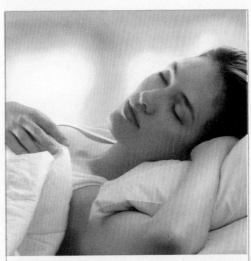

◎抓住这个关键子时睡觉，对生命力的提升有很大的效用。

丑时：养肝吉时，熟睡为宜

有些企业老总，经常晚上应酬喝酒，因此他们多患有肝脏疾病。这是为什么呢？主要有两个原因：一是酒会伤肝；二是凌晨1～3点是肝经当值，也是肝脏排毒的最旺盛时期，此时只有让身体进入睡眠状态，才能将身体的血气能量调入肝脏进行排毒，否则这些能量就会被其他器官占用，毒素排不出去，肝自然会受损伤。

在十二生肖中，"丑"为"牛"，就是说此时的生发之气虽然更大了些，但是不能只升不降，要想有更大的作为，必须约束收敛。中医"肝为将军之官，谋略出焉"也表达了同样的意思，将军不只是英勇善战，而是要考虑再三才能出击。这就像一个人在事业很兴盛的时候，恰恰应该低下头，把自己放在最低点一样。

那么，如何能够使肝气畅通，让人体气机生发起来呢？我们开头已经说过，就是要配合肝经的工作，做起来很简单，睡觉就可以。另外，养肝气我们还可以按摩

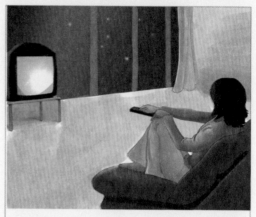

◎凌晨1～3点是肝经当值，也是肝脏排毒的最旺盛时期，此时只有让身体进入睡眠状态，才能将身体的血气能量调入肝脏进行排毒。

肝经。

总之，虽然睡觉养肝是再简单不过的事，但是对于很多经常应酬的人来说，这个时候可能正在兴头上，一笔生意就要谈成了，精神正处于很兴奋的状态，根本不可能睡觉，这样就给脂肪肝、乙肝等疾病造就了"舒适的温床"。因此，要想把肝脏养好，丑时一定要睡觉。

寅时：以静制动，深度睡眠

凌晨3～5点为十二时辰中的寅时，对应到人体是肺经当令。人体的气机都是讲顺其自然的，都是从肺经开始的，这个时候是阳气的开端，是人从静变为动的一个开始，也就是转化的过程，所以需要有一

个深度的睡眠。

有些老人到这个时候容易早醒，实际上是气血能量已经不够了。如果这个时候醒来小便的话，代表老人比较虚；如果这个时候醒来，同时是大汗淋漓的话，就要

高度注意了，因为可能因为气血不足导致心脏病的发生。这也是为什么凌晨三四点钟心脏病人容易出现死亡的原因。

《黄帝内经》认为，春天的时候人要散步，但要慢慢散步，让生发之机慢慢起来，不要一下子就起来。就是说，第一要缓缓地生发，第二要精神放松。所以在此提醒大家，一般老人心脏功能不太好的话不提倡早锻炼，有心脏病的人一定要晚点儿起床，同时要慢慢地起床，而且不主张早上锻炼。

在中医里，肺为"相傅之官"，一日之中，寅时身体各部分对血、气的需求量都开始增加，这时肺这个"相傅之官"就一定要担当起均衡天下（身体）的职责，一旦"宣发""肃降"失职，后果往往很严重。因此，在寅时一定要让自己有个深度的睡眠。

卯时：积极起床，排出糟粕

早上5～7点这个时候代表地户开，又叫肛门要开，所以我们也应该正常地排便，把垃圾毒素排出来。

中医讲究表里，所谓表里，就是一阴一阳组合的，大肠与肺相表里，肺气足了才可以排出大便。肺是阴，主内；大肠是阳，主外。打个比方，人在大便的时候，通常会有个习惯性的动作：憋气，这是因为肺是主气的，这个时候要憋一口气，然后大便才下来。小孩的大便和老人的大便不一样，小孩的大便又粗又大又长，可是到年老的时候，都拉得特别细，说明心肺功能差了，这就叫肺与大肠相表里。心肺功能好的话，大便功能就好。

另外，卯时起床后，最好先空腹喝一杯凉开水，刺激大肠，有利于晨便。

大肠有一个很重要的功能，就是"津"的功能，所谓"津"，是往外渗透的力量。津的力量过强时，就会便秘；如果津的力量特别弱时，就会拉稀。而津的力量的强与弱又和别的脏器密切相关，所以用吃泻药的办法来治疗便秘是很不明智的，它会消耗人体很大的元气。治病是治"津"的功能，如果大便总是不正常的话，就是肺的功能弱了，应该从养肺的方面入手。

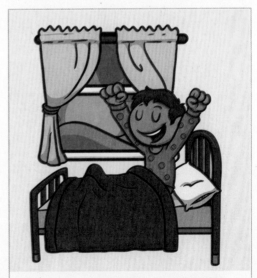

◎早上5～7点，也就是卯时，是大肠经值班，这个时候天也基本亮了，天门开了，故该起床了。

辰时：天地阳盛，进食滋补

辰时是指上午7~9点，又名食时，古人"朝食"之时也就是吃早饭时间，辰时的生肖对应的是龙，相传这是"群龙行雨"的时候。阳气开始占据主动，阴气相反开始处于劣势。阴阳互根，为了滋生阳气，需要食物来补充。所以，最好的养生方法是吃早饭。

我们知道，从子时开始到卯时，实际上是人体中营养再分配的时间。辰时吃早饭，就是要补充营养。这个时候是天地阳气最旺的时候，所以吃早饭是最容易消化的时候。如果不吃早饭，长期下去对人体的损伤是非常大的。

首先，早饭是大脑活动的能量之源，如果没有进食早餐，体内无法供应足够血糖以供消耗，便会感到倦怠、疲劳、脑力无法集中、精神不振、反应迟钝。尤其是上班族，不吃早饭会影响一天的工作质量。

其次，不吃早餐，胃中没有食糜充填，胃长时间处于饥饿状态，会造成胃酸分泌过多，侵蚀周围组织，于是容易造成胃炎、胃溃疡等疾病。

再次，在三餐定时情况下，人体内会自然产生胃结肠反射现象，也就是说能促进排便；若习惯成自然，时间久了可能造成胃结肠反射作用失调，而产生便秘。

最后，不吃早餐，饥肠辘辘地开始一天的工作，身体为了取得动力，会动用甲状腺、甲状旁腺、脑下垂体之类的腺体，去燃烧组织，除了造成腺体亢进之外，更会使得体质变弱，患上慢性疾病。

人体具有保护自身的能力，当身体意识到营养匮乏，先消耗的是糖类和蛋白质，最后消耗的才是脂肪，所以不要以为不吃早饭会有助于脂肪的消耗。恰好相反，不吃早饭，还会使午饭和晚饭吃得更多，瘦身不成反而更胖，所以一定要吃早饭。

常言道：早饭要吃好，"好"字代表着要营养充足、全面，要尽可能地一次性吃全，蛋白质、脂肪、维生素、水分、糖类、矿物质等，但不要太绝对。

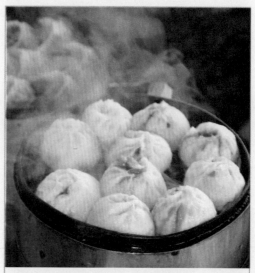

◎包子包含淀粉、蔬菜、蛋白质等营养，再配上小米粥或豆腐脑是不错的早餐选择。

巳时：广纳营养，理家读书

上午9～11点，这个时候是脾经当令。脾主运化，指早上吃的饭在这个时候开始运化。如果把胃比做一口锅，吃了饭要消化，那就靠火，把脾胃里的东西一点点腐化掉。那么，脾是什么呢？脾的右边是一个"卑鄙"的"卑"，就像古代的一个烧火的丫头，在旁边加点儿柴，扇点儿风，这些东西都会补充到人的身体里。

有的人得了糖尿病，就是脾脏不好，因为胰岛素和脾都是相关的。还有重症肌无力的问题，不要小瞧它，到了老年的时候，每个人都有一些这样的症状，都有点儿肌无力，这就是脾虚弱的现象。

前文说到吃早餐不会发胖，这也和脾主运化有关，如果人体脾的运化功能好的话，就可以顺利地消化和吸收。"巳"在月份对应四月，阳气已出，阴气已藏，山川万物一片葱茏，这是一个利于吸收营养和生血的时刻。

另外，脾主一身的肌肉，很多思虑过度的人也特别瘦，所以古代人讲心宽体胖，人心特别宽的话，就特别放松，浑身长的都是肉，因此不要思虑过度。现在小孩子老被逼着学习，活动量少，就变成虚胖，有的小孩儿身体越来越差，这也和脾有关。

人体自身的脾需要运动，而我们的肌肉也需要运动。在属相里，巳和蛇相对应，蛇在古代就是大蚯蚓，它有钻土的能力，它能够把土地疏松，所以脾就是具有这种功能的。

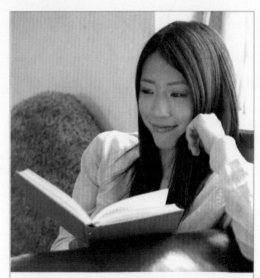

◎脾经当令时，适合理家或读书，如果不需要上班，那么到户外去晒晒太阳也是不错的选择。

午时：吃好睡好，多活十年

午时指上午11点到下午1点，这个时候是心经值班。

中国文化特别重视子时和午时，这两个时间段是天地气机的转换点，因而人体也要注重这种天地之气的转换，做出适当的调整。中医认为："午时一阴生。"在

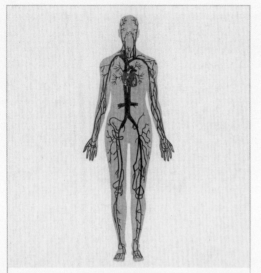

◎在午时，一上午的运化全是阳气，这个时候则开始阴生。此时心经最旺，有利于周身血液循环。

午时，一上午的运化全是阳气，这个时候则开始阴生。此时心经最旺，有利于周身

血液循环，心火生胃土有利于消化，但最好静坐或闭目休息一下再进餐。午餐应美食，所谓美食，不是指山珍海味，而是要求食物暖软，不要吃生冷坚硬的食物。还要注意最好多醋少盐，并且只吃八分饱。食后用茶漱口，涤去油腻，然后午休。

中医认为心为"君主之官，神明出焉"，而午时正是阴生，阴气忤逆阳气之时，正所谓"阴阳相搏谓之神"，此时睡眠最能养精气神，所以子时一定要睡觉，午时一定要小憩。

另外，午时属相是马，马的性子非常烈，马属火。我们的心就像一匹烈马，永远努力工作着，因此一定要善待它。所以，在这阴阳交替的时辰，人最好处于休息状态。

未时：消化食物，静养心神

中医里，心脏为君主之官，是没有什么过错的，于是总有人要代君受过。如果你是一个臣子，你就要明白，有事的时候就要担当，要代君受过。如果下午两三点出现脸红心跳的问题，实际上是心脏在警示了，因为脸红就是一个心火外散的现象。

刚刚出生的婴儿，皮肤基本上是黄里偏红，因为小孩的光是被细毛含在里面的，所以小孩不会红光满面。老人是因为脸上那一层细毛退掉了，没有东西含着它，所以才出现了光。千万别以为红光满面是什么好事，尤其是出现了红色桃花状，就好像化妆了一样，这是很危险的。特别是在眉毛的正中

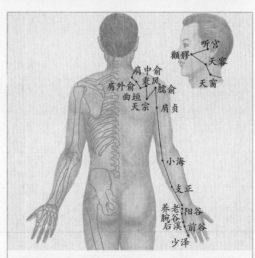

◎下午1~3点，是小肠经当令。在前一个时辰，要把午饭吃好，但是如果吸收不好的话，就会在人体形成垃圾，这就是小肠的问题了。

间，如出现红如灯花状，是非常不好的。因此，下午1～3点的时候若出现了一些病症，要往心脏那里想。

未时对应的生肖是羊。"羊"字下面加"大"字就是"美"，在中国传统文化里，美的概念首先是要满足口腹之欲，因此未时是主滋味的，这个时间有助于吸收和消化。

从养生角度，此时最好能午睡一觉，为食物在身体里的吸收和消化提供良好的环境保证。当然，如果实在睡不着或没有条件，也可以选择练气功、邀友弈棋、看看报纸，或者做点儿家务。

申时：补水排毒，夕而习复

太阳经它是从足后跟沿着后小腿、后脊柱正中间的两旁，一直上行到脑部，是一条大的经脉。此时，气血运行到膀胱，膀胱经旺，有利于泻掉小肠下注的水液及周身的"火气"。

有的人在申时小腿疼，很可能就是膀胱经的问题，而且是阳虚，是太阳经虚的现象。后脑疼也是膀胱经的问题，记忆力衰退也和膀胱经有关，主要原因是阳气上不来，上面的气血不够，所以会出现记忆力衰退的现象。

千万别把膀胱理解为储尿器。申时在十二生肖里是猴子，猴子是不安分的动物，是比较活跃的。所以古代讲"朝而受业，夕而习复"，这个时间段是学习的好阶段。一般情况下，正常人在这个时间段的判断力应该非常好，因为此时气血上输于脑部，学习效率就会很高。

这个时候吃些水果或者给身体补充水分，能够有效排出毒素，不仅美容养颜，而且能让健康常驻。

有的人也许会说"我这个时候就是难

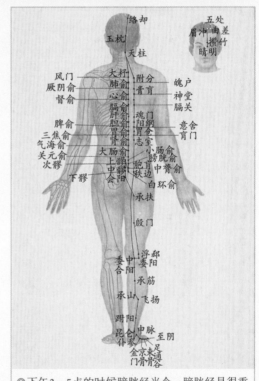

◎下午3～5点的时候膀胱经当令。膀胱经是很重要的经脉，在中医中称为太阳经。

受"，这说明身体出现了问题，如果这个时候特别犯困则是阳虚。

此外，申时还特别适合读名人诗文，或练书法，或去田园绿地，或观落霞。

酉时：饭后散步，长寿百年

"酉"是成就的意思，酉时（下午5~7点）则代表一天或一年的关门。人体也像自然天地一样，从这一时刻起开始进入秋冬的收敛收藏时机。此时，身体所表现出来的病变，往往是肾的收藏功能出现了问题，如发低热是肾气大伤，尤其是青春期或新婚后的男性要注意这一点。

酉时是肾经当令。肾主藏精，因此中国人对肾最为关注。那什么是精呢？打个比方，精就像"钱"，什么都可以买。人体细胞组织哪里出现问题，"精"就会变成它或帮助它。精是人体中最具有创造力的一个原始力量，它是支持人体生命活动的最基本的一种物质，当你需要什么的时候，把精调出来才可以得到。

从另一个角度讲，元气藏于肾，是我们天生带来的，即所谓的"人活一口气"。所以大家到一定年龄阶段都讲究补肾，而身体自有一套系统，经脉要是不通畅的话，吃多少补品都没用，不是想补就能补进去的，一定要看自己的消化吸收能力。

肾精足的一个表现就是志向。例如，老人精不足志向就不高远，小孩精足志向就高远。所以，人要想做大事，首先就要保住自己的肾精。

酉时适宜吃晚餐。晚餐宜少，可饮一小杯酒，但不可醉；晚饭后漱口，涤去饮食之毒气残物，对牙齿有好处。

吃过了饭，最好在适当的时候活动一下，而不是立即睡觉或一动不动地看

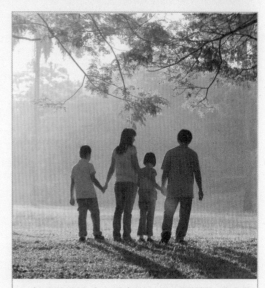

◎食后缓缓活动，则有利于胃肠蠕动，促进消化，这就是"食止行数百步，大益人"的道理。"饭后"我们的理解应当是在进食完20~30分钟以后，而并非指饭后立即缓步散步。

电视。俗话说："饭后百步走，能活九十九。"但这个"走"是有讲究的。饭后的胃正处于充盈状态，需要足够的血液才能保证消化，如果饭后立即活动，血液就会分散一部分用于满足其他部位的需要，因而不利于消化。故饭后最好休息半小时再走动。

还要注意的是，冬季室内外温差较大，在室内进餐后不宜立即出去，而应坐下来休息一下，20~30分钟以后再开始活动。同时，饭后不要立即饮水。许多人刚喝完酒就喝几杯水或茶，以为这样可以稀释酒精的浓度，其实这对身体危害很大。因此，最好饭后半小时再饮水。

戌时：适度娱乐，安抚脏腑

中医认为，在戌时人体的阳气应该进入了阴的接口，这时阴气正盛，阳气将尽，而心包经之"膻中"又主喜乐，通常人们会在这时进行晚间的娱乐活动。

从养生角度，这个时候正是睡前准备阶段，我们可以做一些轻微的活动，然后安眠。至于那些令人兴奋的狂欢活动或应酬活动，以及让人兴奋不已的电视节目，都应尽量避免。

中医认为，我们生病往往是因为脏腑受了邪。然而，心是君主，是不受邪的。那么，邪气袭来，谁来承受呢？答案是心包。很多人出现的心脏方面的毛病都可以归纳为心包经的病。例如，有的人心脏跳得特别厉害，那就是心包受邪了，先是心怦怦地跳，然后毛病就沿着心包经一直走下去。中医治病的原则就是从脏走到腑，所以利用经脉就可以治疗这类病。再比如，有人觉得中指发麻，那就是心包出问题了，因为心包经走中指；如果你觉得小指发麻，那是心脏有问题。另外，大拇指为肺经所主，所以大鱼际发青可能是肺寒导致的。老年人一方面要多观察手指，也要多活动手指，对身体有好处。

由于此时心包当令，所以最好的养生方法就是拨心包经。具体操作很简单，就是用大拇指掐在腋窝的底下，里面有一根心经，这个大经一拨，手指发麻，就算对了。你只要坚持每天拨那个地方，对心脏是最好的，实际上就等于是给心经的一个回路，因为它两边都得拨。

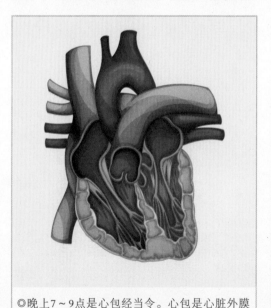

◎晚上7～9点是心包经当令。心包是心脏外膜组织，主要是保护心肌正常工作的。

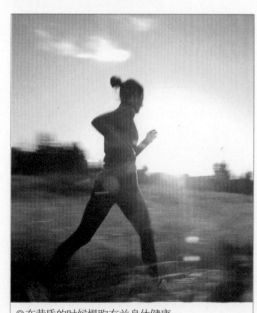

◎在黄昏的时候慢跑有益身体健康。

亥时：阴阳和合，安眠长寿

亥时，即晚上9~11点，三焦经在我们体内值班。什么是"三焦"呢？"焦"的意思是用小火烤小鸟，因此，三焦无论是指人体上、中、下，还是里、中、外，都是指生命处于一团暖融融的气息中，中国人形容它为"氤氲"，中医把这氤氲交融的状态归属于少阳，故而"亥"这个字的小篆写法就像一男性搂抱一怀孕女性。而《说文解字》的第一个字是"一"，最后一个字就是"亥"，如果说"一"在古代文化中代表先天的混沌，那么"亥"字则表示又回到初始的混沌状态，生命的轮回重又开始。

人类的生命与生活，同样是会沿着其本来的秩序运动和发展，可以在结束的时刻又重新开始一切。所以，亥时我们应该安眠，让身体得到休息和休整，并从这种彻底的休整中孕育新的生机。也就是三焦通百脉，进入睡眠，让百脉休养生息。

同时，亥时是阴阳和合的时段，这个时候是性爱的黄金时刻，其实也就是通过男女的交合配合身体完成阴阳和合的这个过程，达到"三交通泰"。中医虽然讲究保精色忌，房事不能过度，但是身体健康的情况下，和谐的性爱会令人身心欢愉，激发生机，有益无害。

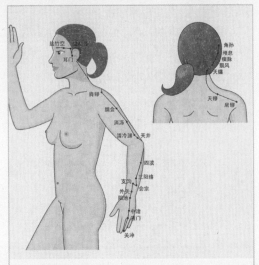

◎三焦是指人体上、中、下，还是里、中、外，都是指生命处于一团暖融融的气息中。

从位置上来看，三焦经的终点叫丝竹空，就是我们的眼外角，鱼尾纹就长在这个地方，很多女士也会在这个地方长斑，所以经常刺激三焦经就可以减少鱼尾纹和防止长斑；三焦经绕行耳朵，所以耳朵上的疾患如耳聋、耳鸣、耳痛等都可通过刺激本经穴位得到缓解；三焦经从脖子侧后方下行至肩膀小肠经的前面，可以和小肠经合治肩膀痛，还能治疗颈部淋巴结炎、甲状腺肿等发生在颈部的疾病；三焦经顺肩膀而下行到臂后侧，又可治疗肩周炎，再下行通过肘、腕，因此还可治疗网球肘和腱鞘炎。

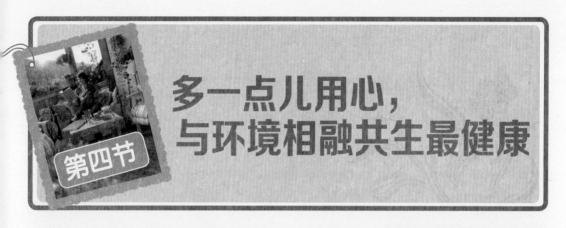

第四节 多一点儿用心，与环境相融共生最健康

破坏环境平衡，身体健康也失衡

环境是人类生存的空间，不仅包括自然环境，日常生活、学习、工作环境，还包括现代生活用品的科学配置与使用。人生活在环境中，就像鱼生活在水中一样。我们每个人的行为都影响着周围的环境。而环境一旦遭到破坏，失去它原有的平衡状态，那么，我们人类的健康甚至生存也必然会受到影响。

就以我们最常见常用的洗涤用品来

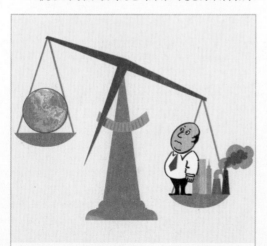

◎环境一旦遭到破坏，那么，我们人类的健康甚至生存也必然会受到影响。

说吧。你是否统计过，你的家里究竟有多少种洗涤剂？如今家用洗涤产品越分越细——洗手有洗手液，洗头发有洗发水、护发素，洗澡有沐浴液，洗衣服有各种洗衣液、柔软剂，洗碗的和洗蔬菜、水果的用具不一样，清洗浴缸、马桶、下水道、灶台、抽油烟机、瓷砖、地板、玻璃等又还有专用的清洁用品，如此等。很多人非但没有眼花缭乱，甚至还对各种洗涤用品驾轻就熟。可是，你知道这些洗涤用品对环境会产生多大的危害吗？

合成洗涤剂在制造过程中会产生大量的废水和废气。特别是含磷洗涤用品中的磷酸盐能刺激水藻的过分增长，水藻在死亡时会因其自身有机物质使水生态系统负荷过重，造成水体富营养化等问题。被磷污染的水域含有供水藻生长的丰富肥料，水藻的过分生长又造成氧耗竭，以致水域里的鱼虾因为无力与水藻争氧而死亡。被磷污染的江河湖海中，都会形成"死亡带"。环境破坏到如此程度，人一旦饮用了这些被污染的水，后果是相当严重的，媒体上就经常报道某些地区的人因为饮用污染水源而患上各种怪病、绝症，等等。可见，我们破坏的不只是环境，更是我们自己的健康。

人是自然的产物，需要依靠自然提供的阳光、水和空气延续生命。人为地破坏这些我们赖以生存的环境因素，最终受害的只能是我们自己。

不冷不热、不干不湿——最适合生活的环境

空气湿度与人类的生活环境关系密切。湿度太大，人们会感到沉闷和窒息，也容易使东西霉烂；湿度过小，人们的口腔、鼻孔又会感到干燥难受.最适宜人类生活的相对湿度是在30%～75%的范围内。据调查资料表明，许多长寿者，都生活在湿度适宜的生活环境中。

什么样的家居环境才是最适合人生活的环境呢？很多人都提出了这样的疑问。答案很简单，清新舒适、健康宜人的环境当然是最好的了。

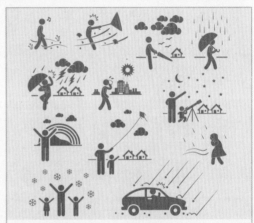

◎天气变化与环境的温度和湿度关系密切，关注天气变化从而注意加减衣服和调节饮食。

健康宜人的环境

室温要适中	空气湿度要适中	室内植物摆放有讲究
人体对生活环境的温度是有一定要求的，不能太高，也不能太低。一般情况下，人体最舒适的环境温度，夏季为25～27℃，冬季则为18～20℃。如果室内温度过高，就会影响人的体温调节功能，由于散热不良而引起体温升高、血管舒张、脉搏加快、心率加速；反之，如果温度过低的话，则会使人体代谢功能下降，脉搏、呼吸减慢，皮下血管收缩，皮肤过度紧张，呼吸道黏膜的抵抗力减弱，容易诱发呼吸道疾病	在生活中，大多数人都是关心室内的温度够不够，而很少有人关注室内空气的湿度。其实，空气湿度与人体健康的关系也是非常密切的。一般情况下，最利于生活的相对湿度应该是在45%～65%RH之间，湿度指数为50～60的环境最好。因为夏天湿度过大，人会感到闷热、烦躁，冬天人则会觉得阴冷、抑郁。湿度太小，空气过于干燥，则会使人体的水分流失，导致皮肤粗糙、皲裂，还会降低人体的抵抗力，容易感染疾病。所以说，不干不湿的空气湿度才是最利于日常养生的	很多人喜欢在家里摆放一些花或者绿色植物，不仅可以美化居室环境，还可以增加活力、清洁空气，但是植物花草的摆放也是有讲究的，不能胡乱摆放，比如，针叶植物属"阳"，可放置在朝南的房间内；低垂圆叶植物属阴，可放置在朝北的房间；多刺的植物要放在人不易碰到的位置。在高血压患者的卧室里放一些艾叶和银花，有降血压的功效；失眠的人则可以在床头放一些薰衣草，可以加速睡眠，等等

春夏要防潮防霉，秋冬要滋阴润燥

我国处于温带，春夏秋冬四季分明；属大陆性季风气候，春夏季节雨水比较多，尤其是南方到了梅雨季节，更是天天雨水不断，空气十分潮湿，会诱发感冒、风湿和哮喘等病。而潮湿的空气还会使室内的东西发霉，散发细菌，感染到人身上就会引发皮肤癣。而秋冬季节雨水减少，刮风的天气越来越多，空气也就变得非常干燥，很多人都会在这时候感觉口干舌燥，上火的人也特别多，诸如鼻咽干燥、咽痛咽痒、干咳少痰或无痰、皮肤干燥、体虚乏力、遗精腰酸、心烦心悸等阴虚燥热的病症也很普遍。所以说，太湿、太燥的空气都是不利于养生的。这就需要我们在春夏季节注意防潮防霉，在秋冬季节，则要注意滋阴润燥。

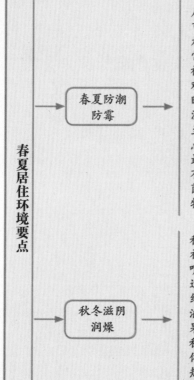

春夏居住环境要点

春夏防潮防霉

居室防潮应注意阴雨天把朝南或朝东南方向的门窗关闭，这样可减少水汽进入室内。待天气转晴时，可打开所有门窗，以加速水分蒸发。布艺沙发返潮可用吹风机吹干。铁艺家具要经常用湿布和柔和的清洁剂擦洗，注意防水防潮，如果发现表面褪色、出现斑点，应及时修补上漆，以免影响其制品的整体美观。使用空调时要经常利用其抽湿功能。梅雨过后，要及时晾晒衣被，如果你不小心淋了雨，要及时换上干衣服，以免外感湿邪。

至于防霉，一定要针对霉菌怕光、怕氧、怕冷、怕燥的这些特点，采取暴晒、通风、干燥、降温等相关防霉措施，以达到最好的防霉效果。另外，霉变食物要及时处理，绝不能食用。有的霉菌有毒（如镰刀菌，它存在于霉变的粮食中），有的真菌可产生毒素（如黄曲霉菌），无论误食了哪种真菌污染的食物，都可以引起急性或慢性食物中毒。

秋冬滋阴润燥

秋冬滋阴润燥的关键就是保持足够的津液，主要有两个方法：一是补，二是防丢失。喝水是补津液的好办法，但很多人喝了水之后，嘴唇还照样干，那就该多举并进了。比如少吃过油、过甜、过辣、过咸的东西，饮食以清淡为主，少喝甜味饮料；多吃粗粮和富含纤维素、矿物质的东西，促进排便；多运动，运动促进血液循环，津液自然充溢；还要忌情绪过激，否则容易产生心火，灼烧津液；水果宜吃葡萄、梨等，忌温性的荔枝、苹果等。

秋冬补水的方式很多，补水时一定要均衡饮食，同时应该根据自身体质选择进补食物。如体质较弱的人，本身偏凉，应适当进补强温热类食物，如羊肉、狗肉、虾、韭菜等。若体质较好，防燥时应该以寒凉食物为主，如豆腐、黑豆、梨、银耳、芝麻、百合、藕、海参、蜂蜜、鸡蛋、苦瓜等。

另外，在秋冬季节，要顺应气候变化，适时增减衣服，防止受寒，以达到更好的防燥滋润效果。

用心打造自然和谐的环保居室

家是人们辛辛苦苦劳动了一天，回来休息和补充能量的地方。这个地方的好坏，会直接影响到我们第二天的体能和精神状态。如果这个地方不好的话，那么我们就无法在这里补充到应有的能量，去面对第二天的拼搏。这将会影响到我们的工作效率，当然也就直接影响到事业。所以，打造和谐自然、温馨舒适的环保居室就成了很多人在装修装饰居室时的不变法则。要做到这一点也不难，只要多用一点儿心，了解一些有关室内设计方面的知识，就可以轻轻松松获得自己满意的家居环境。

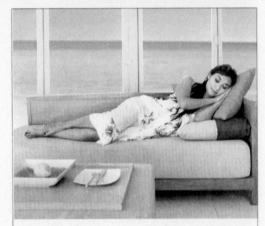

◎人一生中三分之二时间在此度过；现代人生活和工作在室内环境中的时间已达到全天的80%～90%，因此室内环境质量的好坏直接影响人们的身体健康。

自然和谐的居室

对比	对比是家装设计中惯用的一种方式，把两种不同的事物、形体、色彩等作对照就称为对比。如方与圆、新与旧、大与小、黑与白、深与浅、粗与细等。通过把两个明显对立的元素放在同一空间中，经过设计，使其既对立又和谐，既矛盾又统一，在强烈反差中获得鲜明对比，求得互补和满足的效果
色调	作为居室来讲，色彩是关系着居室环境和氛围的和谐的首要因素，不管采用什么样的配色方案，目的是要取得和谐的基本效果。不同颜色能引起人视觉上不同的色彩感觉。如红、橙、黄的温暖感很强烈，被称为暖色系；青、蓝、绿具有寒冷、沉静的感觉，被称为冷色系。在室内设计中，可选用各类色调构成，色调有很多种，一般可归纳为"同一色调、同类色调、邻近色调、对比色调"等，在使用时可根据环境不同灵活运用
对称	对称是形式美的传统技法，是人类最早掌握的形式美法则。对称可采用绝对对称和相对对称。上下、左右对称，同形、同色、同质对称被称为绝对对称；而在室内设计中采用的是相对对称，对称给人感受秩序、庄重、整齐即和谐之美
呼应	在室内设计中，顶棚与地面、桌面或其他部位，采用呼应的手法，形体的处理，会起到对应的作用。呼应属于均衡的形式美，是各种艺术常用的手法，呼应也有"相应对称""相对对称"之说，一般运用形象对应、虚实气势等手法求得呼应的艺术效果
和谐	和谐包含协调之意。它是在满足功能要求的前提下，使各种室内物体的形、色、光、质等组合得到协调，成为一个非常和谐统一的整体。和谐还可以分为环境及造型的和谐、材料质感的和谐、色调的和谐、风格样式的和谐等。和谐能使人们在视觉上、心理上获得宁静、平和的满足。 遵循这些基本的原则，我们就能够给居室营造出很好的视觉效果，布置一个理想的家居环境

安全家居，要离"毒"远一点儿

"家比什么地方都好！"这是英国著名剧作家莎士比亚发出的感慨。是啊，人的一生中有2/3的时间要在室内度过，而其中大部分时间又是在家中度过。由于室内环境中的各个因素均会作用于人体，因此，居家环境与人的健康是息息相关的。

随着经济收入和物质水平的提高，人们对居住空间的装饰装潢也变得越来越讲究，各种各样的化工材料、家用电器大量进入室内，最终结果是：人们亲手把各种各样的有毒有害物质"请入室内"，不自觉地却把自己置身于各种"毒"的重重包围之中。有毒的家居环境，严重威胁着人体的健康。

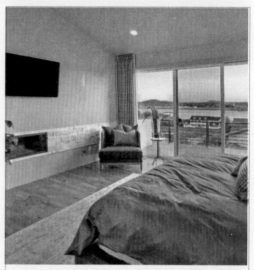

◎随着住宅不断向空中发展，高层建筑越来越多，有限居住空间的人口密度猛增，活动空间日益拥挤。

3种主要室内环境污染

化学污染	物理污染	生物污染
主要来自装修、家具、玩具、煤气、热水器、杀虫喷雾剂、化妆品、抽烟、厨房的油烟等	主要来自室外及室内的电器设备产生的噪声、光和建筑装饰材料产生的放射性污染等	主要来自寄生于室内装饰装修材料、生活用品和空调中产生的螨虫及其他细菌等

这些有害物质相互影响会加重室内污染对人们健康的危害，比如室内空气中的化学性污染会对人们的皮肤黏膜和眼结膜产生刺激和炎症，甚至会麻痹呼吸道纤毛和损害黏膜上皮组织，在这种情况下，人体对疾病的免疫力就会大大减弱，使病原微生物易于侵入并对人们的健康造成危害。所以，人们要特别注意室内的环境污染，特别是新房和新装修的家庭更要注意。

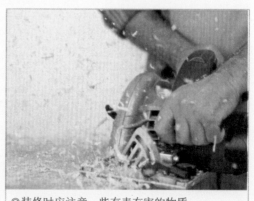

◎装修时应注意一些有毒有害的物质。

绿色环境，完全消除甲醛要分 4 步走

近年来，家居健康问题已日益为百姓所关注，但许多人在购房及装修后还是不明白怎样做才能有一个安全、健康、环保的家，其实你只要做好4步就好了。

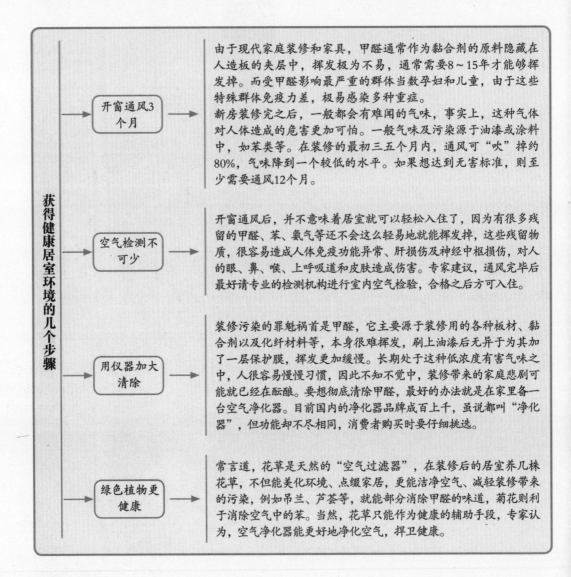

获得健康居室环境的几个步骤

开窗通风3个月

由于现代家庭装修和家具，甲醛通常作为黏合剂的原料隐藏在人造板的夹层中，挥发极为不易，通常需要8～15年才能够挥发掉。而受甲醛影响最严重的群体当数孕妇和儿童，由于这些特殊群体免疫力差，极易感染多种重症。

新房装修完之后，一般都会有难闻的气味，事实上，这种气体对人体造成的危害更加可怕。一般气味及污染源于油漆或涂料中，如苯类等。在装修的最初三五个月内，通风可"吹"掉约80%，气味降到一个较低的水平。如果想达到无害标准，则至少需要通风12个月。

空气检测不可少

开窗通风后，并不意味着居室就可以轻松入住了，因为有很多残留的甲醛、苯、氨气等还不会这么轻易地就能挥发掉，这些残留物质，很容易造成人体免疫功能异常、肝损伤及神经中枢损伤，对人的眼、鼻、喉、上呼吸道和皮肤造成伤害。专家建议，通风完毕后最好请专业的检测机构进行室内空气检验，合格之后方可入住。

用仪器加大清除

装修污染的罪魁祸首是甲醛，它主要源于装修用的各种板材、黏合剂以及化纤材料等，本身很难挥发，刷上油漆后无异于为其加了一层保护膜，挥发更加缓慢。长期处于这种低浓度有害气味之中，人很容易慢慢习惯，因此不知不觉中，装修带来的家庭悲剧可能就已经在酝酿。要想彻底清除甲醛，最好的办法就是在家里备一台空气净化器。目前国内的净化器品牌成百上千，虽说都叫"净化器"，但功能却不尽相同，消费者购买时要仔细挑选。

绿色植物更健康

常言道，花草是天然的"空气过滤器"，在装修后的居室养几株花草，不但能美化环境、点缀家居，更能洁净空气、减轻装修带来的污染，例如吊兰、芦荟等，就能部分消除甲醛的味道，菊花则利于消除空气中的苯。当然，花草只能作为健康的辅助手段，专家认为，空气净化器能更好地净化空气，捍卫健康。

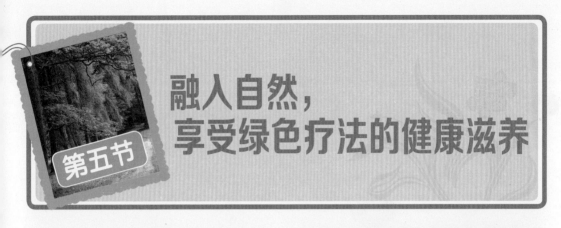

第五节

融入自然，
享受绿色疗法的健康滋养

森林疗法：感受大自然最贴心的养护

所谓森林疗法，就是在森林中，利用树木本身释放的含有芳香气味的萜化合物质，有效地杀灭病菌，达到治疗疾病的一种天然疗法。近几年来，森林疗法越来越受人们的欢迎，许多身缠痼疾，几乎被一些医生认为是没有希望治愈的病人，来到森林里住上一段时间后，竟奇迹般地痊愈了。

森林浴最理想的季节是夏季和秋季（5~10月），每天行浴的时间为白天10点至下午4点。气温一般在15~25℃之

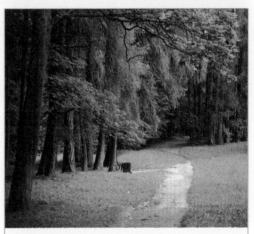

◎森林浴最理想的季节是夏季和秋季（5~10月）。

森林的医药作用

制造氧气	阻隔杂音	使人安详
森林能制造氧气，被称为"天然氧气制造工厂"。人体吸收了充足的氧气，在肺脏中通过肺的通气和肺的换气，进入血液循环，输送到全身各部位的组织细胞中。可有效地促进人体的新陈代谢，提高机体的免疫功能，并可改善大脑皮层的功能，使人们形成良好的心境	森林能阻隔杂音，森林的绿枝茂叶能吸收声波，使人耳根清静，不再受噪声的困扰	森林能使人安详，森林的绿色对人的神经系统具有调节作用，能平静情绪，眼明目清
杀灭毒菌	**净化空气**	**调节气温**
杀灭毒菌，如松柏可杀死空气中的白喉、结核、霍乱、痢疾、伤寒等病菌	森林能净化空气，森林有吸收毒气、尘埃的作用	调节气温，森林里冬暖夏凉，是疗养的佳境

间。行浴时，患者可先穿宽松的衣服，在森林中散步10分钟左右，并作深呼吸，然后在身体适应的情况下，逐步脱去外衣，最后只留短衣、短裤，但不必全裸。行浴方式可采取卧床或躺在躺椅上，叫作"静式森林浴"；做一些非对抗式的体育活动，如打太极拳，这叫作"动式森林浴"。第一次行浴时间为15分钟，其中半裸时间不宜过长，以后每次增加5~10分钟，逐步增加到60~90分钟一次。每日2次，一月为一疗程。适用于慢性鼻炎、咽炎、慢性支气管炎、肺气肿、肺结核以及哮喘病，冠心病、高血压、动脉硬化等症。在又浓又绿的森林中步行，和洗温泉有同样的效果。目前，我国一些地方学习国外经验，近年也在一些林区建立了一批森林浴场，如北京开发的红螺松林浴园、浙江天目山森林健康医院及广东鼎湖山的天然氧吧等。

泥疗：以自然"土气"补养自然之身

泥疗，是将含有对人体有益矿物质的泥抹于身体之上或者将整个身子浸浴泥液之中，以达到治疗和缓解症状的作用。我国在古代医学中，如晋洪的《肘后备急方》、唐代孙思邈的《千金要方》等，都有泥疗的记载。李时珍的《本草纲目》中曾说及泥与人体的关系，曰："诸土皆能胜湿补脾。"中医认为，脾属土，自然界的泥土敷于人体，皆于人体的脾"同气相召"，凡因脾引起的疾病，用泥疗疗效明显。但古人说"土地各以类生人"又"各以类治病"。用来治病的泥土主要有温泉泥、井泥、河泥、田泥、蚯蚓泥、黄土、白土、灶心土、壁土、燕窝土、蜂窝土等。

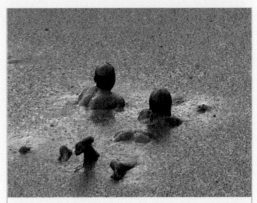

◎泥疗，是将含有对人体有益矿物质的泥抹于身体之上或者将整个身子浸浴泥液之中，以达到治疗和缓解症状的作用。

用于泥疗的泥含有多种有机物和无机物，还含有多种有益生物，有助于机体功能的恢复。泥中的二氧化碳等气体被皮肤吸收后，能刺激呼吸及循环中枢，使呼吸加深加快，同时使血液循环得到改善。泥中的硅、钙、镁、钠等物质能调节神经功能，磷酸能增加组织对水分的吸收。此外，泥中的抗菌物质有抑制细菌的作用，生物原刺激素有治疗营养性溃疡的作用。所以，泥疗是一种适应性很广的保健疗法。

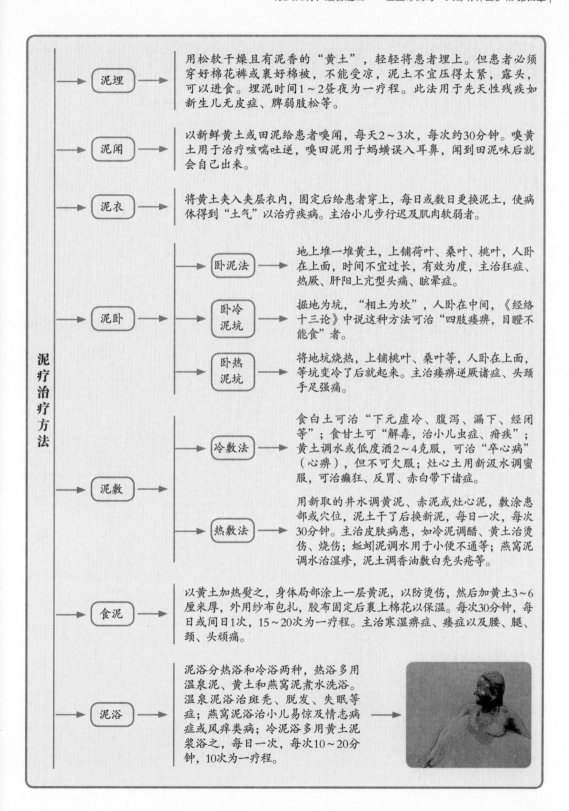

泥疗治疗方法

- **泥埋** → 用松软干燥且有泥香的"黄土"，轻轻将患者埋上。但患者必须穿好棉花裤或裹好棉被，不能受凉，泥土不宜压得太紧，露头，可以进食。埋泥时间1～2昼夜为一疗程。此法用于先天性残疾如新生儿无皮症、脾弱肢松等。

- **泥闻** → 以新鲜黄土或田泥给患者嗅闻，每天2～3次，每次约30分钟。嗅黄土用于治疗咳喘吐逆，嗅田泥用于蚂蟥误入耳鼻，闻到田泥味后就会自己出来。

- **泥衣** → 将黄土夹入夹层衣内，固定后给患者穿上，每日或数日更换泥土，使病体得到"土气"以治疗疾病。主治小儿步行迟及肌肉软弱者。

- **泥卧**
  - **卧泥法** → 地上堆一堆黄土，上铺荷叶、桑叶、桃叶，人卧在上面，时间不宜过长，有效为度，主治狂症、热厥、肝阳上亢型头痛、眩晕症。
  - **卧冷泥坑** → 掘地为坑，"相土为坎"，人卧在中间，《经络十三论》中说这种方法可治"四肢瘘痹，目瞪不能食"者。
  - **卧热泥坑** → 将地坑烧热，上铺桃叶、桑叶等，人卧在上面，等坑变冷了后就起来。主治痿痹逆厥诸症、头颈手足强痛。

- **泥敷**
  - **冷敷法** → 食白土可治"下元虚冷、腹泻、漏下、经闭等"；食甘土可"解毒，治小儿虫症、疥疾"；黄土调水或低度酒2～4克服，可治"卒心病"（心痹），但不可欠服；灶心土用新汲水调蜜服，可治癫狂、反胃、赤白带下诸症。
  - **热敷法** → 用新取的井水调黄泥、赤泥或灶心泥，敷涂患部或穴位，泥土干了后换新泥，每日一次，每次30分钟。主治皮肤病患，如冷泥调醋、黄土治烫伤、烧伤；蚯蚓泥调水用于小便不通等；燕窝泥调水治湿疹，泥土调香油敷白秃头疮等。

- **食泥** → 以黄土加热熨之，身体局部涂上一层黄泥，以防烫伤，然后加黄土3～6厘米厚，外用纱布包扎，胶布固定后裹上棉花以保温。每次30分钟，每日或间日1次，15～20次为一疗程。主治寒湿痹症、痿症以及腰、腿、颈、头顽痛。

- **泥浴** → 泥浴分热浴和冷浴两种，热浴多用温泉泥、黄土和燕窝泥煮水洗浴。温泉泥浴治斑秃、脱发、失眠等症；燕窝泥浴治小儿易惊及情志病症或风痒类病；冷泥浴多用黄土泥浆浴之，每日一次，每次10～20分钟，10次为一疗程。

花香疗法：香气袭人，魅力非凡

花香疗法，顾名思义，就是利用花香来治疗和预防疾病的一种自然疗法。花香疗法是祖国医学的一个组成部分，我们的祖先很早就利用花香疗法来防治疾病。祖国医学中的香佩疗法和药枕疗法都兼有花香疗法。与花草直接做成中药不同，花香疗法主要通过植物挥发在空中的气味，作用于人的心理和生理，从而达到治疗的效果。打个比方，在10～15平方米的房间里，摆放10～30盆数量不等的菊花，闻上一周的香气后，失眠症状便会大大改善。此外，玫瑰、薰衣草、茉莉、百里香、鸢尾花、香荚玉等十几种常见花卉的香味对失眠者也都有帮助。高血压病人可将具有芳香降压作用的药物装入瓶袋，放置于能嗅及的地方，可起到一定的降压作用。

神经疗效：安抚情绪，净化心灵，减轻愤怒及筋疲力尽的感觉，平衡中枢神经。

身体疗效：改善失眠，降低高血压，

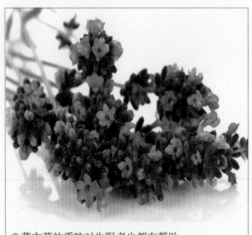

◎薰衣草的香味对失眠者也都有帮助。

镇静心脏，有助于改善呼吸系统、妇科及消化系统问题，杀虫、净化空气。

花香令人沉醉，不同的花香还可对不同疾病发挥疗效。例如，丁香花含有丁香油酚，其香气可以减轻牙疼者的病痛；桂花有解郁、避秽之香，有助于治疗狂躁型精神病；天竺葵花对人体有镇静、安眠、平喘的功效；薰衣草的香气，是失眠症患者的良药，可以改善抑郁症状和歇斯底里症，去除紧张，平肝息火，抑制挑衅冲动。而且现代科学证实，有些花香分子颗粒有杀菌效能，可净化空气。

在欧美，利用花香的园艺疗法已得到较广泛的运用。特别是对老年人、残疾人等抑郁高发人群，医生常用薄荷、薰衣草等花的香气来舒缓他们的情绪。除了闻花香，赏花、种花时的愉悦心情也有助于病人的康复。在欧美，私人开的花香诊所很受欢迎，很多医院也会放一些花草，以帮助病人更快地恢复。

由此可见，"花香"的魅力确实不凡，在紧张的工作、学习之余，不妨多去花园里走走，那沁人心脾的花香会让你的烦恼和忧愁顷刻间烟消云散。置身于花的世界里，你既可以尽情欣赏花的色、香、神、韵，感受鲜花的清幽和高雅，体味生活的愉悦和温馨，又能在幽幽花香中享受其独特的保健作用，如此一举多得的事情何乐而不为呢？

温泉疗法：关节炎和皮肤病的首选

温泉疗法，是利用温泉水的化学和物理综合作用，达到治疗疾病和防治疾病的一种疗法。在中医理论中，泡温泉被看作是一种身体外部治疗，有着两重作用，其一是热敷作用，其二是水疗作用，所以针对皮肤病与关节疾病这两种病最有效。李时珍在《本草纲目》中也说，利用温泉可治疗"诸风筋骨挛缩，及肌皮顽痹，手足不遂，无眉发、疥癣诸疾"。所以，用温泉水治疗关节病和皮肤病是不错的选择。寒冷冬日许多人喜欢泡温泉，泡温泉不是像泡澡那么简单，其中是有许多知识的。温泉依不同的泉质有不同的疗效：

不同泉质的温泉所具有的疗效

泉质	疗效
酸性碳酸盐泉	可美白肌肤
酸性硫酸盐氯化物泉	对皮肤病具有疗效
酸性硫磺泉	皮肤病、风湿、妇女病及脚气
酸性硫酸岩泉	慢性皮肤病
碱性碳酸氢泉	神经痛、皮肤病、关节炎
弱酸性单纯泉	风湿症及皮肤病
弱碱性碳酸盐泉	皮肤病、风湿、关节炎
弱碱性碳酸泉	神经痛、皮肤病、关节炎、无色无味可饮
弱碱性硫磺泉	对神经痛、贫血症、慢性中毒症具有改善作用
硫酸盐泉、火山地热温泉	硫黄味浓，治疗皮肤病
硫酸盐氯化物泉	关节炎、筋肉酸痛、神经痛、痛风
硫黄碳酸泉	慢性疾病如神经痛、皮肤病、关节炎
碳酸氢盐泉	神经痛、皮肤病、关节炎、香港脚
碳酸硫磺泉	神经痛、贫血症
低温中性碳酸氢盐温泉	慢性皮肤病
中性碳酸温泉	皮肤病、风湿、妇女病及脚气
氯化物泉	水质滑腻，可治皮肤病，风湿痛，神经痛

所以，我们一定要根据自身的实际情况，选择最适合自己的温泉来泡。浴疗时间与温度也要因人因病而异，才能达到预期效果。一般说来，高温浴时间宜短，微温浴时间稍长。如40℃水温20～30分钟即可，41℃～45℃水温5～10分钟即可。一般每天1次，1周休息1天，15～20次为1疗程。还有一些注意事项需要我们谨记，比如：到达矿泉疗养地后，先适当休息以适应环境，经医生全面检查后，再开始浴疗。每次入浴前，要消除恐惧情绪，喝适量开水。

鱼疗：享受"小鱼医生"的贴身服务

所谓"鱼疗"，是指将一种生活于温泉出水口附近、身体长2厘米左右的小鱼放在温泉池中，这些小鱼不仅能在42℃的温泉水里畅游，最奇特的是当人进入池中，小鱼会主动围上来与人的肌肤亲密接触，同时动嘴"啃噬"人体皮肤，所以被称为"亲亲鱼"。

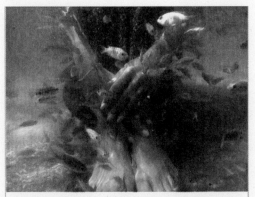

◎温泉鱼疗是一种无医无药纯粹的自然疗法，对于常见的皮肤病、瘢痕、脚气有着独特的疗效。

亲亲鱼学名叫星子鱼，是用土耳其星子鱼雄本和本地热带鱼母体，经过人工繁殖出来的新品鱼种，体长只有2～4厘米。此鱼属热带鱼类，一般生存在25～40℃的温泉水、加热水、半咸淡水和高温水中。

这种生活习性比较奇异的小鱼充满灵性，当它们吸啄皮肤时，你不仅不会感到丝毫的痛痒，还会产生一种极为惬意的感觉。它们在各个部位为你按摩、去痒，让人体毛孔畅通，排出体内垃圾和毒素，同时能更好地吸收温泉中的各种矿物质，加速人体新陈代谢，达到美容养颜，延年益寿的奇特功效。温泉鱼疗是一种无医无药纯粹的自然疗法，对于常见的皮肤病、瘢痕、脚气有着独特的疗效，而且无任何副作用。所以也叫"小鱼医生"。

温泉鱼疗的起源可以追溯到14世纪的土耳其。14世纪时土耳其人就在"地热水"（温泉水）中洗澡，以给自己缓解疲劳、治疗病痛，他们在泡温泉的过程中积累了相当多的经验。在土耳其坎加尔流传着这样一个故事：一次两兄弟在野外发现了一处温泉，令人惊奇的是温泉中居然有小鱼在欢快游动，兄弟俩异常兴奋，跳入泉水中想看看究竟是什么鱼竟能在温泉水中生存。当他们踏入水中后，小鱼竟围拢起来，且轻轻地用小嘴吸咬他们的脚趾、小腿，俩人享受了这美妙的鱼温泉后，天天到此温泉泡澡，更为神奇的是，其中一人长期的维生素B_1缺乏病（脚气病）竟不治而愈，消息不胫而走，人们纷纷到此温泉与小鱼亲密嬉戏，使许多人的疾病悄然康复，从此土耳其坎加尔的温泉鱼疗享誉欧洲，每年都有大批游客到此温泉感受这人间仙境。

现代人工作繁忙、生活劳累，如果享受一下"小鱼医生"的贴身服务，让它们帮你推拿按摩，为你啃去足部老化的皮质、毛孔里面堵塞的细菌和汗渍，那么身轻体健、通体舒泰的感觉一定会让你飘飘欲仙。在鱼疗池中，人和自然和谐共处，在这种轻松的环境下我们的身心一定会得到最好的修复。

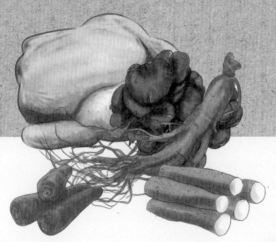

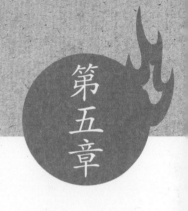

第五章

挖掘人体潜能

——让身心一天比一天强壮

●正确开发我们本身的潜能，可以提高免疫系统的功能，增强抵抗病毒与细菌的能力，同时被治疗者会较容易释放负面能量，最后达致平衡与和谐。

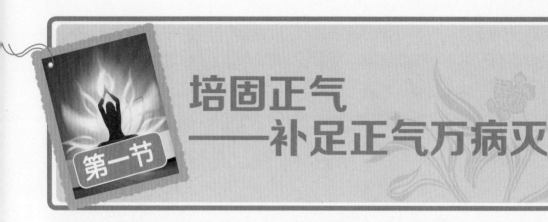

培固正气
——补足正气万病灭

第一节

正气何来——秉先天之精，合后天之力

中医学中有这样的说法："气聚则生，气壮则康，气衰则弱，气散则亡。"这里的"气"就是指人体的正气，也称为"元气"，即"真元之气"。正气充足免疫力就强，就能战胜疾病；如果人体正气不足或虚弱，就不能产生足够的抗体或免疫力去战胜疾病；而正气耗尽，人就会死亡。那么正气从何而来呢？《黄帝内经》中说："真气者，所受于天，与谷气并而充身者也。"也就是说，正气是由父母之

精所化生，由后天水谷精气和自然清气结合而成的阴气与阳气。

父母之精气是先天之本，正气的强弱首先由先天之本所决定。也就是说如果父母身体都很好，孩子将来身体也会比较好，免疫力也比较强，不容易得病。

中医认为，元气虽来自父母之精气，但这些先天带来的元气只够维持7天的生命。要想活下去，就要吃东西、呼吸自然之气。因此，人体正气在很大程度上还是要受到后天之本，即水谷精气和自然清气的影响。有的人父母身体不是很好，先天正气没有那么充足，这样的人虽然自小免疫力低、体弱多病，但如果他知道自己先天条件不好，很注意养生，懂得养护自己的正气，也能长寿。

总之，正气是我们生存的根本，它的强弱取决于两方面的因素，即先天之本与后天之力。养护好体内的正气。遵循健康的生活习惯，好好养护正气，这才是健康长寿的根本所在。

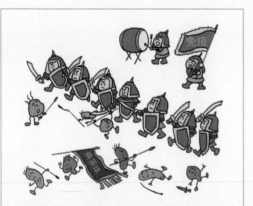

◎正气充足免疫力就强，身体就不易被邪气侵害。正气是我们生存的根本，它的强弱取决于两方面的因素，即先天之本与后天之力。

人体内的"元气"

传统中医认为，人体内有气血运行，才保证了人的生存，"气聚则生，气壮则康、气衰则弱，气散则亡"。

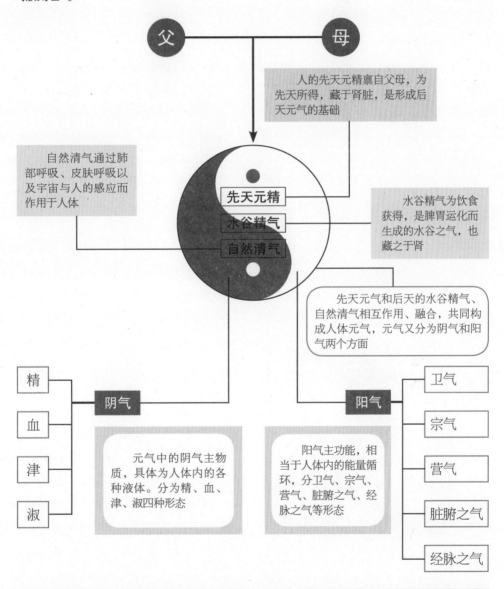

父 —— 母

人的先天元精禀自父母，为先天所得，藏于肾脏，是形成后天元气的基础

自然清气通过肺部呼吸、皮肤呼吸以及宇宙与人的感应而作用于人体

先天元精
水谷精气
自然清气

水谷精气为饮食获得，是脾胃运化而生成的水谷之气，也藏之于肾

先天元气和后天的水谷精气、自然清气相互作用、融合，共同构成人体元气，元气又分为阴气和阳气两个方面

精
血
津
淑

阴气

阳气

卫气
宗气
营气
脏腑之气
经脉之气

元气中的阴气主物质，具体为人体内的各种液体。分为精、血、津、淑四种形态

阳气主功能，相当于人体内的能量循环，分卫气、宗气、营气、脏腑之气、经脉之气等形态

阴阳二气可以相互转化，新陈代谢也因此而运转不息，人也因此而得以生存。元气的虚实、强弱、聚散、顺逆、升降等运行，都与人身体状况的变化有着密切关系。

正气一足，有病祛病，无病强身

中医认为，疾病的发生、发展过程，就是正邪抗争，各有胜负的过程。

正，即正气，是指人体的功能活动及抗病、康复能力。一般来说，凡正气不足的人，汗毛孔（腠理）容易松弛，失去其护卫表皮的功能作用，因而最容易感受四时流行之气，使四时之气自表皮而入；发则会出现咳嗽、流涕、头昏，或发热、怕风等伤风症状。此外，有的病人小便点滴不畅、滴沥不尽一天数十次，这也是正气不足的表现，正如《黄帝内经》所言"有癃者，一日数十

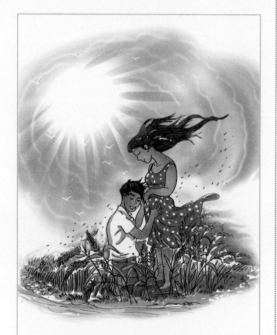

◎父母之精气是先天之本。也就是说，父母身体都很好的孩子，将来身体也会比较好，免疫力也比较强，不容易得病。孕期有其他因素的干扰，比如受孕的时间，孕妇孕期有无饮酒过量、服药等情况，孕期心情，孕妇营养状况等，都会影响孩子的元气。

漫，此（正气）不足也"。

邪，又称邪气，泛指各种致病因素，包括六淫、饮食失宜、七情内伤、劳逸损伤、外伤、寄生虫、虫兽所伤等，也包括机体内部继发产生的病理代谢产物，如瘀血、痰饮、宿食、水湿、结石等，具有伤害正气、引起疾病的破坏作用，即所谓的"邪气发病"。身体发热如火炭般热，颈部和胸部有阻塞不通的感觉，人迎脉盛，呼吸喘促而气上逆，这些都是邪气亢盛有余、正邪两旺的现象。

一般来说，邪气侵犯人体后，正气与邪气就会相互发生作用，一方面是邪气对机体的正气起着破坏和损害作用，另一方面正气对邪气的损害起着抵御及驱除邪气，并消除其不良影响的作用。因此，正邪的斗争及其在斗争中邪正双方力量的盛衰变化，不仅关系着疾病的发生和发展，影响着病机、病症的虚实变化，而且直接影响着疾病的转归。从某种意义上来说，疾病的发生与发展过程，也就是正邪斗争及其盛衰变化的过程。

正气与邪气相斗争的过程，就像国家之间的战争一样。一个国家要想抵御住外敌的入侵，最根本的办法就是强大自己的国防军，提高自身的防御能力。人体也是这样，如果各方面系统功能正常，正气充足，病邪是不可能侵犯你的。这就是中医理论所说的"正气存内，邪不可干；邪之所凑，其气必虚。"

津液乃人体正气，阻止外邪入侵

中医认为，津属阳，主表；液属阴，亦称阴液。津液与血、汗、小便、泪、涕、唾等都有密切关系。津液在经脉（经络、脉管）内，即为血液，故有"津血同源"之说。津液可转变为汗，可转变为小便，也可转变为唾液或泪液，如悲伤时号啕大哭之后，便会感觉口干舌燥，此时就是津液已经大伤。

当人体津液不足时，就会出现口干口渴、咽喉干燥等症状，这些现象都是由于伤了津液所出现的现象。即使不在炎热的夏季，出汗过多，也很容易出现上述症状。这时，可以用玄麦桔甘汤（玄参、麦冬、桔梗、炙甘草各等量）沏水代茶饮用，可清热生津。

如果体内的津液亏耗过多，就会致使气血两损；气血亏损，同样也可致使津液不足。津液的增多与减少，能直接影响体内的阴阳平衡，疾病也会由此而生。如发高烧的病人会出汗过多及胃肠疾病患者大吐大泻，都会因损伤津液而导致气血亏损。所以中医自古就有"保津即保血，养血即可生津"的养生说。

津液源于饮食水谷，并通过脾、胃、小肠、大肠等消化吸收饮食水谷中的水分和营养而生成，张仲景在《伤寒论》中就提出"保胃气，存津液"的养生原则，传统养生中还有"漱津咽唾"的方法。在一部养生名著中就提到"津液频生在舌端，寻常漱咽下丹田。于中畅美无凝滞，百日功灵可驻颜"，就是说每天坚持吞唾液，百日后就可使人容颜润泽。

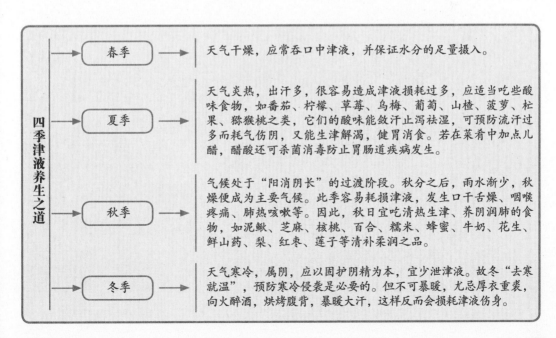

四季津液养生之道	春季	天气干燥，应常吞口中津液，并保证水分的足量摄入。
	夏季	天气炎热，出汗多，很容易造成津液损耗过多，应适当吃些酸味食物，如番茄、柠檬、草莓、乌梅、葡萄、山楂、菠萝、杧果、猕猴桃之类，它们的酸味能敛汗止泻祛湿，可预防流汗过多而耗气伤阴，又能生津解渴，健胃消食。若在菜肴中加点儿醋，醋酸还可杀菌消毒防止胃肠道疾病发生。
	秋季	气候处于"阳消阴长"的过渡阶段。秋分之后，雨水渐少，秋燥便成为主要气候。此季容易耗损津液，发生口干舌燥、咽喉疼痛、肺热咳嗽等。因此，秋日宜吃清热生津、养阴润肺的食物，如泥鳅、芝麻、核桃、百合、糯米、蜂蜜、牛奶、花生、鲜山药、梨、红枣、莲子等清补柔润之品。
	冬季	天气寒冷，属阴，应以固护阴精为本，宜少泄津液。故冬"去寒就温"，预防寒冷侵袭是必要的。但不可暴暖，尤忌厚衣重裘，向火醉酒，烘烤腹背，暴暖大汗，这样反而会损耗津液伤身。

脾胃运转情况，决定正气是否充足

李时珍在《本草纲目》中有"土为元气之母，母气既和，津液相成，神乃自生，久视耐老""土者万物之母，母得其养，则水火相济，木金交合，百诸邪自去，百病不生矣。"他认为脾胃与人的元气有着密切的关系，人体内的元气因脾胃而滋生，脾胃的功能正常运转，人体内的元气才能生长并充实。而人吃五谷杂粮、果蔬蛋禽，都要进入胃中，人体内的各个器官摄取营养，都要从胃中得来。

李时珍曾经说过："脾者黄官，所以

交媾水火，会合木金者也"。他认为，人体气机上下升降运动正常，有赖于脾胃功能的协调。脾胃如果正常运转，则心肾相交，肺肝调和，阴阳平衡；而如果脾胃一旦受损，功能失常，就会内伤元气，严重的还会因此影响全身而患病。因此人是否懂得养生，还要重视养脾胃，那么吃什么才能养脾胃呢？李时珍在《本草纲目》中提到枣、莲子、南瓜、茼蒿、红薯等都有养脾胃的功效。

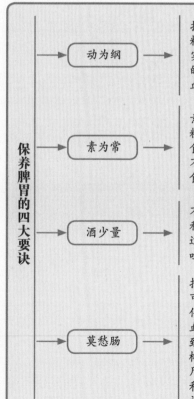

保养脾胃的四大要诀	动为纲	指适当的运动可促进消化，增进食欲，使气血生化之源充足，精、气、神旺盛，脏腑功能不衰。因此，美女们要根据各自的实际情况选择合适的运动方式和运动量。散步是一种和缓自然的体育活动，可快可慢，可使精神得到休息，使肌肉放松，气血调顺，帮助脾胃运化，借以祛病防衰。
	素为常	素食主要包括植物蛋白、植物油及含有维生素的食物，如面粉、大米、五谷杂粮、豆类及其制品、蔬菜、瓜果等。日常饮食应以淡食为主，以便清理肠胃。进食温凉适当，不要过热也不可过凉，因为热伤黏膜、寒伤脾胃，均可导致运化失调。少食质硬、质黏、煎炸、油腻、辛辣性食品。
	酒少量	不要嗜酒无度，以免损伤脾胃。少量饮酒能刺激胃肠蠕动，以利消化，亦可畅通血脉、振奋精神、消除疲劳、除风散寒，但过量饮酒，脾胃必受其害，轻则腹胀不消，不思饮食，重则呕吐不止。
	莫愁肠	指人的精神状况、情绪变化对脾胃亦有一定影响。中医认为：思可伤脾。意指思虑过度，易伤脾胃。脾胃功能失衡，会引起消化、吸收和运化的障碍，因而食不甘味，甚至不思饮食。久之气血生化不足，使神疲乏力、心悸气短、健忘失眠、形体消瘦，导致神经衰弱、胃肠神经官能症、溃疡病等。所以，必须注意性格、情操及道德的修养，做到心胸豁达，待人和善，遇事不要斤斤计较，更不要对身外之物多费心思。尽量避免不良情绪的刺激和干扰，经常保持稳定的心境和乐观的心态，这也是保养脾胃、祛病延年的妙方。

行气可随时随地采集浩然元气

晋代葛洪在《抱朴子·内篇》中指出："行气或可以治百病，或可以驱瘟疫，或可以禁蛇虎，或可以止疮血，或可以居水中，或可以行水上，或可以辟饥渴，或可以延年命。"行气即养生功。

中医学认为，人体患病是由于气血不足或气血流行失常而招致各种生命功能失衡。练养生功一方面可使人气血充足，一方面可促进气血畅通，达到"气血流通，百病不生""正气存内，邪不可干"的目的。所以，练功家大都把气的锻炼作为练功的一种重要手段。《素问·天元纪大论》说："太虚寥廓，肇基化元。"空间无边际，时间无终始，元气充满，运行不息，所以，浩然元气是取之不尽、用之不竭的。

另外，即使是从现代医学的角度来看，养生功对于防病抗衰，保持身体健康也有着不可忽视的重要价值。

养生功对身体健康的重要价值

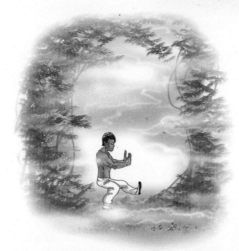

1. 养生功疗法要求练功人修身养性，强调自我精神调节，改善情绪，培养意志，塑造良好的性格，有益于提高心理健康水平

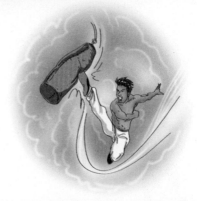

2. 练习养生功能够达到呼吸、形体、心理锻炼的有机结合。呼吸、体势、意念三类锻炼方法，也称作练功的三要素，其中意念的锻炼实质上是一种心理锻炼。体势的锻炼更重要的是对形体、体力的锻炼。养生功锻炼有多种呼吸方法，主要是用来吸引注意力，帮助入静的一种手段

总之，养生功是一种自我心身锻炼方法，即精神与形体同练。长期练习自然可以起到陶冶性情的作用，在一定程度上改变人的性格。养生功锻炼时所产生的效应对全身各系统组织、器官及心理同时都有调整作用，而不是只对一个内脏、一个系统起作用。

调摄气虚，当用补气五法

"气"是构成人体和维持人体生命活动的最基本物质，人体的"正气"有促进生长发育，保卫身体及抵御疾病侵袭的生理功能。

气虚的人容易生病，体型消瘦或偏胖，身体容易疲倦，全身乏力，另外还伴有面色苍白，说话声音低微，稍微活动则出汗、心悸，舌淡苔白，脉虚弱等身体特征。气虚的人养生的关键在于补气。肾为气之根，脾为气之源，所以补气重在补脾益肾。

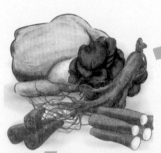

1. 饮食调养
气虚的人食养宜补气健脾。常用的药物及食物包括人参、山药、胡萝卜、香菇、鸡肉等

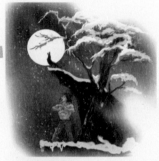

2. 精神调摄
气虚的人精神情绪常处于低落状态。精神调摄即要让精神振奋起来，变得乐观、豁达、愉快

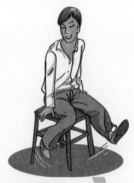

3. 运动健身
气虚的人不宜进行大运动量的体育锻炼，可多做内养功、强壮功。荡腿端坐，两脚自然下垂。先慢慢左右转动身体 3 次，然后两脚悬空前后摆动 10 余次

补脾益肾的方法

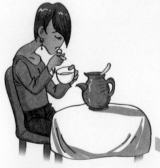

5. 药物补养
脾气偏虚的人宜选四君子汤或参苓白术散；肾气偏虚的人可服用肾气丸；属肺气虚的人，可常服补肺散

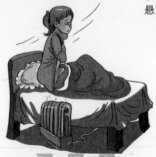

4. 环境调摄
气虚的人适应寒暑变化的能力较差，寒冷季节常感手脚不温、易感冒。因此，冬季要避寒就温

一呼一吸谓之气——最有效的五种呼吸补气法

呼吸是我们体内每时每刻都在进行的事，即使是在睡觉的时候，我们体内的呼吸系统依然在不知疲倦地工作着。在我们看来，呼吸是再正常不过的事，人只要活着就离不开呼吸，殊不知，呼吸对人体健康的影响也很大。正确的呼吸方法对人体健康是非常有益的。下面就为大家介绍5种最简单有效的呼吸保健法。

呼吸保健法

1. 腹式呼吸法

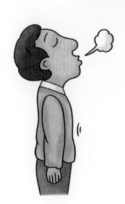

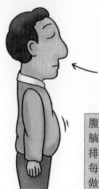

需要注意的是，在锻炼深腹式呼吸的初期，切忌急于求成地去追求呼吸的深长缓缓，不要过于注意自己的呼吸，以防止出现胸闷气短、呼吸不畅、憋气等不良反应。也不要机械地任意延长呼气时间而缩短吸气时间，防止因为肺换气过度而出现头昏、头痛、疲乏等症状，甚至发生呼吸性碱中毒或酸中毒

腹式深呼吸简单易学，站、立、坐、卧皆可，随时可行，但以躺在床上为好。仰卧于床上，松开腰带，放松肢体，思想集中，排除杂念，也可说是进入气功态。由鼻慢慢吸气，鼓起肚皮，每口气坚持 10 ～ 15 秒钟，再徐徐呼出，每分钟呼吸 4 次。做腹式深呼吸时间长短由个人掌握，也可与胸式呼吸相结合。这便是呼吸系统的交替运动。如能长年坚持每天做腹式深呼吸，就会收到"无心插柳柳成荫"的强身延龄的奇效

2. 行动呼吸法

行动呼吸法是胸式呼吸法之一。它可以使整个肺部都充满空气，大大增加肺活量，同时大大增强心脏功能，使人的心情变得开朗、愉悦。尤其是在感到孤独、悲伤、绝望的时候，做这个练习可以尽快摆脱烦恼，重塑自信

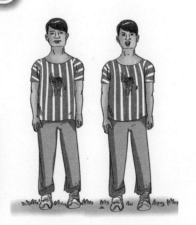

行动呼吸法的练习方法：
第一步：挺身直立，双脚打开比肩略宽一点儿，双手自然下垂。
第二步：张大嘴，呼气，同时嘴里发出"啊——啊"的声音。
第三步：强呼气8秒钟时间，然后呼出体内所有空气。
第四步：吸气4秒钟，吸到充满胸部并向左右扩展。
第五步：重复上述动作3次

3. "五十营"呼吸养气法

另外需要注意的是：一定要用鼻子呼吸，不能用嘴呼吸，否则不能保证吸入的是自然界的清气，而对人体造成污染和损害

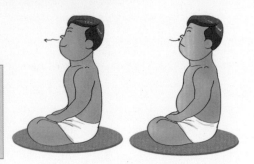

把注意力集中在下腹部，使腹部随着呼吸隆起和收缩。呼气时腹部隆起到顶点，吸气时收缩到极点，把呼吸放慢。起落一开始要用点儿力。每天至少做两遍，每遍60次。开始会有点儿不习惯，经常练习就会变成一种很自然的呼吸方式。在练习过程中一定要做到：深，深呼吸；长，时间要拉长；匀，出气呼气要均匀；细，要细微，不能粗猛

4. 清凉呼吸法

这是一种针对现代人爱上火的现象而使用的一种呼吸保健法。
清凉呼吸法的练习方法：
第一步：采取坐姿，将舌头伸出嘴唇少许。
第二步：舌头卷起，形如一只管子。
第三步：通过卷起的舌头和嘴吸入空气，发出"嘶嘶"的声音。
第四步：尽可能长地悬息（保息、止息），以自己能够接受的程度为宜。
第五步：通过两个鼻孔缓缓地呼气。
每天清晨做清凉呼吸法15～30次，就可以很好地缓解冬季的上火情况

清凉呼吸法可以净化血液，生津止渴，缓解饥饿感。它能使身体的系统冷却下来，消除慢性的消化不良、脾大；也可以消除许多慢性疾病的炎症、高热、结核、肝胆疾病、多痰毒素等不良影响，还能清除蛇毒

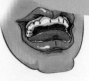

5. 镇静呼吸法

人在紧张的时候，交感神经异常活跃，使全身处于一个兴奋的状态，从而减退了大脑的思考力，往往会做出不冷静的判断和错误的决定。用镇静呼吸法，加力在腰与拇指上，去除上半身的紧张，由此来控制呼吸，心自然就平静下来了

镇静呼吸法的练习方法：
第一步：伸出左手，五个手指伸直，掌心向上。
第二步：用右手拇指按住左手掌心，其余四指握住左手手臂。
第三步：慢慢呼气，意念集中在拇指上，边呼气边加大拇指向下的按压力量，双眼注视右手拇指，持续6秒钟。
第四步：慢慢地深吸气，缓缓地撤去右手拇指上的力量，持续6秒钟。
第五步：左右手互换，重复3次

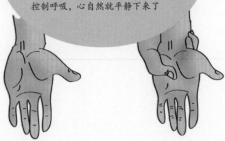

冬季喝汤固元气，祛除邪气

我国古代帝王中的高寿者的确不多，但是清朝乾隆皇帝却一生身体健康。这是因为乾隆皇帝十分注重冬季喝汤进补，在这一点上，我们要向他看齐。

为什么乾隆要在冬季喝汤进补呢？这是他深谙养生之道的结果。冬季寒风凛冽，万物蛰伏，大自然中阳气潜藏，阴气旺盛，因此冬季养生要从养阴藏阳着手，要注意补肾。

乾隆爱喝汤，御厨将各种药材按比例配比后研磨，同牛肚一起放入锅内汲取养分，共煮6个时辰熬制成汤，传说此汤可以延缓衰老、滋阴壮阳。现在多用牛肚、牛骨，放入当归、党参、枸杞等中药炖煮两三个小时。

用《本草纲目》中的知识来分析一下这道汤品，牛肉"安中益气，养脾胃"，当归、党参可以补充气血，枸杞是滋肝益肾的佳品。这样慢炖出来的汤，肉或是骨头，包括放的当归、党参这些中药，不管是药效成分还是营养成分都溶解在汤里，容易吸收，尤其是对脾胃功能不好的老年人。冬天气候干燥，汤既有营养还能补水。此外，热乎乎的汤是御寒佳品。

除了喝汤进补以外，乾隆喝酒很有节制，他总是根据不同季节适量地喝补酒。在众多的补酒中，乾隆皇帝最喜欢的一种补酒是松龄太平春酒，每到立冬进补，乾隆就常饮这种酒。

酒有活血御寒的作用，加入药材后，药溶解在酒里起到滋补作用。另外，药酒是药不是酒，如果把中药放进酒里再喝这就是药，是一种中成药制剂，所以要根据自己的体质，对症喝酒，并且控制酒量。乾隆的长寿还在于他用药饵补养。清宫药养之品首重人参。人参可以大补元气、补脾益肺、生津止渴和益智安神。乾隆进补人参每天不超过3克，从50岁以后不断地吃，方法是将人参切成片放在嘴里含着，这样不仅进药均匀，而且还能促进消化液的分泌，帮助消化。

以上是乾隆皇帝的养生良方，而且现在的生活水平提高了，普通百姓像皇帝一样养生也不是什么难事了。我们在自己家中的厨房就可以做出古时皇帝才能享受的美味汤品。

此外，冬季养生还要注意这些问题。因为冬季排汗较少，因此不宜吃太咸的食物，多吃新鲜蔬菜和水果可有效补充维生素；热量较高的食物往往是滋阴潜阳的佳品，比如羊肉、龟、鳖等。人们在冬季应保持充足的睡眠，最好早睡晚起。

冬季由于气温较低，所以人易出现脾胃虚寒、腹泻、腹部疼痛等病症，因此要适当做好保暖工作：要添加衣服但不宜过厚，要升高室内温度但不宜过高，否则出门时易感冒。此外，冬季还是腮腺炎、麻疹、流感等疾病的高发季节，对付它们的好办法就是注意锻炼身体，提高抗病能力。

人体气不足，不可盲目补气

元气是由元精（父母之精）所化生，由后天水谷精气和自然清气结合而成阴气（精、血、津、液）与阳气（卫气、宗气、营气、脏腑之气、经脉之气），"气聚则生，气壮则康、气衰则弱，气散则亡"。"气聚则塞，气散则通"。阴气主物质，阳气主功能，阴阳二气相互转化，《辞海》："元气，亦称'原气'，指人体组织、器官生理功能的基本物质与活动能力"，现代医学所称人本新陈代谢。

气是人生命之本源，元气充盛，才能防病健身，延年长生。而一个人一旦气不足了，就会出现各种各样的疾病。《内经》中说："故邪之所在，皆为不足。故上气不足，脑为之不满，耳为之苦鸣，头为之苦倾，目为之眩。中气不足，溲便为之变，肠为之苦鸣。下气不足，则乃为痿厥心。"

现代人不健康的生活方式，如生活节奏快、竞争激烈、心理压力大、熬夜等，以及环境污染严重等因素都是导致气不足的罪魁祸首。人体正气虚衰，卫外不固，免疫功能低下，抗邪无力，可导致多种疾病的发生。比如说，人体感受风寒之邪，抗病无力，免疫功能调节低下，就容易引起感冒、肺炎、病毒性肝炎、乙型脑炎等传染性疾病。而机体免疫缺陷更可引起各种癌肿、艾滋病等免疫缺陷性疾病。

当人体出现气不足的症状后，除了调整生活方式外，就是要补气，以使正气充足旺盛。补气的方法有很多，食补、药补、运动、调情志等都可以起到补气的作用。但是，在这里要提醒大家的是，当你气不足的时候，千万不能盲目补气，否则不但不会达到补气的目的，还会影响身体健康。因为这里还牵扯到了血的问题。

血具有营养和滋润全身的作用，血又是神经活动的物质基础。中医还认为"气为血之帅，血为气之母"。所以，如果你出现气不足的症状，很有可能是血不足造成的。血虚无以载气，气则无所归，故临床常见气血两虚的病症。如果真是因为血不足，那就需要先补血，否则就成了干烧器皿，易把内脏烧坏；如果是因为瘀滞不通，就可以增加气血，血气同补。这样才能达到补气的作用。

气血双补需以食用补血、补气的食物、药物慢慢调养，切不可操之过急。常用的食物有猪肉、猪肚、牛肉、鸡肉等，常与之相配伍的中药有党参、黄芪、当归、熟地等。药物调理需在中医指导下服用。

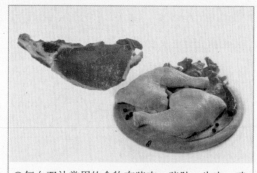

◎气血双补常用的食物有猪肉、猪肚、牛肉、鸡肉等。

不损即补——储备能量，节能养气

我们都知道乌龟的寿命是很长的，俗话说"千年的王八，万年的龟"。为什么乌龟能活这么久呢？在中医看来，乌龟之所以长寿和它消耗能量慢有关，而人体的正气即是人体的能量，所以节省身体的能量，其实就是在给我们的身体补充正气。

可以说，生命不在于"更快、更高、更强"，而在于"更慢、更长、更柔"，乌龟喜静，而且行动缓慢，相应的，体能消耗就少，所以它长寿。人的生命储备是有限的，它就好比是一根燃烧着的蜡烛，燃烧得越旺，熄灭得越早。所以，要长寿就要慢慢地释放能量，注意节能养生。

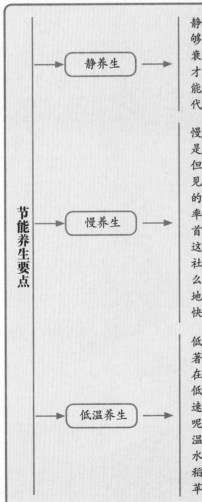

节能养生要点

静养生 → 静养生是对生命的轻抚。静养生的重大意义是什么？静养生能够降低阳气和阴精的损耗，从而维持生命的阴阳平衡，延缓早衰，增长寿命。静养首先要心静，因为只有心先静下来，生命才能静下来，心静下来，呼吸、心跳、血压等都能够减慢，才能够降低。我们知道心静自然凉，心静下来以后，人体的生理代谢、阳气和阴精才能得到更好的保护。

慢养生 → 慢养生是节能养生的一个非常重要的绝招。慢养生的重大意义是什么？有资料记载，古代的人一呼一吸所用时间为6.4秒，但是现在的人用时为3.3秒，或3.33秒，比古人快了一倍。可见，随着人类生活节奏的加快，呼吸的频率也越来越快。生命的长短与呼吸频率成反比，呼吸频率越慢，寿命越长，呼吸频率越快，寿命越短。那么，怎样做到慢养生呢？
首先，我们要做到心慢，心慢下来，呼吸、心跳才能慢下来，这样才能减少阳气和阴精的损耗。对于一些上班族来说，由于社会竞争激烈，一旦慢下来就可能遭到淘汰，所以不能慢。怎么办呢？下班以后转入慢节奏，我们可以慢慢地做家务，慢慢地洗澡，慢慢地带孩子，不要再保持上班时的那种快节奏，先快后慢。总的原则是有快有慢、有紧有松、有忙有闲。

低温养生 → 低温养生是生命的涵藏。低温养生的含义是什么？中医经典巨著《黄帝内经》指出"高者其气寿，下者其气夭"，就是说在高山上的人寿命都比较长，为什么？因为高山上的温度比较低，这就引出了低温养生这个问题。低温养生可以降低代谢的速度，降低阳气和阴精的损耗。那么，我们怎样做到低温养生呢？在冬天，室温不能过高，暖气不要开得太大，这不利于低温养生。另外，我们要多接地气，多吸阴气，多饮地下水、井水、矿泉水。同时，低温养生还要多吃水生食物，比如说水稻；越冬食物，比如冬小麦、大白菜、冬生水果，比如冬梨、苹果、冬枣等。

总体来说，静养生、慢养生、低温养生互为因果关系，是生命节能的三大重要法宝，这就是节能养生。节能养生对维持生命的阴阳平衡起着非常重要的作用，因为它保护阴精和阳气不被损耗。

储备养生

饮食	饮食养生就是说首先我们要通过补和泄来维持生命的阴阳平衡
睡眠	睡眠养生是对生命的充电，通过休息，以达到生命能量的储备，所以我们提倡睡子午觉
房事	房事养生是对生命的协调，它的重大意义在于协调人体的阴阳平衡。阴阳平衡，衰老就能够减缓，寿命就会延长

所以，慢养生、静养生、低温养生是生命的节能养生，食养生、眠养生、性养生是生命的储备养生。它们互相结合，互相配合，维持人体的阴精和阳气的平衡。由此可见，维持生命的阴阳平衡具有非常重要的意义。

常练静功，控制人体元气消耗

气是生命活动的原动力，人们日常生活中的一切活动都会消耗气。如体力劳动，我们知道适当的体力劳动可以促进身体健康，但是过度的体力消耗就会伤元气而影响健康；如思维活动，适当的思维活动有利于大脑的开发，但是如果一天24小时不停地在进行思维活动，或者思索一些妄心杂念，就会消耗你体内的元气，得不偿失；如性生活，过度纵欲是最损耗人的精气的，关于这一点，我们会在后面的内容中详细介绍。

总之，不论体力活动或脑力活动，都要把握好度，否则就会消耗你为数不多的元气。而常练静功是控制元气消耗最有效的方法。从古至今，人们练习的静功有很多，其功用无非是使形体和思维都安静下来，减少体力活动，排除杂念，以保护体内的元气。我们从中选取了最著名的两种静功法，以供大家参考。

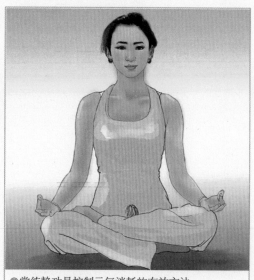

◎常练静功是控制元气消耗的有效方法。

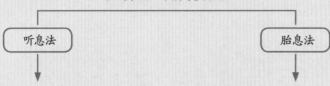

这种静功来源于庄子的著作，所以又名庄子听息法。所谓听息法，就是听自己呼吸之气。初下手时，只用耳根，不用意识，不是以这个念头代替那个念头，更不是专心死守鼻窍或肺窍（两乳间的膻中穴），也不是听鼻中有什么声音，而只要自己觉得一呼一吸的下落，勿让它瞒过，就算对了。至于呼吸的快慢、粗细、深浅等，皆任其自然变化，不用意识去支配它。这样听息听到后来，神气合一，杂念全无，连呼吸也忘了，渐渐地入于睡乡，这才是神经得静养和神经衰弱恢复到健康过程中最有效的时候。这时就要乘这个机会熟睡一番，切不可勉强提起精神和睡意相抵抗，这对病和健康有损无益。

睡醒之后，可以从头再做听息法，则又可安然入睡。如果是在白天睡了几次，不想再睡了，则不妨起来到外面稍事活动，或到树木多、空气新鲜的地方站着做几分钟吐纳（深呼吸），也可做柔软体操或打太极拳，但要适可而止，勿使身体过劳。然后，回到房内或坐或卧，仍旧做听息法，还可能入于熟睡的境界。即使有时一时不能入睡，只要坚持听息就对全身和神经有益处。

胎息，是指仿效胎儿的呼吸。胎息法是通过呼吸锻炼和意念控制来增强和蓄积体内元气，从而达到修养心身、强健祛病目的的一种静功法。古人认为，胎儿通过脐带而禀受母气，以供其生长发育之需；母气在胎儿体内循环弥散，从脐带出入而起到吐故纳新作用，构成了胎儿的特殊呼吸代谢方式，即为"胎息"，也称之为"内呼吸"，以与出生后口鼻之"外呼吸"方式相对。脐部作为胎息的枢纽，遂有"命蒂""祖窍"之称。由于胎儿出生之后，脐带剪断，"胎之一息，无复再守"，外呼吸替代内呼吸，从而形成了"虽有呼吸往来，不得与元始祖气相通"的格局。

胎息法并非一朝一夕之功就能练成的。初学行气，必须从浅开始，并且要持之以恒，才能最终练到胎息的境界。初学行气的具体方法是：以鼻吸气入内，能吸多少就吸多少，然后闭气，心中默数从1到120，然后将气从口中缓缓呼出，这样鼻吸气→闭气→口呼气→鼻吸气，反复不已，并逐渐延长闭气的时间，心中默数的数目逐渐增大，最终可默数到上千，即可出现养生的效果。当然这种行气方法的一个重要诀窍是吸气多，呼气少，呼吸时极其轻微，不能使自己听见一点儿呼吸的声音，有一个方法可以检验呼吸是否合乎标准，即用一根鸿毛放在口鼻前，吐气时鸿毛不动，说明呼吸轻微，合乎要求。这种呼吸方法也就是现在气功锻炼中的基本呼吸方法。这样经过长期坚持不懈的练习，就能逐渐达到胎息状态。

对于很多人来说，刚开始练习静功时，最不容易做到的就是排除杂念。这时候就需要你进一步坚持下来，久而久之，杂念自然会减少，心平气和，呼吸均匀，情绪稳定，自然舒适。收功后就会感觉到一种美感，好像刚刚沐浴过后一样，心情畅快，充满了活力。

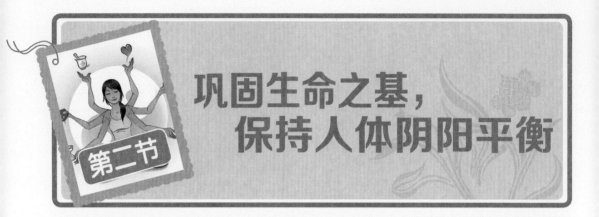

巩固生命之基，
保持人体阴阳平衡

第二节

阴阳为万物生存法则，阴阳平衡即养生

阴阳平衡是生命活力的根本。阴阳平衡则人健康、有神；阴阳失衡人就会患病、早衰，甚至死亡。所以养生的宗旨是维系生命的阴阳平衡。

人体的生命是由于阴阳运动、阴阳气化所产生，凡是向阳光的、外向的、明亮的、上升的、温热的都属于阳；凡是反过来背阳光的、晦暗的、下降的、寒凉的，都是阴。对于人体，头为阳，脚为阴，体表为阳，内脏为阴，六腑为阳，五脏为阴，气为阳，血为阴。如果阴阳能够平衡，那么人的气血充足，精力充沛，五脏安康，人的气色就会非常好。

明代杰出医学家汪机说："阴阳之道，天地之常道。术数者，保生之大伦，故修养者必谨先之。"因此，我们想养生，要治病，达到良好的效果，就必须先从阴阳开始。那么，究竟什么是阴，什么是阳呢？

阴阳的观念，很早就出现了。史书

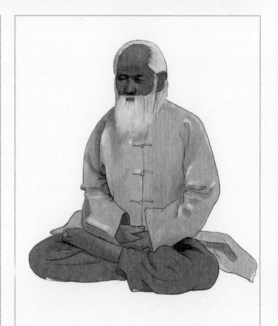

◎阴阳平衡则人健康；阴阳失衡人就会患病、早衰，甚至死亡。

记载，在周幽王时，有一次发生地震，百姓恐慌不已。幽王向大臣询问地震的原因，大臣伯阳甫解释说，是因为天地之气失序，"阳伏而不能出，阴迫而不能蒸"。意思是说，地下的阳气伏在阴气的下面，被阴气所逼迫，想出出不来，两股力量争斗，所以发生地震。

可见，当时阴阳的概念已经被用来解释自然现象。其实，阴阳的原始意义很朴素，所谓山之南、水之北为阳，山之北、水之南为阴，其根据就是日光的向背——面向太阳的一面为阳，背对太阳的一面为阴。

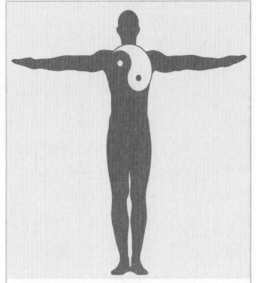

◎阴阳平衡是万物生存法则，就人体而言，头为阳，脚为阴，六腑为阳，五脏为阴，气为阳，血为阴。

后来，阴阳从早先描写具体状态的概念逐渐延伸成一种概括性的概念。例如，高的地方容易照到阳光，照到阳光的地方总是温暖、明亮、生命旺盛这些就都属于阳。反之则属于阴。概括地说，凡是积极的，运动的，热烈的就属于阳；凡是消沉的，静止的，冷凝的就属于阴。

万事万物都有阴阳，那么人也不例外。如：体表与内脏相对，体表在外为阳，内脏在里为阴；内脏之中，位置高（以膈肌为界线）的心、肺为阳，位置低的肝、脾、肾为阴；脏与腑相对，腑的功能通达、运动为阳，脏的功能收藏、沉静为阴……

阴阳还可以概括人的生理功能。人体的物质基础（血肉筋骨）属阴，而生理功能活动（如心要跳动、肺要呼吸）属阳，二者互相依存，协调运作。生理功能活动（阳）的发生，必然要消耗一定的营养物质（阴），而营养物质（阴）的吸收产生，又必须依赖于脏腑的功能活动（阳）。

正常情况下，人体中的各种阴与阳之间保持着相对的平衡协调状态，如《黄帝内经》所说的："阴平阳秘。"但是，一旦由于某种原因，导致了阴阳的平衡被打乱，疾病就发生了。疾病的实质就是人体内阴阳的失衡。

既然疾病是由于阴阳失衡引起，那么治疗疾病也围绕调整阴阳来进行，目标是恢复阴阳的平衡协调。《素问·阴阳应象大论》说："阴阳者天地之道也，万物之纲纪，在变化之父母，生杀之本始，神明之府也，故治病必求于本"。意思是说，阴阳是一切事物的根本法则，事物的生成和毁灭都是来自于这个根本法则，所以要想治好病，就必须从这个根本问题——阴阳上求得解决。养生也是这个道理，必须从阴阳上着手，通过各种方法维护人体的阴阳平衡。

"法于阴阳，和于术数"才是健康之道

阴阳学说是中医理论的重要内容，《黄帝内经》就提出了养生方法的总原则："法于阴阳，和于术数。"所谓"法于阴阳"，就是按照自然界的变化规律安排起居生活，如"日出而作，日落而息"，随四季的变化适当增减衣被等。所谓"和于术数"，就是根据正确的养生保健方法进行调养锻炼，如心理平衡、生活规律、合理饮食、适量运动、戒烟限酒、不过度劳累等。

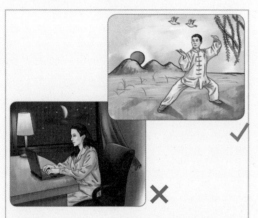

◎所谓"法于阴阳"，就是按照自然界的变化规律安排起居生活。如"日出而作，日落而息"，随四季变化增减衣物。

用现在的观点来看，"法于阴阳，和于术数"其实就是在倡导健康的生活方式，该吃饭时吃饭，该睡觉时睡觉，注意休息，不要透支身体，保持健康的心理状态，远离亚健康。但是，这些事情说起来容易，做起来却面临着很多挑战。因为现代人，特别是城市人的生活压力都很大，要供房供车，即使不买房买车，也要辛苦的工作以避免在激烈的竞争中被淘汰，所以经常要加班、熬夜、应酬。还有，现代人都很喜欢夜生活，很晚了也不睡觉，还在上网、K歌、蹦迪，觉得不这样就不够刺激，不这样就感受不到生活的乐趣。所以说，想要健康的生活习惯，主要还要靠自己调节，虽然实施起来会有困难，但只要坚持，就会看到好的结果。

中医认为："阴"代表储存的能源，具体到形上包括血、津液、骨、肉，性别中的雌性等，而"阳"则代表能源的消耗，是可以通过人体表面看到的生命活力，无形的气、卫、火，性别中的雄性等都属于阳，而"阳"的这种生命活力靠的是内在因素的推动，即"阴"的存储。

在我们国家，西北的温度较东南要低得多，为什么会出现这样大的差别呢？《黄帝内经·素问》中说："西北方阴也，东南方阳也。"阳就是用，就是释放。阴就是体，

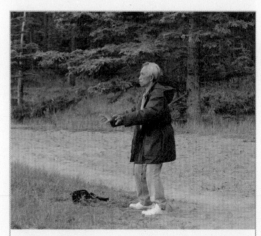

◎所谓"和于术数"，就是根据正确的养生保健方法进行调养锻炼。

就是收藏。从地域上讲，整个西北方向以收藏为主，整个东南方向以释放为主，所以就产生了温度上的差异。

"阴阳"的收藏也相当于人体内部的新陈代谢，是吸收和释放的过程。阴的收藏是合成代谢，而阳却是分解代谢。总结起来就是"阴成形""阳化气"，比如我们吃的食物就是属"阴"，食物进入体内就会被消化吸收，供养生命活动的需求，这就是"阴成形"的过程，是一个同化外界物质向内的过程；而人吃饱后会感觉精力充沛，整个人显得很有活力、很精神，做事的时候思维也比较敏捷，这就是"阳化气"的过程，即消耗体内有形物质而释放能量的过程。

从上面的论述，我们可以看出，阴是阳的前提，人体只有注意养收、养藏，即养阴，才能有更多的能量供给人体的生命活动。所以，我们在养生时，一定要注意养阴惜阴，只有这样，生命才能更健康更持久。

阴平阳秘，平衡的女人最美丽

在中国的传统文化中，天地万物都是可以分阴阳的，并且只有阴阳处于平衡状况，世间万物才能正常运行。所谓阴阳平衡，就是阴阳双方的消长转化保持协调，既不过分也不偏衰，呈现着一种协调的状态。对于人体来说，阴阳平衡的含义就是脏腑平衡、寒热平衡及气血平衡。其总原则是阴阳协调，实质是阳气与阴精(精、血、津、液)的平衡，也就是人体各种功能与物质的协调。

阴阳平衡的机体特点是：气血充足、精力充沛、五脏安康、容颜发光。也就是说如果我们的身体内部阴阳调和，各个部位正常运转，我们就是健康的美丽的；而如果阴阳失调，任何一个方面偏或者太过，我们就会出现亚健康、疾病、早衰等各种症状。所以，要想容颜美丽，保持阴阳平衡是最基础的条件。

那么，作为女人，应该如何保持阴阳

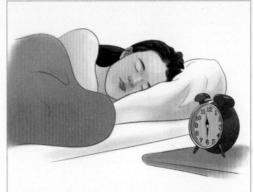

◎睡眠是保持阴阳平衡的良方，特别是要睡好子午觉。子时是夜里11点到凌晨1点这段时间，这时人体中的阴气最盛，阳气初生，力量很弱小，最应该睡觉，这样有助于体内阳气生发，调和阴阳。

平衡呢？

首先，在生活中如果总是感觉疲惫，而且经过休息仍不能缓解，就要警惕疾病的潜在可能，并立即到医院检查身体。

睡眠是保持阴阳平衡的良方，特别是要睡好子午觉。子时是夜里11点到凌晨1点这段时间，这时人体中的阴气最盛，阳气初生，力量很弱小，最应该睡觉，这样有助于体内阳气生发，调和阴阳。如果你不睡觉，而是继续学习或者工作，阳气就生发不起来，从而导致阴阳失调；午时是中午11点到1点这段时间，与子时正相反，午时阳气最盛，阴气初生，阴阳交合，也应该休息。所以，子时和午时是一天中最重要的两个时间段，这两个时段休息好了，对保持身体的阴阳和合是很有益处的。

在心态方面，应该防止焦急、紧张、忧虑、恼怒、抑郁等情绪的蔓延，放慢生活节奏，不要给自己太大压力，享受自然惬意的快乐。

不要偏食，五谷杂粮、蔬菜、水果、肉类都要适当摄取，任何一种食物都有对人体有益的营养成分，只有不排斥任何食物身体才能保持营养均衡，这也是调和阴阳的重要方面。

总之，保持阴阳平衡的关键就在于恰到好处，不要太过也不要不足，过犹不及都不是最佳状态，最重要的还是自己感觉舒服，身体时刻感觉如沐春风，这样我们的心情也会感觉轻松舒适，工作中也会更加有创造性，更能体会到生活的美好。

掌握阴不足的警讯，及时阻止疾病入侵

说起养生，很多人会以为，那是一个慢功夫，如抽丝般细致缓慢，病来如山倒，光靠养生，怎么能管用呢？你之所以这么说，是因为你根本没有完全认识疾病，任何一种疾病，他到来之前，都会客气地和你打招呼，而并不是我们惯常所说的"不懂礼貌的不速之客"。

疾病只是身体的一种警告信号。任何一台机器，都设有"故障警告器"，当机器运行后，有故障发生时，就会产生"警告信号"。我们人体就是一台无比精密的机器，比世界上任何一台机器都要精密，上天在设计我们人体这台机器的时候，不可能忘记在我们身体里设计故障警告器。

那么什么是我们身体里的警告信号呢？当我们的身体出现阴虚的症状时，身体又是如何提醒我们的呢？

身体里的警告信号

下午5~7点发低热	有些人认为发高烧不好，实际上发高烧反而是气血充足的表现。气血特别足的话，才有可能发高烧。小孩子动不动可以达到很高的热度，因为小孩子的气血特别足。人到成年之后发高烧的可能性就不大了，所以，发低烧实际上是气血水平很低的表现，特别在下午5~7点的时候发低烧，这实际上是肾气大伤了
睡觉时总出汗	睡觉爱出汗在医学上称为"盗汗"。中医认为，汗为心液，盗汗多由于气阴两虚，不能收敛固摄汗液而引起，若盗汗日久不愈，则更加耗伤气阴而危害身体健康。尤其是中青年人群，面临的工作、家庭压力较大，体力、精力透支明显，极有可能导致人体自主神经紊乱，若在日常生活中不注意补阴，则必然受到盗汗症的"垂青"

年纪轻轻头发就白了好多	走在大街上我们会发现，好多年轻人就已经有了白头发，这是怎么回事呢？中医认为，发为肾之华。华，就像花朵一样，头发是肾的外现，是肾的花朵。而头发的根在肾，如果你的头发花白了，就说明你的肾精不足，也就是肾虚了。这时候就要补肾气了
喜欢吃味道浓的东西	现在社会上有越来越多的"吃辣一族"，很多人没有辣椒就吃不下饭。这在中医上怎么解释呢？一般有两个原因：一是人的脾胃功能越来越弱了，对味道的感觉也越来越弱，所以要用浓的东西来调自己的肾精出来，用味道厚重的东西帮助自己调元气上来，来帮助运化，说明元气已经大伤，肾精已经不足。另外一个原因就是现代人压力太大，心情太郁闷了，因为味厚的东西有通窍力，而吃辣椒和大蒜能让人心胸里的瘀滞散开一些。总而言之，我们只要爱吃味道浓的东西，就表示身体虚了
成年人胸无大志，容易满足现状	在日常生活中，有些人刚刚三四十岁就已经没有什么远大的志向了，只想多赚钱维持生计，再比别人过得好一点就可以了，这实际上是肾精不足的表现。中医理论认为，肾不仅可以主"仁、义、礼、智、信"中的"智"，还可以主志气的"志"，肾的神就是"志"。一个人的志气大不大，智力高不高，实际上都跟肾精不足有关。小孩子肾精充足，所以他们的志气就特别高远。而人到老年，很多人会说，我活着就行了，什么也不求了，这其实就表明他的精气快绝了
春天了手脚还是冰凉的	有很多人到了春季手脚还是冰凉的，这主要是由于人体在冬天精气养得不足造成的。我们知道，春季是万物生发的季节，人的身体也处于生发的阶段，但是人体肾经循行的路线是很长的，人的手脚又处于身体的末端，如果冬天肾精藏得不够的话，那么供给身体生发的力量就少了，精气到不了四肢，所以也就出现四肢冰冷的症状了。这时候，就需要我们补肾了
眼睛总是迎风流泪	很多人都有迎风流泪的毛病，但因不影响生活，也就不在意。在中医里，肝对应泪，如果总是迎风流泪的话，那就说明肝有问题了。肝在中医里属厥阴，迎风流泪就说明厥阴不收敛，长时间下去，就会造成肝阴虚，所以遇到这种情况，要及时调理，以免延误病情
老年人小便时头部打激灵	小孩和老人小便时有一个现象，就是有时头部会打一下激灵。但是老人的打激灵和小孩的打激灵是不一样的。小孩子是肾气不足以用，肾气、肾精还没有完全调出来，所以小便时气一往下走，下边一用力上边就有点儿空，就会激灵一下；而老人是肾气不足了，气血虚，所以下边一使劲上边也就空了。所以，小便时一定要咬住后槽牙，以收敛住自己的肾气，不让它外泄
坐着时总是不自觉地抖腿	有些人坐着的时候总是不自觉地抖腿，你也许会认为这是个很不好的毛病，是没有修养的表现，但其实说明这个人的肾精不足了。中国古代相书上说"男抖穷"，意思是男人如果坐在那儿没事就抖腿，就说明他肾精不足。肾精不足就会影响到他的思维；思维有问题，做事肯定就有问题；做事有问题，就不会成功；做事总是不成功，就会导致他的穷困。所以，中国文化强调考查一个人不仅要听其言，还要观其行

以上所说的这些现象，都是阴不足的表现，都是在警告我们要对身体状态做出改变了，否则情况就会进一步恶化，疾病也就会乘虚而入了

人为什么总是阴不足，阳常有余

"阳常有余、阴常不足"是元代名医朱丹溪对人体阴阳认识的基本观点，也是丹溪学术思想最中心的内容，在中国传统养生史上占有重要地位。此观点是他运用"天人相应"的理论，通过分析天地、日月的状况，人体生命发生发展的过程和生理特点以及情欲无涯的一般倾向而得出的结论。

朱丹溪认为，世界万物都有阴阳的两面，太为阳，地为阴，日为阳，月为阴。天大于地，太阳始终如一，而月亮却有阴晴圆缺，从这个自然界来说，就是"阳盛阴衰"的体现，人是自然界的一部分，当然也存在着这种状况。

朱丹溪还认为："人受天地之气以生，天之阳气为气，地之阴气为血"，故气常有余，血常不足，在人的生命过程中，只有青壮年时期阴精相对充盛，但青壮年时期在人生之中十分短促，故人之以生多处于阳有余阴不足的状态。为什么青壮年时期阴精相对充足呢？阴气难成，只有在男16岁、女14岁精成经通后阴气才形成，阴气易亏，"四十阴气自半"，男64岁、女49岁，便精绝经断，从这个时候开始，人的阴精也就越来越少，所以，"阴气之成，止供给得三十年之视听言动已先亏矣"，这是时间上相对的"阴不足"。

不仅如此，人还往往受到外界诸多因素的影响，如相火妄动就可引起疾病，而情欲过度，色欲过度，饮食厚味，都可引起相火妄动，损耗阴精。《色欲箴》中指出："彼者，徇情纵欲，唯恐不及"，阳既太过，阴必重伤，精血难继，于身有损，"血气几何？而不自惜！我之所生，翻为我贼"。这是从量的对比上理解"阴不足"。丹溪感叹，"中古以下，世风日偷，资禀日薄"的社会风气，强调无涯情欲的"阳"与难成易亏的生殖物质的"阴"，存在着这种难以摆平的"供求"关系。

"阴不足、阳常有余"的理论直到现在也具有重大的意义，"阴"是我们生命活动的根本和基础，所以不要透支它，农村长大的人，比城市长大的人经得起更长时间的透支，这是由于农村长大的人，在幼年时期睡眠较早，身体储存的能源较多，现在的孩子，比上一代都晚睡，将来可透支的能量必定较少，生大病的机会一定也比较多、比较早。

另外，现在为生活和工作奔波的人，由于大量消耗身体的能量，人体中的血气只能够维持日常工作或活动需要，一般的疾病侵入时，人体并不抵抗，疾病长驱直入，由于没有抵抗，也就没有任何不舒服的疾病症状。

所以，在日常生活中，我们要多储蓄能源，好好保护我们的"阴"，不要以为精神好、身体壮，就随意消耗。

万物生长靠太阳，长命百岁靠养阳

我们经常会听到这样的说法——阳气是生命的根本。到底什么是阳气呢？可能很多人是一知半解的。这里先来讲讲什么是阳气。所谓阳气，一方面来自先天，与父母和你的先天体质有关系。另一方面来自后天，是人呼吸的气和脾胃消化的食物的气结合而成的。它的作用就是温养全身组织、维护脏腑功能。阳气虚就会出现生理活动减弱和衰退，导致身体御寒能力下降。

中医上认为万物之生由乎阳，万物之死亦由乎阳。人之生长壮老，皆由阳气为之主；精血津液之生成，皆由阳气为之化。阳气就像天上的太阳一样，给大自然以光明和温暖，失去阳气，万物便不能生存。如果人体没有阳气，体内就失去了新陈代谢的活力，不能供给能量和热量，生命就要停止，所谓"阳强则寿，阳衰则

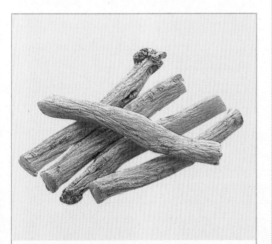

◎党参功效与人参相似，有补中益气、止渴、养血生津的作用，是补益阳气的常用药材。

夭"，养生必须先养阳。但是寒湿会阻滞阳气的运行，使血流不畅、肌肉疼痛、关节痉挛等。因为湿困脾胃，损伤脾阳，或患者平时脾肾阳虚而致水饮内停，所以多表现为畏寒肢冷、腹胀、泄泻或水肿等。所以，寒湿是最损伤人体阳气的。

怎样判断身体内是否有湿呢？方法其实很简单，观察自己的大便情况，一看便知。如果长期便溏，大便不成形。那么很有可能就是你的身体蕴含了太多的湿气。而长期便秘，则代表着体内的湿气已经很重了。因为湿气有黏腻性，过多的湿气就容易把粪便困在肠道内。

而祛除寒湿最好的办法就是让身体温暖起来，因此，健康与温度有着密切的关系。众所周知，掌握人体生杀大权的是气血，而气血只有在温暖的环境里，才能在全身顺畅地流通。如果温度降低、血流减慢，就会出现滞涩、瘀堵，甚至血液会凝固，那么人就将面临死亡，而且人的体温上升，不仅会增强人体的免疫力，还能在正常细胞不受影响的情况下大量杀死癌细胞。

所以，要涵养我们身体内的阳气，就要远离寒湿，温暖身体。

让身体温暖起来的办法有很多，《本草纲目》中就记载了很多可以养阳的食物，羊肉、狗肉、党参等，都是补益阳气的。另外安步当车，让身体动起来，使人体阳气升发，免疫力提高。

肾为身之阳，养阳先养肾

中医所说的阳气是由先天之精气、水谷之精气和吸入的自然界清气组成的。先天之精气其实代表的是先天之本的肾。肾为一身之阳，就像人体内的一团火，温煦、照耀着全身，涵养着人体的阳气。《黄帝内经》说："肾者，作强之官，技巧出焉。"这就是在肯定肾的创造力。"作强之官"，"强"，从弓，就是弓箭，要拉弓箭首先要有力气。"强"就是特别有力，也就是肾气足的表现，其实我们的力量都是从肾来，肾气足是人体力量的来源。养好肾，才能保障人体气血畅通，阳气充足。因此，养阳一定要先养好肾。

如果说生命是一棵大树，那么肾脏就是树根。对于肾脏，中医里永远只存在着补，从没有泻的说法。不能给肾脏撤火，更不能灭火，只有通过不断地、适度地添加"燃料"，才能让肾火烧得长久而旺盛。

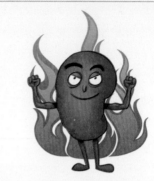

◎肾为一身之阳，就像人体内的一团火，温煦、照耀着全身，涵养着人体的阳气。

现在市场上有很多补肾的药品、保健品，看得人眼花缭乱。但是，补肾也有讲究，不要盲目。大家都知道"亡羊补牢"的故事，补肾也是一样，应未雨绸缪，即使肾脏很健康，也应时刻注意补肾，不要等到肾气不足病从中来时才想起补。补肾首先是固摄元气，每天吃好、睡好，心情愉快，也是一种保护。

养肾要点

节制性生活	起居有常
在中医的抗衰老、保健康的理论中，常把保护肾精作为一项基本措施。对此，前人早有定论："二十者，四日一泄；三十者，八日一泄；四十者，十六日一泄；五十者，二十日一泄；六十者，当闭固而勿泄。"总的意思是对房事要有节制，既要节而少，又要宜而和。只要做到节欲保精，就会阴精盈满，肾气不伤，精力充沛，从而有利健康，达到延年益寿的效果	古人曾提出"春夏养阳，秋冬养阴"的护肾法则。阳者肾气也，阴者肾精也。所以在春季，应该是"夜卧早起，广庭于步"，以畅养阳气；在夏季应该是"夜卧早起，无厌于日"，以温养阳气；在秋季，应该是"早卧早起，与鸡俱兴"，以收敛阴气；在冬季，应该是"早卧晚起，必待正光"，以护养阴气。若能做到起居有常，自然精气盛，肾气旺，能够达到抗衰老、保健康的目的
调畅情志	爱护脾胃
"恐则伤肾"。只要精神愉快，心情舒畅，则肾气不伤。肾气健旺，五脏六腑得以温煦，功能活动正常，身体才能健康	养肾一定要重视对脾胃的调养，平时应当对食物合理调配，烹调有方，饮食有节，食宜清淡，荤素搭配，忌食秽物，食后调养。只要脾胃不衰，化源有继，肾精得充，精化肾气，自然健康长寿

梳发升阳，百脉顺畅——梳头也是养生术

自古以来，历代养生学家推崇梳头这一保健方法。北宋大文豪苏东坡以梳头作为健身妙方，他常是"梳头百余下，散发卧，熟寝至天明"。在《酒醒步月理发面寝》诗中说："千梳冷快肌骨醒，风露气人霜莲根。"享年86岁高龄的南宋诗坛寿星陆游，以梳理头发作为养生之道，到了晚年，他那稀落的白发中竟长出许多黑发来，他高兴得顿生灵感，吟道："客稀门每闭，意闷发重梳""破裘寒旋补，残发短犹梳""醒来忽觉天窗白，短发萧萧起自梳"。唐代医家孙思邈善于养生，正因他坚持"发宜常梳"，荣登百余岁寿域。清慈禧太后每天起床后第一件事是让太监为她边梳发边按摩，使她到了花甲之年仍满头秀发，老而不衰。

中医认为，头为一身之主宰，诸阳所会，百脉相通。发为血之余，肾之华。人体十二经脉和奇经八脉都汇聚于头部，有百会、四神聪、上星、通天、眉冲、太阳、率谷、印堂、玉枕、风池、哑门、翳明等近50个穴位；躯干四肢在头皮上的穴位分布呈"大字形"的形态规律。梳头时按摩这些穴位，加强头皮经络系统与全身各器官部位之间的沟通，促使诸阳上升，百脉调顺，阴阳和谐，具有疏通经络，运行气血，清心醒目，开窍宁神，平肝息风的功效。《诸病源候论·寄生方》说："栉头理发，欲得过多，通流血脉，散风湿，数易栉，更番用之。"可见，经常梳理头发具有升发阳气、通畅百脉、祛病强身的作用。

实行梳头养生法，宜用牛角、桃木或铁制的梳子。梳理的方法应从前额开始向后梳，梳时要紧贴头皮部位，以用力大小适中，动作缓慢柔和为宜。一般应在两分钟内大约梳100次为一回，每日早晨起床后应坚持梳2~5回，下午亦可再梳一次。当头皮有热胀、麻木的感觉时，说明已经达到预期目的。梳头5~7天后，洗头一次，坚持2~3个月即可出现明显的治疗效果：头皮瘙痒减轻，头屑减少，头发不再脱落，白发转黑，失眠症状相应改善，并有头脑清醒，耳聪目明之感。

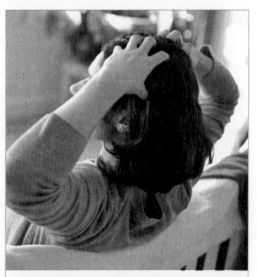

◎经常梳理头发、按摩头皮具有升发阳气、通畅百脉、祛病强身的作用。

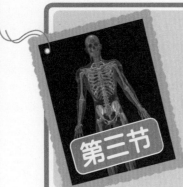

铮铮铁骨，百病自除
——要健康，先养骨

第三节

"衰退"——骨骼健康不可忽视的问题

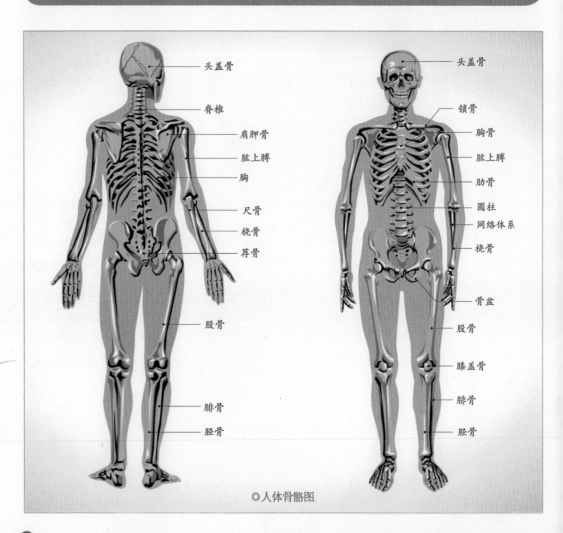

头盖骨
脊椎
肩胛骨
肱上膊
胸
尺骨
桡骨
荐骨
股骨
腓骨
胫骨

头盖骨
锁骨
胸骨
肱上膊
肋骨
圆柱
网络体系
桡骨
骨盆
股骨
膝盖骨
腓骨
胫骨

◎人体骨骼图

人体的骨骼主要是承担人的体重和保证人的运动，是一个非常重要的基本结构，因此必须足够坚强。骨本身是由很多很密的网状组织构成的，包含蛋白质、矿物质（钙）等。如果某些原因导致骨含有的矿物质逐渐减少到一定程度，骨头就会变得很软弱，无法承担身体活动产生的力量，容易折断，这种全身性骨代谢障碍的疾病也就是我们所说的骨质疏松症。可见骨骼对人体健康的重要程度。

人到老年后，骨骼退化是一种自然规律，但是现在人们主动地减少体力支出（劳动、运动），四肢躯干功能退化明显加大，其中废退性的骨骼关节疾病是目前的主要问题。不论你有什么样的骨关节问题或产生在身体的什么位置上，实际上都表明你的全身骨骼开始出现问题，骨关节问题只是全身骨骼出现问题后在身体某一点上的反映。有些人可能因为伤病等某种原因，即刻停止了肢体的运动，但是伤病好了之后，失用性造成的骨骼关节问题又带来了新的麻烦。而预防骨骼衰退的一个有效办法就是经常进行锻炼。专家指出，运动对年长者同样有用，中年人加强背部肌肉的锻炼可预防年老时椎骨变得脆弱和容易骨折。

不同人群的骨骼关节问题

❶ 青年人群

信息时代给人们带来巨大利益的同时，也给很多人留下了痛楚，比如重复性机械运动损伤等，专家称之为"骨骼肌肉疲劳综合征"，这也是IT时代的"富贵病"。而且，随着生活节奏的加快，这种"富贵病"也越来越倾向于年轻化。

此外，久坐不动，肌肉没有机会伸缩，又压迫神经和血管，不论坐得歪斜还是笔直，长久下来都会腰酸背痛，造成重复性机械运动损伤。

❷ 女性人群

时代赋予女性的责任不再是"相夫教子"，所以，她们肩上的担子越来越重，她们的健康问题也就越来越多。在每个中年女性的身上似乎都能找到这些疾病的身影：颈椎不好、肩膀痛、腰椎痛、髋关节不适、膝关节痛及阵发性小关节痛等，这些疾病或多或少地在她们身上存在着。

❸ 老年人

有人在描述老年人骨骼关节疾病时，列出了这样一个等式：老年人=骨骼关节疾病。关于中老年人体质现状的调查结果也显示：老年人的骨骼关节疾病与老年人身体功能总体上的衰退有关。

针对不同人群的骨骼关节疾病，专业人士指出，上述 的骨关节病目前都不能根治，因此如何预防骨关节疾病演变、避免病情加重，就成为非常重要的课题。世界卫生组织确定2000—2010年为"骨与关节病十年"，其主要目的就是为了提高各国地方行政机构与社会各界组织对肌肉骨骼疾病的重视和认识，并寻找更好的防治手段，鼓励国内、国际的研究工作，最终改善患者的生活质量。

骨气即正气，养好骨气享天年

伴随中医养生学的复兴，各种保健方法层出不穷，但相对于补肾、养胃、护心、润肺等养生法而言，很少有人会把目光放在养骨上。为什么会这样？这里主要有两个原因：一是传统养生学中关于养骨的方法本来就少，很多人懒得去开拓、创新，只是将一些过去的理念翻炒；二是因为养骨是一种"慢工"中的"慢工"，短时间内很难见效。

事实上，骨骼对一个人健康长寿的重要意义，绝不亚于身体上的任何一个器官。在我们的身体里，全部的骨和它们的相关结构组成了一个庞大的骨骼系统，包括200多块

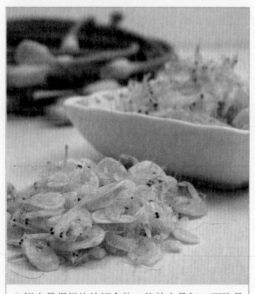

◎虾皮是很好的补钙食物，能养人骨气，预防骨质疏松。

骨头和300多个连接骨头的关节。这个强大的骨骼系统，像身着盔甲的战士一样，保护着我们的脑、内脏及体内器官，不仅使我们的身体可以储存矿物质，还帮助我们的身体进行造血。一旦骨头出了问题，不仅会将其他器官暴露出来，很容易造成损害，还会影响人体的造血功能，导致人体气血不足，阴阳失衡，直接危及我们的生命。

说到养骨，我们不得不谈一谈"骨气"，这个词在日常生活中极为常见，但很少有人将其与养生长寿联系起来。在一般人看来，所谓"骨气"，其实就是我们平常所说的"正气"，指一种刚强不屈的人格。我们平常说一个人有骨气，骨头硬，就是指这个人不屈服，敢于站出来维护自己的主张。但是，你有没有想过，为什么有些人有骨气，有的人则没有？为什么古人把这种行为称为"有骨气"，而不是别的什么？骨气和人的健康长寿究竟有没有关系？

在中医理论中，"气"是构成人体、维持延续各种生命活动的基本物质，它来源于摄入的食物养分以及吸入的清气，其作用是维持身体各种生理功能。所以，血有血气，肾有肾气，那么骨自然也就有骨气。正是由于骨气的存在，才促使骨骼完成生血与防护的功能，人死后，虽然骨骼还在，但骨气已经没了。同样的道理，许

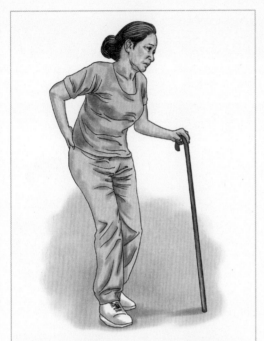

◎许多人不注意养骨气，常会出现腰腿疼等症状或出现骨质疏松现象。

多老年人正是因为骨气减弱了，才会很容易受伤。因此，我们也可以说，养骨实际上是在养骨气。我们在影视剧中，经常看到有些武林高手，虽然年纪已经很大，依然身体硬朗、声如洪钟，这就说明他们的骨气保养得很好。

由此可知，养骨对于一个人的长寿是至关重要的。至于如何养骨，在下面的章节会详细介绍，这里只提醒大家"久立伤骨"。一个姿势站立久了，要寻找机会活动活动，或者找个地方坐下来休息一会，尤其是长期从事站立工作的人，如纺织女工、售货员、理发师等，更要注意身体调节，否则每天都要站立数小时，下班后筋疲力尽、腰酸腿痛，容易发生驼背、腰肌劳损、下肢静脉曲张等。这里，我们给大家一些建议：

首先，根据条件和可能，调节工作时间，或与其他姿势的工作穿插进行，比如站立2小时，其他姿势工作2小时，也可以工作2小时后休息几分钟。不能离开站立工作岗位时，可用左右两只脚轮换承受身体重心的办法进行休息，或者每隔半小时至1小时，活动一下颈、背、腰等部位，至少要让这些部位的肌肉做绷紧—放松—绷紧的动作，每次几分钟。

其次，长期站立工作应穿矮跟或中跟鞋，以便使全脚掌平均受力，减轻疲劳。平跟鞋脚掌用不上劲，高跟鞋腿部用力过大，都会很快引起疲劳不适。

最后，长期站立工作时应做工间操，方法如下：原地踏步3分钟，提起双足跟，放下，再提起，或者左右足跟轮流提起，放下，每次3分钟。提起脚尖，让脚跟着地，双脚轮流进行，每次3分钟。轮流屈伸膝关节，也可同时屈膝下蹲，双上臂向前抬平，然后复原，每次3分钟左右。

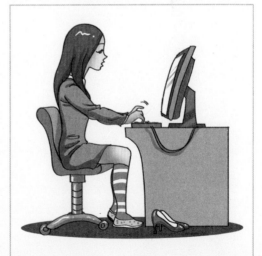

◎女性少穿高跟鞋，坐姿正确，这些都是日常保养骨骼的好习惯。

与地心引力"作战"，维持骨骼平衡

骨骼在地心引力作用下失衡，除了自身的重量之外，主要还是肌肤下垂造成的。所谓"骨肉相连"，正是机体重量对骨骼的拉扯，导致了骨骼的失衡。因此，我们在养骨的过程中，一定要注意自己的体重，不要使其过重。除此之外，还可以从以下几点做起。

1. 维持一个好体态

长时间坐着办公，坐姿不良，是许多人骨骼不平衡的根本原因。最好选择带有靠背的椅子坐，并且要注意椅背向后的角度不可大于115°，臀部和椅背必须紧靠。如果是椅子比较深的"老板椅"，则务必在腰部和椅背之间放置一个腰垫，不能斜躺或者使后背悬空。

另外，站立时须两脚平行，最好不要养成"稍息"的站立习惯；长时间站立引起腿脚酸痛时，可以暂时稍息缓解疲劳。走路时，尽可能轻松自然地摆动双臂，抬头挺胸，避免挺着肚子走路

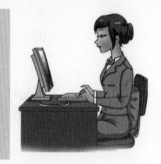

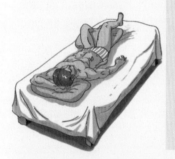

2. 睡觉时也要养骨

在睡眠时，为了保持颈椎的正常曲度，最好能够将枕头换成符合人体颈椎曲度的健康枕头，避免睡过高、过低、过软、过硬的枕头；睡眠姿势以仰睡为主。侧睡的话，要注意避免长时间单侧睡，要常常变换侧躺的方向。趴着睡觉是最不可取的，因为它很可能导致严重的颈椎神经压迫。睡觉的时候，为了维护正常的生理曲度，还可以在膝盖和腰椎下面垫上高度合适的垫子。这是缓解骨骼压力，让全身得到彻底放松的一个"小秘诀"

3. 选择适当的运动方式

虽然运动有益于身心健康，但是从身体平衡的角度来说，一些运动是不够好的，如打羽毛球、网球等，只是利用到单侧力量的运动，如果长期只进行这些运动容易导致骨骼偏差。相比之下，游泳则是一项非常安全且平衡性很好的运动。另外，对于一些骨骼已经出现了不正常偏斜的人，要更加慎重地选择适合自己的运动。如骨盆前倾、腰椎过分前突的人，最好不要做一些过分伸展腰椎的动作；而骨盆后倾、腰椎曲度变小的人，则要少做弯腰俯背的动作

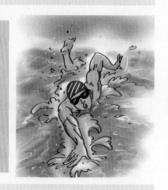

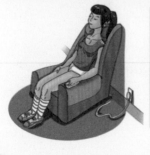

4. 尽量让肌肉处于放松状态

全身的骨骼都由肌肉所包裹，肌肉僵硬不但会引起疼痛，还会造成对骨骼的不平衡拉扯，导致骨骼歪斜。可以说，要使骨骼得到滋养，第一件事就是放松肌肉，给骨骼松邦。最有效的放松肌肉的方式是按摩。通过按摩，不但肌肉能够得到很好的放松，新鲜的能量也会更多地被带入到深层的骨骼里。

健康大问题——如何养护我们的颈椎

随着现代化办公时代的到来，颈椎病也越来越"流行"，有不少上班族都患上了颈椎病，给自己带来了极大的痛苦和不便。其实，平常很少有人意识到连接大脑和身体的那几块骨头的重要性，只有当它们出现问题之后，我们才明白原来我们的生命就系在这几块小小的骨头之上。试想，我们如果在平时就注意养护颈椎的这几块骨头，自然就不会受颈椎病之苦了。

保护和治疗颈椎的方法

1. 按揉风府穴

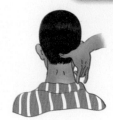

风府这个穴位很容易找，顺着脖子后正中线上的颈椎向上摸，到头骨时有一个凹陷，这就是风府。用拇指的指腹顶住穴位，向上用力按200下，然后开始转头，正反方向分别旋转5圈

2. 按揉手三里

手三里在曲池的下2寸，即食指、中指、无名指并起来的宽度处。曲池的位置也很好找：把胳膊屈曲90°，掌心向下，肘尖和肘关节内侧横纹的中点即是。按揉手三里的时候要用另一只手的大拇指指腹从里向外拨，以有酸胀或胀疼感为度。这对颈椎病造成的手指麻效果很好

3. 练鸟功

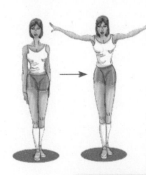

模拟鸟展翅飞翔的动作，每次反复做10遍，每天1～2次，这对治疗颈椎病很有好处。

起式：身心放松，双臂自然放于身体两侧，双脚并拢，呈立正姿势。按个人习惯向前迈出左（右）脚，前脚跟距离后脚尖大约半脚远，两脚间距离一个半脚掌宽，以保持身体稳定。

展翅：双臂缓慢前举，上举至与肩同高同宽时向后向外展开，同时头向前缓慢伸至可承受的最大限度，略停留2～3秒。可以想象自己是一只悠然的海鸥飞翔于蓝天碧海间，呼吸着清新的空气，感受着温暖的阳光。

收式：双臂按原线返回，头缓慢恢复至原位

4. 学蛙泳

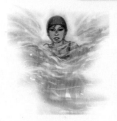

在换气时颈部需从平行于水面向后向上仰起，头部露出水面呼吸。这样每换气一次颈部都需向后向上仰起，起到了反向治疗的作用。每周游泳1～2次，每次30分钟

5. 正确的睡姿

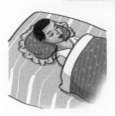

睡觉时枕头要高低适当。枕枕头的目的是睡觉时让脖子上的肌肉放松，所以正确的枕法是垫在脖子下面，而不是把脖子空出来。枕头的高度一般10厘米就行了，身体比较胖的人适当高一些

补肾即壮骨，补出健康的"身子骨"

中医认为，肾藏精，精生髓，髓藏于骨腔之中，髓养骨，促其生长发育。肾精充足，髓化生有源，骨质得养，则发育旺盛，骨质致密，坚固有力。

"肾主骨生髓"，这一理念中医很早就提出来了。《黄帝内经》就明确指出，骨骼起着支持人体的作用，是人身的支架，骨之所以有这样的作用，主要依赖于骨髓的营养，而骨髓则由肾精所化生。也就是说，肾藏精，精生髓，髓藏于骨腔之中，髓养骨，促其生长发育。因此，肾、精、髓、骨组成一个系统，有其内在联系。肾精充足，髓化生有源，骨质得养，则发育旺盛，骨质致密，坚固有力。反之，如肾精亏虚，骨髓化生无源，骨骼失其滋养。在小儿，就会骨骼发育不良或生长迟缓，骨软无力，囟门迟闭等；在成人，则可见腰膝酸软，步履蹒跚，甚则不能行动；在老年，则骨质脆弱，易骨折等。

肾主骨这一理论，现代医学通过实验研究，也进一步得到证实。例如研究发现，某些补肾药物，能增加骨的坚韧度，对于某些骨折的病人，采用补肾的药治疗，多能加速骨质愈合。近年来，根据肾主骨的理论，从治肾入手，治疗多种骨的病变，都取得满意疗效。以牙齿为例，"齿为骨之余"，牙齿是骨的一部分，所以也依赖于肾中精气所充养。肾精充足，则牙齿坚固、齐全。若精髓不足，则牙齿

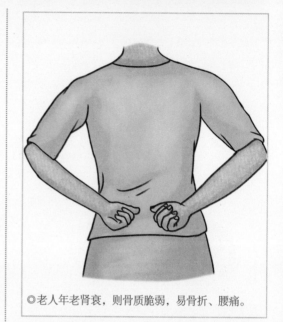

◎老人年老肾衰，则骨质脆弱，易骨折、腰痛。

松动，甚或脱落。对于牙齿松动等病症，在临床上采用补肾的方法治疗，多能获效。

由此可见，壮骨的根源在于养肾，所以说健康的骨骼实际上是补出来的。

补肾强筋壮骨药酒

材料：杜仲30g，黄芪50g，大枣50g，千年健15g，川木瓜15g，春砂仁15g，菟丝子15g，覆盆子20g，骨碎补12g，肉苁蓉30g，狗脊20g，当归15g，巴戟50g，首乌50g，黄精15g，鹿茸20g，鹿筋30g，鹿肾30g，海马30g，细辛15g，银花60g，制附子50g，蜂蜜500g，冰糖500g。

炮制方法：上药用米酒或高粱酒5kg浸泡360天后开封饮用；每天1~3次，每次半两至壹两。

功能效果：大补肾阳肾阴等。

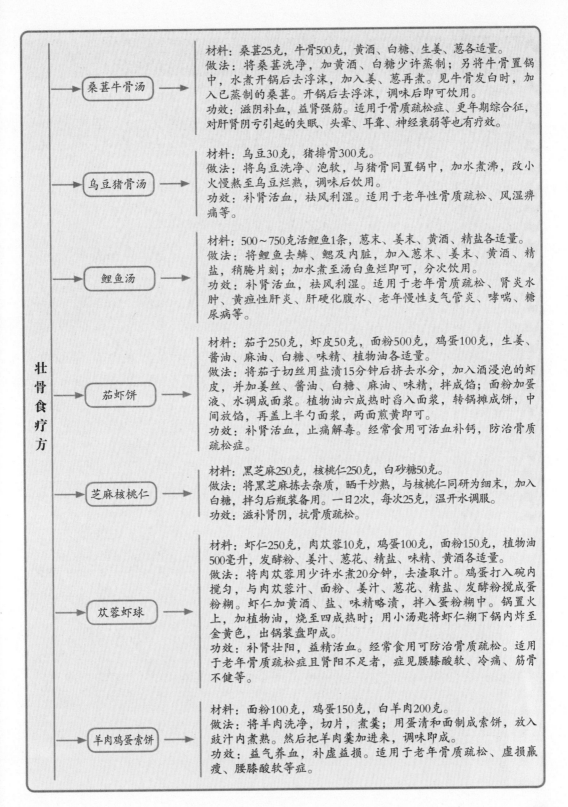

壮骨食疗方

桑葚牛骨汤

材料：桑葚25克，牛骨500克，黄酒、白糖、生姜、葱各适量。
做法：将桑葚洗净，加黄酒、白糖少许蒸制；另将牛骨置锅中，水煮开锅后去浮沫，加入姜、葱再煮。见牛骨发白时，加入已蒸制的桑葚。开锅后去浮沫，调味后即可饮用。
功效：滋阴补血，益肾强筋。适用于骨质疏松症、更年期综合征，对肝肾阴亏引起的失眠、头晕、耳聋、神经衰弱等也有疗效。

乌豆猪骨汤

材料：乌豆30克，猪排骨300克。
做法：将乌豆洗净、泡软，与猪骨同置锅中，加水煮沸，改小火慢熬至乌豆烂熟，调味后饮用。
功效：补肾活血，祛风利湿。适用于老年性骨质疏松、风湿痹痛等。

鲤鱼汤

材料：500～750克活鲤鱼1条，葱末、姜末、黄酒、精盐各适量。
做法：将鲤鱼去鳞、鳃及内脏，加入葱末、姜末、黄酒、精盐，稍腌片刻；加水煮至汤白鱼烂即可，分次饮用。
功效：补肾活血，祛风利湿。适用于老年骨质疏松、肾炎水肿、黄疸性肝炎、肝硬化腹水、老年慢性支气管炎、哮喘、糖尿病等。

茄虾饼

材料：茄子250克，虾皮50克，面粉500克，鸡蛋100克，生姜、酱油、麻油、白糖、味精、植物油各适量。
做法：将茄子切丝用盐渍15分钟后挤去水分，加入酒浸泡的虾皮，并加姜丝、酱油、白糖、麻油、味精，拌成馅；面粉加蛋液、水调成面浆。植物油六成热时舀入面浆，转锅摊成饼，中间放馅，再盖上半勺面浆，两面煎黄即可。
功效：补肾活血，止痛解毒。经常食用可活血补钙，防治骨质疏松症。

芝麻核桃仁

材料：黑芝麻250克，核桃仁250克，白砂糖50克。
做法：将黑芝麻拣去杂质，晒干炒熟，与核桃仁同研为细末，加入白糖，拌匀后瓶装备用。一日2次，每次25克，温开水调服。
功效：滋补肾阴，抗骨质疏松。

苁蓉虾球

材料：虾仁250克，肉苁蓉10克，鸡蛋100克，面粉150克，植物油500毫升，发酵粉、姜汁、葱花、精盐、味精、黄酒各适量。
做法：将肉苁蓉用少许水煮20分钟，去渣取汁。鸡蛋打入碗内搅匀，与肉苁蓉汁、面粉、姜汁、葱花、精盐、发酵粉搅成蛋粉糊。虾仁加黄酒、盐、味精略渍，拌入蛋粉糊中。锅置火上，加植物油，烧至四成热时；用小汤匙将虾仁糊下锅内炸至金黄色，出锅装盘即成。
功效：补肾壮阳，益精活血。经常食用可防治骨质疏松。适用于老年骨质疏松症且肾阳不足者，症见腰膝酸软、冷痛、筋骨不健等。

羊肉鸡蛋索饼

材料：面粉100克，鸡蛋150克，白羊肉200克。
做法：将羊肉洗净，切片，煮羹；用蛋清和面制成索饼，放入豉汁内煮熟。然后把羊肉羹加进来，调味即成。
功效：益气养血，补虚益损。适用于老年骨质疏松、虚损羸瘦、腰膝酸软等症。

养好骨质，千万别让它疏松

现代医学研究发现，一般老年人都有不同程度的骨质疏松症。那么，为什么人老之后，骨质会疏松呢？《黄帝内经》中说，五脏之中，肾主藏精，主骨生髓。肾精可以生化成骨髓，而骨髓是濡养我们骨骼重要的物质基础，人过了五六十岁，肾气开始减弱，肾精不足，骨头中的骨髓就相对减弱，进入一种空虚的状态；骨髓空虚了，周围的骨质就得不到足够的养分，就退化了，疏松了。

尽管骨质疏松是人体一种正常的生理过程，但并不是说它是不可避免的。如果我们从少年开始，特别是在进入骨骼发育并逐渐定型的成人阶段，每天保证足够的身体锻炼，并至少坚持饮用1200克的牛奶或食用富含钙质的乳制品，那么当我们步入老年后，骨质疏松大多是能够预防的。

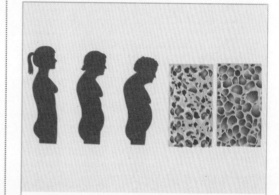

◎随着年龄的增长，如果不注意骨骼保养就会很可能出现骨质疏松。

骨质疏松调理法

多喝骨头汤，注重养肾	平时多喝点儿骨头汤，最好是牛骨汤，因牛骨中含大量的类黏朊。熬汤时，要把骨头砸碎，以一份骨头五份水的比例用文火煮，煮1~2小时，使骨中的类黏朊和骨胶原的髓液溶解在汤中。另外，还可以多吃一些坚果，像核桃仁、花生仁、腰果，这些果子都是果实，植物为了延续后代，把所有精华都集中到那儿了，有很强的补肾作用。"肾主骨生髓，脑为髓之海"，肾精充盈了，骨髓、脑子就得到补充了
多参加体育活动，以走路为主	随着年龄的增长，运动减少也是老年人易患骨质疏松症的重要原因。适当的锻炼，肌肉对骨组织是一种机械应力的影响，肌肉发达则骨骼粗壮。因此，在青壮年期，应尽量参加多种体育活动，到了老年，最好的锻炼是每天走路，走到什么时候呢？走到身上微微有汗，气血开始运动起来就行了，这时内在的废弃物已经排出了，这就达到目的了，不要大汗淋漓
补钙要科学	骨量的维持在很大程度上与营养及合理摄入的矿物盐密不可分。养成合理饮食的良好习惯，多吃含钙食物，对骨的发育和骨峰值十分重要。对于饮食钙低者，应给予补钙。 一般来说，口服是大家主要的补钙方式，但每次服用的量不要过多，可分多次服用。依据我国营养学会的推荐标准，成年人每日补钙要达到800毫克，50岁以上的人最好能达到1000毫克。最佳服用时间是饭后半小时，晚上服用效果更佳

最后需指出，骨质疏松的治疗不是任何一种药物或方法单独使用就能达到明显疗效的，它需要根据患者具体情况综合用药并结合体育运动，防止跌伤，更重要的是积极地预防其发生，才能达到防治骨质疏松的目的

建好骨骼关节健康的"四大基石"

世界卫生组织在1992年世界医学大会上发表的维多利亚宣言中提出了健康的四大基石：合理的膳食、适量的运动、戒烟和限酒、心理平衡。那么骨骼健康的基石又是什么呢？

骨骼健康的四大基石

合理膳食	与饮食习惯密切相关的首先是痛风；女性的骨骼关节痛多与摄入过量的所谓"优质蛋白"有关；低钙食品与骨质疏松有关；控食减肥会严重地伤骨；女性的血黏会造成骨骼代谢功能障碍等。可见，要想使骨骼健康，合理膳食必不可少
参加适量的体力劳动或运动	现今骨骼关节的质量问题正在向低龄化发展，这与社会的进步密切相关。我们现在的生活发展模式是省时、省力、便捷、舒适，人们本应承受的体力支出大幅度缩减，而运动又被我们很多人视为可有可无。因此，骨骼在生活的"减负"中变成了"问题"
积极参加合理的骨负荷锻炼	积极参加各种体育活动，会有效提高骨骼的健康水平。但是对人体的一些骨骼关节保健，仅靠简单的运动是远远不够的，应当根据不同的人群、不同的体质特征，开展专门的骨负荷锻炼。骨关节在运动负荷中会产生"泵"的效应，使关节滑液渗透加速，使关节内软组织表面获得充足的营养，而深层营养则会滋养骨骼。所以说，关节病不能通过"静养"来解决
全面控制造成骨关节问题的因素	造成骨骼关节疾病的因素不只是饮食、锻炼，许多疾病的控制也非常重要。如糖尿病是骨骼关节疾病的一大"杀手"，许多与代谢功能有关的疾病都会伤害骨骼。另外，人体激素水平也是一个重要的问题，如女性的雌激素、男性的雄性激素的变化，都会影响骨骼健康

养骨最核心的方法就是按摩

养骨对于健康来说极为重要，把骨头养好了，不仅可以有效保护柔软的脏器不受外界损害，更主要的还是能够迅速造血生血，保持人体的元气。而在众多的养骨方法中，最核心的方法就是按摩。一方面，按摩能够促进骨骼吸收更多新鲜的血液、养分；另一方面，按摩还能够放松肌肉，缓解因为僵硬肌肉的牵拉而导致骨骼失衡。最重要的是，

与其他的养骨方法相比，按摩无疑是最安全、最不易产生副作用的。接下来，就给大家讲一讲，怎样按摩才能提升"骨气"，让骨头更好地生长。

事实上，相对于五脏六腑、奇经八脉，骨的结构是非常简单的。即使你对身体里的构造一无所知，对经络、穴位也是一头雾水，都没有关系，只需要沿着骨生长的方向

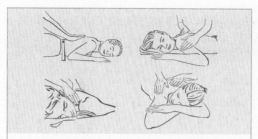

◎只要有时间就要有意识地对有问题的部位进行按摩。

否一样高、头是不是习惯倒向一边、左右肩膀是否一样高……通过这些最简单的观察，你就能发现自己骨架的问题所在。在接下来的生活中，你必须时刻提醒自己，要坐得直、站得正，只要有时间就要有意识地对有问题的部位进行按摩。这样一段时间以后，你就会看到一个全新的自己。

坚持按摩，紧张的肌肉就会慢慢放松，不受束缚的骨就能够得到更好的滋养。

通常，你只需要用比抚摸稍微大一些的力量，就可以透过皮肤和肌肉，按摩到骨骼；你只需要面对穿衣镜，平心静气地仔细观察，就会发现自己的骨架是不是偏向了一侧；你只需要循着最直接的疼痛感，就能够找到出现问题的骨骼，直接从那里医治疾病。

我们在进行按摩之前，首先要进行查骨。骨是全身的支架，骨头是否"四平八稳"、是否平均分配了全身的重力，正是它是否存在问题的最明显表现，所以查骨就要从检查它的外观是否平衡开始。如果每天清晨照镜子的时候，你用1分钟的时间，静下心来仔细端详自己：左右眉毛是

另外，对于脊椎检查，个人做不了，需要家人帮忙。一般来说，脊椎健康，最根本的指标就是是否保持了正常的生理曲度。如果你希望检查再仔细一些，那么就趴在床上检查。

脊椎检查方法

被检查者最好是穿一件薄衣，检查者站在被检查者的一侧
检查者伸出一只手的食指和中指，靠近被检查者头部的一手横向按住脊椎的上段；另一手与脊椎方向竖直平行，食指和中指分别放在中心线的两旁，顺着脊椎用大约两分的力量往下滑动
看脊椎是否正直，一方面通过手下直接的触感，另一方面通过观察衣服上留下的滑动轨迹，在状况不太好的地方，可以稍加用力，按摩缓解

常做骨骼健康操，收获长寿大礼包

除了上面我们所提到的骨骼保健的几个方面外，运动也是强健骨骼必不可少的因素。

骨骼是组成脊椎动物内骨骼的坚硬器官，功能是运动、支持和保护身体；制造红细胞和白细胞；储藏矿物质。骨骼由各种不同的形状组成，有复杂的内在和外在结构，使骨骼在减轻重量的同时能够保持坚硬。骨骼的成分之一是矿物质化的骨骼组织；其他组织还包括了骨髓、骨膜、神经、血管和软骨。人体的骨骼起着支撑身体的作用，是人体运动系统的一部分。

骨骼健康操

头部运动操	锻炼部位	头颈部
	锻炼方法	双脚站立与肩同宽，脚尖向前，头部依次向上、下、左、右4个方向活动，2个8拍
10点10分操	锻炼部位	肩部、颈椎
	锻炼方法	双脚站立与肩同宽，脚尖向前，双臂向两侧水平伸直，向上抬起成钟表的10点10分形状，再恢复到水平伸直的状态，反复练习，8个8拍
单脚站立操	锻炼部位	腰部
	锻炼方法	双手叉腰，身体直立，左腿向后离地绷直，2个8拍；换右腿向后离地绷直，2个8拍
肩部运动操	锻炼部位	肩部关节
	锻炼方法	双脚站立与肩同宽，脚尖向前，左手伸直，右手弯曲，夹住左手肘关节，右手不断用力向后，2个8拍；右手抬起伸直（与地面垂直），左手从前面压住右手肘关节，不断向后，2个8拍；保持这个姿势右手弯曲，指尖向下，左手按住右手肘关节，不断用力向下压，2个8拍；换右手伸直，左手弯曲，夹住右手肘关节，左手不断用力向后，2个8拍；左手抬起伸直（与地面垂直），右手从前面压住左手肘关节，不断向后，2个8拍；保持这个姿势左手弯曲，指尖向下，右手按住左手肘关节，不断用力向下压，2个8拍
旱地划船操	锻炼部位	肩部、背部
	锻炼方法	双脚站立与肩同宽，脚尖向前，上身前倾（不要撅屁股），双臂向前水平伸直，握拳用力向肩部靠近，挤压背部肌肉，反复练习，2个8拍，1拍做一次；保持挤压背部肌肉的姿势静止，2个8拍
翻手腕操	锻炼部位	腕、肘、肩
	锻炼方法	双脚站立与肩同宽，脚尖向前，双臂向前水平伸直，手背相对，左右手前臂交叉，右手放到左手旁，十指交叉，向内翻转伸直，再返回，反复练习2个8拍；换左手放到右手旁，十指交叉，向内翻转伸直，再返回，反复练习2个8拍
手指操	锻炼部位	手指关节
	锻炼方法	双脚站立与肩同宽，脚尖向前，双臂向两侧水平伸直；两手张开，腕关节向下，掌心向外，手指从小手指开始依次向里握拳，翻转向上，用力向外，然后从大拇指开始依次张开翻转，掌心向外，用力向外。反复练习2个8拍
弯腰触地	锻炼部位	腰腹部、腿部
	锻炼方法	双脚并拢，弯腰，尽量指尖或掌心触地，可根据自身情况练习，2个8拍。老人可坐在地上手向脚尖延伸
隔墙看戏操	锻炼部位	颈椎、脚踝、小腿
	锻炼方法	双脚并拢，脚跟抬起，颈部尽量向上（好像隔着一堵墙在向外看），4个8拍
千手观音操	锻炼部位	手指关节、肩关节、小腿
	锻炼方法	双脚并拢，脚跟抬起，手指的第一、二关节不断弯曲、伸展，手的活动轨迹从身体前面、从下向上、从两侧落下，循环做。在手指活动的同时随着节奏脚跟跷起，注意脚跟不能着地，反复练习4个8拍
膝盖半蹲操	锻炼部位	膝关节
	锻炼方法	双脚站立与肩同宽，脚尖向前，膝盖弯曲站立（微弯），8个8拍

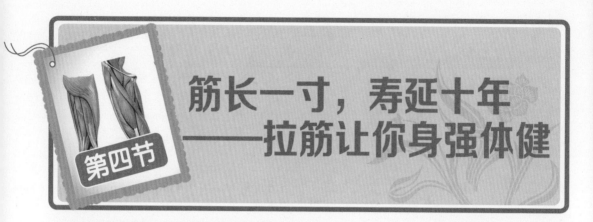

第四节 筋长一寸，寿延十年
——拉筋让你身强体健

从"筋长者力大"来认识筋的作用

在中国传统养生文化中，筋占据了重要的地位，古人修炼的很多武功都与筋有关，比如我们经常在影视剧里看到的分筋错骨手、分筋擒拿法、收筋缩骨法等，甚至还有一本专门的书是用来练筋的，那就是我们非常熟悉的《易筋经》。如果要想废掉一个人的武功，挑断"脚筋"就可以了。

为什么筋这样重要？我们还是先来了解一下什么是筋。《易经》云："筋乃人之经络，骨节之外，肌肉之内，四肢百骸，无处非筋，无处非络，联络周身，通行血脉而为精神之辅。"可见，最初的"筋"是指分布于身体各部分的经络。后来，经过时代的演变，筋的定义也发生了改变，逐渐成了韧带和肌腱的俗称，也就是我们现在所说的筋。

筋附着在骨头上，起到收缩肌肉，活动关节和固定的作用，人体的活动全靠它来支配。可以说，如果人体没了筋，就会成为一堆毫无活力的骨头和肉。在2008年奥运会上，刘翔为什么跑不动了？报道说是肌腱受到了磨损，实际上也就是筋受伤了。中医认为，肌肉的力量源于筋，所谓"筋长者力大"，筋受伤了自然使不出力气来，尤其是后脚跟这根大筋，支撑着身体全部的重量，所以刘翔当时选择退赛是非常明智的，因为那时候他已经心有余而力不足了，即使当时拼着这条腿不要了，也不可能跑出好成绩。这样，我们也就明白了，为什么一个武功高强的人，挑断脚

◎筋附着在骨头上，起到收缩肌肉，活动关节和固定的作用。

筋之后就会成为一个废人，因为他已经使不出力气来了。

筋的最基本功能是伸缩，牵引关节做出各种动作，筋只有经常活动，也就是抻拉，才能保持伸缩力、弹性，这就是我们通常所说的练筋。古代有许多功夫高手，能够年过百岁而不衰，与练筋是分不开的。不过，需要注意的是，练筋还需要特殊的方法，我们平常所做的跑步、登山等运动活动的主要是肌肉，由于肌肉组织的粗纤维之间有很多的毛细血管，其活动需要大量的供血来完成，这样会使脉搏加快，造成人体缺氧而呼吸急促，这时体内的筋还远远达不到锻炼的目的。因此，需要一种能锻炼筋而尽量不锻炼肌肉的运动，这就需要"易筋"。

"伤筋动骨一百天"，关键是要把筋养好

"伤筋动骨一百天"是中国民间的一种传统说法，意思是说，患者伤筋断骨后愈合起来大概需要一百天的时间，在这个时间内患者应该好好疗养，不能着急，更不能乱动。关于这种说法，自古以来就有很多争论，而争论的焦点则主要是骨折之后是否真的需要100天才能够痊愈。

有人认为，骨折愈合是一个连续不断的过程：第一期称为血肿机化期，指骨折后6～8小时内血肿开始形成凝血块，随后毛细血管及各相关组织、细胞等经过一系列的变化，使骨折断端初步连接在一起，全部耗时2～3周。第二期称为原始骨痂形成期，所谓骨痂，指骨头受伤后的伤痂，即皮肤愈合初的血痂。这一时期，骨折断端的纤维结缔组织，经过软骨细胞的增生、变性、钙化而骨化，一共需要4～8周。第三期称为骨痂改造期，指原始骨痂进行改造，成骨细胞增生，相关骨组织也逐步完善，使骨折断端形成骨性连接，大概需要

8～12周。就这样，历时大约3个月，骨折完成伤处愈合。所以人们常说"伤筋动骨一百天"，是有道理的。

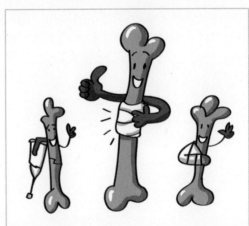

◎所谓"肾主骨生髓"，只要一个人的肾没有问题，那么骨头自己就可以愈合。

然而，另外一些人则认为，骨折愈合过程受到许多因素的影响，如年龄、身体情况、损伤部位、损伤程度等，"伤筋动骨一百天"只不过是一种简单朴素的认识，不能一概而论，如股骨骨折的小儿一个月左右就可基本愈合，成年人则往往需

要3个月以上才能愈合。有些骨折，如股骨颈骨折，患肢固定超过一百天也未必愈合，更谈不上活动了。

事实上，这些说法都是有道理的，但是没有抓住这句话的精髓。其实，"伤筋动骨一百天"的关键点不在骨，而在于筋。

前面已经说过，筋在人体中起到联系骨，组成关节和活动关节的作用，任何导致筋的位置、顺序、结构、走行方向异常的因素，均能使筋的作用失常或丧失，也就是所谓的"伤筋"。一般来说，骨折患者都会伴有伤筋，而相对于骨骼愈合来说，伤筋动骨之后，筋的修复则更加困难。

所谓"肾主骨生髓"，只要一个人的肾没有问题，那么骨头自己就可以愈合，可以生长，并且骨折的地方如果愈合得好，是会和原来一样的。然而，筋就不同了，它本身是不会愈合的，是需要增生出

来的瘢痕把断裂或者撕裂的地方连接起来的，叫作瘢痕愈合。一般来说，伤筋动骨之后，患者很容易发生重力性水肿、肌萎缩、韧带松弛、关节僵直、创伤性关节炎等并发症或后遗症，这些都是由于筋没养好造成的。由于筋出现了问题，自然就会减缓骨的愈合，即使骨完全愈合了，没有筋的拉动、连接，也是不能自由活动的。

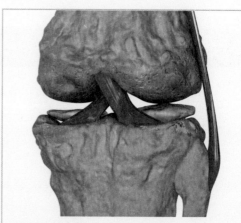

◎即使骨完全愈合了，没有筋的拉动、连接，也是不能自由活动的。

伤筋动骨之后养筋法

在4～6周内固定患肢	息怒养筋	合理膳食
在医学上，人体韧带等软组织损伤的修复时间一般在4～6周。这段时间内患者应该固定患肢以促进损伤的修复，很多伤筋患者之所以留下后遗症，大都是因为在规定时间内没有严格固定患肢而导致的。另外，患肢在4～6周后应该逐渐恢复正常活动，否则容易引起筋缩	中医认为："肝主筋，其华在爪"。肝的精气充足，方能养筋。反之，肝虚则筋气不舒，筋自然得不到滋养。另外，中医还认为，"怒伤肝"，所以我们在伤筋之后，一定要注意调节情志，不要动不动就发怒，这对身体的恢复极为不利	强筋健骨首先需要合理膳食的保证。中医认为，"辛养筋"，伤筋之后，多吃一些姜是有好处的。另外，再给大家推荐一种"酒蟹"，在古代是皇帝的御用养筋方，养筋效果非常棒。方法为：用清酒和盐把蟹浸一夜，拿掉螃蟹排出的脏物，再加上花椒和盐，另外在干净的器皿里加一些酒，倒入原来浸蟹的汁，一起烧开，冷却后倒入蟹中，汁必须将蟹完全浸没，这样就可以了。这种酒蟹可以佐餐食用，每次酌量

筋缩，各类腰腿疼痛的终极祸根

筋缩，也许对很多人来说还很陌生，即使偶尔听过也没有很深刻的认识。筋缩有怎么样的病症？是怎样引起的？如何治疗？什么人易得此病？我们下面一一介绍。

古医典著将伤筋类分为：筋断、筋走、筋强、筋挛、筋翻、筋缩等，筋缩算是其中一个。临床试验并不多。

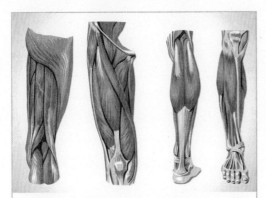

◎筋缩就是筋的缩短，因此导致活动功能受到限制。

筋缩，筋，是中医的称呼，现代西医常将其称之为肌腱、韧带、腱膜等。缩，有收缩和痉挛的意思。简单地说，筋缩就是筋的缩短，因此导致活动功能受到限制。筋受伤了，会产生反射性的收缩和痉挛；成天坐在办公室的职场人士也容易造成筋缩；还有些人，先天就不能弯腰，这也是筋缩。

古人常说"劳心者筋缩，劳力者筋健"。古时候交通不发达，人们行动就以步行为主，富贵人家的主子才坐轿子，不活动腿脚，时间长了就容易筋缩。这些人极像现代人，出门车代步，电梯代楼梯。好多领导50多岁就伸不直腿，弯不下腰了。还有就是办公室地方有限，没有很宽裕的地方摆放电脑，电脑桌下没有足够的空间让双脚伸张活动，加上不正确的坐姿，背腿的筋肌渐渐收缩，日子久了，便会造成一条或两条腿的筋缩。有些爱好运动的人也会筋缩，为此他们很不得其解。那要问下自己运动前有没有做热身运动？是否认真地做过拉筋舒展运动？还是在热身运动的时候随便地动动手脚，转转腰背，挥挥手臂，几分钟了事。这已经算不错的了，很多人根本就不做热身运动。

一般，年轻人或成年人即使有筋缩，对生活一般没有多大影响，但他们感到腰、背痛时，也不会认为是筋缩，其实这正是不容忽视的筋缩前兆。

筋缩可能带来的十五种症状

1.颈紧痛	2.腰强弯腰	3.不能弯腰	4.背紧痛	5.腿痛及麻痹
3.不能蹲下	7.长短腿	8.脚跟的筋有放射性的牵引痛	9.步法开展不大，密步行走	10籎关节的韧带有拉紧的感觉
11.大腿既不能抬举亦不能横展	12.转身不灵活	13.肌肉收缩或萎缩	14.手不能伸屈	15.手、脚、肘、膝活动不顺

腰酸背痛腿抽筋，并非缺钙而是寒邪伤人

有一段时间，电视里经常播一个钙片的广告，里面有一句台词"腰酸背痛腿抽筋——得补钙"，致使现在许多人都认为腰酸背痛腿抽筋是缺钙引起的，于是补充五花八门的钙，吃了也不见好转，其实这种情况不是缺钙，而是寒邪伤人的典型特征。

抽筋在医学术语上叫痉挛，这个在寒的属性里叫收引。收引，就是收缩拘急的意思。肌肤表面遇寒，毛孔就会收缩；寒邪进一步侵入经络关节，经脉便会拘急，筋肉就会痉挛，导致关节屈伸不利。因为寒是阴气的表现，最易损伤人体阳气，阳气受损失去温煦的功用，人体全身或局部就会出现明显的寒象，如畏寒怕冷、手脚发凉等。若寒气侵入人体内部，经脉气血失去阳气的温煦，就会导致气血凝结阻滞，不畅通。我们说不通则痛，这时一系列疼痛的症

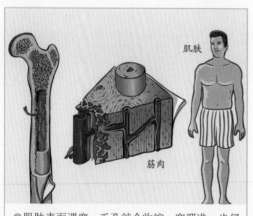

◎肌肤表面遇寒，毛孔就会收缩；寒邪进一步侵入经络关节，经脉便会拘急，筋肉就会痉挛。

状就出现了，头痛、胸痛、腹痛、腰脊酸痛。

因此，我们在养生的时候，要特别注意防寒。寒是冬季主气，寒邪致病多在冬季。因而冬季应该注意保暖，避免受风。单独的寒是进不了人体的，它必然是风携带而入的。所以严寒的冬季，北风凛凛，我们出门要戴上棉帽，围上围巾，就是为了避免风寒。

值得注意的是，冬季外界气温比较低，人容易感受到寒意，在保暖上下的功夫也会大一些，基本上不会疏忽。而阳春三月，"乍暖还寒时候"，古人说此时"最难将息"，稍微一不留神，就会着凉，伤寒了。因而春季要特别注意着装，古人讲"春捂秋冻"，就是让你到了春天别忙着脱下厚重的棉衣。春天主生发，万物复苏，各种邪气在这时候滋生。春日风大，风中席卷着融融寒意，看似脉脉温暾，实则气势汹汹，要特别小心才是。

那么，炎炎夏日，人都热得挥汗如雨，也需要防寒吗？当然需要。夏天我们经常饮食凉的食物和饮料，冰镇西瓜、冰镇啤酒、冰淇淋、冰棍等，而且往往是在空调屋里一待就待一天。到了晚上，下班出门，腿脚肌肉收缩僵硬，腿肚子发酸发沉，脑袋犯晕，甚至连走道都会觉得别扭，感觉双腿不像是自己的。这时候寒邪就已经侵入你的体内了。

腰酸背痛腿抽筋调理法

芍药甘草汤	按揉小腿
腰酸背痛其实是肌肉酸痛，腿抽筋是筋脉痉挛。脾主肌肉，肝主筋脉，肌肉和筋脉有了问题，就要找准主因，调和肝脾。芍药性酸，酸味入肝，甘草性甘，甘味入脾，因而这味芍药甘草汤被誉为止痛的良药，并且一点儿都不苦口。芍药甘草汤配制容易，芍药和甘草这两味药在一般的中药店都能买到，取白芍20克、甘草10克，或用开水冲泡，或用温火煮，可当茶水饮用。注意，这里说的芍药、甘草一定要是生白芍、生甘草，不要炙过的，炙过的药性就变了	小腿抽筋的时候，以大拇指稍用力按住患腿的承山穴，按顺、反时针方向旋转揉各60圈；然后，大拇指在承山穴的直线上下擦动数下，令局部皮肤有热感；最后，以手掌拍打小腿部位，使小腿部位的肌肉松弛。几分钟甚至几秒钟后，小腿抽筋症状即可消失。不过，这个标虽然暂时除了，病根还在，由表及里，本还没有痊愈。敲打按揉一些经络穴位，固然可以散结瘀阻、活络气血，但从病因根本上来论，还是要把寒彻底地从体内祛除，这样你才能身轻如燕，健步如飞

有事没事拉拉筋，增寿延年的好方法

随着生活节奏的变快，都市流行病似乎也正在年轻化。颈椎痛、腰腿痛、高血压这些老年病症居然在年轻人中流行，而且疼痛的部位更多。而且这些病症跟高科技的副产品，电脑、电视、游戏机和汽车等现代的生活工具有关。再者，就是空调，在炎热的夏季不管是商场、办公室，还是家里随处可吹到让人感到丝丝凉意的空调风，可就是这"温柔的杀手"吞噬了健康，将寒湿不断灌入人体，堵塞气血的运行，形成痛症。对待病痛的方法，除了针灸、推拿之外，最有效的就是拉筋法。拉筋疗效首先表现在祛痛。十二筋经的走向与十二经络相同，故筋缩处经络也不通，不通则痛。拉筋过程中，胯部、大腿内侧、腘窝等处会有疼痛感，说明这些部位筋缩，则相应的经络不畅。拉筋使筋变柔，令脊椎上的错位得以复位，于是"骨正筋柔，气血自流"，腰膝、四肢及全身各处

的痛、麻、胀等病症因此消除、减缓。

拉筋可打通背部的督脉和膀胱经，中医认为督脉是诸阳之会，元气的通道，此脉通则肾功能加强，而肾乃先天之本，精气源泉，人的精力、性能力旺盛都仰赖于肾功能的强大。督脉就在脊椎上，而脊髓直通脑髓，故脊椎与脑部疾病有千丝万缕的联系。任督二脉在人体上是个循环的圈，各种功法要打通任督二脉即是此意。膀胱经是人体最大的排毒系统，也是抵御风寒的重要屏障，膀胱经通畅，则风寒难以入侵，内毒随时排出，肥胖、便秘、粉刺、色斑等症状自然减缓、消除。膀胱经又是脏腑的腧穴所在，即脊椎两旁膀胱经上每一个与脏腑同名的穴位，疏通膀胱经自然有利于所有的脏腑。按西医理论解释，连接大脑和脏腑的主要神经、血管都依附在脊椎及其两边的骨头上。疏通脊椎上

下，自然就扫清了很多看得见的堡垒、障碍和看不见的地雷、陷阱。

另外，拉筋对增强性功能也有帮助。拉筋能够拉软并改善大腿内侧的肝、脾、肾3条经。许多医书都介绍，此3条经通畅则人的性功能强悍。因此有的书鼓励人练习劈叉，但这对普通人毕竟难度太大，还是拉筋最方便。这3条经的不畅也是生殖、泌尿系统病的原因，皆因此而生。所以男人要想增强性能力，女人要想治愈各种妇科病，最简便有效的办法之一就是拉筋。

肩周炎、腰椎间盘突出病根在筋上

我们常听到"筋骨相连""筋为骨用，筋能束骨"，这是因为筋出问题了，不能"束骨"了，骨头才会出问题。肩周炎正是正气不足，肝肾虚损，最终导致筋脉失养所引起的。另外，腰椎间盘突出也是一样，由于筋的弹力减弱，不能把腰间盘里的骨头束统起来了，它们才相互错位。中医一贯讲究辨证诊治，所以这两种病从根本上来看，还是要从"筋"论治。

首先，对于肩周炎，可以用以下几种传统疗法。

❶ 罐疗法

常用的拔罐穴位有肩井、肩贞、天宗等穴位。每次选两个穴位，交替使用。

❷ 痧疗法

刮痧疗法采用的工具——刮痧板，有许多种，传统的方法是使用牛角板，因其消毒时，易断裂，多不使用。主要使用玉制板，易于消毒，可反复使用。

刮痧时，应在施术部位涂抹刮痧油，减少刮痧时对皮肤的损伤，并加强活血化瘀、疏通经络的作用。

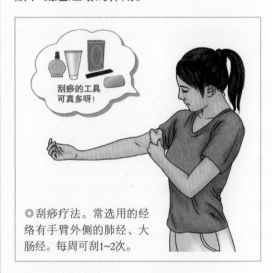

◎刮痧疗法。常选用的经络有手臂外侧的肺经、大肠经。每周可刮1~2次。

❸ 中药热熨、热敷

可以选用活血化瘀、舒筋活络、消肿散结的中药热熨、热敷，同时也可服用养血荣筋丸、活血止痛散等中成药。

❹ 自我功能锻炼

功能锻炼对肩周炎患者来说十分重要，特别是适当做大幅度肩关节的运动，对预防肩关节的粘连，肩部软组织的拘紧、挛缩，大有好处。

肩关节的生理构造

肩关节结构

肩关节连接肩胛骨、锁骨、肱骨，属球窝关节。

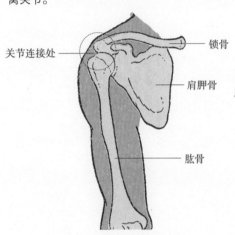

关节连接处
锁骨
肩胛骨
肱骨

肩关节剖面

肩关节是活动范围最大的关节，以胸锁关节为支点，以锁骨为杠杆，可做前屈、后伸、内收、外展、内旋、外旋以及环转等运动，但结构缺乏稳定性。

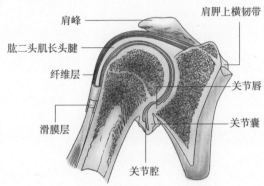

肩峰
肱二头肌长头腱
纤维层
滑膜层
肩胛上横韧带
关节唇
关节囊
关节腔

肩关节肌肉（正面）

肩关节肌肉（背面）

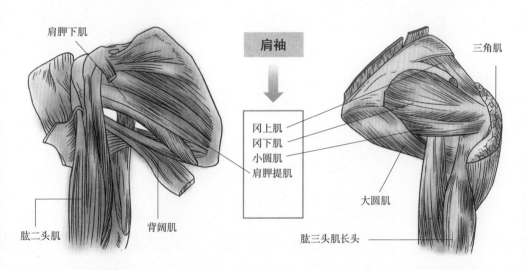

肩胛下肌

肱二头肌
背阔肌

肩袖

冈上肌
冈下肌
小圆肌
肩胛提肌

三角肌

大圆肌
肱三头肌长头

腰部生理构造图

从腰部不同部位构造图中我们可以更直观地认识和了解我们的腰。

▎腰椎的构造

人体椎骨的形态结构基本相似，都是由 1 个椎体、2 个椎弓根、2 个椎弓板、2 个横突、2 对关节突和 1 个棘突❸组成，腰椎骨也不例外。

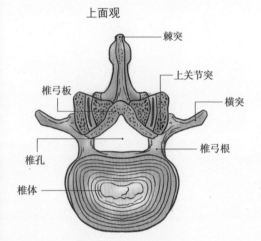

上面观

- 棘突
- 上关节突
- 横突
- 椎弓板
- 椎弓根
- 椎孔
- 椎体

下面观

- 横突
- 椎弓板
- 前纵韧带

▎腰椎韧带分布

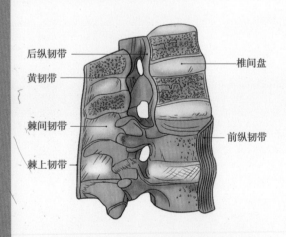

- 后纵韧带
- 黄韧带
- 棘间韧带
- 棘上韧带
- 椎间盘
- 前纵韧带

前纵韧带形成坚固的膜状韧带，后纵韧带构成椎管的前壁，黄韧带处在相邻椎板之间，棘上韧带连接相邻棘突的深部，主要是保持躯干的直立。

▎腰椎及腰部软组织

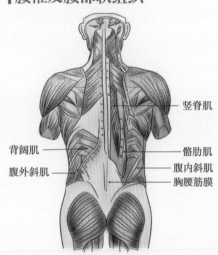

- 竖脊肌
- 背阔肌
- 腹外斜肌
- 髂肋肌
- 腹内斜肌
- 胸腰筋膜

在腰部里，参与和支配脊柱运动的肌肉、肌腱腱鞘、连接椎体的韧带、腰背筋膜、滑膜及关节囊等统称为腰部软组织。

卧位拉筋与立位拉筋——专家推荐的两种拉筋法

在现代社会，科技进步使生活舒适多了，多数人使用电梯、汽车，从而使运动量大大减少，筋缩也因此增加。那些长期坐着工作的白领们，尤其是老板，连一杯水都要职员送到手上，所以筋缩的可能性大增。

如果你觉得自己筋缩了，就应该拉一拉筋了。那么，究竟应该怎样拉筋呢？下面，就给大家介绍香港名医为大家推荐的两种简易拉筋法。

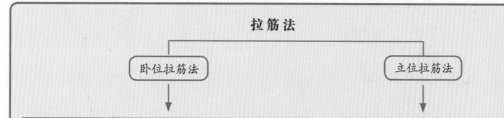

拉筋法

卧位拉筋法

这种拉筋法共分为4个步骤，比较适合你在家里和办公室使用，须注意的是，办公室大多是带轮子的椅子，万万不可用这种椅子练习，不安全。第一步，先将两张安全稳妥、平坦的椅子摆放在近墙边或门框处；第二步，坐在靠墙或门框的椅子上，臀部尽量移至椅边；第三步，躺下仰卧，左脚伸直倚在墙柱或门框上，右脚屈膝落地，尽量触及地面，双手举起平放在椅上，保持10分钟（这期间，右脚也可作踏单车姿势摆动，有利放松髋部的关节）；第四步，移动椅子至另一面，依上述方法，左、右脚互换，再做10分钟。

这种方法不仅可以拉松腰至大腿膝后的筋腱，还有助于拉松髋部的关节，并且对大腿内侧韧带及大腿背侧韧带也有拉动，是一种高效的拉筋法。不过，值得注意的是，一般高血压、心脏病、骨质疏松症、长期体弱的患者，在拉筋时必须有专业医生的配合，否则可能会发生危险。

立位拉筋法

这套方法非常方便，随时都可以使用，方法也分4步：第一步，找到一个门框，双手上举扶住两边门框，尽量伸展开双臂，但要小心门框上有刺伤到手，最好带个手套比较安全；第二步，一脚在前，站弓步，另一脚在后，腿尽量伸直；第三步，身体与门框平行，头直立，双目向前平视；第四步，以此姿势站立3分钟，再换另一条腿站弓步，也站立3分钟。

这种方法可拉肩胛部、肩周围、背部及其相应部分的筋腱、韧带。大家可以用此法自己在家治疗肩颈痛、肩周炎、背痛等症。

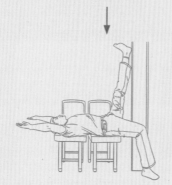

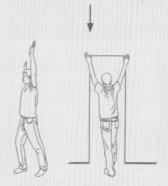

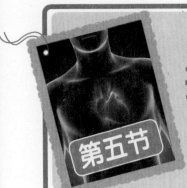

第五节

把身体里多余的火气变成保护神

肿、热、痛、烦，都是上火的表现

"火"是身体内的某些热性症状，一般所说的上火，也就是人体阴阳失衡后出现的内热症。上火的具体表现一般在头面部居多，比如咽喉干痛、两眼红赤、鼻腔热烘、口干舌痛以及烂嘴角、流鼻血、牙痛等，实际上中医认为人体各部位是有联系的，身体各个部位都应该有不同程度的表现。

元代医学家朱丹溪认为，凡动皆属火，火内阴而外阳，且有君、相之分，君火寄位于心，相火寄位于命门、肝、胆、三焦诸脏，人体阴精在发病过程中，极易亏损，各类因素均易致相火妄动，耗伤阴精，情志、色欲、饮食过度，都易激起脏腑之火，煎熬真阴，阴损则易伤元气而致病。

上火，在内暗伤阴精，在外表现出各种症状，常见的上火症状有心火和肝火两种，而火又分虚实。

虚火指的是人体阴液的不足，阳相对于偏盛，表现出来的症状一般是：低热、盗汗、小便颜色清、大便稀软、舌苔发白，治疗时要用补法。实火指的是阳盛体征，正常情况下，人体阴阳是平衡的，如果阴是正常的而阳过亢，这样就显示为实火，具体表现症状为：高烧、大汗、口渴爱喝冷饮、口臭、舌苔发红、小便颜色黄气味重、大便干结等。实火的治疗要用清热、降火的泻法。

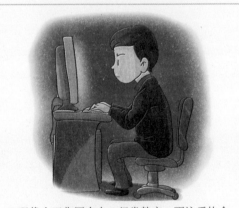

◎现代人工作压力大，经常熬夜，不注重饮食，很容易出现上火的症状。

现代人之所以容易出现红、肿、热、痛、烦等上火症状，与不注重饮食、经常贪吃凉食、吃五谷太少而吃制成品太多、工作压力大、经常熬夜、作息不规律等，有很大的关系。

上火分虚实，对治有绝招

办公楼里的小白领们，工作压力大，精神长期紧张，经常就会抱怨："烦，又上火了。"那么，"上火"到底是怎么回事呢？

中医认为，在人体内有一种看不见的"火"，它能温暖身体，提供生命的能源，这种"火"又称"命门之火"。在正常情况下，"命门之火"应该是藏而不露、动而不散、潜而不越的。但如果由于某种原因导致阴阳失调，"命门之火"便失去制约，改变了正常的潜藏功能，火性就会浮炎于上，人们就会出现出咽喉干痛、两眼红赤、鼻腔热烘、口干舌痛以及烂嘴角、流鼻血、牙疼等症状，这就是"上火"了。

引起"上火"的具体因素有很多，如情绪波动过大、中暑、受凉、伤风、嗜烟酒以及过食葱、姜、蒜、辣椒等辛辣之品，贪食羊肉、狗肉等肥腻之品和缺少睡眠等都会引起"上火"。春季风多雨少，气候干燥，容易"上火"。为预防"上火"，我们平时生活要有规律，注意劳逸结合，按时休息。要多吃蔬菜、水果，忌吃辛辣食物，多饮水或喝清热饮料。

《本草纲目》中记载绿豆可以消肿通气，清热解毒。而梨可以治痰喘气急，也有清热之功。《本草纲目》中记载了这样一个方子，抑制上火气急、痰喘很有效。原文是这么说的："用梨挖空。装入小黑豆填满，留盖合上捆好，放糠火中煨熟，

虚火和实火

看小便	小便颜色黄、气味重，同时舌质红，是实火；小便颜色淡、清，说明体内有寒，是虚火
看大便	大便干结，同时舌质红为实火；大便干结，同时舌质淡、舌苔白为虚火；大便稀软或腹泻说明体内有寒，是虚火
看发热	如果身体出现发热的症状，体温超过37.5℃时，全身燥热、口渴，就说明内热大，是实火；发热时手脚冰冷，身体忽冷忽热，不想喝水，是体内有寒，为虚火

捣成饼。每日食适量，甚效。"

不过，需要注意的是，"上火"又分为虚火和实火，正常人的阴阳是平衡的。实火就是阴正常而阳过多，它一般症状较重，来势较猛；而虚火是指阳正常阴偏少，这样所表现出的症状轻，但时间长并伴手足心热、潮热盗汗等。通过以下的方法我们可以知道自己"上火"是实火还是虚火。

一般来说，人体轻微"上火"通过适当调养，会自动恢复；如果"上火"比较厉害，就需要用一些药物来帮助"降火"。如果是实火，中医最常用各种清热、解毒、降火的药，连吃三天肯定降火。但目前单纯实火的人已是越来越少了，多数都是虚火，如果是虚火，就要用艾叶水泡脚或用大蒜敷脚心降火后再行进补。

相火妄动极易耗伤阴精

元代名医朱丹溪在《格致余论》一书中，有一篇论述相火的专篇《相火论》。朱丹溪的相火论源于南宋理学思想。理学家程颢、程颐两兄弟说："天地阴阳之运，升降盈虚，未尝暂息，阳常盈，阴常虚，一盈一虚，参差不齐，而万变生焉！"朱丹溪受这一思想启发，认为人之孕育与成长，都和天地之气有关，相火论就是在"阳有余，阴不足"的认识基础上产生的。

朱丹溪在《相火论》中阐述了相火的实质，他认为，凡动皆属火，火内阴而外阳，且有君、相之分，君火寄位于心，相火寄位于命门、肝、胆、三焦诸脏。"相火"又包含正常和异常两种不同状况，即"相火之常"与"相火之变"："相火之常"，是指处于正常状况下的相火，即人身生生不息的功能活动，为生命之源；"相火之变"，是指处于异常状况下的相火，是指相火妄动，即动失其常，其实就是人体功能活动失去节制，导致人身生命功能异常活动，为致病之本。

朱丹溪认为："人之疾病亦生于动，其动之极也，病而死矣。"即在动失其常的异常状况下，相火非但不能产生并维持人体生生不息的功能活动，反而危害人体导致病变，故称"相火之变"。朱丹溪由于充分认识到"相火之变"对人体的危害，所以赞同李东垣倡导的"相火元气之贼"的观点。

而人体阴精在发病过程中，极易亏损，各类因素均易致相火妄动，耗伤阴精，如情志过极、色欲无度、饮食厚味等，都易激起脏腑之火，煎熬真阴，阴损则易伤元气而致病。所以，朱丹溪主张抑制相火、保护阴精，还提出了一系列防治措施。

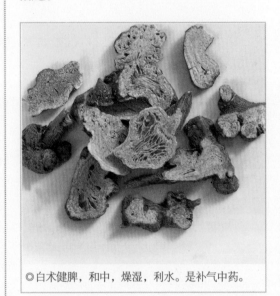

◎白术健脾，和中，燥湿，利水。是补气中药。

在养生预防方面，他主张以恬淡虚无，精神内守，修身养性来遏相火妄动。

在饮食上，他提出平日常食"自然冲淡之味"，如谷、蔬、果、菜，可收补阴之功。

在临床治疗上，他主张滋阴降火，滋阴为本，降火为标。他创制的大补阴丸，就是采用黄檗、知母来降阴火，熟地、龟板补肾水。

脑出血、脑血栓，都是心火惹的祸

"心"为君主之官，它的地位高于"脑"。是主管情感、意识的，所以有"心神"之称。"神明"指精神、思维、意识活动及这些活动所反映的聪明智慧，它们都是由心所主持的。心主神明的功能正常，则精神健旺，神志清楚；反之，则

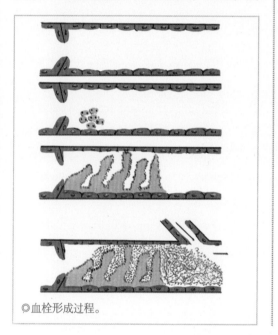

◎血栓形成过程。

神志异常，出现惊悸、健忘、失眠、癫狂等症候，也可引起其他脏腑的功能紊乱。

心火一动，一般是急症，不急救就有生命危险。常见的突发性病症有脑出血、脑血栓。如果出现这种危机的病症可以服用"急救三宝"，这"三宝"分别是安宫牛黄丸、紫雪丹和至宝丹。

安宫牛黄丸里有牛黄、麝香、黄连、朱砂、珍珠等中药材。"非典"时期很多病人高烧昏迷，就是用安宫牛黄丸来解救的。适用于高烧不退、神志不清的患者。

紫雪丹，历史最悠久，药性为大寒，药店比较常见。现代名为"紫雪散"。紫雪丹适用于伴有惊厥、烦躁、手脚抽搐、常发出响声的患者。

至宝丹对昏迷伴发热、神志不清但不声不响的患者更适用。

"心"火旺盛者，大多会失眠，在中医里是没有安眠药的，中医治疗失眠是从病根子上治疗。一般的病都跟"心"有关。

家中应常备的安神中药

天王补心丹	阴虚血少明显的失眠适用。因为心血被火消耗掉了，所以人不仅失眠，健忘，心里一阵阵发慌，而且手脚心发热、舌头红、舌尖生疮，这个药补的作用更大一些
牛黄清心丸	这种失眠是心火烧的。除了失眠还有头晕沉、心烦、大便干、舌质红、热象比较突出的人可以选择
越鞠保和丸	对于失眠而梦多、早上醒来总感觉特别累、胃口不好、舌苔厚腻的人适用。人们常说，失眠就在临睡前喝杯牛奶。但这个方子是要分人的，如果是这种越鞠保和丸适应的失眠，千万别再喝牛奶了。喝了会加重肠胃的负担，只能加重病情
解郁安神颗粒	适用于因情绪不畅导致的入睡困难，这种人多梦，而且睡得很轻，一点儿小声就容易醒，还可有心烦、健忘、胸闷等症状同在

脾气大、血压高是肝火引起的

在生活中，我们常常会遇见一些脾气特别火暴的人，一遇着不痛快就马上发泄、吵闹，但是也有一些人爱生闷气，有泪不轻弹，但又不能释怀的人，有时甚至会气得脸色发青。这两种人都是肝火比较旺的人，在中医里面，有"肝为刚脏，不受怫郁"的说法，也就是说肝脏的阳气很足，火气很大，不能被压抑。如果肝火发不出来，就会损伤五脏。因此，有了肝火要及进宣泄出来。

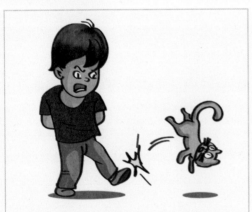

◎爱发脾气的人，在他们发脾气的过程就是宣泄肝火的过程。

高血压的病人中，肝火旺者最多见。肝火旺是高血压最重要的起因。尤其是北方人，一般北方人长的都高大，脾气急，脸红脖子粗，容易口苦，两胁发胀，舌头两边红。如果属于肝阳亢的高血压尚不严重，喝苦丁茶或者枸菊清肝茶都可以代替药物，这两种茶是春天的专属饮料，可以清泻春天里特殊旺盛的肝火。

对我们刚才说的第一种人来说，他们

发脾气的过程就是宣泄肝火的过程，不会伤到身体；而第二种不爱发脾气，一旦生气，很容易被压抑，无力宣发，只能停滞在脏腑之间，形成浊气。

由此可见，发脾气也不一定是坏事，因为很多时候我们会发脾气，并不是由于修养差、学问低，而是体内的浊气在作怪，它在你的胸腹中积聚、膨胀，最后无法控制地爆发出来。那么这种气又是如何产生的呢？从根源上来讲，是由情志诱发而起的。其实这种气起初是人体的一股能量，在体内周而复始地运行，起到输送血液周流全身的作用。肝功能越好的人，气就越旺。肝帮助人体使能量以气的形式推动全身物质的代谢和精神的调适。这种能量非常巨大，如果我们在它生成的时候压抑了它，如在生气的时候强压下怒火，使它不能及时宣发，它就会成为体内一种多余的能量，也就是我们经常说的"上火"。"气有余便是火"，这火因为没有正常的通路可宣发，就会在体内横冲直撞，窜到身体的哪个部位，哪个部位就会产生相应的症状，上到头就会头痛，冲到四肢便成风湿，进入胃肠则成溃疡。而揉太冲穴就是给这股火找一个宣发的通路，不要让它在体内乱窜。

太冲穴位于大脚趾和第二个脚趾之间，向脚踝方向三指宽处。此穴是肝经的原穴，即肝经的发源、原动力，因此，肝脏所表现的个性和功能都能从太冲穴找到形质。

甘温除热，治虚火大法效验非凡

李头儿这几天上火上得厉害，嘴唇上长满了水泡，疼得饭不敢吃，于是就跑到药店购回了好几盒"清热解毒口服液"，晚上喝了一支，谁知第二天一早就拉肚子了。水泡不仅没消，反而又多了一个。只好去医院咨询，医生告诉他"表面上的火，则是内里寒气的表现，火有虚实之分，你患的是虚火，由寒而生。"听了医生的话李头儿恍然大悟：原来火与火之间也有这么大的差别啊。

《黄帝内经》里说："今夫热病者，皆伤寒之类也……人之伤于寒也，则为热病。"这里指出了寒为热病之因。若寒邪过盛，身体内表现出的都是热症、热病，也就是说这个虚火实际上是由寒引起，身体内的寒湿重造成的直接后果就是伤肾，引起肾阳不足、肾气虚，造成各脏器功能下降，血液亏虚。肾在中医的五行中属水，当人体内这个"水"不足时，身体就

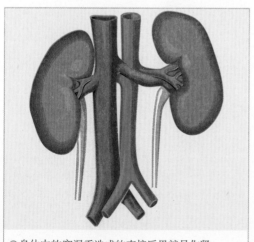

◎身体内的寒湿重造成的直接后果就是伤肾。

会干燥。每个脏器都需要工作、运动，如果缺少了水的滋润，就易摩擦生热。比如肝脏，肝脏属木，最需要水的浇灌，一旦缺水，肝燥、肝火就非常明显。因此，要供给肝脏足够的水，让肝脏始终保持湿润的状态。

头、面部也很容易上火。因为肾主骨髓、脑，肾阳不足、肾气虚时髓海就空虚，远端的头部会缺血，出现干燥的症状，如眼睛干涩、口干、舌燥、咽干、咽痛等。而且口腔、咽喉、鼻腔、耳朵是暴露在空气中的器官，较易受细菌的感染，当颈部及头、面部的血液供应减少后，这些器官的免疫功能就下降，会出现各种不适，这样，患鼻炎、咽炎、牙周炎、扁桃体炎、中耳炎的概率就会增加。如果此时不注意养血，各种炎症就很难治愈，会成为反复发作的慢性病。

体内寒湿重，上了虚火，就要想办法滋阴除湿寒。其实也不难，泥鳅就是不错的选择。

《本草纲目》记载，泥鳅味甘性平，能祛湿解毒、滋阴清热、调中益气、通络补益肾气。有"暖中益气"之功效，可以解酒、利小便、壮阳、收痔。经常食用泥鳅，可以将身体内的虚火全部打掉。

有人说吃生泥鳅最好，买几条回来，去头和内脏，用水洗净后剁碎即

可。但是如今河水污染严重，不再像以前那样清澈见底，而且吃生泥鳅总感觉很可怕，心里不舒服，所以最好还是做熟后再吃。

食用泥鳅方法

泥鳅炖豆腐	将豆腐切成丁，放入沸水锅中，熄火浸3分钟备用。活泥鳅用沸水洗净，放入油锅略炒后加水，滚烧后放入豆腐，盖盖继续烧5分钟即成
泥鳅黑豆粥	黑豆淘洗干净用冷水浸泡2小时后，加冷水煮沸，然后放入洗净的黑芝麻，这时改用小火熬煮，粥熟时放入泥鳅肉，再稍煮片刻，加入葱末、姜末调味即可

胃里有火气，酿造了令人尴尬的"口臭"

有些人，一张口便发出令人厌恶的臭味，这就是我们通常所说的口臭。口臭，毛病不大，但却常使人，尤其是年轻人，产生自卑感，造成精神负担，影响社交活动。

朱丹溪说，口臭是上火的表现，由胃火引起。胃腑积热，胃肠功能紊乱，消化不良，胃肠出血，便秘等引起口气上攻及风火或湿热，口臭也就发生了。

我们知道火分虚实，口臭多为实火，由胃热引起。胃热引起的口臭，舌质一般是红的、舌苔发黄，这时只要喝用萝卜煮

◎口臭是上火的表现，由胃火引起。

的水，消食化瘀，口臭很快就会消除了。胃热引起的口臭多是偶尔发生，如果是经常胃热、消化不良的人，治疗时最好的办法就是敲胃经，一直敲到小便的颜色恢复淡黄清澈为止。若口臭伴有口干、牙床肿痛、腹胀、大便干结症的，充分按揉足二趾趾面，并按揉足部内庭、冲阳、公孙穴各1分钟；再从小腿向足趾方向推足背及其两侧各30次。

但是，随着人们生活方式的改变，由胃热引起的口臭已经很少，最常见的口臭还是胃寒的原因，这类人多是舌苔普遍发白，口臭时有时无，反复发作。那么对于这类由胃寒引起的口臭，平时就要多喝生姜水，如果怕麻烦，也可以将姜切成薄片，取一片含在嘴里。

每个人都希望自己口气清新，在社交谈话时给对方留下良好的印象。那么有口臭的人一定要分清自己的疾患是何种原因引起的，然后对证施治。此外，平时还要注意口腔卫生，定期洗牙，以预防口臭。

五谷去火气补正气，专治内分泌失调

"女大十八变，越变越好看"，但是现在许多女性抱怨自己越长越丑。因为内分泌失调，很多人发现自己的脸色没有以前红润了，痘痘、斑点越来越频繁地来"串门"，口臭、牙疼也时有发生。

那么，现代人为什么容易上火，内分泌失调呢？是因为吃五谷太少而制成品太多。

五谷可以去火气，补正气，养护人体

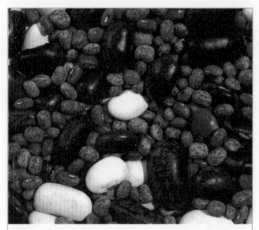

◎五谷可以去火气，补正气，养护人体阴精，专治内分泌失调。

阴精，专治内分泌失调。朱丹溪说人常阳有余而阴不足，所以他告诫人们一定要节制饮食，多吃"自然冲和之味"，不贪食"厚味"以养阴敛阳。

朱丹溪所说的"自然冲和之味"就是五谷杂粮，也就是我们平时所说的素食。他在《茹谈论》一书中写道："凡人饥则必食，彼粳米甘而淡者，土之德也，物之属阴而最补者也，唯可与菜同进。径以菜为充者，恐于饥时顿食，或虑过多因致胃

损，故以菜助其充足，取其流通而易化，此天地生化之仁也。"

但是，吃什么样的素食才能吃得健康呢？

很多人把素食和蔬菜联系起来，认为吃素食就是吃蔬菜，所以"少吃饭，多吃菜"的饮食观念也风行起来。其实种子类的素食才是最健康的。比如大米、玉米、高粱、地瓜、胡萝卜、土豆等。

为什么这么说呢？我们知道蔬菜要做得可口需要大量的油，现在这不是什么问题。但过去的时候，人们缺衣少食，能吃饱就已经是最大的幸福了，想吃点儿有油水的东西那简直是难于上青天。所以蔬菜类的制作一般都是用水煮煮加点儿盐就算完了，根本谈不上可口，而土豆、地瓜等种子类的食物，不需要加油，煮熟后就香喷喷的，引人食欲，还容易饱腹，所以几千年来，我们的祖辈们都是用种子类的食物作为口粮的，蔬菜只是辅助。

然而就是这么简单的饮食，那时人们的体质也相当不错，很少见有人上火生病。但是看看那些以蔬菜摄入为主的素食者，动不动就上火、生病，体质弱的似乎一阵风就能吹到。

由此看来，吃五谷杂粮的素食主义者还是应以种子类食物为主，以"菜为充，果为补"，如果不是绝对的素食主义者当然还要以"禽为益"。

春天如何清火排毒

春天的气候干燥，风多雨少，要保持新陈代谢的平衡和稳定对于人体来讲很难，从而容易导致生理功能失调而致使人体"总管家"——大脑指挥失灵，引起"上火"症候。具体表现为咽喉干燥疼痛、眼睛红赤干涩、鼻腔热烘火辣、嘴唇干裂、食欲不振、大便干燥、小便发黄等。

那么，怎样做才能防止春天上火，为自己的身体清火排毒呢？

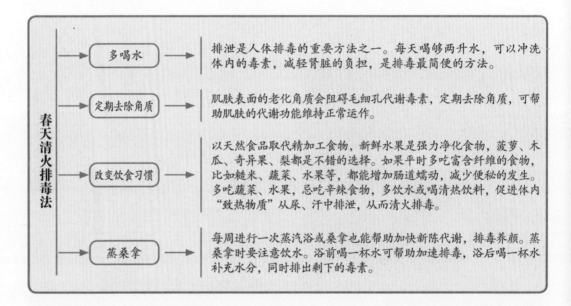

春天清火排毒法

多喝水 → 排泄是人体排毒的重要方法之一。每天喝够两升水，可以冲洗体内的毒素，减轻肾脏的负担，是排毒最简便的方法。

定期去除角质 → 肌肤表面的老化角质会阻碍毛细孔代谢毒素，定期去除角质，可帮助肌肤的代谢功能维持正常运作。

改变饮食习惯 → 以天然食品取代精加工食物，新鲜水果是强力净化食物，菠萝、木瓜、奇异果、梨都是不错的选择。如果平时多吃富含纤维的食物，比如糙米、蔬菜、水果等，都能增加肠道蠕动，减少便秘的发生。多吃蔬菜、水果，忌吃辛辣食物，多饮水或喝清热饮料，促进体内"致热物质"从尿、汗中排泄，从而清火排毒。

蒸桑拿 → 每周进行一次蒸汽浴或桑拿也能帮助加快新陈代谢，排毒养颜。蒸桑拿时要注意饮水。浴前喝一杯水可帮助加速排毒，浴后喝一杯水补充水分，同时排出剩下的毒素。

夏日祛火强身，要懂三项必修课

夏日天气炎热，很容易带给我们身体上的不适，而且夏天人特别容易上火，表现出情绪烦躁、焦虑、易激动、失眠等。

朱丹溪说夏日属火，主心，是一年中阳气最旺的季节。这时候天气炎热，高温会影响人体内阴阳平衡，所以人火气大，容易情绪焦躁。因此夏季养生主要是通过滋阴来达到"去火除烦"的效果。

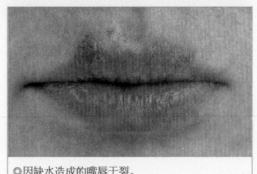

◎因缺水造成的嘴唇干裂。

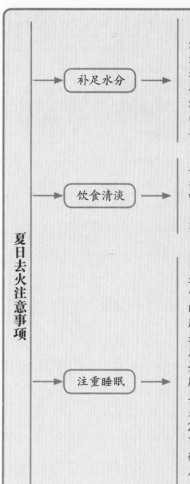

夏日去火注意事项

补足水分 → 因为高温炎热的缘故，夏天人特别爱出汗，这就容易导致水分流失，所以夏日要随时补充水分。而温水是最好的选择，常喝温水可以解决许多问题，包括冷却体内燥热，促进表皮回圈，还能冲刷口腔中的细菌菌群，抑制生长，且不会口臭。即使常待在冷气房的人，水分蒸发较少，一天也要喝1300毫升左右，流汗时更要多喝。上火时适合喝柠檬水，多吃柑橘类等酸味的水果。不喜欢水淡无味，也可多喝舒缓茶饮，例如薄荷、苦茶、菊花、金银花等花草茶。

饮食清淡 → 夏天饮食需清淡，不宜多吃水分低的食物，如饼干、花生等坚果，否则会引起火气。另外夏天应该喝牛奶。很多人认为夏季喝牛奶会加重"上火"，引起烦躁。其实，夏饮牛奶不仅不会"上火"，还能解热毒、去肝火。中医就认为牛奶性微寒，可以通过滋阴、解热毒来发挥"去火"功效。

注重睡眠 → 因为炎热，夏季晚上在11点前睡觉这一点很难做到，但夏季恰恰是最需要保证早点睡觉的季节。因为，晚上11点到凌晨1点是气血回流到肝脏的时间，如果不睡，等于强迫肝脏继续工作，就会引起肝火。所以夏季一定要想方设法让自己睡好。脑力工作者，不妨每晚泡泡脚，这可以帮助人进入睡眠状态。其做法如下：

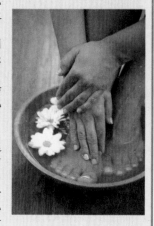

先用温水浸泡（女性水要淹到小腿2/3处近三阴交穴，男性到脚踝即可），再慢慢加热水，泡到脚热、微微出汗就可以休息。足浴对改善皮表回圈很有帮助，泡一个星期就会发现愈来愈容易出汗，即使在冷气房，皮肤也不会干燥。

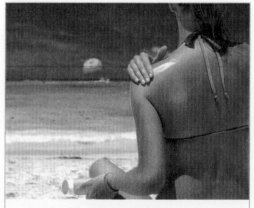

◎夏季外出或去海边应注意防晒。

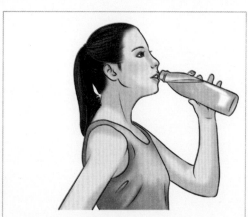

◎在夏季还应注意每天摄入充足的水份。

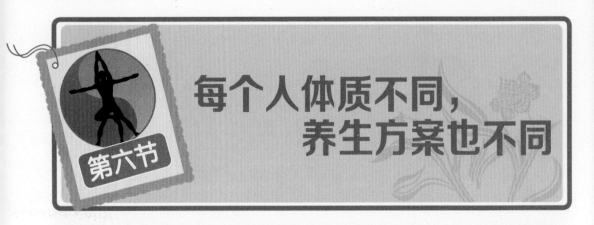

知道自己的体质，也就看到了疾病的根源

中医很重视体质，任何食疗如果没有依照个人体质进行，就可能导致虚不受补，反而会愈补愈糟糕。不同的个体，其身体素质有很大的差别，在考虑养生方案的时候，就应当根据其不同体质的特殊需要"辨体施养"，选择与之相适的方法来调养，恢复身体的健康。

根据以下九大类型体质的表现特征，你可以测一测，你是属于哪种体质，这样才可以为在自己制订相匹配的潜能提升方案。

阳虚体质 → 如若一个人呈现出阳气偏衰、功能减退、热量不足、抗寒能力低弱的生理特征，那他就属于阳虚体质。阳虚体质的人大多由于先天禀赋不足或后天调养不当所致，较常见于体型白胖者。主要表现为脸色淡白无光、口淡不渴、体寒喜暖、四肢欠温、不耐寒冷、精神不振、懒言、大便溏泻、小便清长或短少、舌淡胖嫩苔浅、脉象沉细无力。

阴虚体质 → 先天禀赋不足、后天调养不当，或久病不愈，就容易导致阴虚体质，多见于体型较瘦的人。主要表现为：身体消瘦、脸色暗淡无光或潮红，有时会有红热感；口舌容易干燥、口渴时喜欢喝冷饮、四肢怕热、易烦易怒容易失眠、大便偏干、小便偏少、舌红少苔、脉象细数。

气虚体质 → 气虚为中医术语，一般是指体质虚或久病之后所引起的一系列表现，如经常感到倦怠无力、语言低微、懒言少动，动则气短或气喘、饮食不香、多汗或自汗，动辄易患感冒等，均为气虚之象。气虚又有脾气虚、肺气虚、心气虚和肾气虚之分。若气虚以饮食不佳、恶心呕吐、腹胀腹泻、胃下垂、脱肛为主者，为脾气虚；若以呼吸短促、久咳久喘或汗多易感冒为主，则重在肺气虚；心气虚是以心慌气短为主要表现；肾气虚则以腰酸软无力、下肢水肿、小便频数甚或遗尿为常有表现。因此对于气虚者谈进补，在补气的基础上，要兼顾到脏器之虚。

痰湿体质

人体水分代谢功能减退、痰湿停滞在体内，就易于导致痰湿体质的形成。痰多大多是由于脏腑功能失调所引起，以形体肥胖的人最为常见。主要表现为喜好甜食、精神疲倦、嗜睡、头脑昏沉、身体常觉千斤重、睡觉易打鼾、代谢能力不佳，积聚废物于体内、进多少出。这类型的人如果运动又少，很容易发生关节酸痛、肠胃不适、高血压、糖尿病、痛风等文明病。

湿热体质

湿热的一般表现为：肢体沉重，发热多在午后明显，并不因出汗而减轻；舌苔黄腻，脉数。具体表现因湿热所在不同的部位而有差别：在皮肉则为湿疹或疔疮；在关节筋脉则局部肿痛。但通常所说的湿热多指湿热深入脏腑，特别是脾胃的湿热，可见脘闷腹满，恶心厌食，便溏稀，尿短赤，脉濡数；其他如肝胆湿热表现为肝区胀痛，口苦食欲差，或身目发黄，或发热怕冷交替，脉弦数；膀胱湿热见尿频、尿急，涩少而痛，色黄浊；大肠湿热见腹痛腹泻，甚至里急后重，泻下脓血便，肛门灼热、口渴。

血瘀体质

血瘀体质常见于身体较瘦的人，他们大多血行迟缓不畅，多半是因为情志长期抑郁或久居寒冷地区，以及脏腑功能失调所造成。主要表现为头发易脱落、肤色暗沉、唇色暗紫、舌是紫色或有瘀斑、眼眶暗黑、脉象细弱。此类型的人，有些明明年纪未到就已出现老人斑，有些则常有身上某部分感到疼痛的困扰；如女性生理期时容易痛经，男性身上多有瘀青等。此种疼痛症在夜晚会更加严重。

气郁体质

中医认为，气郁多由忧郁烦闷、心情不舒畅所致。长期气郁会导致血循环不畅，严重影响健康。气郁体质的人一般有这样的特点：形体消瘦或偏胖，面色苍暗或萎黄；平素性情急躁易怒，易于激动，或忧郁寡欢，胸闷不舒；舌淡红，苔白，脉弦；一旦生病则胸胁胀痛或窜痛；有时乳房及小腹胀痛，月经不调，痛经；咽中梗阻，如有异物；或颈项瘿瘤；胃脘胀痛，泛吐酸水，呃逆嗳气；腹痛肠鸣，大便泄利不爽；体内之气逆行，头痛眩晕。

血虚体质

机体失血过多或生血不足，就是血虚之象，这多因失血过多，或者脾胃消化吸收功能低下，或因营养不足，气血生化乏源而引起，主要表现为面色苍白、头晕眼花、耳鸣、心悸失眠、指甲口唇眼睑色淡，甚至毛发枯槁、稀疏脱落、全身乏力，妇女月经量减少色淡，经期错后，严重者出现闭经，化验检查可有血小板、红细胞等减少征象。

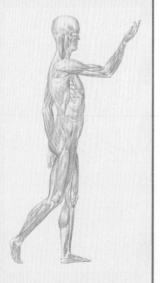

中性体质

还有一类人，他们阴阳平衡、气血旺盛流畅、脏腑功能正常协调、身体抗病能力强，这就是中性体质。形成中性体质的人不仅是先天禀赋良好，也有后天调养得当的功劳。如果你具备体质不寒不热、体质胖瘦匀称、体格健壮、发茂黑泽、面色光泽、食欲正常、睡眠良好、耐寒耐暑、精力充沛、舌淡红润有泽、舌苔淡薄、脉象和缓有力等特征，那恭喜你，你是健康的中性体质。

望闻问切断体质

中医认为:"有诸于内必形诸于外。"人体内有些什么变化,必然通过各种途径向外表现出来,我国古代医师据此发明了望、闻、问、切四诊法。根据这四种方法,我们可以很方便地对自己的体质做出一个综合判断。

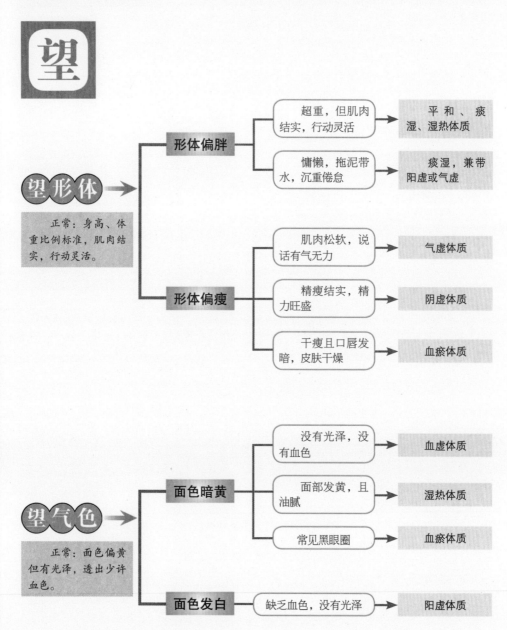

望

望形体 →

正常:身高、体重比例标准,肌肉结实,行动灵活。

- **形体偏胖**
  - 超重,但肌肉结实,行动灵活 → 平和、痰湿、湿热体质
  - 慵懒,拖泥带水,沉重倦怠 → 痰湿,兼带阳虚或气虚

- **形体偏瘦**
  - 肌肉松软,说话有气无力 → 气虚体质
  - 精瘦结实,精力旺盛 → 阴虚体质
  - 干瘦且口唇发暗,皮肤干燥 → 血瘀体质

望气色 →

正常:面色偏黄但有光泽,透出少许血色。

- **面色暗黄**
  - 没有光泽,没有血色 → 血虚体质
  - 面部发黄,且油腻 → 湿热体质
  - 常见黑眼圈 → 血瘀体质

- **面色发白**
  - 缺乏血色,没有光泽 → 阳虚体质

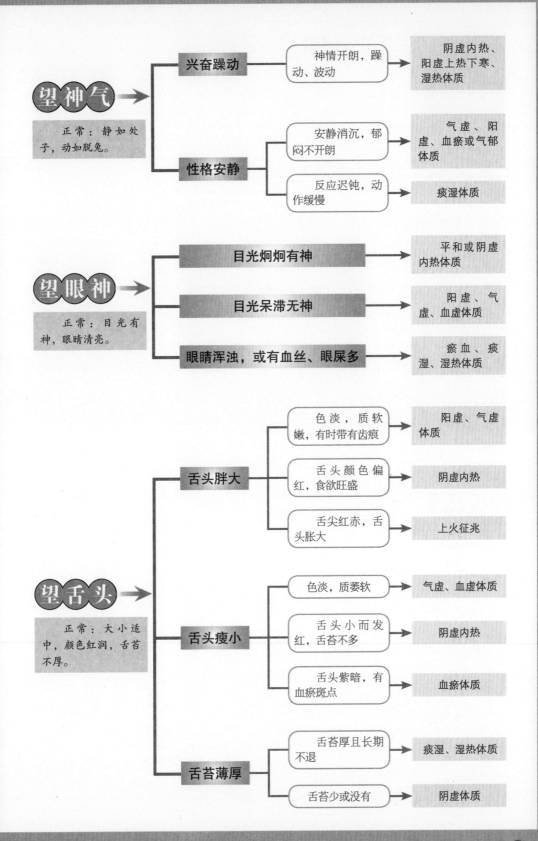

望神气

正常：静如处子，动如脱兔。

兴奋躁动 → 神情开朗，躁动、波动 → 阴虚内热、阳虚上热下寒、湿热体质

性格安静 → 安静消沉，郁闷不开朗 → 气虚、阳虚、血瘀或气郁体质

性格安静 → 反应迟钝，动作缓慢 → 痰湿体质

望眼神

正常：目光有神，眼睛清亮。

目光炯炯有神 → 平和或阴虚内热体质

目光呆滞无神 → 阳虚、气虚、血虚体质

眼睛浑浊，或有血丝、眼屎多 → 瘀血、痰湿、湿热体质

望舌头

正常：大小适中，颜色红润，舌苔不厚。

舌头胖大 → 色淡，质软嫩，有时带有齿痕 → 阳虚、气虚体质

舌头胖大 → 舌头颜色偏红，食欲旺盛 → 阴虚内热

舌头胖大 → 舌尖红赤，舌头胀大 → 上火征兆

舌头瘦小 → 色淡，质萎软 → 气虚、血虚体质

舌头瘦小 → 舌头小而发红，舌苔不多 → 阴虚内热

舌头瘦小 → 舌头紫暗，有血瘀斑点 → 血瘀体质

舌苔薄厚 → 舌苔厚且长期不退 → 痰湿、湿热体质

舌苔薄厚 → 舌苔少或没有 → 阴虚体质

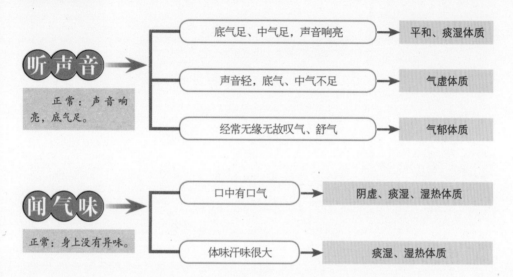

听声音
正常：声音响亮，底气足。

底气足、中气足，声音响亮	平和、痰湿体质
声音轻，底气、中气不足	气虚体质
经常无缘无故叹气、舒气	气郁体质

闻气味
正常：身上没有异味。

口中有口气	阴虚、痰湿、湿热体质
体味汗味很大	痰湿、湿热体质

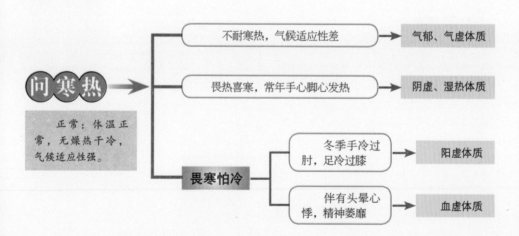

问寒热
正常：体温正常，无燥热干冷，气候适应性强。

不耐寒热，气候适应性差	气郁、气虚体质
畏热喜寒，常年手心脚心发热	阴虚、湿热体质

畏寒怕冷

冬季手冷过肘，足冷过膝	阳虚体质
伴有头晕心悸，精神萎靡	血虚体质

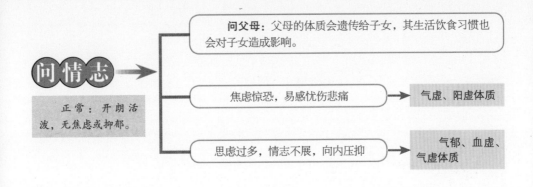

问情志

正常：开朗活泼，无焦虑或抑郁。

问父母：父母的体质会遗传给子女，其生活饮食习惯也会对子女造成影响。

焦虑惊恐，易感忧伤悲痛 → 气虚、阳虚体质

思虑过多，情志不展，向内压抑 → 气郁、血虚、气虚体质

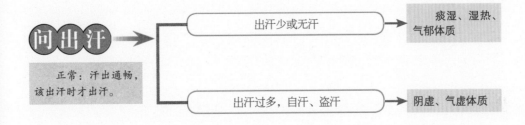

问出汗

正常：汗出通畅，该出汗时才出汗。

出汗少或无汗 → 痰湿、湿热、气郁体质

出汗过多，自汗、盗汗 → 阴虚、气虚体质

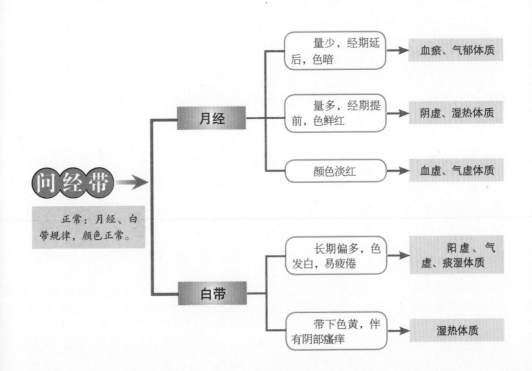

问经带

正常：月经、白带规律，颜色正常。

月经

量少，经期延后，色暗 → 血瘀、气郁体质

量多，经期提前，色鲜红 → 阴虚、湿热体质

颜色淡红 → 血虚、气虚体质

白带

长期偏多，色发白，易疲倦 → 阳虚、气虚、痰湿体质

带下色黄，伴有阴部瘙痒 → 湿热体质

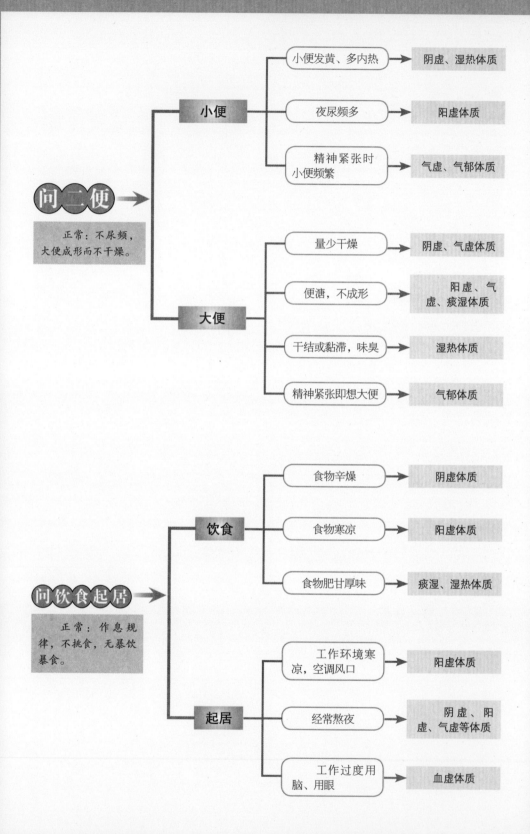

问二便 → 小便
- 小便发黄、多内热 → 阴虚、湿热体质
- 夜尿频多 → 阳虚体质
- 精神紧张时小便频繁 → 气虚、气郁体质

正常：不尿频，大便成形而不干燥。

大便
- 量少干燥 → 阴虚、气虚体质
- 便溏，不成形 → 阳虚、气虚、痰湿体质
- 干结或黏滞，味臭 → 湿热体质
- 精神紧张即想大便 → 气郁体质

问饮食起居 → 饮食
- 食物辛燥 → 阴虚体质
- 食物寒凉 → 阳虚体质
- 食物肥甘厚味 → 痰湿、湿热体质

正常：作息规律，不挑食，无暴饮暴食。

起居
- 工作环境寒凉，空调风口 → 阳虚体质
- 经常熬夜 → 阴虚、阳虚、气虚等体质
- 工作过度用脑、用眼 → 血虚体质

切

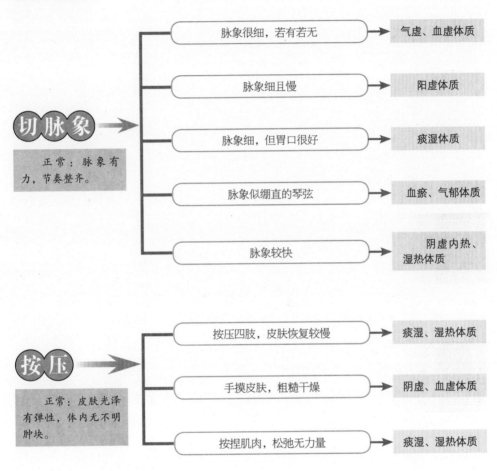

切脉象

正常：脉象有力，节奏整齐。

脉象很细，若有若无 → 气虚、血虚体质

脉象细且慢 → 阳虚体质

脉象细，但胃口很好 → 痰湿体质

脉象似绷直的琴弦 → 血瘀、气郁体质

脉象较快 → 阴虚内热、湿热体质

按压

正常：皮肤光泽有弹性，体内无不明肿块。

按压四肢，皮肤恢复较慢 → 痰湿、湿热体质

手摸皮肤，粗糙干燥 → 阴虚、血虚体质

按捏肌肉，松弛无力量 → 痰湿、湿热体质

  总　　结

　　通过以上方法对症、自查，就可以大致确定自己属于什么体质。然后参照该种体质的养生之道进行实践，就可以将自己的亚健康状态扭转过来。

护补阳气，让身体不再寒冷——阳虚体质潜能激发方案

阳虚体质的人畏冷，尤其是背部和腹部特别怕冷。很多年轻女性常见手脚冰冷，但是如果仅仅是手指、脚趾发凉或发凉不超过腕踝关节，不一定是阳虚，与血虚、气虚、气郁、肌肉松弛有关。

阳虚体质常见夜尿多，小便多，清清白白的，水喝进肚子里是穿肠而过，不经蒸腾直接尿出来。晚上还会起夜两三次。老年人夜尿多是阳气正常衰老，如果小孩子，中青年人经常夜尿，就是阳虚。要注意不能多吃寒凉食物，尽量少用清热解毒的中药。

阳虚体质会经常腹泻，最明显的早上五六点钟拉稀便。这是因为，阳虚没有火力，水谷转化不彻底，就会经常拉肚子，最严重的是吃进去的食物不经消化就拉出来。

阳虚体质还常见头发稀疏，黑眼圈，口唇发暗，舌体胖大娇嫩，脉象沉细。中年人阳虚会出现性欲减退、性冷淡或者脚跟腰腿疼痛、容易下肢肿胀等。女性可见白带偏多，清晰透明，每当受寒遇冷或者疲劳时白带就增多。

一般来说，阳虚体质主要来自先天禀赋，有的是长期用抗生素、激素类、清热解毒中药，或有病没病预防性地喝凉茶，或者性生活过度等都会导致或加重阳虚体质。阳虚体质的人易肥胖，患痹证和骨质疏松等症。

阳虚体质调养法

饮食调养：多吃温热食物	经络调养：中极、气海、关元、神阙
少吃或不吃生冷、冰冻之品。如：柑橘、柚子、香蕉、西瓜、甜瓜、火龙果、马蹄、梨子、柿子、枇杷、甘蔗、苦瓜、黄瓜、丝瓜、芹菜、竹笋、海带、紫菜、绿豆、绿茶等。如果很想吃，也要量少，搭配些温热食物；减少盐的摄入量；多食温热食物，如荔枝、龙眼、板栗、大枣、生姜、韭菜、南瓜、胡萝卜、山药、羊肉、狗肉、鹿肉、鸡肉等；适当调整烹调方式，最好选择焖、蒸、炖、煮的烹调方法。女性朋友认为多吃水果会美容，水果确实对皮肤好，但要看好自己是什么体质，阳虚、气虚、痰湿的人，吃太多水果会影响胃功能，不仅对皮肤没好处，反而会伤脾胃	任脉肚脐以下的神阙、气海、关元、中极这4个穴位有很好的温阳作用，可以在三伏天或三九天，就是最热和最冷的时候，选择1～2个穴位用艾条温灸，每次灸到皮肤发红热烫，但是又能忍受为度。如果有胃寒，可以用肚脐以上的中脘，方法如上
药物调养：防止燥热，平和补阳	**家居环境：注意保暖，不要熬夜**
阳虚平时可选择些安全的中药来保健，如鹿茸、益智仁、桑寄生、杜仲、肉桂、人参等，如果是阳虚腰痛和夜尿多可以用桑寄生、杜仲加瘦猪肉和核桃煮汤吃	日常生活中要注意关节、腰腹部、颈背部、脚部保暖。燥热的夏季也最好少用空调；不要做夜猫子，保证睡眠充足。什么算是熬夜呢？通常晚上超过12点不睡觉，就是熬夜。冬天应该不超过晚上11点钟

阳虚外寒者的起居养生

　　阳虚体质者的养生以养阳为主，在生活起居方面，要注意保暖，多运动，少熬夜，具体说来，有以下四点值得注意。

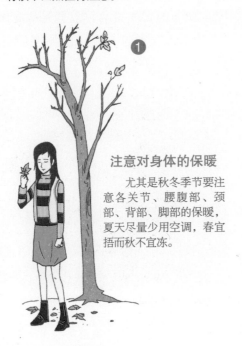

❶

注意对身体的保暖

　　尤其是秋冬季节要注意各关节、腰腹部、颈部、背部、脚部的保暖，夏天尽量少用空调，春宜捂而秋不宜冻。

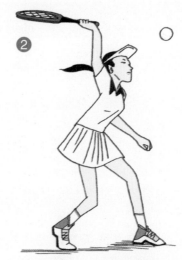

❷

多运动，"动能生阳"

　　阳虚者应多做户外运动，并长期坚持，运动以力所能及、感兴趣而又方便为原则，同时最好不要大量出汗。

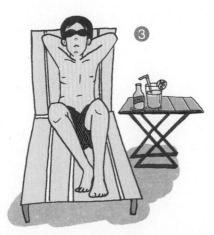

❸

多晒太阳

　　阳虚者应多见阳光，晒太阳时应多做防护，夏天以上午10点之前，下午3点之后出门为宜，中老年人晒太阳，可以预防骨质疏松。

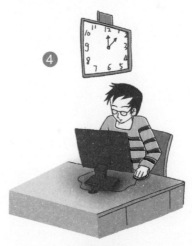

❹

避免熬夜

　　熬夜实际上是在调动阳气，使其得不到休整，从而加重阳虚。平时晚上不应超过11点睡觉，冬季不应超过10点。

补足津液，告别生命干涸——阴虚体质潜能激发方案

阴虚体质，实质是身体阴液不足。阴虚内热反映在胃火旺，能吃能喝，却怎么也不会胖，虽然看起来瘦瘦的，但是形体往往紧凑精悍，肌肉松弛。

阴虚的人还会"五心烦热"：手心、脚心、胸中发热，但是体温正常。而且阴虚之人常见眼睛、关节、皮肤干燥涩滞，口唇又红又干。舌苔比较小，脉象又细又快。这种体质的人情绪波动大，容易心烦，或压抑而又敏感，睡眠时间短，眼睛比较有神。

阴虚体质除了先天禀赋外，其次是情绪长期压抑不舒展，不能正常发泄会郁结而化火，使阴精暗耗；长期心脏功能不好，或者高血压的病人吃利尿药太多，最终也会促生或加重阴虚体质；长期食用辛辣燥热食品，也会导致此种体质。阴虚体质的人群比较容易患结核病、失眠、肿瘤等。

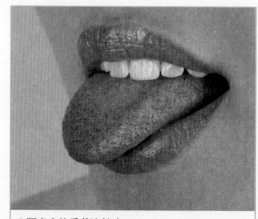

◎阴虚人的舌苔比较小。

阴虚体质调养法

饮食调养：多吃水果，远离辛辣	阴虚体质的人尽量少食温燥的食物，如花椒、茴香、桂皮、辣椒、葱、姜、蒜、韭菜、虾、荔枝、桂圆、核桃、樱桃、羊肉、狗肉等；酸甘的食物比较适合阴虚体质者食用，如石榴、葡萄、枸杞子、柠檬、苹果、柑橘、香蕉、枇杷、桑葚、罗汉果、甘蔗、丝瓜、苦瓜、黄瓜、菠菜、银耳、燕窝、黑芝麻等。新鲜莲藕对阴虚内热的人非常适合，可以在夏天时候榨汁喝，补脾胃效果更好；阴虚体质者还适合吃些精细的动物优质蛋白，如新鲜的猪肉、兔肉、鸭肉、海参、淡菜等，肉类，可以红烧、焖、蒸、煮、煲，尽量少放调料，保持原汁原味。还有不要经常吃猛火爆炒的菜、火锅、麻辣烫
家居环境：有条不紊的生活	阴虚体质的人不适合夏练三伏、冬练三九。人体需要阴液润滑关节，阴虚体质者不宜经常登山。 阴虚者要使工作有条不紊，就不会着急上火，就不会伤阴
药物调养：滋润是佳品	阴虚体质者服用些银耳、燕窝、冬虫夏草、阿胶、麦冬、玉竹、百合可使皮肤光洁，减少色斑。到了秋天，空气很干燥，用沙参、麦冬、玉竹、雪梨煲瘦猪肉，对阴虚者是上等的疗养食物。 阴虚体质者可根据自身具体的情况来服用中成药。一般情况，腰膝酸软、耳鸣眼花、五心烦热者可以服用六味地黄丸；眼睛干涩、视物昏花、耳鸣明显者，可以吃杞菊地黄丸；小便黄而不利、心烦明显者，可以吃知柏地黄丸；睡眠不好者，可以用天王补心丹

阴虚内热者的起居养生

除了注意不要久病阴伤、房事不节、过食温热香燥之物和因情志而内伤之外，阴虚体质者在起居方面还应注意以下方面。

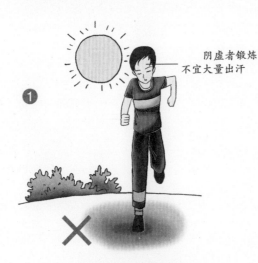

① 阴虚者锻炼不宜大量出汗

不可进行剧烈锻炼

　　阴虚者最好不要大量出汗，这样容易损耗阴气。所谓"夏练三伏，冬练三九"对阴虚体质者并不适合。但并不是不锻炼，只是尽量选择比较舒缓的运动。

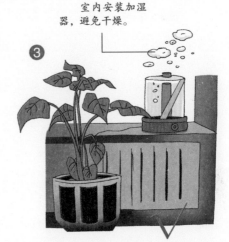

③ 室内安装加湿器，避免干燥。

保持生活环境湿润不干燥

　　阴虚者虽然喜欢冬天，但北方的冬天干燥，对阴虚者又是一大挑战，因此最好在室内安置加湿器，保持周围环境的湿润。

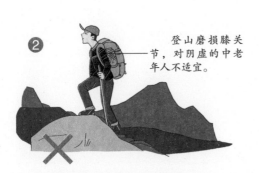

② 登山磨损膝关节，对阴虚的中老年人不适宜。

不宜常做磨损关节的运动

　　阴虚者会较早缺乏润滑关节的阴液，以致关节涩滞，因此中年以后不宜再做磨损关节，尤其是膝关节的运动，如上下楼梯、登山、跑步等。

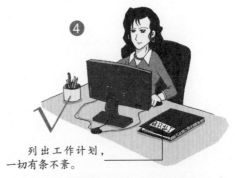

④ 列出工作计划，一切有条不紊。

有条不紊，切勿急躁

　　阴虚者应妥善安排工作和生活，尽量避免着急上火、焦虑不安，因为这样容易伤阴，而伤阴就更易急躁，这样就陷入了恶性循环。

补脾健脾，从此活得有底气——气虚体质潜能激发方案

气虚体质的人说话语声低怯，呼吸气息轻浅。如果肺气虚，人对环境的适应能力差，遇到气候变化，季节转换很容易感冒，冬天怕冷，夏天怕热；脾气虚主要表现为胃口不好，饭量小，经常腹胀，大便困难，每次一点点。也有胃强脾弱的情况，表现为食欲很好，食速很快；再有就是脾虚难化，表现为饭后腹胀明显，容易疲乏无力。另外，气虚者还经常会疲倦、怠惰、无力，整个人比较慵懒，能躺就不坐，能坐就不站。

气虚体质有可能是母亲怀孕时营养不足，妊娠反应强烈不能进食造成。后天因素，有可能是大病、久病之后，大伤元气，体质就进入到气虚状态；长期用脑过度，劳伤心脾；有些女性长期节食减肥，营养不足，也容易造成气虚；长期七情不畅、肝气郁结也很容易形成气虚体质；经常服用清热解毒的中成药、激素等也会加重气虚体质。气虚体质者易患肥胖症、内脏下垂、排泄不适、慢性盆腔炎等。

气虚体质调养原则

饮食原则：忌冷抑热	药物调养：固表益气
气虚体质的人最好吃一些甘温补气的食物，如粳米、糯米、小米等谷物都有养胃气的功效。山药、莲子、黄豆、薏仁、胡萝卜、香菇、鸡肉、牛肉等食物也有补气、健脾胃的功效。人参、党参、黄耆、白扁豆等中药也具有补气的功效，用这些中药和具有补气的食物做成药膳，常吃可以促使身体正气的生长。 气虚的人最好不要吃山楂、佛手柑、槟榔、大蒜、苤蓝、萝卜缨、香菜、大头菜、胡椒、荜拨、紫苏叶、薄荷、荷叶；不吃或少吃荞麦、柚子、柑、金橘、金橘饼、橙子、荸荠、生萝卜、芥菜、君达菜、砂仁、菊花。 中年女性是较为常见的出现气虚症状的人群，平时可常吃大枣、南瓜，多喝一些山药粥、鱼汤等补气的食物，注意摄入各种优质蛋白对补气都大有好处。气虚往往和血虚同时出现，因此在注重补血的时候，更要注意补气，以达到气血平衡	气虚者就选些益气的药物，如大枣、人参、党参、淮山药、紫河车、茯苓、白术、薏苡仁、白果等，平时可用来煲汤；比较有疗效的还是四君子汤，由人参、白术、茯苓、甘草4味药组成，也可以把甘草去掉，用其他3味煲猪肉汤。 如果面色总是苍白，血压低，还经常头晕，蹲下后一站起来两眼发黑，这种情况可以吃一些补中益气丸；如果是一用大脑就失眠，睡不好，坚持一段时间，脸色蜡黄，心慌，记忆力减退，可以吃归脾丸
家居环境：劳逸结合，避免风寒	**经络调养：中脘、神阙、气海**
气虚者最重要的是要避免虚邪风，坐卧休息是要避开门缝、窗缝，从缝隙间吹进来的风在人松懈慵懒的时候最伤人；气虚体质者要注意避免过度运动、劳作。 气虚体质的女性比较适合慢跑、散步、优雅舒展的民族舞、瑜伽、登山等。因为这些都是缓和的容易坚持的有氧运动，在运动过程中调整呼吸，而不是急促、短促、很浅的呼吸	气虚体质养生所用主要经络和穴位有任脉的中脘、神阙、气海，督脉的百会、大椎，足太阳膀胱经的风门、足三里。 每次选1~2个穴位，点按、艾灸、神灯照射均可，最好是灸

气虚无力者的四季养生

要注意防寒保暖，但春季毕竟阳气开始生发，因此在饮食方面，不宜再吃一些大热大补的食物。春分时宜灸曲池穴以明目。

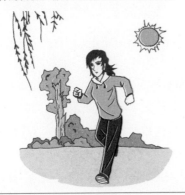

不宜再吃大辛大热的药物或食物，少吃冰冻寒凉或不洁食物，以免拉肚子，可喝些酸梅汤、竹蔗水、西洋参茶，吃点儿绿豆、扁豆、黄鳝。可艾灸中脘穴。

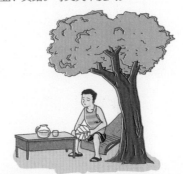

春季乍暖还寒，昼夜温差较大，气虚者体质虚弱，很难适应。

夏季炎热，一般都是"无病三分虚"，因此气虚者往往会较为难受。

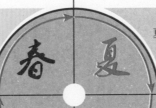

冬季寒冷，要注意防风御寒，避免感冒，一般冬至之后就可以慢慢进补了。

初秋昼夜温差大，注意秋老虎。此时经过一个夏天，人的身体较为虚弱，不适应气候变化就极易感冒。

适当补气，大寒可吃姜归羊肉汤，冬至可以吃老母鸡汤，艾灸关元穴。

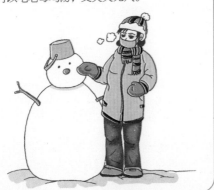

秋季脾胃稍好，可适当进补，但刚入秋则应吃点儿清淡食物，让脾胃得到休息。秋分时可灸足三里以健脾养胃。

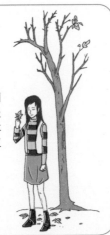

祛痰除湿，令身体运化畅通——痰湿体质潜能激发方案

痰湿体质的人多数容易发胖，而且不喜欢喝水。小便经常浑浊、起泡沫。痰湿体质的人舌体胖大，舌苔偏后；常见的还有经迟、经少、闭经；痰湿体质的人形体动作、情绪反应、说话速度显得缓慢迟钝，似乎连眨眼都比别人慢，且经常胸

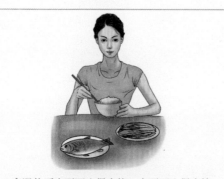

◎痰湿体质者不要吃得太饱，也不要吃得太快。

闷、头昏脑涨、头重、嗜睡，身体沉重，惰性较大。进入中年，如果经常饭后胸闷、头昏脑涨，是脾胃功能下降，是向痰湿体质转化的兆头。

痰湿体质的女性比较容易出现各种各样的美容困扰，比如容易发胖、皮肤经常油腻粗糙、易生痤疮等，因此女性美容一定要有六通：月经痛、水道通、谷道通、皮肤通、血脉通、情绪通。

痰湿体质人群大都是多吃、少动的一类人群，比较容易出现在先贫后富、先苦后甜、先饿后饱成长经历的企业家、官员、高级知识分子等人群中。痰湿体质的者易感肥胖、高血压、糖尿病、脂肪肝等。

痰湿体质者生活中注意事项

饮食调养：入口清淡	家居环境：多晒太阳
痰湿体质不要吃太饱，吃饭不要太快；美容不要随大流，多吃水果并不适合痰湿体质；应吃一些偏温燥的食物，如荸荠、紫菜、海蜇、枇杷、白果、大枣、扁豆、红小豆、蚕豆，还可以多吃点儿姜；痰湿体质的人应该少吃酸性的、寒凉的、腻滞和生湿的食物，特别是少吃酸的。如乌梅、山楂等	痰湿体质的人起居养生要注意多晒太阳，阳光能够散湿气，振奋阳气；湿气重的人，经常泡泡热水澡，最好是泡得全身发红，毛孔张开最好；痰湿体质的人穿衣服要尽量宽松一些，这也利于湿气的散发
药物调养：健脾胃，祛痰湿	经络调养：中脘、水分、关元
痰湿体质者也可以用一些中药草来调理。祛肺部、上焦的痰湿可用白芥子、陈皮；陈皮和党参、白扁豆合在一起，是治中焦的痰湿；赤小豆主要是让湿气从小便而走	改善痰湿体质的主要穴位有：中脘、水分、关元等，最适合用艾条温灸，一般灸到皮肤发红发烫。每次腹部、背部、下肢各取1个穴位灸。如果灸后有口苦、咽喉干痛、舌苔发黄、大便干结、梦多或失眠，症状明显的停灸即可

痰湿体质者的四季起居养生

　　除了注意不要久病阴伤、房事不节、过食温热香燥之物和因情志而内伤之外，阴虚体质者在起居方面还应注意以下方面。

四季养生

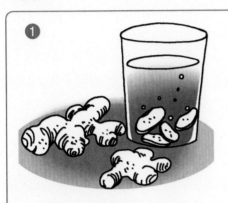

❶

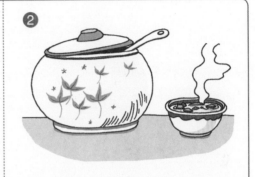

❷

春夏：多吃姜，少寒凉

　　"冬吃萝卜夏吃姜，不找医生开药方。"痰湿者在暑热季节应少用空调，少吃冰冻食品，多吃生姜，适当晒晒太阳。

秋冬：味清淡，少进补

　　痰湿者在秋冬不宜跟风进补，除非还兼有明显的气虚、阳虚。痰湿者应该多吃清淡食物，如山药、莲藕、扁豆等。

起居养生

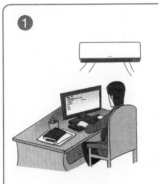

❶

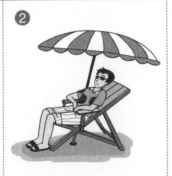

❷

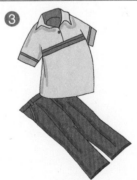

❸

少用空调

　　夏季痰湿者应多出汗，吹空调不利于痰湿的消散。尤其是出汗之后立即吹空调，更容易使内外湿相结合，从而伤身体。

多晒太阳，洗热水澡

　　阳光能散湿气，振奋阳气。洗热水澡最好是泡浴，泡到全身发红，毛孔长开，这样最利于痰湿消散。

衣服宽松

　　适宜穿宽松的天然纤维衣服，这样有利于湿气的散发。痰湿者长时间穿紧身塑形内衣，容易有明显口臭。

疏肝利胆，让痘痘远离你——湿热体质潜能激发方案

湿热体质者常见面部不清洁感，面色发黄、发暗、油腻。牙齿比较发黄，牙龈比较红，口唇也比较红。湿热体质者大便异味大、臭秽难闻。小便经常呈深黄色，异味也大。湿热体质的女性带下色黄，外阴异味大，经常瘙痒。舌红苔黄。

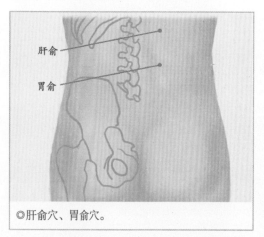

◎肝俞穴、胃俞穴。

形成湿热体质一方面是先天因素，后天也很重要。如果一个人抽烟、喝酒、熬夜三者兼备，那注定是湿热体质；滋补不当也会促生湿热体质，常见于娇生惯养的独生女；肝炎懈怠者也容易导致湿热体质；长期的情绪压抑也会形成湿热体质，尤其情绪压抑后戒酒浇愁者。湿热体质者易感皮肤、泌尿生殖、肝胆系统疾病。

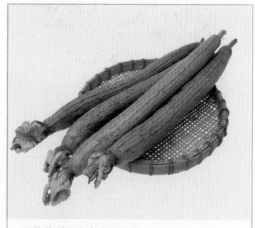

◎湿热体质的人应多吃丝瓜。

湿热体质者生活中注意事项

饮食调养：少吃甜食，口味清淡	家居环境：避免湿热环境
湿热体质者要少吃甜食、辛辣刺激的食物，少喝酒。比较适合湿热体质的食物，如绿豆、苦瓜、丝瓜、菜瓜、芹菜、荠菜、芥蓝、竹笋、紫菜、海带、四季豆、赤小豆、薏仁、西瓜、兔肉、鸭肉、田螺等；不宜食用麦冬、燕窝、银耳、阿胶、蜂蜜、麦芽糖等滋补食物	尽量避免在炎热潮湿的环境中长期工作和居住。湿热体质的人皮肤特别容易感染，最好穿天然纤维、棉麻、丝绸等质地的衣物，尤其是内衣更重要。不要穿紧身的
药物调养：适当喝凉茶	经络调养：肝俞、胃俞、三阴交
祛湿热的可以喝王老吉之类的凉茶，但也不能喝太多。也可以吃些车前草、淡竹叶、溪黄草、木棉花等，这些药一般说来不是很平和，不能久吃	湿热明显时首选背部膀胱经的刮痧、拔罐、走罐，可以改善尿黄、烦躁、失眠、颈肩背疲劳酸痛。上述穴位不要用艾条灸，可以指压或者毫针刺，用泻法，要针灸医生才能做

湿热体质者的四季养生

　　湿热体质对季节变化会比较敏感，相对而言，最怕夏季湿热和秋季干燥，因此湿热体质者对四季转换必须认真应对。

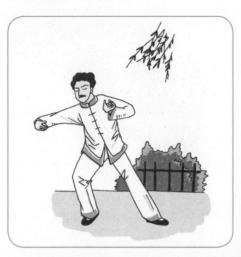

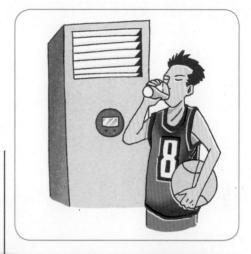

　　春季应多做筋骨肌肉关节的拉伸舒展运动，增加身体的柔韧性，这样可以疏肝利胆，解紧张焦虑情绪。

　　湿热体质者在夏季会比较难受，体内湿热排泄不畅，此时应多喝水，也可喝祛暑清热利湿的凉茶、绿豆汤等，也可常用空调。

春　夏
冬　秋

　　人们一般喜欢在冬季进补，但对湿热体质者则不适宜。湿热体质者应少吃油腻、热量高的食物。

　　秋季比较干燥，对湿热体质者也较为不利，此时应多吃水分多、甘甜的水果，多喝白粥，每天早晨喝一杯淡盐水或蜂蜜水。

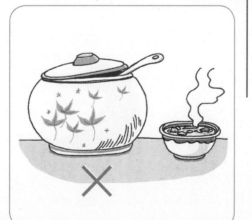

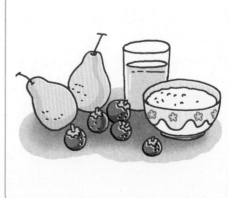

疏肝活血，使身体通畅起来——血瘀体质潜能激发方案

有些人身体较瘦，头发易脱落、肤色暗沉、唇色暗紫、舌呈紫色或有瘀斑、眼眶黯黑、脉象细弱。这种类型的人，有些明明年纪未到就已出现老人斑，有些则常有身上某部分感到疼痛的困扰，如女性生理期时容易痛经，此种疼痛在夜晚会更加严重。这种人属于血瘀体质。

血瘀体质就是全身性的血液流畅不通，多见形体消瘦，皮肤干燥。血瘀体质者很难见到白白净净、清清爽爽的面容，对女性美容困扰很大。血瘀体质者舌头上有长期不消的瘀点。经常表情抑郁、呆板，面部肌肉不灵活。容易健忘、记忆力下降。而且因为肝气不舒展，还经常心烦易怒。

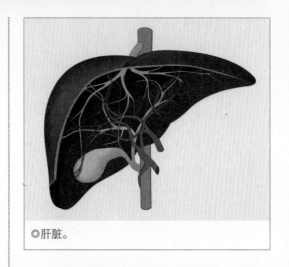

◎肝脏。

血瘀体质是由于长期七情不调、伤筋动骨、久病不愈而造成的。血瘀体质易感肥胖并发症、消瘦、月经不调、抑郁症等。

血瘀体质调养法

饮食调养：忌食凉食	血瘀体质者应多吃些活血化瘀的食物。如山楂、韭菜、洋葱、大蒜、桂皮、生姜等适合血瘀体质者冬季食用；如生藕、黑木耳、竹笋、紫皮茄子、魔芋等，适合血瘀体质者夏天食用；适合血瘀体质者食用的海产品如螃蟹、海参。 这里有一道特别适合血瘀体质者的佳肴：糯米酒炖猪脚。具体做法：把猪脚洗干净，斩块，先用开水焯一下去血水。锅中放糯米甜醋半瓶，起皮生姜若干块、去皮熟鸡蛋若干个、猪脚，然后加入清水。放在火上炖上三四个小时。每天可以吃1～2小碗。阳虚、血瘀体质有痛经、月经延后、经血紫暗、乳腺增生、子宫肌瘤、黄褐斑的女性，吃过冬春两季后你会发现脸红扑扑的，痛经也会明显减轻
药物调治：桃红四物汤	血瘀的人可以适当地补血养阴，可以少量吃阿胶、熟地、白芍、麦冬等。用田七煲猪脚或鸡肉，如果还想补血，可以放红枣。取一只鸡大腿，放在炖盅里，放3粒红枣，再放一点儿田七，一起炖，一星期吃上一次，有非常好的活血作用。 血瘀体质常见于女性，女性情感细腻，容易不开心，如果不开心，郁闷，不想吃东西，可以服用逍遥丸、柴胡疏肝散等
经络调养：神阙、肝俞、委中	血瘀体质的调养，很适合针灸推拿。 如果想改善体质，常用的穴位有神阙、肝俞、委中、太冲、曲池。它们的作用有点儿类似当归、益母草、田七、山楂等。 如果有妇科月经问题，常用的穴位有太冲、维道、血海、三阴交等。 如果有心胸肝胆慢性病，用膈俞、肝俞、内关、日月、曲泉等穴位
家居环境：多运动	血瘀体质的人，要多运动。少用电脑。工作期间要每隔1小时左右走动走动。适量的运动能唤起心肺功能，且非常有助于消散瘀血

血瘀体质者的四季起居养生

如果用电脑时坐姿不对，很容易对心肺功能造成不良影响。为此应该多做一些运动，振奋心肺功能，从而促进瘀血的消散。

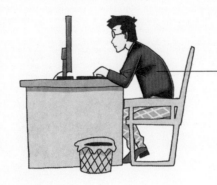

含胸塌腰的坐姿会对心肺动能产生不良影响。

季节养生

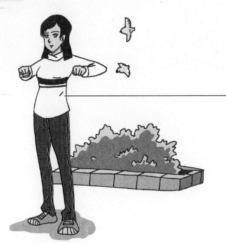

春夏

春夏养生

春季是血瘀者最佳的保养季节，春季肝气舒畅，此时不应穿紧身衣服、生闷气，而应该走向户外，做一些拉伸运动，女子不要把头发扎起，这样可以使肝气得到疏泄。

秋冬养生

血瘀者在秋冬季节要注意保暖，秋凉、冬寒都很容易导致血气运行不畅，从而促进血瘀的产生。此时可以吃一些活血散瘀的温性食物，促进气血顺畅运行。

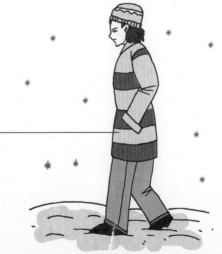

秋冬

疏肝理气，做人不再郁闷——气郁体质潜能激发方案

气郁体质者会经常莫名其妙的叹气，较容易失眠，气郁者大多大便干燥。气郁者性格内向，一般分为两种：一种是内向的，情绪平稳，话不多，即所谓的"钝感力"，让人感觉比较温和迟钝；一种是内向话少，但是心里什么都清楚，而且非常敏感，斤斤计较。

气郁体质的女性月经前会有比较明显的乳房胀痛和小腹胀痛。有的月经前特别明显，不小心碰到那里的皮肤都感觉疼。

气郁体质经常出现在工作压力比较大的白领阶层、行政工作人员、管理人员中。有的也可能跟幼年生活经历有关，比如说父母离异，寄人篱下等。气郁体质者易患抑郁症、失眠、偏头痛、月经不调等。

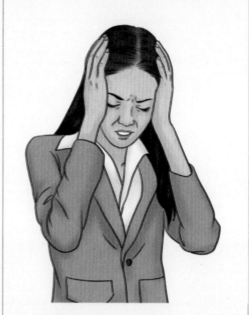

◎气郁体质者会经常莫名其妙的叹气，较容易失眠，气郁者大多大便干燥。

气郁体质调养法

饮食调养：适补肝血，戒烟酒	家居环境：旅游散心，听听音乐
气郁体质者多吃些行气的食物，如佛手、橙子、柑皮、香橼、荞麦、韭菜、大蒜、高粱、豌豆等，以及一些活气的食物，如桃仁、油菜、黑大豆等，醋也可多吃一些，山楂粥、花生粥也颇为相宜	气郁的人多出去旅游，多听听欢快的音乐，使自己身心愉悦，就不会钻牛角尖，就不会郁闷。多交些性格开朗的朋友，保持心情愉悦
药物调养：首选枸杞当归	**经络调养：中脘、神阙、气海**
气郁者应该多食补肝血的食物，如何首乌、阿胶、白芍、当归、枸杞子等；梳理肝气的一般有香附子、佛手、柴胡、枳壳等。也可以选些中成药来调整如逍遥丸、柴胡疏肝散、越鞠丸等	气郁体质者可针灸（须针灸医师操作）任脉、心包经、肝经、胆经、膀胱经。也可按摩这些穴位。 还有一个简便的方法，气郁体质的人，每天晚上睡觉之前，把两手搓热，然后搓胁肋。胁肋部是肝脏功能行驶的通道。搓搓就会感觉到里边像灌了热水一样，很舒服的

气郁体质者的起居养生

　　气郁者尤其要注意生活起居方面的养生，舒展自己的身体，开放自己的心情。一般来说，春季是气郁体质者养生的黄金季节。

起居养生

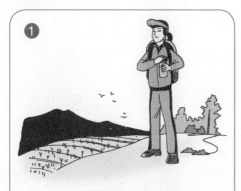

①

做一些舒展身心的活动

　　可以听一些欢快、振奋的音乐；多旅游，将身心开放于山水自然之中；保持房间敞亮，常让阳光照射；多做公益活动，在助人为乐中收获好心情。

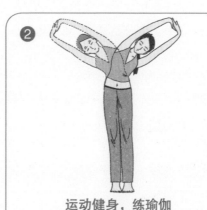

②

运动健身，练瑜伽

　　不妨去办一张健身卡，平时多做健身活动，还可以学习跳舞、瑜伽之类。瑜伽中的风吹树动作（如图）可以牵拉肝胆经，有利于肝胆疏泄、气机通畅。

四季养生

　　气郁者的四季养生可参照血瘀体质。其中春季是气郁者养生的黄金季节，要借助自然之力，多舒展形体，舒展自己的情绪。

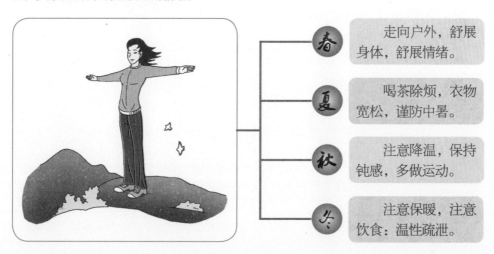

春 走向户外，舒展身体，舒展情绪。

夏 喝茶除烦，衣物宽松，谨防中暑。

秋 注意降温，保持钝感，多做运动。

冬 注意保暖，注意饮食：温性疏泄。

补血益气，养出健壮身体——血虚体质潜能激发方案

血虚指体内阴血亏损的病理现象。可由失血过多，或久病阴血虚耗，或脾胃功能失常，水谷精微不能化生血液等所致。由于气与血有密切关系，故血虚每易引起气虚，而气虚不能化生血液，又为形成血虚的一个因素。血虚主症为面色萎黄、眩晕、心悸、失眠、脉虚细等。《素问·举痛论》曰："脉涩则血虚，血虚则痛"。《经历杂论》曰："风痛者，善走窜，痛无定处，血虚人多患此。其脉浮大而缓……当填补血液"。血虚至痛，多见于妇女。

血对身体有营养和滋润的作用，如果营养摄取不足，就会造成身体气血虚弱，形成血虚体质。

有些人面色苍白无华或萎黄、肌肤干燥、唇色及指甲颜色淡白、头昏眼花、心悸失眠、多梦、肢端发麻、舌质淡、脉细无力。女性还伴随月经颜色淡且量少。这都是血虚体质的特征。血虚体质的人养生应当补

血养血，因心主血脉，肝藏血，脾统血，故心、肝、脾皆当补之。

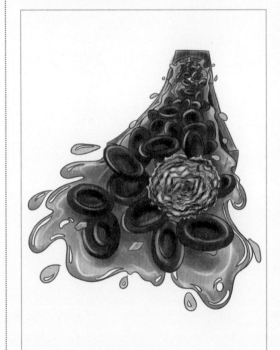

◎血对身体有营养和滋润的作用，如果营养摄取不足，就会造成身体气血虚弱。

血虚体质调养法

饮食调养：多吃补血养血食物	血虚的人不要吃荸荠、大蒜；不吃或少吃海藻、草豆蔻、荷叶、白酒、薄荷、菊花、槟榔、生萝卜等。可常食桑葚、荔枝、樱桃、蜂王浆、松子、腰果、乌豆、芝麻、黑木耳、菠菜、胡萝卜、乌鸡、鸡子、羊肉、鹿肉、牛尾、羊肝、甲鱼、海参、鳗鱼、野生黄鳝等食物，有补血养血的作用
家居生活：不可思虑过度，防止脑疲劳	血虚体质的人要谨防"久视伤血"，不可劳心过度。因为人的血液循环与心有关，大脑的血液靠心脏源源不断供给，若思虑过度，就会耗伤心血。因此，血虚体质的职业女性，不可用脑过度，一旦感到大脑疲劳，就要调节一下，或欣赏鸟语花香，或观赏风景
药物调养：首选当归、熟地、川芎、白芍	李时珍在《本草纲目》中给我们留下了补血四宝——当归、熟地、川芎、白芍。当归补血和血，熟地滋阴养血，川芎活血行气，白芍敛阴和血。四物合用，就是补血养血的四物汤。此外，血虚体质的人还可常服人参、党参、鹿茸、阿胶、红枣、南枣、鹿茸泡蜂蜜、当归补血汤、归脾汤等中药进行调理

血虚风燥者的运动与精神养生

运动养生

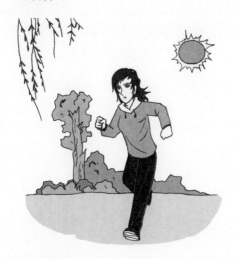

运动量可以稍大一点儿，以促进体内的血液循环，而且还可以增强骨髓的造血功能。可以选择跑步、爬山、球类运动、健身操、气功等。

精神养生

对治血虚，精神养生也非常重要，具体来说，应做到以下几点。

保持心情愉悦

此项最为重要，心情不畅极易导致气滞血虚。当烦闷不安，情绪低落时，可听听相声，找朋友谈谈心，使精神尽快振奋起来。

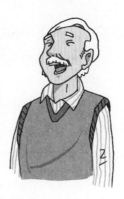

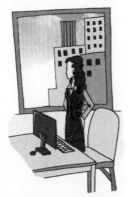

谨防"久视伤血"

用眼过度会消耗肝血。因此看书、看报、看电视的时间不宜过长，一般每目视一个小时就应适当活动一下，使眼部肌肉得到放松。

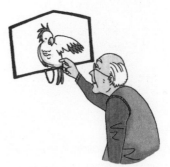

大脑耗血很大，思虑过度，就会耗伤心血，特别是老年人，一旦感到大脑疲劳，就要进行调节，可以养些花鸟鱼虫之类进行放松。

顺其自然，让全身形神和谐——平和体质潜能激发方案

说完前面8种有偏颇的体质，下面，我们来谈一下大家都向往的健康状态——平和体质。

平和体质的人一般体形匀称、面色、肤色润泽，头发稠密有光泽，目光有神，鼻色明润，嗅觉通利，味觉正常，唇色红润，精力充沛，不易疲劳，耐受寒热，睡眠安和，胃口良好，两便正常，舌色淡红，苔薄白，脉和有神。

对于平和体质的人，养生保健宜饮食调理而不宜药补，因为平和之人阴阳平和，不需要药物纠正阴阳之偏正盛衰，如果用药物补益反而容易破坏阴阳平衡。对于饮食调理，首先，"谨和五味"。饮食应清淡，不宜有偏嗜。因五味偏嗜，会破坏身体的平衡状态。如过酸伤脾，过咸伤

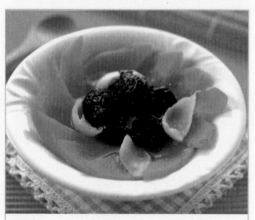

◎南瓜蒸百合是平和体质者的食疗养生佳品。

心，过甜伤肾，过辛伤肝，过苦伤肺。其次，在维持自身阴阳平衡的同时，平和体质的人还应该注意自然界的四时阴阳变化，顺应此变化，可保持自身与自然界的整体阴阳平衡。再则，平和体质的人可酌量选食具有缓补阴阳作用的食物，以增强体质。

这类食物有粳米、薏苡仁、豇豆、韭菜、甘薯、南瓜、银杏、核桃、龙眼、莲子、鸡、牛、羊等。平和体质的人春季阳气初生，宜食辛甘之品以发散，而不宜食酸收之味。宜食韭菜、香菜、豆豉、萝卜、枣、猪肉等。夏季心火当令，宜多食辛味助肺以制心，且饮食宜清淡而不宜食肥甘厚味。宜食菠菜、黄瓜、丝瓜、冬瓜、桃、李、绿豆、鸡肉、鸭肉等；秋季干燥易伤津液，宜食性润之品以生津液，而不宜食辛散之品。宜食银耳、杏、梨、白扁豆、蚕豆、鸭肉、猪肉等；冬季阳气衰微，故宜食温补之品以保护阳气，而不宜寒凉之品。宜食大白菜、板栗、枣、黑豆、刀豆、羊肉、狗肉等。

另外，南瓜蒸百合是平和体质者的佳品。准备南瓜250克，百合100克，罐装红枣适量，白糖、盐、蜂蜜各适量。将南瓜改刀成菱形块，百合洗净；南瓜、百合装盘，撒上调料，红枣、上笼蒸熟即可。

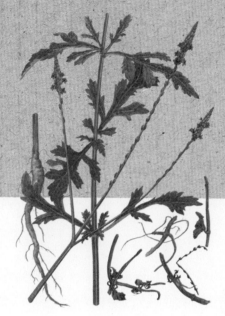

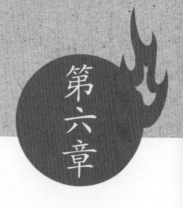

第六章

疾病靠养不靠治

——常见疾病复方自愈调理法

● 自愈是一种稳定和平衡的自我恢复机制。抑制自毁或者说抑制事物的衰减即自愈。

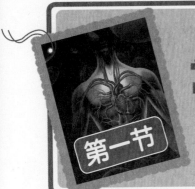

常见内科疾病的复方自愈调理法

第一节

降血压像下楼一样轻松——高血压的复方自愈调理法

高血压是一种常见病和多发病，西医认为高血压不能彻底治愈，只能靠终身服用降压药来维持，而中医认为，人之所以会出现高血压，是跟人体元气虚弱和脏腑功能衰退密切相关的，我们在生活中只要注意休息并进行适当的调整，就可以使血压得到控制。

所以，得了高血压之后，最重要的是从日常生活入手，防止疾病的进一步发展，控制好血压。这样的话，即使血压没有降到正常值，身体的各个器官也会适应这种状态，重新达到一种新的平衡，人一样能够健康地生活。

高血压患者调理方法

穴位按摩	我们人体自身就有3个快速降血压的穴位——太冲、太溪和曲池。其中，太冲穴可以疏肝理气，平肝降逆，不让肝气升发太过；肾经上的太溪穴补肾阴就是给"肝木"浇水；大肠经上的曲池穴可以扑灭火气，降压效果最好。如果坚持每天按揉这3个穴位3～5分钟，每次不少于200下，两个月就会有效果
中药调理	有一味中成药叫作杞菊地黄丸，是在六味地黄丸的基础上加进了枸杞和菊花，菊花用来降肝火，枸杞加强了补肾阴的作用。杞菊地黄丸是标本兼治的药，可以长期服用，还有明目作用，对眼花、眼昏效果特别好，它在一般的药房都能买到。每天喝菊花茶也会有效果。 用中药泡脚也是比较简易有效的降压方法：取钩藤30克剪碎，放到盆里煮，不要大火，10分钟以后端下，稍微凉一点儿的时候加一点儿冰片，然后把双脚放进去，泡20分钟。长期坚持，就会有明显的降血压作用。 足底贴敷：吴茱萸30克，研成细末，用醋调成糊状，每天晚上睡觉前贴到两侧涌泉穴上，外面可以用纱布包上以防止脱落，早上起来之后拿下。每天一次，至少要连贴10～15次，降压效果不错。 李时珍药枕：野菊花、淡竹叶、冬桑叶、生石膏、白芍、川芎、磁石、蔓荆子、青木香、蚕沙、薄荷各20克装到枕头里面，每天枕的时间不能低于6小时
饮食调理	在饮食上，高血压患者一定要戒掉一切寒凉的食物，多吃补肾补肝的食品。平时保持心情舒畅、豁达，也能让心经、心包经畅通，有助于血压的控制
总之，高血压是需要从日常生活入手精心调养的病，患者本人一定要注意防治结合	

富贵病真的可以治好——高血脂的复方自愈调理法

高血脂这个名字很多人都知道，但对于它的危害却并非人人都清楚。正因为如此，它才成为危害人类健康的隐形杀手。高血脂与糖尿病、脂肪肝等被认为是"都市现代病"，是由工作脑力化、办公自动化、交通现代化、营养失衡等多种因素引起的。

高血脂的主要危害是导致动脉粥样硬化，进而导致众多的相关疾病，其中最常见的一种致命性疾病就是冠心病。高脂血症对身体的损害是隐匿、逐渐、进行性和全身性的。大量国内外临床研究显示，作

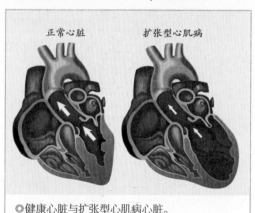

◎健康心脏与扩张型心肌病心脏。

为心脑血管疾病的独立危险因素，高血脂导致心肌梗死的发生率为9%，而高血压为1.4%，糖尿病为1.5%。

在现代社会，中年人是社会的骨干力量，是家庭的"中流砥柱"，生活和工作压力都比较大。特别是一些大城市，很多人的日常生活中饮食不均衡，经常外出用膳，进食高热量、高糖分、高脂肪食物，

又长时间坐着办公，缺乏运动，从而导致高血脂。因此，中年人应当是高血脂的重点防护对象。

针对目前高血脂的发病率高，危害性大，应该防治结合，重点在防；无病防病，有病防进展。当高血脂被确诊后，首先应进行非药物治疗，包括伙食调整、生活方式改善，规律的体育锻炼，防肥胖，戒烟、酒等。在此基础上，再进行药物治疗。

中药处方如下：

天麻12克，钩藤20克，石决明20克，牛膝15克，益母草20克，黄芩10克，山栀子10克，桑寄生15克，夜交藤20克，茯苓15克，何首乌15克，菊花15克，蔓荆子15克。便秘者加大黄、芒硝；手足震颤加龙骨、牡蛎、珍珠母；肝火偏盛加龙胆草、丹皮。

如果一个高血脂患者经常头重眩晕，胸闷恶心，口中有痰，平时感觉十分疲倦，吃得很少但是睡眠多，舌苔白腻，则可诊断为痰浊内蕴。治疗的方法也很简单，就是给病人开一剂半夏白术天麻汤，具体处方如下：

半夏12克，白术12克，天麻10克，茯苓15克，陈皮10克，生姜12克，代赭石12克，胆南星10克，白芥子15克，石菖蒲15克，泽泻15克，瓜蒌15克，甘草6克。若脘闷食欲缺乏者加白蔻仁、砂仁，痰热者加黄芩、竹茹、天竺黄等。

中医认为肝胆湿热者也可以引起血脂偏高，症状多为发热，口干烦渴、尿少便秘、头晕胀，血压偏高，时有心悸、水肿，舌红苔黄腻。这一类病人应该清热利湿，可用龙胆泻肝汤，处方如下：

龙胆草12克，栀子10克，黄芩10克，泽泻18克，车前子15克，草决明20克，蔓荆子18克，菊花15克，地龙15克，玉米须50克，虎杖15克，夏枯草20克。

以上各种药方都是用水煎服，每日服用一剂。

高血脂是一种危险而棘手的疾病，但只要你找对了问题的症结所在，通过改善体质来对抗高血脂，那么相信你已经找到了一条正确的光明大道了。当你走在这条大道上的时候，健康也就不远了。

高血脂调理法

饮食调理	高血脂患者的饮食力求清淡，宜吃素但不宜长期吃素，适量饮茶，饥饱适度。宜低盐饮食，宜用植物油。脂肪摄入量每天限制在30～50克，限制高脂肪、高胆固醇类饮食，如动物脑髓、蛋黄、黄油、花生等。限制食用谷物和薯类等糖类含量丰富的食物。少吃糖类和含糖较高的水果、甜食。控制全脂牛奶及奶油制品的摄取量。山楂是"三高"——高血压、高脂血症、高胆固醇患者理想的食物。韭菜、黑木耳、银杏叶等降血脂效果非常好。烟酒是血脂升高的重要病因，高脂血症患者应尽早戒除。不吃或少吃精制糖，如白糖、蜂蜜等。少喝咖啡。 高血脂患者的养生食谱： （1）山楂瓜皮饮 材料：山楂4～5颗，西瓜皮50克。 做法：山楂、西瓜皮洗净切碎，以开水泡茶饮用。 功效：降低血脂，防治"三高"。 （2）山楂大枣酒 材料：山楂片300克，大枣、红糖各30克，米酒1000毫升。 做法：将山楂片、大枣、红糖浸入米酒内，密封贮存，每日摇荡1次。5日后即成。 每次饮30～50毫升。每日1～2次。 功效：破气行瘀，养血活血。适用于高脂血症
中药调理	高血脂患者多伴有高血压，动脉硬化等症状，临床症状为头昏头胀痛，耳鸣、面潮红、易怒、口苦、失眠多梦，便秘尿赤，舌红苔黄，脉弦数。中医认为，这类型病人属于肝阳上亢，治疗方法就用平肝潜阳法，常用天麻钩藤饮治疗
情绪调理	当一个高血脂患者处于紧张、焦虑、激动、愤怒、悲伤等情绪当中时，会促使体内的血清胆固醇和三酰甘油升高，从而提高血脂。所以，高血脂患者应该注意随时保持乐观开朗的情绪，遇事不要激动或生气，要尽量避免参与那些容易引发较大情绪波动的活动
习惯调理	要治疗高血脂，首先要养成良好的睡眠习惯，如果高血脂患者睡眠不规律或者睡眠质量不高，都会促使血脂进一步升高，所以保持良好的睡眠习惯非常重要
运动调理	高血脂患者应该通过适当的体育锻炼来对抗自己身体中的疾病，改善自己的体质内环境。散步、快步行走、骑车、慢跑、登山都是比较适合高血脂患者的有氧运动

血糖高不用发愁——糖尿病的复方自愈调理法

糖尿病是继恶性肿瘤、心血管病之后又一危害人类健康的重大疾患，随着人们生活水平的提高，加之体力活动减少，糖尿病的发病率越来越高，约占6～7‰，极大地危害着人们的身心健康。

糖尿病的一大症状就是口甜，同时伴有口渴、多尿、多食。这是因为湿热蕴结于脾，脾丧失了运化能力，人体内的津液便停留在了脾内，由此导致一方面脾气上溢，人会感觉口甜，另一方面人体缺少津液感到口渴。

叶天士的《临证指南医案》内有这样的记载："三消一症，虽有上、中、下之分，其实不越阴亏阳亢，津涸热淫而已。"这就是说糖尿病的病根都在于"阴亏阳亢、津涸热淫"。中医强调阴阳协调，阴分负责人体的津液，阳分负责人体的气血。阴亏则人体津液干涸，津液干涸就会使阳气上升，阳气过分上升就会热淫缠身，人就会吃得多、喝得多、尿得多、体重减轻，即常说的"三多一少"。

那么，对于糖尿病，我们又该如何调治呢？

药物降糖和饮食降糖虽有一定的作用，但受到药量、种类的限制，而且多数降糖药有不同程度的毒、副作用。因此，人们很自然地倾向于非药物疗法，而自己可以操作的自我按摩疗法，则越来越被人们所认可。

通过自我按摩可达到调整阴阳，调和气血，疏通经络，益肾补虚，清泄三焦躁热，滋阴健脾等功效。

按摩手法

抱腹颤动法	双手抱成球状，两个小拇指向下，两个大拇指向上，两掌根向里放在大横穴上（位于肚脐两侧一横掌处）；小拇指放在关元穴上（位于肚脐下4个手指宽处）；大拇指放在中脘穴上（位于肚脐上方一横掌处）。手掌微微往下压，然后上下快速地颤动，每分钟至少做150次。此手法应在饭后30分钟，或者睡前30分钟做，一般做3～5分钟
叩击左侧肋部法	轻轻地叩击肋骨和上腹部左侧这一部位，约为2分钟，右侧不做
按摩三阴交法	三阴交穴位于脚腕内踝上3寸处，用拇指按揉，左右侧分别做2～3分钟

另外，每天坚持用中药泡脚，对于降血糖也极有帮助。外用方为：黄芪30克、忍冬藤60克、苦参30克、赤芍30克、黄檗30克、丹皮20克、苏木20克、红花15克、桂枝30克、细辛20克、丹参30克、土茯苓20克、苍术20克、伸筋草20克、附子5克、金银花20克、公英20克、鸡血藤30克、花椒6克、川芎10克。将这些药加工成极细的粉末后装袋，每袋30克，开水冲泡后泡脚30分钟。当然，糖尿病患者平时还要多注意控制饮食，忌暴饮暴食，忌高糖、油腻、辛辣之品，适当减少糖类的进食量，增加蛋白质进食量。另外还要保持良好情绪，切忌情绪波动，反复无常。

从糖尿病并发症中显现出的症状

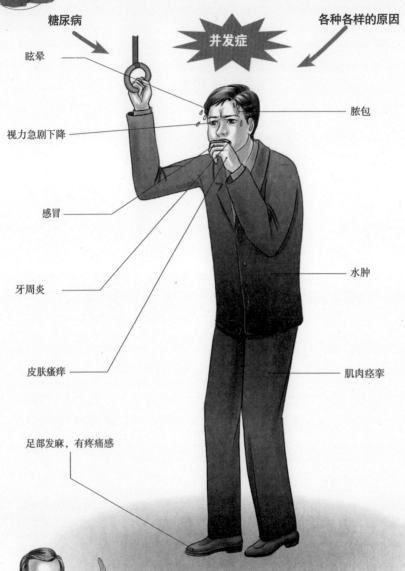

糖尿病

并发症

各种各样的原因

眩晕

脓包

视力急剧下降

感冒

水肿

牙周炎

皮肤瘙痒

肌肉痉挛

足部发麻，有疼痛感

患者一旦出现以上症状，则说明已经出现了糖尿病并发症。而此时的病情则正处于一个恶化阶段，我们必须马上到医院进行检查，充分配合医生进行治疗。

糖尿病并发症

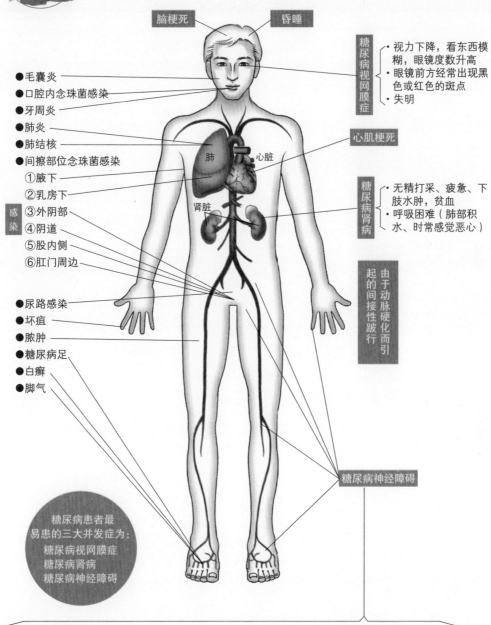

脑梗死　　　昏睡

糖尿病视网膜症
- 视力下降，看东西模糊，眼镜度数升高
- 眼镜前方经常出现黑色或红色的斑点
- 失明

●毛囊炎
●口腔内念珠菌感染
●牙周炎
●肺炎
●肺结核
●间擦部位念珠菌感染

肺　　心脏

心肌梗死

①腋下
②乳房下
感染 ③外阴部
④阴道
⑤股内侧
⑥肛门周边

肾脏

糖尿病肾病
- 无精打采、疲惫、下肢水肿，贫血
- 呼吸困难（肺部积水、时常感觉恶心）

●尿路感染
●坏疽
●脓肿
●糖尿病足
●白癣
●脚气

由于动脉硬化而引起的间接性跛行

糖尿病患者最易患的三大并发症为：
糖尿病视网膜症
糖尿病肾病
糖尿病神经障碍

糖尿病神经障碍

自律神经障碍

●便秘、拉肚子
●头晕目眩、站立时重心不稳
●如果是男性的话，则会出现精力减退、性器官勃起不全等症状
●如果是女性的话，则会出现生理期不准、提前闭经等现象

末梢神经障碍

●手脚尖发冷、身体发麻，疼痛呈袜套、手套样分布
●肌张力减弱和肌肉萎缩

肝脏也要减减肥——脂肪肝的复方自愈调理法

脂肪肝也是现代人的常见病，但因为没有症状，部分患者采取了不予理睬的态度，听之任之。即使因病前来就诊的患者，在听了医生要求病人做到的自我保健的措施后，也面露难色，配合的积极性不高。因此，加强脂肪肝患者的自我保健意识，实属必要。

中国人传统的治病概念是"三分靠药、七分靠养"，这对脂肪肝的治疗也是非常贴切的。良好的生活习惯和适当的保健措施是治疗脂肪肝的基本手段。对于无症状单纯性脂肪肝、仅有三酰甘油轻度升高的患者，不一定需要用药，加强自我保健就能消除病患；对于脂肪性肝炎和脂肪性肝硬化患者，自我保健措施也是治疗方案中的重要部分，其中对三酰甘油实行"减少收入、扩大支出"的政策非常关键。

脂肪肝日常注意事项

远离病因	如果脂肪肝的病因明确，自我保健的第一步就是要远离这些病因，不让其再加重肝脏病变。不论是否酒精致病，都必须严格禁酒；因肥胖引起者，需大力减肥；合并糖尿病者，要控制好血糖；由药物引起的，应避免再用该药
调控饮食	包括调整饮食结构和控制摄入量。相当一部分单纯性脂肪肝是由于营养过剩所致，患者如能管住嘴巴，即调整饮食的"质"和"量"，病情往往可以控制"一半"。由于体内的三酰甘油多由摄入的糖分转化而来，因此应当减少淀粉类食物的摄入，如米、面、土豆、糖和甜饮料等，每天摄入总量（相当于米饭）女性为200～250克，男性为350～400克。进食淀粉类食物太少也不好，会造成机体对胰岛素的敏感性降低，容易诱发低血糖。正常人每日脂肪的摄入量如不超过35克可促使肝内脂肪沉积的消退。蛋白质食物应保持在每人100克左右，足够的氨基酸有利于载脂蛋白的合成，有助于体内脂肪的转运。各种畜禽的瘦肉，鸡、鸭蛋的蛋白，河鱼、海鱼都可以吃。总之，理想的饮食应该是高蛋白低脂少糖的食谱和保持一日三餐的规律
加强锻炼	除药物、妊娠等所致的脂肪肝外，多数脂肪肝患者都被医生劝告加强体育锻炼，此与病毒性肝炎患者需要多休息截然不同。加强体育锻炼的目的是为了消耗体内过多的脂肪。适合的锻炼形式是长跑、快走、上下楼梯、骑自行车、体操、游泳、打乒乓球等强度小、节奏慢的有氧运动，运动量因人而异，以微微气喘、心跳达每分钟120次左右为度。靠爆发力的大强度、快节奏的剧烈运动，如短跑、跳远、投掷、单双打、踢足球等，主要是从体内无氧酵解途径获得能量，消耗脂肪不多，因而对脂肪肝并无多大益处

此外，根据最近的药理实验，多喝绿茶、决明子茶或常吃山楂，可能有利于脂肪肝的治疗。如经济条件允许，买些保健品服用并无不可，关键是选用的保健品要确有降脂等作用。患者一定要有明确的概念，就是保健品代替不了上述的自我保健措施

给我们的肝增加一点儿柔软度——肝硬化的复方自愈调理法

肝硬化由一种或几种病因长期或反复作用引起，是一种常见的慢性、进行性、弥漫性的肝病。特点主要表现为肝细胞变性坏死、肝细胞结节性再生、结缔组织增生及纤维化，导致正常肝小叶结构破坏和假小叶形成，肝逐渐变形，变硬而发展为肝硬化。晚期常出现消化道出血、肝性脑病、继发感染等严重并发症。20～50岁男性为肝硬化的高发人群，发病多与病毒性肝炎、嗜酒、某些寄生虫感染有关。传染性肝炎是形成肝硬化的重要原因。肝硬化患者常出现肝区不适、疼痛、全身虚弱、倦怠和体重减轻等症状，还会引起黄疸、厌食等并发症状，也可以多年无症状显示。

"逆水行舟，不进则退"，是对肝病最恰如其分的比喻。肝硬化患者如果不重视自己所患的疾病，就可能引发肝癌。所以我们要关注肝脏，从生活的一点一滴做起，达到预防的目的。那么肝硬化患者平时该注意些什么呢？

肝硬化患者平时注意事项

肝硬化患者不宜长期服化学药物	病理解剖发现，肝硬化的肝脏发生了弥漫性的肝细胞变性、坏死、再生、炎症细胞浸润和间质增生。因此，肝脏的解毒以及合成肝糖原和血浆蛋白的功能下降了，使得病人出现了疲乏、食欲不振、饭后困倦、厌油、肝区疼痛、腹泻、腹水等一系列不适。尤其是食醉，就是吃完饭以后，立即想睡觉，这是肝脏有毛病的特征。 肝脏失去了解毒功能，如果病人继续口服化学药物，那么肝细胞变性、坏死、再生、炎症细胞浸润和间质增生的过程就要加速。这就是许多肝硬化病人越治越坏的原因
肝硬化患者不宜动怒	快乐可以增加肝血流量，活化肝细胞。而怒气不仅伤肝，也是古代养生家最忌讳的一种情绪："怒气一发，则气逆而不顺。"动不动就发脾气的人，在中医里被归类为"肝火上升"，意指肝管辖范围的自律神经出了问题。在治疗上，一般会用龙胆泻肝汤来平肝熄火。透过发泄和转移，也可使怒气消除，保持精神愉快
肝硬化患者的饮食调理	油条、饼干、烙饼等硬食，肝硬化患者不能吃，因为这些患者大多食管静脉曲张，曲张的静脉一碰就破，破了就要大出血。这是肝硬化病人最危险的并发症。避免大出血的唯一办法就是不吃硬东西。 肝硬化患者当以低脂肪、高蛋白、高维生素和易于消化的饮食为宜。做到定时、定量、有节制。早期可多吃豆制品、水果、新鲜蔬菜，适当进食糖类、鸡蛋、鱼类、瘦肉；当肝功能显著减退并有肝昏迷先兆时，应对蛋白质摄入适当控制，提倡低盐饮食或忌盐饮食。食盐每日摄入量不超过1～1.5克，饮水量在2000毫升内，严重腹水时，食盐摄入量应控制在500毫克以内，水摄入量在1000毫升以内。 适合肝硬化患者的食疗药膳： 1.软肝药鳖 材料：鳖一只，枸杞子50克，淮山药50克，女贞子15克，熟地15克，陈皮15克。 做法：将众多食材一并放入锅中，加水煎汤，鳖熟后去药渣，加调料食用即可。 2.牛肉小豆汤 材料：牛肉250克，赤小豆200克，花生仁50克，大蒜100克。 做法：混合加水煮烂，空腹温服，分两天服完连服20～30天。 功效：滋养、利水、除湿、消肿解毒，治疗早期肝硬化

中医也有"强心剂"——冠心病的复方自愈调理法

冠心病，冠状动脉粥样硬化性心脏病的简称，是危害人类健康的"天字第一号"杀手。一个人的血管发生了严重粥样硬化或者痉挛，那么就可以导致给心脏输送营养物质的通道变狭窄甚至堵塞，其严重后果是导致心肌缺血缺氧或梗死，因此又被称为缺血性心脏病。

这种病专门欺负中老年人，尤其是人到了40岁以后，发病的概率更高。冠心病病人中男性多于女性，脑力劳动者多于体力劳动者，城市多于农村，而且发病率随年龄的增长而增高，是中老年人最常见的一种心血管疾病。

自20世纪90年代后期，心血管疾病已经开始逐渐成为我国城乡居民的第一位死因，目前已占死亡人数的近40%。随着人民生活水平的提高，目前冠心病在我国的发病率也呈逐年上升的趋势，并且发病年

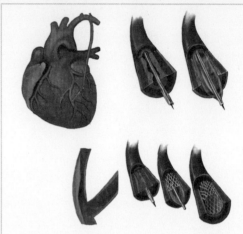

◎心脏支架手术，是最近20年来开展的改善冠心病引起的心肌供血不足，心脏动脉阻塞的新技术。

龄趋于年轻化。

冠心病是一种不可逆的慢性病，一旦戴上这顶"帽子"，就要做好长期"作战"的准备。但是，冠心病患者一样可以带病延年，关键是在合理用药的基础上，注意自我调节。

冠心病患者调理方法——饮食调理

冠心病的饮食治疗原则是扶正祛邪，标本兼治，活血通络，补血益气。宜多吃新鲜蔬菜、水果，适当进食肉、鱼、蛋、乳，禁服烈酒及咖啡、浓茶，不宜进食糖类食品及辛辣厚味之品。

绿豆粥	绿豆适量，北粳米100克。先将绿豆洗净，后以温水浸2小时，然后与粳米同入砂锅内，加水1000克，煮至豆烂米开汤稠。日服2~3次，夏季可当冷饮频食之。清热解毒，解暑止渴，消肿，降脂预防动脉硬化，适用于冠心病、中暑、暑热烦渴、疮毒疖肿、食物中毒脾胃虚寒腹泻者不宜食用，一般不宜冬季食用
丹参饮	丹参30克，檀香6克，白糖15克。将丹参、檀香洗净入锅，加水适量，武火烧沸，文火煮45~60分钟，滤汁去渣即成。日服1剂，分3次服用。行气括血，养血安神，调经止痛，清营热除烦满。适用于血脂增高，心电图异常，长期心前区闷，时或绞痛，舌质有瘀点等症。还可用于心血不足、心血瘀阻之心悸失眠、心烦不安等
苏丹药酒	苏木10克，丹参15克，三七10克，红花10克，高粱白酒1000克。诸药洗净晾干，放入酒瓶内加盖密封15~20天即可。日服1~2次，每次10~15毫升。此方养血活血，化瘀止痛。适用于各种瘀血阻滞所致的心胸憋闷、脘腹冷痛、跌打损伤、瘀肿、痛经等症

冠心病患者调理方法——生活调理

忌脱水	人的血液70％左右是水，脱水了，血液怎么流动呢？由于冠心病患者的血黏度都有所增高，达到一定程度时，可出现血凝倾向，导致缺血或心脑血管堵塞，严重时可引起心肌梗死或脑卒中。因此，冠心病患者平时要养成定时喝水的习惯，最好在睡前半小时、半夜醒来及清晨起床后喝一些开水
忌缺氧	一般而言，一天中，除户外活动或有氧运动的吸氧量符合生理需要外，其他时间的吸氧量往往不足，冠心病患者则易出现胸闷等症状。如果长期供氧不足，会加重动脉硬化的程度。所以，冠心病患者要经常对居室环境通风换气，当胸闷或心胸区有不适感时，立刻缓慢地深吸几口气（即深呼吸）。出现心绞痛时，除服用急救药外，应立刻深吸气，家中备有氧气瓶的则吸氧几分钟，可以缓解心绞痛，减少心肌细胞的死亡
忌过饱	由于过饱时胃可以直接压迫心脏，加重心脏负担，还可以导致心血管痉挛，甚至发生心绞痛和急性心肌梗死。所以，冠心病患者平时宜少食多餐，晚餐尤其只能吃到七八分饱
忌生气、发怒	人体的中枢神经系统指挥人的一切，当过分激动、紧张，特别是大喜大悲时，由于中枢神经的应激反应，可使小动脉血管异常收缩，导致血压上升、心跳加快、心肌收缩增强，使冠心病患者缺血、缺氧，从而诱发心绞痛或心肌梗死

冠心病患者调理方法——经络调理

敲心经	心经在午时当令，也就是上午11点到下午1点这段时间，如果我们经常在午时敲心经，点揉和弹拨心经上的重点穴位——极泉穴，就可以有效防治冠心病。极泉穴在腋窝顶点，当上臂外展时，腋窝中部有动脉搏动处即为此穴

此外，现代人身体内普遍寒湿重，这也是诱发冠心病的一个原因。我们只要给身体升温，让血液流动起来，很快就能减轻心脏的负荷，消除各种不适。

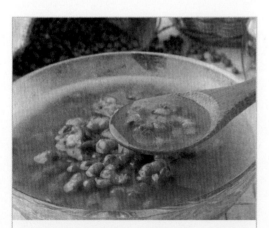

◎绿豆汤具有清热解毒，解暑止渴，消肿的功效，治冠心病、中暑、暑热烦渴等症。

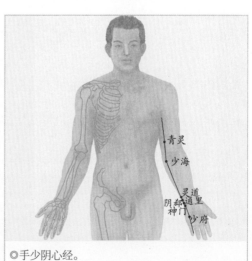

青灵
少海
灵道
阴郄 通里
神门 少府

◎手少阴心经。

让尿酸顺利排出来——痛风的复方自愈调理法

痛风是人体内嘌呤代谢紊乱，尿酸生成过多或排泄减少，致使血中尿酸含量增高，尿酸盐沉积于关节、肾脏、血管壁而引起相应病变的一种全身性疾病。它会引起多种并发症，累及关节引起痛风性关节炎，累及肾脏形成痛风性肾病，累及血管壁引起高血压和心血管疾病等。

中医学认为，脾位于中焦，其生理功能主要是运化、统血、主肌肉和四肢。脾为"后天之本"，主运化水谷精微，人身的肌

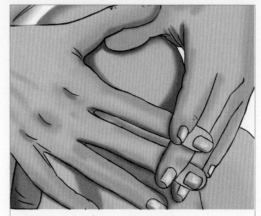

◎痛风是人体内嘌呤代谢紊乱造成的。

痛风调治方法

按摩疗法	每天用手指指腹或指节向下揉压脾俞穴和阳陵泉，并以画圆的方式按摩；用拇指的指腹向下按压外关穴，并以画圆的方式按摩，左右手交替进行。外关穴是三焦经的络穴，具有联络气血、补阳益气的功效。脾俞是补脾气虚的要穴。阳陵泉属足少阳胆经，是五俞穴之合穴，具有疏肝利胆、强健腰膝、促进血液循环的功效
饮食疗法	（1）土豆萝卜蜜：马铃薯300克，胡萝卜300克，黄瓜300克，苹果300克，蜂蜜适量。原料均切块榨汁，加适量蜂蜜饮用，可治痛风。 （2）芦笋萝卜蜜：绿芦笋80克，胡萝卜300克，柠檬60克，芹菜100克，苹果400克。然后用蜂蜜调味饮用，适用于痛风，有利尿和降低血尿酸作用。 （3）芦笋橘子汁：绿芦笋60克，胡萝卜300克，橘子200克，苹果400克。原料均切块榨汁，酌加冷开水制成汁饮用，适用于痛风，可利尿降低血尿酸。 （4）百合粳米粥：新鲜百合50～100克，粳米适量。加适量水煮粥，可长期服用。也可单味百合煎汁长期用，因百合中含一定量的秋水仙碱，对痛风性关节炎的防治有效
草药疗法	（1）二妙散：取黄檗（炒）、苍术（米泔浸，炒）各15克，研为末，煎沸服，二物皆有雄壮之气，表实者，可用少量酒佐之。有清热燥湿止痒之功效，主治湿热下注证，适用于筋骨疼痛、下肢痿软无力、足膝红肿疼痛，或湿热带下或下部湿疮等症。另外，若气虚者加补气药，血虚者加补血药，痛甚者加生姜汁，热服。 （2）四妙散：取威灵仙（酒浸）15克、羊角灰9克、白芥子3克、苍耳（一云苍术）4.5克。上药研末。每服3克，水煎去滓，用生姜1大片擂汁，入汤调服。主治痛风走注。 （3）龙虎丹：取草乌、苍术、白芷各30克（碾粗末，拌，发酵，混合后入药），乳香、没药各6克（另研），当归、牛膝各15克。上为末，酒糊为丸，如弹子大。每服1丸，温酒化下。主治走路疼痛，或麻木不遂，或半身痛。 （4）八珍丸：乳香15克，没药15克，代赭石15克，穿山甲（生用）15克，羌活25克，草乌（生用）25克，全蝎21个（炒），川乌（生用，不去皮）50克。上为末，醋糊为丸，如梧桐子大。每服21丸，温酒送下。主治一切痛风、脚疾、头风

肉四肢皆赖其煦养，清阳之气靠脾气的推动以布达，所以脾脏的功能健旺与否，往往关系到肌肉的壮实和衰萎。关节炎、脚趾痛等均为疾病的症状或称为表象，而不是病因，脾脏患病才是痛风疾病的病因所在。在治疗时重点在于治疗脾脏，恢复脾脏的运化功能，使其经脉滑利、气血流畅、代谢加快，促使病情逐渐好转。同时还要对其他脏腑的经络做全面调整，避免并发症的发生，有利于痛风病症的恢复。

猝然倒地之后的事情——中风的复方自愈调理法

中风，又称脑卒中，也称脑血管意外，是由于脑部血液循环发生急性障碍所导致的脑血管疾病。也就是说，因为大脑血管破裂出血，或血栓形成以及血块等堵塞脑血管，造成部分脑组织缺血和损害，从而发生猝然昏倒，不省人事，或半身瘫痪、口眼歪斜、言语不利等现象。中风多发于40岁以上的中老年人，此病发病急，病情重或变化快，危险性较大。

中风是具有高患病率、高发病率、高死亡率、高致残率的"四高"疾病。脑卒中发病既有年龄、性别、遗传因素等无法干预的高危险因素，又和吸烟、高脂血症、高血压、心脏病、糖尿病、暂时性脑缺血发作等可以干预的高危险因素有关。要摆脱这些可以干预的高危险因素，我们

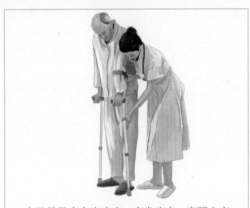

◎中风是具有高患病率、高发病率、高死亡率、高致残率的"四高"疾病。

必须建立科学健康的生活方式，戒烟限酒、平衡膳食、增加体育锻炼、调节心理平衡，发现预警信号，及时就医，积极有效地降低脑血管病的危险因素，脑血管疾病就会离开远去。

中风患者调理方法——饮食调理

饮食宜清淡	从膳食方面来说，中风患者饮食宜清淡，多吃些新鲜蔬菜、水果，如萝卜、藕、芹菜、大白菜、香蕉、梨等，以凉血清热，消食开胃，宽胸理气。利用中医的药膳食疗对中风具有一定的治疗效果。与此同时，还要注意禁食膏脂、厚味、肥甘、生痰动火的食物，如鸡肉、猪油、辣椒、烟酒等
芹菜汁	芹菜适量，洗净去根，捣烂取汁。每日服3次，每次3汤匙，7天为一疗程。清理内热，降压安眠。主治中风、高血压，对血管硬化亦有较好疗效
小米麻子粥	冬麻子、薄荷叶、荆芥穗各50克，小米150克。将冬麻子炒熟去皮研细；砂锅内放水先煮薄荷叶、荆芥穗，去渣取汁，再将麻子仁、小米同放汁内，加水煮成粥即可。每日1次，空腹食。滋养肾气，润肠，清虚热。可辅治中风以及大肠滞涩

中风患者调理方法——药膳调理

归芪鸡	材料：当归15克，黄芪30克，净鸡1只（约750克）。 做法：将中药洗净放入鸡腹中，加水及调料放入砂锅中炖2小时，鸡肉熟烂后，取出归芪。食肉饮汤，2～3天1次。 功效：益气活血。主治中风后遗症气血不足、脉络不通。症状为头晕头痛、肢软乏力、偏瘫偏麻、言语不清等
黄芪猪肉羹	材料：黄芪30克，当归10克，猪瘦肉100克。 做法：以上诸味一起入砂锅内，加水适量共炖汤，加食盐少许调味。食肉喝汤，每日1剂，可连用1～2个月。 功效：益气补虚，活血通络。主治中风后遗症气虚血瘀所致的肢体瘫痪、手足麻木、半身不遂等

中风患者调理方法——中药调理

元代名医朱丹溪对于中风极有研究，这里我们就为大家选录几则他关于中风治疗的验方。

稀涎散	猪牙皂角（4条，去黑皮）、白矾（50克）。上为末。每服三字，温水灌下。但吐出涎便醒，虚人不可大吐。治中风忽然若醉，形体昏闷，四肢不收，涎潮搐搦
通顶散	藜芦、生甘草、川芎、细辛、人参（各5克），上为末。吹入鼻中一字，就提头顶中发，立苏。有嚏者可治。治中风中气，昏聩不知人事，急用吹鼻即苏
家宝丹	川乌、轻粉（各50克），五灵脂（姜汁制，另研）、草乌（各300克），南星、全蝎、没药、辰砂（各100克），白附子、乳香、僵蚕（炒，150克），片脑（25克），羌活、麝香、地龙（200克），雄黄、天麻（150克）。上为末，作散。调3分，不觉，半钱。或蜜丸如弹子大，含化、茶调皆可。治一切风疾瘫痪，瘘痹不仁，口眼僻者，邪入骨髓，可服
大秦艽汤	秦艽、石膏（各100克），甘草、川芎、当归、白芍、羌活、防风、黄芩、白芷、白术、生熟地黄、茯苓、独活（各50克），细辛（25克），春夏加知母（50克）。上咀。每服50克，水煎服，无时。如遇天阴，加生姜7片；心下痞，加枳实5克。治中风，外无六经之形证，内无便溺之阻隔，知血弱不能养筋，故手足不能运动，舌强不能言语，宜养血而筋自荣

最后，我们再为大家介绍一下中风患者的急救处理。如果中风后病人当即失去意识或倒地，此时的抢救仍应尽可能避免将其搬动，更不能抱住病人又摇又喊，试图唤醒病人。此时的病人不仅无法唤醒，而且反复的摇晃只会加重脑内的出血。正确的做法是：若病人坐在地上尚未倒伏，可搬来椅子将其支撑住，或直接上前将其扶住。若病人已完全倒地，可将其缓缓拨正到仰卧位，同时小心地将其头偏向一侧，以防呕吐物误入气管产生窒息。解开病人衣领，如果有假牙，要取出，以使其呼吸通畅。若病人鼾声明显，提示其气道被下坠的舌根堵住，此时应抬起病人下颌，使之成仰头姿势，同时用毛巾随时擦去病人的呕吐物。

对于昏迷的病人，若医生一时尚不能到来，可即从冰箱中取出冰块装在塑料袋内，小心地放在病人头上。低温可起到保护大脑的作用。

中风病人无论是否清醒，在现场急救的同时，都应尽快请医生和救护车前来救护。

我们浑身都是降暑妙方——轻度中暑的自然自愈调理法

夏季环境温度过高，空气湿度大，人体内余热难以散发，容易导致体温调节中枢失控而发生中暑。中暑后，病人通常会出现大量出汗、口渴、头昏、耳鸣、胸闷、心慌、恶心、四肢无力、注意力不能集中等症状。

严重者体温可升至38.5℃以上，伴有面色苍白、恶心、呕吐、皮肤湿冷、血压下降和脉搏细弱而快，甚至昏迷。

对于严重中暑的病人，应当迅速送往医院，不严重者则可采取以下方法进行调理。

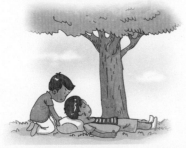

1. 迅速将病人移至阴凉、通风的地方，同时垫高头部，解开衣裤，以利于呼吸和散热

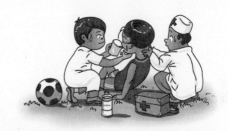

2. 最好给患者喝点儿盐水，但不能过量饮水，尤其是热水。因为过量饮用热水会使患者大汗淋漓，造成体内水分和盐分进一步大量流失，严重时还会引起抽搐

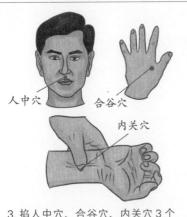

3. 掐人中穴、合谷穴、内关穴 3 个穴位。这种方法对于大汗虚脱的人有很好的治疗效果

人中穴　合谷穴　内关穴

轻度中暑的调理方法

4. 可用冷水毛巾敷头部，或用冰袋、冰块放在病人头部、腋窝、大腿根部等处。用冷水、冰水或酒精擦浴，同时用风扇向患者吹风。必要时可将患者全身除头部外浸在 4℃的水浴中，降温非常迅速。在上述处理过程中用力按摩患者四肢，要尽量把皮肤按摩至发红，一般按摩 15 ~ 30 分钟

中暑是可以预防的，预防中暑应采取综合措施。每年入暑前高温作业单位应指定专人或专门小组负责防暑降温工作，检修及补充防暑降温设备，要注意房屋通风，尽量避免长时间的待在高温环境中，应多饮茶水、淡盐水、绿豆汤。在烈日下作业或长途行走时要戴草帽；出汗时要及时补充水分和盐分；孕、产妇在夏季不能把门窗关闭或穿厚衣服。

止痛药不能吃太多——头痛的自然自愈调理法

头痛是现代人的一种常见病症，很多人靠止痛药来缓解头痛，但长期使用止痛药会给身体带来不利影响，为其他疾病埋下病根。中医学认为"不通则痛"，头痛是因为经络不通。在中医看来，头痛症状相同，但发病的原因不同，所以治疗时要找到根源，分清头痛的发病原因，然后有针对地进行治疗。

1. 拍法

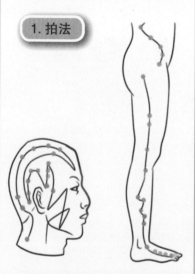

头的两边痛是胆经出了问题，治疗时就拍胆经。拍胆经的时间最好是子时，早睡的人可以提前一些。胆经在人体的侧面，拍的时候从臀部开始一直往下就可以了，每天拍够 300 下

2. 摩法

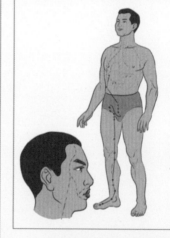

头部里面的中空痛是肝经出了问题，头痛患者可以按摩肝经。肝经在凌晨 1 ~ 3 点的时候在体内值班，我们当然不可能在这个时候起来，因此可以在 19 ~ 21 点的时候按摩心包经，因为心包经和肝经属于同经，所以按摩心包经也能起到刺激肝经的作用

头痛的自愈调理法

4. 泡手法

如果你分不清自己是哪里头痛，可以使用泡手法。手指上的经络全部都通头部，手受热刺激后就会打通经络，通则不痛

3. 揉法

后脑勺痛是膀胱经的问题。膀胱经大部分在背后，自己一般够不到，所以这类头痛患者可以找家人帮助按摩后背，或者找一个类似擀面杖的东西放在背部，上下滚动以刺激相关腧穴、疏通经气。在头部循经进行按揉或者用手像梳头似的进行刺激，对头昏脑涨也有很好的缓解作用

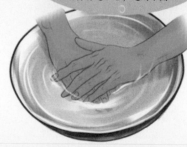

具体方法如下：头痛发作时，把双手伸到热水里（水温以把手放进去能感觉到烫为宜），然后赶快抽回来，再放入水中，再抽回来，如此反复直到手指感到麻木，头痛马上就能缓解

不停咳嗽谁也受不了——慢性支气管炎的复方自愈调理法

慢性支气管炎是一种常见病、多发病，致病原因是由急性支气管炎未及时治疗，经反复感染，长期刺激造成的，同时也是重感冒或流行性感冒的并发症。

慢性支气管炎以老年人发病率较高，患者可能会连续咳嗽好几个月。此外，由于肺部氧气与二氧化碳的交换空间减缩，心脏必须更努力地工作，来维持足量的血液，这样可能导致心脏疾病。

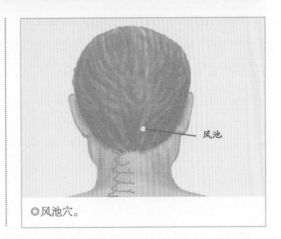

风池

◎风池穴。

慢性支气管炎患者调治疗法

按摩疗法	（1）以手摩擦头面部及上下肢的暴露部位，每日3～5次，每次5分钟。 （2）按摩迎香穴：迎香穴位于鼻唇沟止于鼻翼处，以食指轻轻揉1～3分钟，每日2次。 （3）按摩风池穴：风池穴位于颈部颈肌两旁的凹窝中，以双手掌心按摩之，每次30～60下，每日2～3次
草药疗法	针对不同程度的支气管炎有很多神奇的草药疗法，如果你担心的话最好去找专业医生治疗。症状刚刚出现时，患者可能会感觉寒冷，这时用新鲜生姜泡一杯热茶（加点儿辣椒效果更好）喝，很快就能使身体暖和起来。伴有疼痛的剧烈咳嗽的患者可以饮用药用蜀葵叶（蜀葵属）、牛膝草和麝香或者薄荷的浸泡液。长期食用大蒜，特别是新鲜大蒜，不仅能帮助抑制支气管分泌过多黏液，同时还具有强效的抗感染作用，能帮助抵抗各种呼吸道感染
饮食调理	患慢性支气管炎的抽烟者应多喝牛奶。抽烟又喝牛奶的人，其患慢性支气管炎的概率比那些抽烟但不喝牛奶的人显著地降低许多。另外，果菜汁对慢性支气管炎有较好的疗效，它不仅能止咳化痰，而且能补充维生素与矿物质，对疾病的康复非常有益。你可以将生萝卜、鲜藕、梨切碎绞汁，加蜂蜜调匀服用。对慢性支气管炎的热咳、燥咳疗效显著。同时，每餐可适量多吃一些蔬菜和豆制品，如白萝卜、胡萝卜及绿叶蔬菜等清淡易消化的食物
生活调理	居住环境幽雅安静、空气清新、阳光充足。居室要经常开窗换气，有些病人常年门窗紧闭，这是不益健康的。居室的温度要冷暖适宜，一般以15℃～20℃为最佳。天气潮湿或有雾时最好待在室内，但要注意保持室内不要太干燥或者太热。慢性支气管炎患者在天气晴朗的时候散散步或者做做其他的运动都能够很好地促进呼吸。热敷或者冷敷的方法能够刺激肺部血液循环，促进呼吸
	此外，腹式呼吸能保持呼吸道通畅，增加肺活量，减少慢性支气管炎的发作，预防肺气肿、肺源性心脏病的发生。具体方法：吸气时尽量使腹部隆起，呼气时尽力呼出使腹部凹下。每天锻炼2～3次，每次10～20分钟

保胃就是保命——慢性胃炎的复方自愈调理法

慢性胃炎是指不同病因引起的胃粘膜的慢性炎症或萎缩性病变，其实质是胃粘膜上皮遭受反复损害后，由于黏膜特异的再生能力，以致黏膜发生改建，且最终导致不可逆的固有胃腺体的萎缩，甚至消失。

胃是一个特殊的器官，酸甜苦辣、荤素五谷，都要在胃里消化，而胃又是一个颇为娇嫩的器官，不注意保养便可能出现问题。例如饮食不规律，饥一顿，饱一顿，加之酒泡、烟熏、毒侵、细菌炎症的侵袭或者服用伤胃的药物，就会打乱胃的消化规律，产生消化障碍，出现胃胀、胃痛、反酸、消化不良等初期浅表性胃炎症状。初期的浅表性胃炎如果得不到有效治疗，再加上病菌的反复感染，而饮食规律又不能恢复，就可能会发生慢性胃炎。慢性胃炎再不注意保养和治疗，就可能演变为胃癌。

由此可见，保胃就是保命，如果你已经检查出患有慢性胃炎，就一定要小心了。

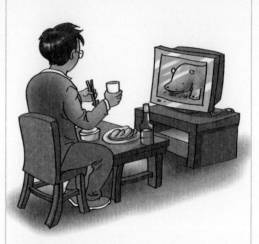

◎饮食要定时定量，吃饭时不宜看电视，这样不利于消化，有损胃的健康。

日常生活注意事项

少吃对胃刺激性过大的食物，少食肥、甘、厚、腻、辛辣类食物，饮食以清淡为主
吃饭时要细嚼慢咽，减少粗糙食物对胃黏膜的刺激
吃饭时间要规律，不要暴饮暴食，不能饥一顿饱一顿
不要饮浓茶

慢性胃炎中药调理方法

胀满疼痛，恶心呕吐，大便秘结有腐败异臭者	口苦咽干，泛酸，吐苦水，便秘者	饭后疼痛加重，经常胃灼热泛酸，口苦发黏者
可用白术、茯苓各12克，山楂、神曲、鸡内金、麦芽、炒莱菔子各15克，木香、厚朴、半夏、陈皮、枳实、大黄（另包后下）各10克，生姜5片。每日一剂，水煎服	取蒲公英、败酱草各30克，白花蛇舌草、白芍各15克，枳壳、佛手、连翘、黄芩各10克，海螵蛸、锻瓦楞子各12克，黄连、吴茱萸6克。每日一剂，水煎服	取党参、柴胡、茯苓各15克，半夏、黄芩、栀子、木香、佛手、生麦芽各10克，黄连、吴茱萸、甘草各6克。每日一剂，水煎服

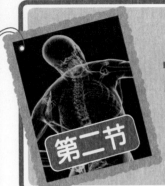

常见外科疾病的复方自愈调理法

第二节

高枕无忧的秘诀——落枕的复方自愈调理法

落枕一方面可因肌肉扭伤所致，如夜间睡眠姿势不良，或因睡眠时枕头不合适使头颈处于过伸或过屈状态，引起颈部一侧肌肉紧张，时间较长即可发生静力性损伤，从而导致肌筋强硬不和，气血运行不畅，局部疼痛不适，动作明显受限等。另一方面可因外感风寒所致，如睡眠时受寒，盛夏贪凉，使颈背部气血凝滞，筋络痹阻，以致僵硬疼痛，动作不利。同时，颈椎病也可引起反复"落枕"。

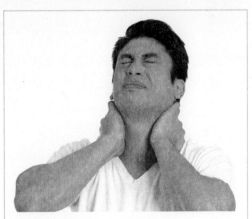

◎颈椎病也可引起反复"落枕"。

落枕调治方法

症状较轻者，可先用热毛巾敷患处数次，涂上风油精或红花油，或在患处贴上伤湿止痛膏，症状可很快消失
用热毛巾敷患侧，稍停，颈部向患侧旋转，坚持旋转到最大限度，停10秒钟左右。然后颈部缓慢转向健侧，转到最大限度后同样停10秒钟左右。颈部左右反复旋转5～10分钟。此间可更换毛巾，使其保持一定的热度，但应注意防止烫伤
患者坐在凳子上，两臂自然下垂，头先向左转，再向右转，连续转动20次。然后挺起胸部，头先向下低到下巴挨着胸部为止，再向后仰，停3秒钟后再低头，反复做20次。再次将胸部挺起，将颈部尽量向上伸，再尽量往下缩，连续伸、缩15～20次
两手背第二、三掌骨间掌指关节下约0.5寸处各有一落枕穴。取此点用拇指直立切压，再顺着掌骨间隙上下移动按压，2～3分钟，症状会立即消失。急性落枕按压1次即可缓解。 需要注意的是，发生落枕后，切不可用"端脖子"或"拔萝卜"的手法强转硬扭，否则有导致四肢瘫痪的危险

50 岁依然肩周灵活——肩周炎的复方自愈调理法

肩周炎，俗称"凝肩"，又称漏肩风、五十肩、冻结肩，全称肩关节周围炎，是肩周肌、肌腱、滑囊及关节囊的慢性损伤性炎症，主要的病因是增生、粗糙及关节内、外粘连，从而导致肩关节疼痛和活动不便。本病的高发年龄在50岁左右，女性发病率略高于男性，多见于体力劳动者。

肩周炎调治方法

拔罐疗法	痧疗法	中药热熨、热敷
常用的拔罐穴位有肩井、肩前、肩贞、天宗等穴位。每次选两个穴位，交替使用	刮痧疗法采用的工具——刮痧板，有许多种，传统的方法是使用牛角板，因其消毒时，易断裂，多不使用。主要使用玉制板，易于消毒，可反复使用。刮痧时，应在施术部位涂抹刮痧油，减少刮痧时对皮肤的损伤，并加强活血化瘀、疏通经络的作用。常选用的经络有手臂外侧的肺经、大肠经。每周可刮1～2次	可以选用活血化瘀、舒筋活络、消肿散结的中药热熨、热敷，同时也可服用养血荣筋丸、活血止痛散等中成药

自我功能锻炼

功能锻炼对肩周炎患者来说十分重要，特别是适当做大幅度肩关节的运动，对预防肩关节的粘连，肩部软组织的拘紧、挛缩，大有好处。

弯腰转肩	后伸下蹲	爬墙
患者弯腰垂臂，甩动患臂，以肩为中心，做由里向外，或由外向里的画圈运动，用臂的甩动带动肩关节活动	患者背向站于桌前，双手后扶于桌边，反复做下蹲动作，以加强肩关节的后伸活动	患者面向站于墙前，双手上抬，扶于墙上，努力向上爬，要每天比前一天爬得高

肩周炎患者饮食调理

在饮食上，预防和治疗肩周炎都要多吃具有理气、活血、通络作用的食品和强壮筋骨的食物。肩周炎患者的饮食宜温，不宜生冷。可少量饮低度酒或黄酒。比如选择玉米、粳米等为主食，副食则可选择山楂、丝瓜、油菜、西瓜子、芝麻、羊肉、猪腰、韭菜、虾、核桃、黑芝麻、木瓜、当归等可调理气血、舒筋活络的食物。少吃生冷寒凉食物。

川乌粥	材料：生川乌头约5克，粳米50克，姜汁约10滴，蜂蜜适量。 做法：把川乌头捣碎，研为极细粉末。先煮粳米，粥快成时加入川乌末，改用小火慢煎，待熟后加入姜汁及蜂蜜，搅匀，稍煮即可。 功效：具有祛散寒湿、通利关节、温经止痛之效。适用于肩周炎风湿寒侵袭所致者
白芍桃仁粥	材料：白芍20克，桃仁15克，粳米60克。 做法：先将白芍水煎取液，约500毫升；再把桃仁去皮尖，捣烂如泥，加水研汁，去渣；用二味汁液同粳米煮为稀粥，即可食用。 功效：具有养血化瘀、通络止痛之效。适用于肩周炎晚期瘀血阻络者

湿瘀一去人不虚——腰痛的复方自愈调理法

腰痛是以腰部一侧或两侧疼痛为主要症状的一种病症。西医的肾脏疾病、风湿病、腰肌劳损、脊椎及脊髓疾病等所致腰痛，可参照该证辨证论治。缠腰

疼痛多由肾阳不足，寒凝带脉，或肝经湿热侵及带脉，经行之际，阳虚气弱，以致带脉气结不通而出现疼痛；或冲任气血充盛，以致带脉壅滞，湿热滞留而

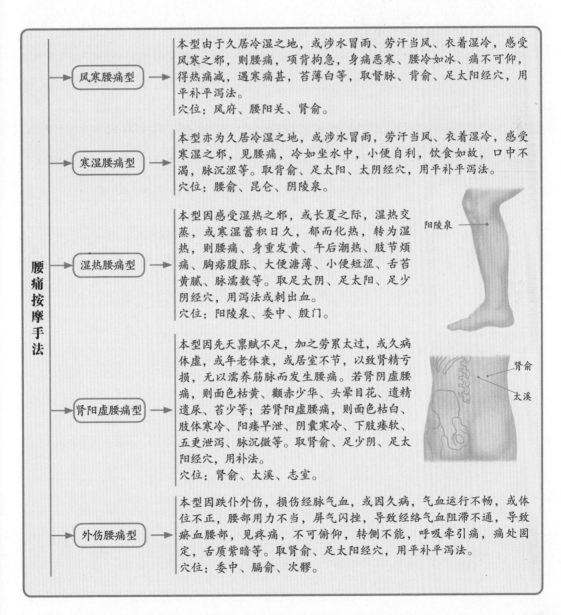

腰痛按摩手法

风寒腰痛型 → 本型由于久居冷湿之地，或涉水冒雨、劳汗当风、衣着湿冷，感受风寒之邪，则腰痛，项背拘急，身痛恶寒、腰冷如冰、痛不可仰，得热痛减，遇寒痛甚，苔薄白等，取督脉、背俞、足太阳经穴，用平补平泻法。
穴位：风府、腰阳关、肾俞。

寒湿腰痛型 → 本型亦为久居冷湿之地，或涉水冒雨，劳汗当风、衣着湿冷，感受寒湿之邪，见腰痛，冷如坐水中，小便自利，饮食如故，口中不渴，脉沉涩等。取背俞、足太阳、太阴经穴，用平补平泻法。
穴位：腰俞、昆仑、阴陵泉。

湿热腰痛型 → 本型因感受湿热之邪，或长夏之际，湿热交蒸，或寒湿蓄积日久，郁而化热，转为湿热，则腰痛、身重发黄、午后潮热、肢节烦痛、胸痞腹胀、大便溏薄、小便短涩、舌苔黄腻、脉濡数等。取足太阴、足太阳、足少阴经穴，用泻法或刺出血。
穴位：阳陵泉、委中、殷门。

（图注：阳陵泉）

肾阳虚腰痛型 → 本型因先天禀赋不足，加之劳累太过，或久病体虚，或年老体衰，或居室不节，以致肾精亏损，无以濡养筋脉而发生腰痛。若肾阴虚腰痛，则面色枯黄、颧赤少华、头晕目花、遗精遗尿、苔少等；若肾阳虚腰痛，则面色枯白、肢体寒冷、阳痿早泄、阴囊寒冷、下肢痿软、五更泄泻、脉沉微等。取肾俞、足少阴、足太阳经穴，用补法。
穴位：肾俞、太溪、志室。

（图注：肾俞、太溪）

外伤腰痛型 → 本型因跌仆外伤，损伤经脉气血，或因久病，气血运行不畅，或体位不正，腰部用力不当，屏气闪挫，导致经络气血阻滞不通，导致瘀血腰部，见疼痛，不可俯仰，转侧不能，呼吸牵引痛，痛处固定，舌质紫暗等。取肾俞、足太阳经穴，用平补平泻法。
穴位：委中、膈俞、次髎。

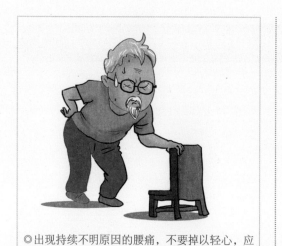

◎出现持续不明原因的腰痛，不要掉以轻心，应尽快到医院确诊，避免某些严重疾病的发展。

疼痛。患腰痛首先要注意改变生活方式，不适宜穿带跟的鞋，有条件的可以选择负跟鞋。腰痛是一个症状，不是一个独立的疾病，引起腰痛的原因是比较复杂的，所以出现持续且不明原因的腰痛，不要掉以轻心，应尽快到医院确诊，避免某些严重疾病的发展。

腰痛其病因大致有以下几种：腰部软组织病变引起的，椎间盘病变引起的，腰部关节炎症，腰椎骨本身引起的，以及内脏器官病变引起的，等等密切相关。

椎间盘出轨，腰苦你更苦——腰椎间盘突出的复方自愈调理法

腰椎间盘突出症是骨科临床常见病，主要是椎间盘组织在退变、老化等内因基础上，再遇扭伤、劳损、受寒等外因，使腰椎发生病变，刺激或压迫神经，从而引起一系列病症。有的患者腰痛明显，甚至影响行动；有的患者无明显症状，仅在咳嗽、喷嚏、排便或扫地等日常生活中发作。

研究表明，腰椎间盘突出症以青壮年居多，尤其是学生、电脑工作者、汽车司机及年轻"白领"等"座族"人士，成了发病群体的主力军。例如，众多司机朋友在工作中，长期处于座位及颠簸状态，腰椎间盘承受的压力较大，尤其是踩离合器时，椎间盘压力增大约一倍，长期反复的椎间盘压力增高，自然会加速椎间盘的退变或突出。所以，这类人士更要特别爱护腰部，注意坐姿，莫让腰部受凉，适当多运动。

对于腰椎间盘突出症的患者来说，

虽然祛根很难，但预防复发则是可以做到的。首先，不能长时间坐着和蹲着，座位时将腰部伸直，防止腰背肌的牵拉、劳损。其次，弯腰抬重物时，应先蹲下将腰挺直后再抬。最后，平时应睡硬板床，以防止腰部在睡眠时长时间被动弯曲。此外，还可以使用腰部支具，可有效防止腰部再次受伤。

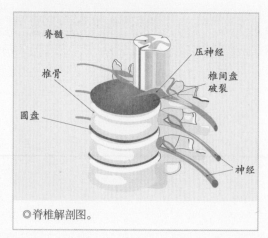

脊髓

压神经

椎骨

椎间盘破裂

圆盘

神经

◎脊椎解剖图。

腰椎间盘突出传统疗法

药疗法	对于腰椎间盘突出，活血舒筋是治病的关键，在发病初期，可选用清代赵竹泉先生的补肾活血汤，效果比较明显。处方：熟地黄10克，杜仲3克，枸杞子3克，破故纸10克，菟丝子10克，当归尾3克，没药3克，山茱萸3克，红花2克，独活3克，肉苁蓉3克。水煎服，每日1剂。若下肢放射痛明显者，加地龙12克、威灵仙15克。疼痛甚者，加乳香5克、细辛5克
食物疗法	取杜仲20克、威灵仙55克，分别研粉，后混合拌匀，再取猪腰子（猪肾脏）1~2个，破开，洗去血液，再放入药粉；摊匀后合紧，共放入碗内，加水少许，用锅装置火上久蒸。吃猪腰子，饮汤，每日1剂（孕妇忌用）。主治肾虚型腰椎间盘突出症，有补肾强筋、壮骨强腰的作用
通过体位、姿势自我调理	卧位：腰椎间盘突出症病人应睡较硬的床垫，仰卧时膝微屈，腘窝下垫一小枕头，全身放松，腰部自然落在床上。侧卧时屈膝屈髋，一侧上肢自然放在枕头上
	下床：从卧位改为俯卧位，双上肢用力撑起，腰部伸直，身体重心慢慢移向床边，一侧下肢先着地，然后另一下肢再移下，手扶床头站起
	坐位：坐在椅子上，腰部挺直，椅子要有较硬的靠背，椅子腿高度与病人的高度相等。坐位时，膝部略高于髋部，若椅面太高，可在足下垫一踏板
	站起：从座位上站起时，一侧下肢从椅子侧面移向后方，腰部挺直，调整好重心后起立

小动作让"蚯蚓"远离腿足——下肢静脉曲张的复方自愈调理法

长时间的站立和行走，会使腿部静脉血液回流不畅，血液蓄积久了便会导致静脉曲张，在从事销售及服务的行业很常见。其实，这不是什么大病，只要在日常工作中时不时地做一些"小动作"就可以使其远离自己。

下肢静脉曲张的复方自愈调理法

自我调节站立姿势，适当活动左右脚，轮换承担身体重量；或以脚尖为中心，做踝部旋转运动，可缓解长时间站立引起下肢麻木水肿，减轻体重对双脚的压力，既减轻疲劳，又增加脚踝关节韧带和皮肤柔韧度
经常做踮起脚跟，保持2~3秒，重复2~3次，通过双侧小腿后部肌肉收缩、挤压，促进血液回流
经常抬高双腿，高于心脏水平，以促进腿部血液循环
此外，平时要注意保持正常体重，以免因超重使腿部静脉负担增加；多参加体育锻炼，养成运动腿部1小时的习惯，散步、快走、骑自行车、跑步皆可

让你的关节恢复自由——类风湿性关节炎的复方自愈调理法

　　类风湿性关节炎是以关节和关节周围组织非化脓性炎症为主的人身性疾病，常伴关节外病症状，故称类风湿病。关节腔滑膜炎症、渗液、细胞增殖、肉芽肿形成，软骨及骨组织破坏，最后关节强直及功能障碍。常采用中医保守治疗法如使用外贴药物等进行治疗。

　　类风湿性关节炎，又称类风湿，在中医里属于"痹证""痹病"范畴，属于自身免疫炎性疾病，临床主要表现为慢性、对称性、多滑膜关节炎和关节外病变。该病好发于手、腕、足等小关节，反复发作，呈对称分布。早期有关节红肿热痛和功能障碍，还可能出现关节周围或内脏的类风湿结节，并可有心、肺、眼、肾、周围神经等病变，晚期关节可出现不同程度的僵硬畸形，并伴有骨和骨骼肌的萎缩，极易致残。

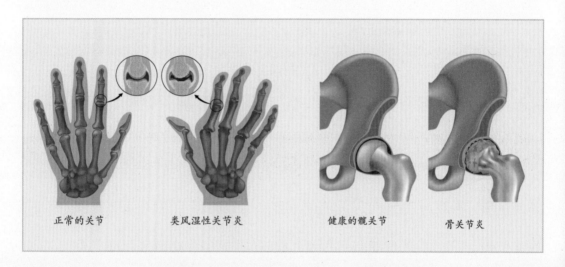

正常的关节　　　　　类风湿性关节炎　　　　　健康的髋关节　　　　　骨关节炎

类风湿性关节炎调治方法——汤药治疗

　　类风湿关节炎病变在骨，正所谓"肾主骨生髓"，骨的生长发育全赖骨髓的滋养，益肾蠲痹汤用于类风湿性关节炎的治疗，在发病初期效果很好。

组成	当归10克，熟地黄15克，淫羊藿15克，川桂枝10克，乌梢蛇10克，鹿衔草30克，制川乌10克，甘草5克
用法	水煎服
加减	风胜的患者加钻地风30克；湿胜的患者加苍、白术各10克，生、熟薏苡仁各15克；关节肿胀明显的患者加白芥子10克，穿山甲10克，泽泻30克，泽兰30克；寒胜的患者加制川、草乌各10～20克，并加制附片10～15克；疼痛加剧的患者可加炙全蝎（研粉吞服）3克，或炙蜈蚣1～2条；刺痛患者加地鳖虫10克，三七粉3克，延胡索30克；体虚的患者宜将淫羊藿加至20～30克，并加菟丝子30克

类风湿性关节炎调治方法——推拿治法

上肢部	患者仰卧势：两手臂自然伸直置于身体两旁。医者可先在右侧用接法掌背面向上沿腕背、前臂至肘关节。往返3～5遍，然后患者翻掌再以揉法施治，并配合肋、腕、掌指关节的被动运动。 患者俯卧势：接上势，在肘、腕部以按揉法1～2分钟并配合肘关节的伸屈和腕关节的摇动。然后以捻法，捻每一手指关节与掌指关节并配合小关节的摇动，最后再摇肩关节，搓上肢3～5次。左右相同
下肢部	患者俯卧势：医者先用揉法施于臀部再向下沿大腿后侧、小腿后侧，直至跟腱，往返2～3次。 患者仰卧势：医者站于旁，用揉法施于大腿前部及内外侧，再沿膝关节向下到小腿前外侧、足背，直至趾关节。同时配合踝关节屈伸及内、外翻的被动运动

类风湿性关节炎调治方法——精油疗法

包括精油疗法在内的很多自然疗法在治疗类风湿性关节炎时的主要目标是：解毒和促进关节处的血液循环。柏树、刺柏和柠檬精油都能促进净化组织细胞，可以经常用来沐浴。刺柏精油同时还有抗炎和止痛的作用。具有相同功能的还有春黄菊、薰衣草和迷迭香精油。它们都可以用来沐浴，或是稀释后制成按摩油在疼痛部位轻轻按摩。如果按摩太疼或是实际操作起来太困难，也可以将精油用于热敷。

如果想得到更好的疗效，可以把两种精油混合起来用。各种精油可以交替使用，连续使用一种精油的时间不要太长。另外，黑胡椒、生姜、马郁兰和迷迭香等精油具有刺激血液循环的作用（用法同上），也可用于缓解类风湿性关节炎

战"风"斗"湿"强筋骨——风湿性关节炎的复方自愈调理法

风湿性关节炎可侵犯心脏，引起风湿性心脏病，并有发热、皮下结节和皮疹等表现。

一提到风湿性关节炎，很多人都会把它与类风湿性关节炎相混淆，其实，前者是病毒感染，多见于青少年，而后者是免疫系统疾病，多见于成年人。目前研究来看，风湿性关节炎是风湿热的一种表现，主要因长期受冷风或潮湿空气侵袭，导致关节发炎。通常，疼痛具有对称性、游走性和多发性，发炎的关节表面发红、肿胀，疼痛显著，甚至不能活动，以肩、

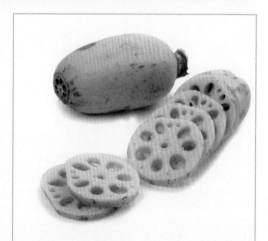

◎藕的抗氧化能力最强，建议风湿性关节炎患者在日常生活中可以较多地选择食用。

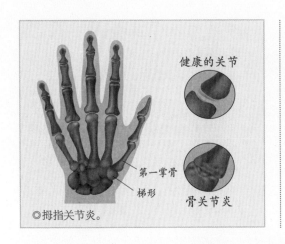

健康的关节

第一掌骨

梯形

骨关节炎

◎拇指关节炎。

肘、膝等大关节为主，并易受气候变化的影响。

资料显示，感冒治疗不彻底，产后不注意祛风保暖，常触冷水的家庭主妇，贪凉爱美的短裙女士，往往是风湿性关节炎的高危人群。

风湿性关节炎易在潮湿、寒冷的环境下或劳累过度时发作，所以，迅速缓解疼痛的关键在于：驱寒、祛湿、放松关节。

风湿性关节炎的高危人群

感冒族	产妇族
很多人认为感冒是小病，吃点儿药就会好，尤其当症状缓解后，更是掉以轻心，甚至停药。其实，当感冒根本未被彻底治愈时，那些体质本来就弱的人，一旦再遇风寒侵袭，更是无法抵御了，而且感冒本身所致的咳嗽还会变成慢性咽喉炎或慢性扁桃体炎，久而久之，体内的细菌还会产生变态反应，侵犯关节，轻则引起风湿性关节炎，重则引起风湿性心肌炎。所以，感冒族更需要避避风寒，而且一定要把感冒彻底治愈	如今，很多孕妇接受了西方观念，产后不注意祛风和保暖，引发了不少产后风湿病，生完孩子后就落下了腰痛、腿痛的毛病。其实，这都是风湿在作怪。用最笨的方法想想，西方人几乎都是吃肉长大的，而中国人几乎都是吃五谷杂粮长大的，体质怎么能有人家壮实呢？身体抵御风寒的能力自然也要比人家差，看人家不会生病，可你就不一样了。此外，中国有一个多年传承下来的驱寒土方，就是生完孩子吃姜醋，实际是比较科学的，因为姜可以驱寒，而醋可以化瘀血，组合起来对于避免产后风湿病很有帮助
主妇族	短裙族
很多家庭主妇常有手指晨僵的现象，这其实是风湿性关节炎的早期信号。她们的手经常接触水，寒气和湿气侵犯了手指关节，自然会出现僵直、肿胀等感觉。这时，主妇们应马上停止让手指直接接触冷水。平时做家务要戴上手套，或者使用温水，事后最好用毛巾热敷手指	天稍微暖和，我们在大街上就能看到很多女孩穿着各式各样的短裙，看上去又美丽又时尚。殊不知，这是风湿侵袭膝关节的最佳时机。还有那些女白领，在办公室穿着短裙吹空调，最好准备一条轻薄的毛毯，盖住膝盖，以免受凉

风湿性关节炎患者缓解疼痛的方法

热水泡澡或泡脚	药酒浴	关节保健操
风湿性关节炎患者，在40℃左右的热水中泡澡，会感觉身体完全放松，压迫随之减少，疼痛也可获得缓解。也可以在晚上泡个热水脚，水温同样在40℃左右即可，但热水应能浸至踝关节以上，时间在15分钟左右，以促进下肢血液循环	饮辣椒酒，并用清洁棉球蘸酒擦病者关节处，至发红、发热为止，每日2次	放松颈部，头向上下运动；慢慢向左右转动；向两侧屈，耳朵尽量贴向肩部。肩关节向前后、左右、上下各方向活动一次，做圆形运动；双手握在一起放在头后，双肘尽量向后拉。手腕上下、左右活动。双腿自然站立，分别向前、后、左、右活动髋关节、膝关节、踝关节、趾关节

半身不遂也有得治——偏瘫的复方自愈调理法

半身不遂又叫偏瘫，是指一侧上下肢、面肌和舌肌下部的运动障碍，它是急性脑血管病的一种常见症状。轻度偏瘫病人虽然尚能活动，但走起路来，往往上肢屈曲，下肢伸直，瘫痪的下肢走一步划半个圈，我们把这种特殊的走路姿势，叫作偏瘫步态。严重者常卧床不起，丧失生活能力。

现代医学认为，偏瘫多因脑血管病变所致，如脑血管破裂、栓塞、痉挛等造成中枢神经系统病变而发生头晕、头痛、呕吐、肢体麻木、抽搐、瘫痪、意识不清甚至昏迷等症状，有的患者立即死亡。中医认为，偏瘫的原因是由于湿痰内盛，气虚吹盛，以致肝阳上亢，肝风内动而导致机体的气血阴阳失调。并把凡是偏瘫又见昏迷的叫中脏腑；颜面局部或颜面与肢体的偏瘫，但无昏迷的叫中经络。

中医认为，偏瘫的原因是由于湿痰内盛，气虚吹盛，以致肝阳上亢、肝风内动而导致机体的气血阴阳失调。中医把凡是偏瘫又见昏迷的叫中脏腑；颜面局部或颜面与肢体的偏瘫，但无昏迷的叫中经络。推拿治疗多适用于后者。

穴位疗法治疗半身不遂的方法如下：

对上肢半身不遂的患者，穴位按摩以点揉法最好，用力拉其患肢，抖其臂，并活动其肩关节、肘及腕后，再捏合谷穴10余下。然后用手托患肢，用一只手拨动腋窝下大筋，使其有麻木感，可传到手指部，再揉搓十指，使血贯通到指尖。最后用双手搓其臂百余下，至皮肤发热为止。每天上下午各施治一次，健肢及患肢一同进行。在施治中对患肢要根据病情做适度的按摩。

对于下肢患者，其操作次序基本相同。但仍先施治穴位，后进行拉、抖及转动屈伸其上中下关节，但着重于血脉及膝眼四脉的按摩。

血根四脉的按摩采用扣法。用两手大拇指按住血根二脉（在膝肌内前面皮肤上面，左右距离约1寸多），并在腿后侧用食指或中指对准上血根二脉位置扣紧，和下血根二脉两筋正中的穴位，迫使血液在筋脉血管中得到逐步流畅，促使患肢血液循环畅通无阻。每一穴位点揉轻重各6次，共36次，以加至108次为准则。应以患者体质强弱来增减活动次数，每天上下午各施治一次为宜。同时可轻轻拍打患肢，使萎缩塌陷的肌肉兴奋膨胀并继续发育。

只要按照以上方法长期坚持，半身不遂患者的病情必然会有好转。

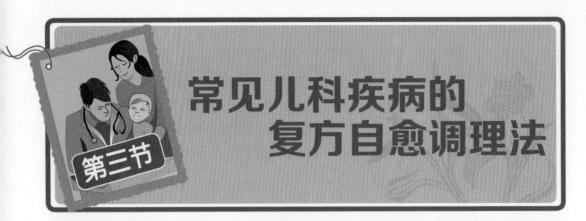

第三节 常见儿科疾病的复方自愈调理法

让孩子不在夜里"画地图"——小儿遗尿的复方自愈调理法

"你看看你，都这么大了，还尿床。我累死累活地忙着上班，好不容易挨到周末可以好好休息了，还得给你晒褥子……"

一个30多岁的中年妇女，一边晒被子一边数落自己8岁的儿子。小男孩看着自己画的一圈圈的"地图"也自知"理亏"，低着头不说话。

大多数孩子到两周岁半，晚上就不再尿床了，如果孩子过了5周岁，晚上还要尿床，就是遗尿。

引起遗尿的原因

睡眠过深	心理因素	脾胃虚弱
遗尿的儿童晚上都睡得很深，叫也叫不醒，即使叫醒了，往往还是迷迷糊糊，尿了床也不知道。由于睡得太深，以致大脑不能接受来自膀胱的尿意，因而发生遗尿	亲人突然死亡或受伤、父母吵架或离异、母子长期分离、黑夜恐惧受惊等原因均可导致孩子遗尿	孩子脾胃虚弱，功能紊乱，导致膀胱气化功能失调，从而引起遗尿

针对小儿遗尿父母要做的事情

第一，帮助孩子建立合理的作息时间。不让孩子白天玩得太累，中午睡1～2个小时，晚饭少喝汤水，睡前让孩子小便一次，夜间可叫醒两次，让孩子起来小便。坚持一段时间，形成条件反射，也就养成了习惯
第二，解除孩子的精神负担。一般来说，孩子3岁以后就开始懂事了，父母应该对孩子劝说、安慰，使孩子知道这是暂时性的功能失调，可以治愈，从而解除精神负担，建立治愈的信心
如果是脾胃虚弱引起的遗尿，父母就要从健脾胃做起，前文提到的摩腹和捏脊均有健脾胃的功效。此外，父母还可以用食指和中指自上而下推动孩子的七节骨，这也可以有效治愈孩子遗尿
总之，尿床是每一个小孩子都会遇到的问题，父母要正确对待孩子遗尿，给予同情、体贴和帮助，决不能斥责、打骂

按摩、绿茶、蜂蜜都有效——小儿鹅口疮的复方自愈调理法

鹅口疮又名雪口病、白念菌病，鹅口、雪口、鹅口疳、鹅口白疮。是由真菌传染，在黏膜表面形成白色斑膜的疾病多见于多见于新生儿、婴儿泄泻及营养不良或麻疹等病后期的口腔疾患之一。本病是白色念珠菌感染所引起。这种真菌有时也可在口腔中找到，当婴儿营养不良或身体衰弱时可以发病。新生儿多由产道感染，或因哺乳奶头不洁或喂养者手指的污染传播。

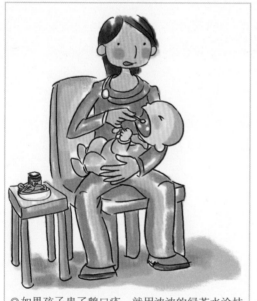

◎如果孩子患了鹅口疮，就用浓浓的绿茶水涂抹孩子的口腔，每天3~4次。

中医认为，脾开窍于口，口部的疾病多由脾功能失调引起。所以孩子得了鹅口疮，父母可以给孩子清天河水300次，推六腑300次，清肝经300次，清心经300次，清胃经50次，揉板门50次。然后，从横纹推向板门20次，按揉大椎穴1分钟。

如果孩子有如下症状：口腔黏膜布满白屑，白屑周围红晕较甚，伴心烦口渴、面赤、口臭、大便干结、小便短赤、舌尖红、苔黄。说明孩子心脾郁热，要清脾经200次，清心经500次，推下七节骨300次，按揉心俞、脾俞各1分钟。

值得注意的是，长期使用抗生素的孩子会长鹅口疮，所以尽量少给孩子用抗生素，以免给孩子带来毒副作用。而如果孩子已经患了鹅口疮，就用泡得浓浓的绿茶水涂抹孩子的口腔，每天3~4次，非常有效。如果一时间没有绿茶，还可以试试给孩子抹蜂蜜，也是一天抹3~4次，严重的话多几次也无妨，一般第二天就会好转，三天左右就会痊愈。

此外，父母要注意孩子的口腔卫生，哺乳的妈妈，喂奶前把乳头擦洗干净，食具应严格消毒。多让孩子饮水，不要给其食用过冷过热及过硬的食物，以减轻对口腔黏膜的刺激。

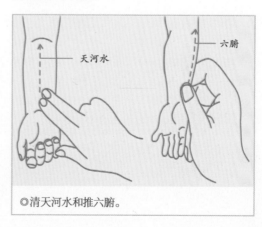

天河水

六腑

◎清天河水和推六腑。

帮孩子度过战"痘"青春——水痘的复方自愈调理法

大多数人在10岁以前都有过抗击水痘的经历。水痘是一种传染性很强，由疱疹病毒引起的急性传染病。水痘病毒主要借飞沫传播，接触病毒污染的尘土、衣服、用具等亦可传染。病原体可从早期患者的鼻咽洗出液、血液及疱疹的浆液中分离出来。潜伏期中病原体在呼吸道黏膜上皮细胞内繁殖，然后进入血液，引起病毒血症及皮肤黏膜等疾病。皮疹是由表皮层细胞蜕变及细胞内水肿所致，液化后形成水痘，痘疹周围因血管充血及细胞浸润而有红晕。由于皮肤损害，脱痂后不留痕迹。

水痘全年都可发病，以冬春两季较多。任何年龄皆可发生，以10岁以下小儿多见。一次患病，终身有免疫力。由于病情一般都比较缓和，很少出现重大并发症，一般能够完全恢复，很少留有后遗症。

清代儿科名医杨中和认为，水痘为风热毒邪侵袭，邪毒蕴瘀肺脾，须疏风清热，宣肺透邪，采用以下草药方具有很好的效果：

取金银花10克，连翘10克，竹叶6克，薄荷3克（后下），牛蒡子10克，桔梗6克，生甘草6克，荆芥6克，淡豆豉6

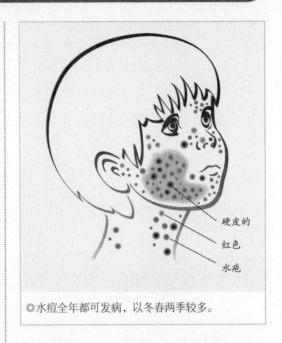

◎水痘全年都可发病，以冬春两季较多。

克，芦根15克，水煎60～100毫升，分2～3次服下。

出过水痘后可终生免疫，可是如果饮食不小心，病毒没有彻底清除，日后会出带状匐行疹，所以出痘时不要吃燥热和滋补性食物，可以给小儿服用一些汤水。取紫草、芫荽、荸荠、白茅根、竹蔗、胡萝卜适量，加水熬煮。如果孩子气喘、咳嗽，就不要用荸荠和胡萝卜。

食疗方法

薄荷粥	菊花粥	雪梨饮	石膏粥
鲜薄荷5克，红枣2枚，粳米60克混合煮沸，文火至熟即可	菊花末15克，粳米60克，煮粥服用	雪梨200克，冰糖少许，将梨去皮核切薄片，和冰糖同放冰镇凉开水中，浸泡4小时即成	石膏、粳米各60克，煮粥服用

如何扑灭孩子身上的邪火——小儿发热的复方自愈调理法

小儿发热是婴幼儿十分常见的一种症状，许多小儿疾病在一开始时就表现为发热。发热是机体的一种防卫反应，它可使单核吞噬细胞系统吞噬功能、白细胞内酶活力和肝脏解毒功能增强，从而有利于疾病的恢复。因此，对小儿发热不能单纯地着眼于退热，而应该积极寻找小儿发热的原因，治疗原发病。

中医认为，小儿发热的原因主要是由于感受外邪，邪郁卫表，邪正相争所致。治疗小儿外感发热，一般多采用清肺经、揉太阳、清天河水、推脊等推拿方法。

肺经位于无名指末节螺纹面，推拿时采用清法，即由手指末端向指根方向直推，连续200～300次；太阳穴位于眉梢后凹陷处，推拿时采用揉法，即以双手中指端按揉此穴，连续30～50次；天河水位于上肢前臂正中，推拿时用食指和中指，由腕部直推向肘，连续100～200次；推脊是指用食指和中指在脊柱自上而下作直推，连续100～200次。通过这些手法，可以疏通经络，清热解表，从而达到退热目的。

对小儿长期低热，中医认为是由于久病伤阴而产生的虚热。治疗可采用揉内劳宫、清天河水、按揉足三里、推涌泉等推拿方法。内劳宫位于手掌心，推拿时采用揉法，连续100～200次；清天河水方法同上；足三里穴位于下肢胫骨前嵴稍外处，推拿时用拇指端在该穴按揉，连续50～100次；涌泉穴位于足掌心前正中，推拿时用拇指向足趾方向直推，连续50～100次。通过这些推拿方法，可以调节脏腑功能，引热下行，清退虚热。

推拿方法简便，患儿没有痛苦，没有任何副作用，家长可以自己操作。在小儿发热时，建议家长不妨试一试。

◎发热是机体的一种防卫反应，它可使单核吞噬细胞系统吞噬功能、白细胞内酶活力和肝脏解毒功能增强。

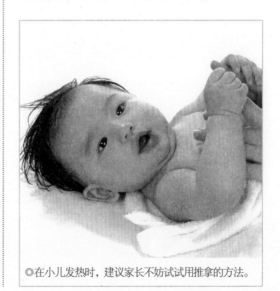

◎在小儿发热时，建议家长不妨试试用推拿的方法。

孩子肺气通，全家笑开颜——小儿咳嗽的复方自愈调理法

听到孩子咳嗽，父母总是很揪心。其实，有时候孩子咳嗽是一件好事，因为咳嗽是人体清除呼吸道内刺激性黏液及其他分泌物的方法，是保护呼吸道的一种反应。鉴于此，父母应该了解孩子的几种咳嗽类型，这样才知道什么情况下该担心，什么时候则无须挂念。

小儿不同咳嗽及调理办法

早上起来时偶尔的干咳					
小孩子早上起床时咳嗽几声，是一种正常的生理反应，通过咳嗽，可以把晚上积存在呼吸道中的"垃圾"清理出来。咳嗽同时往往伴有咯痰，痰就是"垃圾"，所以家长不必担心					
经常干咳，不分昼夜					
有些孩子总是干咳，虽然孩子自己不觉得难受，但父母听着非常揪心，其实孩子干咳是感冒后身体虚弱的表现，父母要给孩子加强营养，让孩子多吃容易消化、营养丰富的新鲜食物，多吃些牛肉、鸡汤等，每天给孩子摩腹20次，捏脊5遍					
强烈的干咳，通常发生在午夜，白天轻，晚上严重					
有时孩子吸气的时候会发出刺耳的喘鸣，这种声音类似于孩子长时间大哭之后的抽泣。这可能是一种传染性病毒感染——假膜性喉炎，这种病毒通常侵袭半岁至3岁的孩子，父母应及时带孩子去医院。此外，父母可以抱着孩子，在充满蒸气的浴室里坐5分钟，潮湿的空气有助于帮助孩子清除肺部的黏液，平息咳嗽。孩子晚上咳嗽时，父母可以在确保孩子暖和的情况下打开卧室窗户，让新鲜的空气进入房间，较为潮湿的冷空气有助于缓解呼吸道膨胀的症状					
嗜睡，流鼻涕，流眼泪，咳嗽时带痰，不伴随气喘或是急促的呼吸					
这可能是普通感冒引起的，父母要多给孩子喝温开水，按照上面治疗感冒的方法去做即可					
猛烈而沙哑的阵咳，呼吸一次阵咳多达25下，同时孩子用力吸气的时候会发出尖锐的吼鸣声					
这样的孩子可能患上了百日咳，父母要及时带孩子去医院，由医生诊断后再进行相应的治疗					
孩子咳嗽若是属于久咳不愈、食欲不振，比较容易疲倦、身形较为消瘦，父母可以采用下列按摩法帮助孩子早日恢复健康					
补脾经300次	补肺经300次	揉膻中50次	推攒竹50次	推三关100次	
咳嗽中有痰、怕冷、头痛、鼻塞、流鼻涕、喉咙痛时，父母可以采用下列按摩手法帮助孩子度过不适期					
清肺经300次	揉膻中100次	推攒竹50次	揉小横纹100次	揉迎香30次	推三关100次

有时候，看着孩子咳嗽，做父母的往往不知所措，其实在孩子咳嗽时，父母可以帮孩子按摩止咳穴（在手掌的第四指和第五指下端之间的这个区域）。

另外，拍背也可以缓解孩子的咳嗽。在孩子咳嗽时，父母让孩子坐起，使其上身成45°角，然后轻轻地帮孩子拍背，这样能起到宽胸理气、促进痰液排出的作用。需要注意的是，父母在给孩子拍背时不能集中在一个地方，应该上下左右都拍到，如果拍到孩子的某一部位时孩子就咳嗽，说明孩子的痰液就积在此处，应重点拍。

孩子闹肚子怎么办——小儿腹泻的复方自愈调理法

小儿腹泻病是由多种病原及多种病因而引起的一种疾病。患儿大多数是2岁以下的宝宝，6~11月的婴儿尤为高发。腹泻的高峰主要发生在每年的6~9月及10月至次年1月。夏季腹泻通常是由细菌感染所致，多为黏液便，具有腥臭味；秋季腹泻多由轮状病毒引起，以稀水样或稀糊便多见，但无腥臭味。

腹泻是孩子的常见病之一。一般来说，孩子腹泻多是因受寒凉引起的。

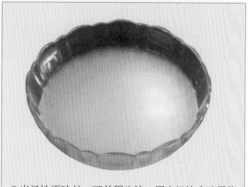

◎米汤性平味甘，可养胃生津，用米汤治疗孩子腹泻既方便又有效。

调理方法

因受寒引起孩子腹泻	首先祛除体外的寒凉，注意给孩子保暖；其次是去掉体内的寒凉，临睡前给孩子泡脚，并按摩脚底的涌泉穴。多给孩子吃性温平的食物。 其实，米汤就是治疗孩子腹泻的不错选择。米汤性平味甘，有养胃生津的作用，喝热米汤，发发汗能祛寒驱邪，治疗孩子腹泻既方便又有效。用于治疗孩子腹泻的米汤有大米汤、糯米汤、玉米汤、小米汤等，给孩子喝的米汤不要太稠也不要太稀，饮用的次数和量也要视腹泻的次数而定，与腹泻次数成正比
饮食不当引起孩子腹泻	孩子发育快，身体需要更多的营养，但孩子的咀嚼功能很弱，消化系统负担较重，加之神经系统调节功能不成熟，所以容易因饮食不当而引起腹泻。如果是这种情况引起的腹泻，父母应该及时给孩子调整饮食，多给孩子吃稀烂软的流食，避免过多固体食物的摄入
细菌感染引起孩子腹泻	这类腹泻多发于夏秋季，常由饮食不洁、病原体侵入所致，也就是俗话说的"病从口入"。对此，父母应定时给孩子的餐具消毒，注重饮食卫生。 腹泻容易造成孩子体内水分丢失，如不及时补充，会造成脱水休克。因此，孩子腹泻时，父母要及时给孩子补充水分，可以在白开水中加少许盐，饮用时坚持少量多次的原则，以免引起孩子呕吐

按摩方法

孩子排便次数增多，大便清稀多沫，色淡不臭，伴有肚子痛、咕噜叫的肠鸣时，可以给孩子补脾经300次，补大肠300次，逆时针摩腹2分钟，推上七节骨300次，揉龟尾300次，推三关100次
如果孩子的腹泻症状反复发作，大便清稀，胃口不佳，父母可以给孩子补脾经300次，补大肠200次，逆时针摩腹2分钟，推上七节骨100次，揉龟尾50次，推三关100次

细心护理，气和嗝消——小儿打嗝的复方自愈调理法

打嗝是一个生理上常见的现象。打嗝是因为横隔膜痉挛收缩而引起的。其实横隔膜不是分隔胸腔和腹腔的一块膜，而是一大块肌肉。它每次平稳地收缩，我们的肺部便吸入一口气；由于它是由脑部呼吸中枢控制，横隔膜的肌肉会有规律地活动，我们的呼吸是可以完全自主运作的，我们也不需要时常记着怎样呼吸。打嗝时，横膈肌不由自主的收缩，空气被迅速吸进肺内，两条声带之中的裂隙骤然收窄，因而引起奇怪的声响。我们并不清楚横膈肌为什么会失控地自行收缩。

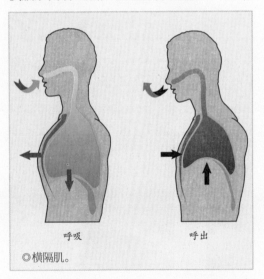

◎横隔肌。

有些孩子经常打嗝，并且有时候要持续很长时间才能停止，这到底是怎么回事呢？

其实，成年人也经常出现打嗝现象，这是身心受到某种刺激而引发的反应。孩子之所以打嗝，是因为其脏腑娇嫩，胸部、膈肌发育尚不完善，一旦某种原因刺激了胸部、膈肌和腹部相邻的部位，这个刺激信号传递到颈部脊髓"打嗝中枢"，再经膈神经和肋间神经传到膈肌，引起肋间肌收缩，便形成难以自控的打嗝现象。

引起孩子打嗝的原因主要有3个：一是父母护理不当，使孩子外感风寒，寒热之气逆而不顺，诱发打嗝；二是饮食不当，如饮食不节制、食积不化或过食生冷奶水、过服寒凉药物，引起气滞不行，脾胃功能减弱，气机升降失常而使胃气上逆动嗝，诱发打嗝；三是进食过急或惊哭之后进食，一时哽噎也可诱发打嗝。

所以，孩子如果没有其他疾病而突然打嗝，嗝声高亢有力而连续，一般是受寒凉所致，可给孩子喝点儿热水，同时在胸腹部覆盖衣被，冬季还可在衣被外置一热水袋保温，即可不治而愈。如果发作时间较长或发作频繁也可在开水中泡少量橘皮（橘皮有舒畅气机、化胃浊、理脾气的作用），待水温适宜时给孩子饮用，寒凉适宜则嗝自止。

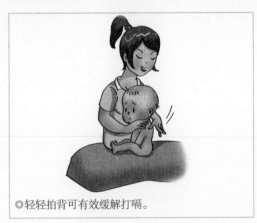

◎轻轻拍背可有效缓解打嗝。

身体倍儿棒，吃嘛嘛香——小儿厌食的复方自愈调理法

小儿厌食症又称消化功能紊乱，在小儿时期很常见，主要的症状有呕吐、食欲不振、腹泻、便秘、腹胀、腹痛和便血等。这些症状不仅反映消化道的功能性或器质性疾病，且常出现在其他系统的疾病时，尤其多见于中枢神经系统疾病或精神障碍及多种感染性疾病时。

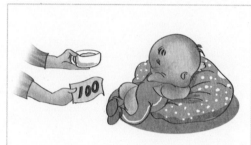

◎小儿厌食症：又称消化功能紊乱，在小儿时期很常见。

厌食几乎是所有孩子的"通病"，父母应耐心对待。然而，现在不少年轻的父母在孩子不愿吃饭时，就吹胡子、瞪眼睛，把饭菜在孩子面前一放，凶神恶煞般地命令孩子必须在一定时间内吃完，否则休想吃别的东西，然后像监工一样守在旁边。结果出现两种不愉快的情况：一种是孩子说什么也不愿吃饭，另一种是孩子含着泪水，委屈咽下饭菜。其实，有一点家长忽视了，在吃饭方面的"斗争"中，孩子比家长更富有持久性。

纠正儿童厌食，家长应有充分的思想准备，要经过一个过程，有计划地分步实

施。家长应弄清孩子厌食的原因，若确实是食欲不佳，应通过变换口味鼓励孩子适当进食，经过调整后，孩子的胃口会逐渐恢复。若是孩子习惯问题，家长更应有足够的耐心去纠正，就餐时不宜过分催促，更不能责骂。若孩子的厌食是因为脾出现问题，那这个时候每天给孩子"捏三提一"就可以了。

"捏三提一"是捏脊的一种，从龟尾穴开始，用双手的拇、中、食三指捏起脊柱上面的皮肤，边捻动边向上走，至大椎穴止。捏脊时，捏三下，向上提一次，称为"捏三提一"。

捏脊可以改善孩子的体质，增强孩子的脾胃功能，加快胃肠蠕动，促进消化吸收，可以很好地纠正孩子厌食。

此外，纠正孩子厌食，父母切忌与孩子讨价还价，不要以送礼物等形式作为交换条件，否则会引起更难纠正的新问题。

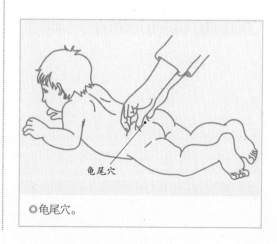

龟尾穴

◎龟尾穴。

孩子排不出便来怎么办——小儿便秘的复方自愈调理法

有些家长可能遇到过这种情况，孩子小小年纪已经便秘很长时间，每次大便哼哼唧唧。这可怎么办呢？其实，要解决这个问题并不难，只要了解了孩子便秘的原因，就可以迎刃而解了。

一般来说，小儿便秘是由以下原因造成的：

（1）没有养成定时排便的习惯：该排便时，孩子还在玩耍，抑制了便意，久而久之，使肠道失去了对粪便刺激的敏感性，大便在肠内停留过久变得又干又硬。

（2）饮食不足：孩子吃得太少，经消化后产生的残渣少，自然缺乏大便。

（3）食物成分不当：孩子所吃的食物中膳食纤维的含量太少，也容易造成便秘。

如果是第一种原因引起的便秘，那么父母应培养孩子定时排便的习惯，每天早晨和饭后半小时让孩子坐便盆，不论有无便意都要在便盆上坐上10分钟，一旦形成定时排便的习惯，不要随意改。

如果婴儿饮食太少，消化后的余渣就少，自然大便也少。奶中糖量不足，会导致大便干燥。如长期饮食不足，则形成营养不良，腹肌和肠肌缺乏力量，不能解出大便，可出现顽固性便秘。大便的性质与食物成分有关，如果食物含有多量的蛋白质而缺少糖类，则大便干燥而且排便次数少；如果食物中含有较多的糖类，则排便次数增加且大便稀软；如

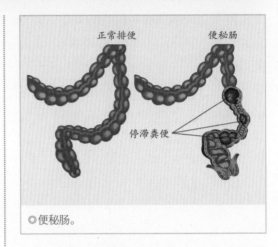

◎便秘肠。

果食物中含脂肪和糖类都高，则大便润滑。某些精细食物缺乏渣滓，进食后容易引起便秘。有些小儿生活没有规律，没有按时解大便的习惯，使排便的条件反射难以养成，导致肠管肌肉松弛无力而引起便秘。此外，患有某些疾病如营养不良、佝偻病等，可使肠管功能失调，腹肌软弱或麻痹，也可出现便秘症状。

对饮食不合理引起的便秘进行饮食矫正。如果是正在哺乳的婴儿发生便秘，只要每天给其喂点儿米汤就可以了，当然必须沥去米汤中的米粒。

如果开始吃辅食的孩子发生便秘时，父母可在饮食中添加西红柿汁、橘子汁、菜汁等，或把蜂蜜加在温开水中，每天给孩子喝一小杯，促进其肠道蠕动。

另外，孩子便秘时，可以给其摩腹，按摩完后，再让孩子喝上一杯温开水清洁胃肠，然后在室内多活动、多走走，孩子就会有要大便的感觉了。

天皇皇，地皇皇，家里有个夜哭郎——小儿夜啼的复方自愈调理法

许多父母可能有过这样的体会，孩子白天好好的，可是一到晚上就烦躁不安，哭闹不止。年轻的父母没有经验，不知道孩子到底是哪儿不舒服，只有干着急，整宿睡不好觉，被孩子弄得疲惫不堪，以致睡眠不足，精神萎靡，脾气也越来越不好。

这样的孩子就是得了夜啼症，一般见于3个月以内的幼小婴儿。中医认为小儿夜啼的发生与心脾有关，多由脾胃虚寒、乳食积滞、心火亢盛、遭受惊吓所致。采用经络推拿法可有效治疗夜啼症，让孩子踏踏实实睡到大天亮，也还父母一个安稳的睡眠。

具体操作方法：补脾经、清心经、清肝经各200次；让患儿取仰卧位，家长用掌心顺时针摩腹、揉脐各3分钟；按揉足三里穴1分钟。

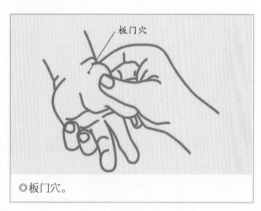

◎板门穴。

夜啼经络疗法

脾虚型		心热型	
临床表现	常用手法	临床表现	常用手法
夜间啼哭，啼哭声弱，腹痛喜按，四肢欠温，食少便溏，面色青白，唇舌淡白，舌苔薄白	（1）揉板门300次，推三关50次。 （2）掐揉四横纹10次。 （3）摩中脘穴3分钟	夜间啼哭，哭声响亮，面红目赤，烦躁不安，怕见灯光，大便干，小便黄，舌尖红，苔白	（1）清天河水、推六腑各200次。 （2）清小肠300次
惊恐型		食积型	
临床表现	常用手法	临床表现	常用手法
夜间啼哭，声惨而紧，面色泛青，心神不安，时睡时醒，舌苔多无变化	（1）按揉神门、百会穴各1分钟。 （2）揉小天心100次，掐威灵5次。 （3）掐心经、肝经各50次	夜间啼哭，睡眠不安，厌食吐乳，嗳腐泛酸，腹胀拒按，大便酸臭，舌苔厚腻	（1）揉板门、运内八卦各100次。 （2）清大肠300次。 （3）揉中脘3分钟

治疗小儿夜啼，除采用经络疗法外，日常生活调理也非常重要，首先应从生活护理上找原因如饥饿、太热等，其次应排除其他疾病如发热、佝偻病等。还应培养孩子按时睡眠的良好习惯，平时要寒暖适宜，避免小儿受惊。喂养小儿要有时有节，定时定量，以防食积。

孩子动来动去有问题——小儿多动症的复方自愈调理法

顽皮的孩子显得可爱，顽劣的孩子令人头疼，不知疲倦的孩子让家长束手无策，如果你有一个多动的孩子，千万别以为这都是孩子的错。

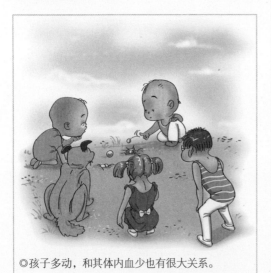

◎孩子多动，和其体内血少也有很大关系。

从中医角度分析，小儿为稚阴稚阳之体，脏腑娇嫩、形气未充，脏腑器官及体格发育尚未成熟，功能还不完善，与成人相比较，处于脏腑未壮、精气未充、经脉未盛、气血不足、神气怯弱的状态。因为小儿脏腑的形态结构及功能均未成熟，所以必然往成熟完善的方面发展，即显示出生机旺盛、迅速生长发育的现象，表现出来的就是爱动。所以若孩子多动，父母不能过多斥责、打骂，而应该以鼓励、教育为主。

首先，在孩子能保持安静的时候，一定要给予表扬，关键是要维护孩子的自尊心，激发孩子内在的上进心。

其次，采取动静结合的方法，给孩子创造机会好好玩，引导他从事正常的活动。

孩子多动，和其体内血少也有很大关系。父母应该在孩子睡着的时候，从其腋下往腰间轻推20下，帮助孩子疏肝理气，降虚火。父母一定要多给孩子吃补血的食物，多吃细碎、容易消化的流食以便其更快生血。孩子的血液足了，身体内部各脏器都吃饱了，就不会有燥火了。孩子内部平衡了，外部也就安静平稳了。

还有一个方法可治疗孩子多动，那就是用大蒜敷脚心：将一头大蒜剁碎后分两份敷在脚心处，然后用保鲜膜固定住，半小时后取下即可。

另外，细心的家长可能会注意到，孩子吃了某些食品后会变得特别亢奋，难以入睡，尤其是吃了巧克力、可乐或其他甜食后，会精力充沛、情绪高昂、跳来蹦去，显得极度活跃。所以，调整孩子的饮食结构，也是改变孩子多动的有效方法。

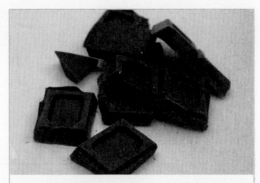

◎吃巧克力可使孩子精力充沛、情绪高昂、跳来蹦去，显得极度活跃，因此，有多动症的孩子一定要少吃巧克力。

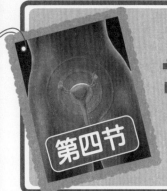

常见妇科疾病的复方自愈调理法

第四节

月月风调雨顺不是难事——月经失调的复方自愈调理法

月经不调是女性的一种常见疾病，多见于青春期女性或绝经期妇女，是指月经周期、经量、经色、经质等方面出现异常等一系列病症。卵巢功能失调、全身性疾病或其他内分泌腺体疾病影响卵巢功能都能引起月经不调。月经不调给女性的身体健康带来了严重的危害，如引发月经性关节炎、月经性皮疹、月经性牙痛、月经性哮喘、子宫内膜异位、宫颈炎等症。

在饮食方面，要多吃含铁、蛋白质

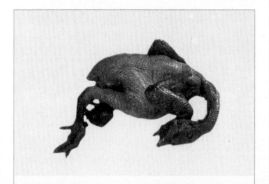

◎乌鸡性味甘、平，可治虚劳骨蒸羸，消渴，脾虚滑泄，下痢口噤，崩中，带下。乌鸡连骨熬汤滋补效果最佳。

的食物，如木耳、大枣、乌鸡等；消化不良者可以多喝酸奶，吃山楂。

中医认为，"子午觉"对调理月经失调非常重要，因为子午时，也就是晚上11点到凌晨1点的时候是阴阳交替的过程，如果这个时候不能很好地睡眠休息，身体始终处于兴奋状态，就很容易导致阴阳失衡，日久则易出现身体多方面的失调，而女性往往表现为月经方面的异常。

另外，女性在经期要注意防寒避湿，避免淋雨、涉水、游泳、喝冷饮等，尤其要防止下半身受凉，注意保暖。夏天在空调房最好穿一件小衫；天冷时也应及时加衣，防止受凉；压力过重是导致女性月经不调的另一个重要原因。对现代女性来说，过度紧张的工作节奏、超常的精神压力，使喝咖啡提神、熬夜加班成为家常便饭，如此日积月累，导致女性阴血暗耗。

月经期间还要注意保护好子宫。子宫温暖、气血运行通畅就能按时盈亏，经期如常才能孕育胎儿。如果子宫受寒邪困扰，血寒就会凝结，不仅会发生痛经，生育能力更会受到影响。

月经失调调理法

月经量多——气虚

有些女性在周期内，一天要换5次以上的卫生巾，而且每片都是湿透的，这就属于月经量过多，这类女性多半是气虚。

气是不断运动着的具有活力的精微物质，是构成人体的基本物质，聚合在一起便形成有机体，气散则形体灭亡。女性身体内的气若亏虚，防御作用减弱，则易于感受外邪，影响自己的健康和容颜。气虚的女性生下来的孩子会面黄肌瘦、体弱多病

山药薏仁茶	香菇泥鳅粥	玉珍鸡	四神汤
淮山药、薏苡仁各9克，水煎代茶用饮。常饮山药薏仁茶可使中气足、精神好、脸色佳	香菇泥鳅粥对于气虚及胃肠功能差的人极具功效。将泥鳅、大蒜、香菇、大米、葱共熬成粥，不但味道佳，且营养价值高	母鸡一只洗净，鸡肚内放入桂圆、荔枝干、黑枣、莲子、枸杞各30克，加调味蒸食，可补气养精	莲子、薏苡仁、淮山药、芡实煮成汤是适合气虚之人的养生饮食。有人习惯在四神汤中加排骨、鸡肉等，为防止营养过剩、发胖，可以去掉附着的油脂再煮

月经量少——血虚

月经量少的女士一般是血虚，也就是我们所说的贫血。血虚的女性，生下来的孩子也会体弱多病，因此女性平时一定要多吃菠菜，它可以有效治疗缺铁性贫血。另外猪血也是补血的好食品，猪血中含有人体不可缺少的无机盐，如钠、钙、磷、钾、锌、铜、铁等，特别是猪血含铁丰富，每百克中含铁量45毫克比猪肝几乎高2倍（猪肝每百克含铁25毫克），是鲤鱼和牛肉的20多倍。铁是造血所必需的重要物质，其有良好的补血功能。因此，妇女分娩后膳食中要常有猪血，既防治缺铁性贫血，又增补营养

月经提前或延后——肾虚

一般来讲，正常的月经周期应该是28～30天，提前或推后一周称为月经提前或月经推后。月经经常提前或推后的女性一般都肾虚，肾虚不但导致机体精、血及微量元素的全面流失，促使体质变得更加虚弱，还加速了机体细胞的衰老。这表现为机体的各个系统、各种功能，包括免疫功能的紊乱失调。如果不及时治疗，长此以往，身体就会出现真正的疾病：感冒、高血压、高血脂、糖尿病、贫血、前列腺增生等

肾虚按摩法

搓擦腰眼	两手搓热后紧按腰部，用力搓30次。"腰为肾之府"，搓擦腰眼可疏通筋脉，增强肾脏功能
揉按丹田	两手搓热，在下丹田按摩30～50次。此法常用之，可增强人体的免疫功能，起到强肾固本、延年益寿的作用

有些痛真的可以避免——痛经的复方自愈调理法

痛经是指妇女在经期及其前后，出现小腹或腰部疼痛，甚至痛及腰骶。每随月经周期而发，严重者可伴恶心呕吐、冷汗淋漓、手足厥冷，甚至昏厥，给工作及生活带来影响。目前临床常将其分为原发性和继发性两种，原发性痛经多指生殖器官无明显病变者，故又称功能性痛经，多见于青春期、未婚及已婚未育者。此种痛经在正常分娩后疼痛多可缓解或消失。继发性痛经多因生殖器官有器质性病变所致。发现痛经症状，应寻求医院专家帮助，及时进行康复或治疗。常用药用玫瑰泡茶喝可调经止痛，效果最明显。

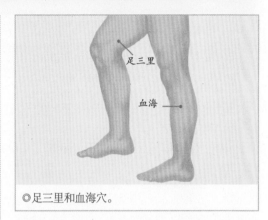

◎足三里和血海穴。

"痛经"这个词对女性来说太熟悉了，指在行经前后或在行经期间出现的腹痛、腰酸、下腹坠胀及其他不适，分为原发性和继发性两种，前者是指生殖器官无实质性病变引发，后者是由于生殖器官某些实质性病变而引起。

一般认为子宫过度收缩是原发性痛经的关键。疼痛一般位于下腹部，也可放射至背部和大腿上部。有的患者可能出现头晕、低血压、面色苍白、出冷汗等。情况比较严重的则要去医治。有不少已经工作的白领女士痛经现象也比较重，很可能与精神紧张、压力过大、工作繁忙等因素有关。

治疗痛经，有一个很简单的小方法：用小刀把姜削成薄片，放在杯子里，尽量多放几片，越辣越好，加上几勺红糖，不要怕热量高，女人在月经期间可以大量吃糖却不发胖，可以再加上一点儿红枣和桂圆，用沸水泡茶喝。如果不够烫，可以在微波炉里热一下。

调理痛经按摩方法

摩腹	左手掌心叠放在右手背上，将右手掌心放在下腹部，适当用力按顺时针、逆时针做环形摩动1~3分钟，以皮肤发热为佳。然后将手掌心放在肚脐下，按摩方式同前
揉按关元	右手大鱼际按摩关元穴，适当用力揉按1分钟左右
搓擦腰骶	双掌分别放在腰骶部两侧，自上而下用力搓擦腰骶部1分钟；然后两手叉腰，将拇指按在同侧肾俞穴，其余四指附在腰部，适当用力揉按1分钟左右
按揉足三里，血海	将一手食指与中指重叠，中指指腹放在同侧足三里穴上，适当用力按揉1分钟，双下肢交替进行；然后将双手掌心放在同侧血海穴上，用力揉按1分钟左右，双下肢交替进行
注意	月经期间应停止按摩

别让你的月经提前谢幕——闭经的复方自愈调理法

月经是女人一种正常的生理现象，如果女性年龄超过18岁，仍无月经来潮（除暗经外）；或已形成月经周期而又中断达3个月以上者（妊娠或哺乳期除外），一般是患上了闭经。临床兼见形体瘦弱，面色苍白，头昏目眩，精神疲倦，腹部硬满胀痛，大便干燥，忧郁恼怒等症。

闭经是妇科疾病中常见的症状，可以由各种不同的原因引起。通常将闭经分为原发性和继发性两种。凡年过18岁仍未行经者称为原发性闭经；在月经初潮以后，正常绝经以前的任何时间内（妊娠或哺乳期除外），月经闭止超过6个月者称为继发性闭经。这样的区分在很大程度上是人为的，因为引起原发和继发闭经的基本因素有时可能是相同的。但是在提供病因和预后的线索时，这种划分是有价值的，例如多数的先天性异常，包括卵巢或苗勒氏

组织的发育异常，所导致的闭经被列入原发性闭经，而继发性闭经多数是由获得性疾病所引起，且较易治疗。

中医将闭经称为经闭，多由先天不足，体弱多病，或多产房劳，肾气不足，痰湿阻滞冲任等引起。现代女性由于生活、工作压力过大，以及创伤、手术等，也可引起月经不调，甚至闭经。

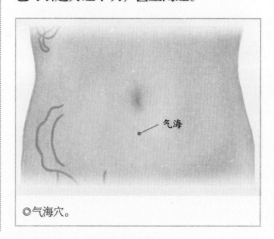

气海

◎气海穴。

按揉关元、气海、三阴交、足三里、血海等穴位方法

病人仰卧位	点按关元、气海、三阴交、足三里、血海，每穴约1分钟
	摩法。医者两手掌指相叠，以肚脐为中心，沿着升、横、降结肠，按顺时针方向按摩5分钟，以腹部有热感为宜
	拿提法。医者两手掌指着力，分别置于腹部两侧，自上而下、自外向内沿任脉将腹部肌肉挤起，然后两手交叉扣拢拿提，反复施术7次
病人俯卧位	点按肝俞、肾俞、膈俞、胃俞，每穴约5分钟
	推揉法。医者两手指掌分别置于背、腰骶部膀胱经和督脉上，边推边揉反复施术3分钟
	擦法。医者两手交替进行，一手全掌着力置于腰骶部及八髎穴处，反复擦摩至皮肤微红、有热感为宜
值得注意的是，经穴按摩治疗功能失调引起的闭经，效果尚佳，但必须与早期妊娠鉴别。如患者是由严重贫血、肾炎、心脏病、子宫发育不全、肿瘤等引起的闭经，应采取相应的治疗措施	

每个女人都有做妈妈的权利——不孕症的复方自愈调理法

不孕症是指育龄妇女结婚2年以上，丈夫生殖功能正常，夫妇同居有正常性生活且未采取避孕措施，仍然没有怀孕的病症。卵巢功能低下或卵巢内分泌障碍，或黄体功能不全，以及下丘脑、垂体、卵巢之间内分泌平衡失调是引起女性不孕症的常见原因。中医认为不孕症与肾的关系密切。肾虚不能温煦胞宫，或肾虚精血不足、肝郁气血不调，皆致胞脉失养而致不孕。

按压疗法可根据不同病症表现选取组穴。

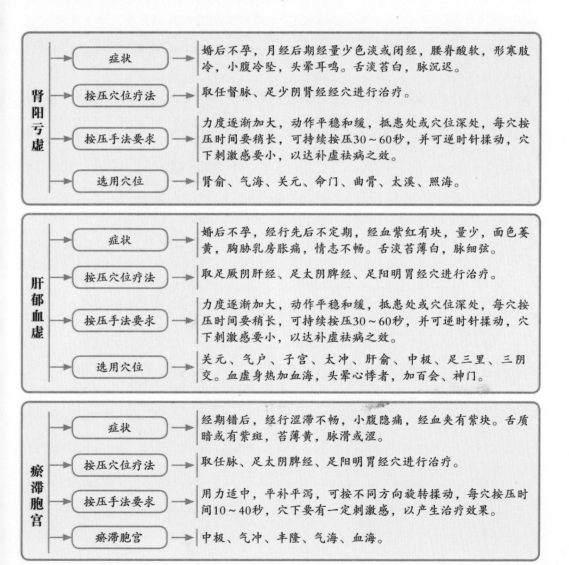

肾阳亏虚

症状	婚后不孕，月经后期经量少色淡或闭经，腰脊酸软，形寒肢冷，小腹冷坠，头晕耳鸣。舌淡苔白，脉沉迟。
按压穴位疗法	取任督脉、足少阴肾经经穴进行治疗。
按压手法要求	力度逐渐加大，动作平稳和缓，抵患处或穴位深处，每穴按压时间要稍长，可持续按压30~60秒，并可逆时针揉动，穴下刺激感要小，以达补虚祛病之效。
选用穴位	肾俞、气海、关元、命门、曲骨、太溪、照海。

肝郁血虚

症状	婚后不孕，经行先后不定期，经血紫红有块，量少，面色萎黄，胸胁乳房胀痛，情志不畅。舌淡苔薄白，脉细弦。
按压穴位疗法	取足厥阴肝经、足太阴脾经、足阳明胃经穴进行治疗。
按压手法要求	力度逐渐加大，动作平稳和缓，抵患处或穴位深处，每穴按压时间要稍长，可持续按压30~60秒，并可逆时针揉动，穴下刺激感要小，以达补虚祛病之效。
选用穴位	关元、气户、子宫、太冲、肝俞、中极、足三里、三阴交。血虚身热加血海，头晕心悸者，加百会、神门。

瘀滞胞宫

症状	经期错后，经行涩滞不畅，小腹隐痛，经血夹有紫块。舌质暗或有紫斑，苔薄黄，脉滑或涩。
按压穴位疗法	取任脉、足太阴脾经、足阳明胃经穴进行治疗。
按压手法要求	用力适中，平补平泻，可按不同方向旋转揉动，每穴按压时间10~40秒，穴下要有一定刺激感，以产生治疗效果。
瘀滞胞宫	中极、气冲、丰隆、气海、血海。

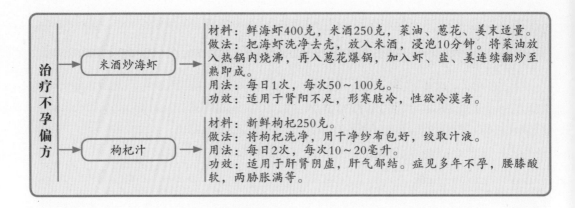

| 治疗不孕偏方 | 米酒炒海虾 | 材料：鲜海虾400克，米酒250克，菜油、葱花、姜末适量。
做法：把海虾洗净去壳，放入米酒，浸泡10分钟。将菜油放入热锅内烧沸，再入葱花爆锅，加入虾、盐、姜连续翻炒至熟即成。
用法：每日1次，每次50～100克。
功效：适用于肾阳不足，形寒肢冷，性欲冷漠者。 |
| | 枸杞汁 | 材料：新鲜枸杞250克。
做法：将枸杞洗净，用干净纱布包好，绞取汁液。
用法：每日2次，每次10～20毫升。
功效：适用于肝肾阴虚，肝气郁结。症见多年不孕，腰膝酸软，两胁胀满等。 |

补肾祛湿除病根——外阴瘙痒的复方自愈调理法

外阴瘙痒是外阴各种不同病变所引起的一种症状，它是指女性外阴部各种不同病变所引起的一种症状，常呈阵发性发作，发作时刺痒难忍，一般夜间加重。常发生于阴蒂和小阴唇附近，大阴唇、会阴或肛门附近也可发生。为妇科常见病。月经期、夜间或使用刺激物后加重。本病属中医"阴痒""阴门瘙痒"的范畴。清代御医冯济卿认为，本病的发生是脾虚生湿、湿盛下注，或肝经湿热下注，或肝肾不足，精亏血虚，生风化燥所致。

治疗外阴瘙痒，宜穿宽松棉质内裤，保持外阴干燥、清洁，忌用肥皂清洗外阴。患病后不要搔抓外阴，以防损害皮肤。禁止盆浴，避免性生活，防止互相接触传染。饮食以清淡为主，忌酒，忌辛辣、刺激或过敏食物。

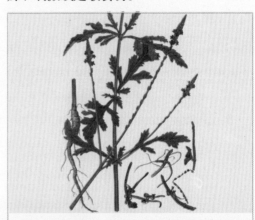

◎马鞭草清热解毒、活血化瘀，马鞭草蒸猪肝是外阴瘙痒的有效食疗方。

外阴瘙痒的复方自愈调理法

温热型	温热型的外阴瘙痒可食用马鞭草蒸猪肝。将猪肝60克，马鞭草30克，切成小块拌匀，用盖碗装好放蒸锅内蒸半小时，取出即可食用，1次服完
肝经温热型	肝经温热型患者可服用祛湿解毒的汤剂：草薢、赤茯苓、生薏苡仁各30克，黄檗10克，通草6克，苍术12克，苦参、牡丹皮、泽泻各15克，滑石、茵陈各20克。水煎服，一日两次
阴痒和滴虫感染	阴痒和滴虫感染可取大蒜头数个，煎汤熏洗，10次为1个疗程。 淘米水亦有清热解毒、润肤止痒的功效。在淘米水1000毫升中加食盐100克共煮，煮沸5～10分钟，水温后擦洗患处

产后缺乳怎么办——缺乳的复方自愈调理法

产妇在哺乳时乳汁甚少或全无，不足够甚至不能喂养婴儿者，称为产后缺乳。缺乳的程度和情况各不相同：有的开始哺乳时缺乏，以后稍多但仍不充足；有的全无乳汁，完全不能喂乳；有的正常哺乳，突然高热或七情过极后，乳汁骤少，不足于喂养婴儿。主要因为母体体质虚弱、乳腺发育不良，或产妇厌食、挑食以及营养物质摄入不足，使乳汁分泌减少，或产妇过度恐惧、忧虑，通过神经系统影响垂体功能。气血虚弱者，可伴乳房松软、胃纳不馨、神疲乏力、头晕心悸等；肝郁气滞者，可伴乳房胀痛、胁胀胸闷、烦躁易怒等。

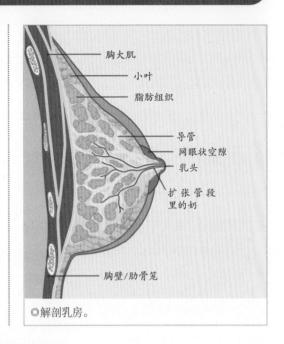

胸大肌
小叶
脂肪组织
导管
网眼状空隙
乳头
扩张管段里的奶
胸壁/肋骨笼

◎解剖乳房。

疏肝理气方法

针刺乳根穴

针刺乳根穴
乳根穴属足阳明胃经，位于乳下1.6寸，即第五肋间隙乳头直下。该穴名意指本穴为乳房发育充实的根本，因此，此穴是治疗缺乳的要穴，针刺该穴可通经活络，行气解郁，疏通局部气血，促进乳汁分泌。不过，为安全起见，实施针刺疗法时一定要借助医师的帮助才行
操作方法:患者端坐，全身放松，医者用左手捏住患者右（或左）侧乳头，把乳房轻轻提起，取乳根穴。消毒后用2.5毫针，沿皮下徐徐向乳房中央进针1寸，用导气手法行针1分钟；使针感向四周放射后，退针至皮下，再将针尖向乳房内侧徐徐进针1寸，行针1分钟；再进1寸，行针1分钟，针感直达膻中穴，此时出现全乳房沉胀、满溢感，即可退针
用上述方法治疗1次后，乳汁分泌即可大增，2次后即可不添加牛奶哺乳，3次后，乳汁够吃有余。另外，导气手法是一种徐入徐出、不具补泻作用的手法。进针至一定深度时，均匀缓慢地提插、捻转，上、下、左、右的力量、幅度、刺激强度相当。用导气手法可诱发出乳房自身的精气，增强乳汁分泌。此法对肝气郁结型见效快，疗效佳

缺乳的食疗

注意事项	选材
食疗对产后缺乳也有十分明显的治疗作用，因此，产后缺乳病人在用穴位治疗的同时，也可进行饮食调理。如气血不足者，应鼓励产妇多进食芝麻、茭白、猪蹄、鲫鱼等既有营养，又有通乳、催乳作用的食物；对于肝郁气滞者，应劝说宽慰产妇，多吃佛手、麦芽、桂花、鸡血、萝卜等具有疏肝理气、活血通络作用的食物	产后缺乳者所选用的食品，最好能制成汤、羹、粥之类，一是易于消化吸收，二是多汁可以生津，以增乳汁生化之源。忌食刺激性食物，如辣椒、大蒜、芥末等，禁酒、浓茶、咖啡等饮料

救救新妈妈的乳房——急性乳腺炎的复方自愈调理法

乳腺炎是乳房的急性化脓性感染，为细菌（金黄色葡萄球菌等）经乳头皲裂处或乳管口侵入乳腺组织所引起。本病以初产妇为多见，好发于产后第3～4周。发病前常有乳头皲裂，乳头隐畸形，乳房受挤压，乳汁淤积等诱因。是初产妇常见的一种病症，轻者不能给婴儿正常喂奶，重者则要手术治疗。但能及早预防或发现后及时治疗，可避免或减轻病症。

30%～40%的年轻母亲都可能遭遇急性乳腺炎的困扰，乳房一碰就钻心地痛，难以忍受。其实只要在孕期经常做脚背上的乳腺反射区的按摩并经常轻刮腋下及乳腺外侧的经络，就可以有效防治乳腺炎。

当乳房胀痛，里面有明显的硬块时，自己要先看看舌苔和舌质的情况。如果舌质淡，舌苔是白的，说明体内寒重。这时，最好用热毛巾敷在硬块上，同时在脚背上的乳腺反射区往上推300下，再放上吸奶器往外吸，经过这样的内外夹攻，多数胀痛很快就能缓解，硬块会变软。以后，每天在脚背上的乳腺反射区推100次，就不会再发生乳房胀痛、结硬块的情况了。

如果发现乳房胀痛，硬块明显，同时内热大，舌质发红，这时就不能用热敷，而是要用仙人掌、芦荟或蒲公英等捣烂后敷在硬块处，用纱布包住，胶布固定，每两小时更换1次，同时在脚背上的乳腺反射区进行推拿，也能很快治愈。最好再加上刮腋下的肝、胆经，降火的效果就会更好。

乳腺炎严重时，用这些方法可能都不能马上缓解，就要配上背部的刮痧或者走罐的手法，彻底出痧。

一般来说，严重的乳腺炎经过这样的疏通处理后都能治愈，乳房不再胀痛，硬块也能变软，每天坚持推拿脚背，硬块就会慢慢全部化掉。

◎在日常生活中经常按摩脚背上的乳腺反射区可以有效治疗和缓解乳房胀痛。

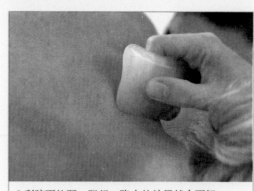

◎刮腋下的肝、胆经，降火的效果就会更好。

动一动就会带来福音——乳腺增生的复方自愈调理法

乳腺增生是妇女常见、多发病之一，多见于25~45岁女性，其本质上是一种生理增生与复旧不全造成的乳腺正常结构的紊乱，症状是双侧乳房同时或相继出现肿块，经前肿痛加重，经后减轻。在我国，囊性改变少见，多以腺体增生为主，故多称乳腺增生症。

造成乳腺增生的原因非常复杂，专家们的看法到目前为止也不完全一致，但有两个因素是大家都比较认同的。一个是内分泌紊乱，如果女性体内卵巢分泌的激素量不太正常，就容易出现这种毛病。内分泌紊乱的表现还有月经量过多或过少、经期不是很准确等。

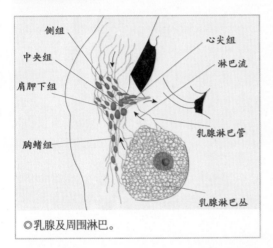

◎乳腺及周围淋巴。

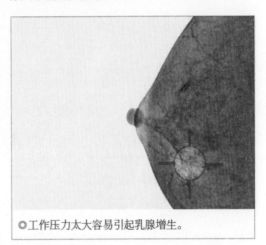

◎工作压力太大容易引起乳腺增生。

预防乳腺增生按摩方法

推抚法	取坐位或侧卧位，充分暴露胸部。先在乳房上撒些滑石粉或涂上少许液状石腊，然后双手全掌由乳房四周沿乳腺管轻轻向乳头方向推抚50~100次
揉压法	以手掌上的小鱼际或大鱼际着力于患部，在红肿胀痛处施以轻揉手法，有硬块的地方反复揉压数次，直至肿块柔软为止
揉、捏、拿法	以右手五指着力，抓起患侧乳房部，施以揉捏手法，一抓一松，反复施术10~15次。左手轻轻将乳头揪动数次，以扩张乳头部的输乳管
振荡法	以右手小鱼际部着力，从乳房肿结处，沿乳根向乳头方向作高速振荡推擀，反复3~5遍。局部出现有微热感时，效果更佳

另外，乳腺增生对人体最大的危害莫过于心理的损害，因缺乏对此病的正确认识，过度紧张刺激、忧虑悲伤，造成神经衰弱，会加重内分泌失调，促使增生症的加重。故应解除各种不良的心理刺激。心理承受差的人更应注意少生气，保持情绪稳定，开朗的心情有利于早日康复。

开启女人的幸福之路——阴道炎的复方自愈调理法

健康妇女的阴道，有一个酸性环境，能充分地让乳酸杆菌正常生长，具有自然防病的功能。如果这个防病体系遭到破坏（如幼女生殖系统发育不成熟、更年期妇女及其他卵巢功能低下者），就容易发生阴道炎。

阴道炎是由于病原微生物（包括淋病双球菌、霉菌、滴虫等微生物）感染而引起的阴道炎症。还有一方面就是清洁成癖，频繁使用妇科清洁消毒剂、消毒护垫造成的，因为那样会破坏阴道本身的微环境，使霉菌易于入侵而引发疾病。

阴道炎调理方法

饮食调理	阴道炎患者在饮食上宜食用清淡而有营养的食物，如牛奶、豆类、鱼类、蔬菜、水果类。饮食宜稀软清淡，可选用粳米、糯米、山药、扁豆、莲子、薏米、百合、大枣、动物肝脏等补益脾肾的食物。忌食葱、姜、蒜、辣椒等辛辣刺激性食物；忌油腻食物和甜食、海鲜发物、腥膻之品。 （1）银杏莲子冬瓜子饮 材料：银杏8粒，去芯莲子30克，冬瓜子40克，白糖15克。 做法：莲子先浸泡10小时左右。将银杏去壳，与洗净的莲子、冬瓜子同入锅中，加清水，用小火炖约30分钟，至莲子熟烂后加入白糖即成。 功效：健脾益气，利湿止带，适用于阴道炎，证属脾虚者。 （2）熟地黄芪芡实羹 材料：熟地黄、黄芪各20克，芡实粉100克，蜂王浆20克。 做法：将熟地黄、黄芪洗净，晒干，切片，放入砂锅，加清水浸泡约30分钟，以小火煎煮约1小时，去渣取汁。将芡实粉逐渐加入锅中，边加热边搅拌成羹，离火后调入蜂王浆即成，早晚各2次。 功效：益肾补脾，收涩止带，主治老年性阴道炎，证属肝肾阴虚者
精油调理	（1）涂抹 配方：薰衣草5滴＋荷荷芭油1毫升。 方法：将2滴稀释过的涂抹配方滴在干净的卫生棉条上，然后放入阴道中，3～4个小时后取出。 （2）湿敷 配方：茶树4滴＋薰衣草4滴＋清水1千克。 方法：用毛巾蘸取用于湿敷的精油配方，敷于外阴部，10分钟更换一次，反复4～5次。 （3）半身浴配方 配方：茶树4滴＋百里香2滴＋薄荷1滴 方法：半身浴将精油配方倒入浴缸或木盆中，充分搅拌使其溶解，浸泡15～20分钟。值得注意的是，精油只能从一定程度上缓解病痛，而不能完全取代药物。如果使用后症状没有明显改善，应及时到医院就诊
	另外，治疗阴道炎，必须注意卫生，每日清洗外阴、勤换内裤，不要去公共场所洗澡或游泳，防止交叉感染；染病后切勿抓挠，以免外阴皮肤黏膜破损、继发感染，并停止性生活

女人 50 岁不一定会心烦意乱——更年期综合征的复方自愈调理法

更年期是女性生殖功能由旺盛到衰退的一个过渡阶段。这是个雌激素水平下降的阶段，是生育期向老年期的过渡期。更年期妇女由于卵巢功能减退，垂体功能亢进，分泌过多的促性腺激素，引起自主神经功能紊乱，会出现月经变化、生殖器官萎缩、骨质疏松、心悸、失眠、乏力、抑郁、多虑、情绪不稳定、易激动等症状，称为更年期综合征。

要对抗女性更年期问题，首先女人要懂得好好呵护自己，调适心情减缓压力，学会和提高自我调节及控制的能力，保持精神愉快。要比过去更注重优化夫妻关系，要以温柔的回报和激情的响应缓和厌倦和排斥，努力使自己"恢复"。

在饮食上，对于更年期有头昏、失眠、情绪不稳定等症状的女性，应选择富含B族维生素的食物，如粗粮（小米、麦片）、豆类和瘦肉、牛奶。牛奶中含有的色氨酸，有镇静安眠功效；绿叶菜、水果含有丰富的B族维生素。这些食品对维持神经系统的功能、促进消化有一定的作用。此外，要少吃盐（以普通盐量减半为宜），避免吃刺激性食品，如酒、咖啡、浓茶、胡椒等。

更年期在古代中医学里被称为脏燥。这是因为肾功能下降，肾水不足，导致体燥。在治疗上可以选择用五行经络刷，在后背上沿着三条路线刮痧：中间督脉一条，两边膀胱经各一条。每次刮痧30分钟为宜，刮时不要太使劲。因为肝心脾肺肾五脏，都有其在后背占据的背俞穴，也就是说后背是一个独立的五行区域，在后背刮痧，可以把五脏的五行关系全部调理和谐。

更年期的女性还经常发生头晕目眩的症状，这种头晕往往是非旋转性的，表现为头沉、头昏等症状，眩晕程度因人而异。头晕目眩并不可怕，只要应对有方，完全可以有效防止这种症状的发生。易发生眩晕症状的更年期女性，日常生活最好避免太强烈的光线，避免太嘈杂的环境，保持生活环境的平和安静。当眩晕发作时，要尽快平躺休息，避免头部活动，以免摔倒造成其他身体伤害。眩晕症状好转后，要慢慢做一些头部和肢体的活动，逐渐摆脱虚弱的身体状态。还应遵守上文提到的饮食宜忌。

另外，在预防更年期提前方面，一个很简单也很重要的方法就是：在该生育的时候生育。而一直没有生育过的女性就可能提前进入更年期。

其实，不用把更年期看得很可怕。只要掌握女性生理变化趋势，通过妥善的饮食调养与作息规范，就可以获得永久的健康和美丽。合理安排更年期的工作和生活，通过努力和调养，我们都可以平静地度过更年期，重新绽放美丽。

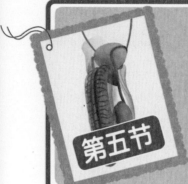

常见男科疾病的复方自愈调理法

第五节

男人不该有难言之隐——前列腺炎的复方自愈调理法

前列腺炎是男性生殖泌尿系统中最常见的疾病，可分为急性和慢性两种。通常是由身体其他部位的细菌感染入侵前列腺所致。前列腺炎可完全或部分阻碍尿液由膀胱流出，导致尿液滞留。急性前列腺炎是阴囊到直肠间疼痛、发热、频尿且有灼热感，尿液含 血或脓。慢性前列腺的症状是频尿及灼热感，尿液带血、阳痿等。

很多人得前列腺疾病其实是自己的性格导致的，或许是为了显示自己的能力，或许是为了让妻子享受到高潮，所以过性生活时，他们经常会忍精不射。

其实，这种想法是错误的。因为人一旦有性冲动的时候，身体就已经分泌出前列腺液带着精液冲出精道了，这时如果忍精不射，前列腺液和精液就会瘀堵在生殖器里，久而久之就成为脓，也就是炎症。

所以说，预防前列腺疾病首先要改变自己的性格。另外就是要注意休息，心情开朗，这对于前列腺的健康都是有好处的。

治疗前列腺炎，要辨证综治，详察病情，不可妄投壮阳之品，下面向大家介绍两种安全简便的按摩方法。

阴陵泉、三阴交、太溪三穴是对治疗前列腺炎最有效的穴位。点按阴陵泉、三阴交、太溪各穴位100次，力度以胀痛为宜。还可以依照反射区做脚底按摩。

（1）按揉肾、肾上腺、胃、脾、生殖腺、膀胱各反射区100次，力度以酸痛为宜。

（2）推压输尿管100次，肺部50次，力度稍重。

（3）点按脑垂体50次，力度以胀为宜。

患前列腺炎者应起居有规律，性生活有节制，避免房事过度、强忍精出。饮食有节，不过食肥甘厚味、辛辣之品，多食蔬菜水果，保持大便通畅。按摩治疗期间，可配合饮用荷叶汤，效果更佳，取荷叶50克，若为鲜荷，须加倍。将荷叶研末，每次取5克，每日早晚各1次，热米汤送服。

有时候多出来也是麻烦——前列腺增生复方自愈调理法

一般情况下，男性的前列腺增生从35岁开始，每年以1.5～2克的速度增生，因为增生部位在膀胱下面、尿道周围，所以到一定程度就会影响正常的排尿。

所谓增生是指由于实质细胞数量增多而造成的组织、器官的体积增大，是各种原因引起的细胞有丝分裂活动增强的结果。人的前列腺亦不例外，自出生后到青春期前，前列腺的发育、生长缓慢；青春期后，生长速度加快，约至24岁左右发育至顶峰，30～45岁间其体积较恒定，以后一部分人趋向于萎缩，腺体体积变小，另一部分人则可趋向于增生，腺体体积逐渐增大，若明显压迫前列腺部尿道，可造成膀胱出口部梗阻而出现排尿困难的相关症状，即前列腺增生症。

不少人认为，出现良性前列腺增生症的症状是一种生理老化的现象，只有约1/3的患者就诊，得到规范治疗的更是少之又少。其实，增生的前列腺挤压尿道，导致尿频尿急、尿流细弱、尿不尽等一系列排尿障碍，小便不通，膀胱功能失调，都严重影响患者的生活质量，如果不及时正规治疗，会导致急性尿潴留、泌尿道感染、结石、肾积水、肾功能不全、肾衰竭等许多严重并发症，甚至会危及生命。

因此，一旦发现尿频、夜尿增多、排尿不畅等症状，中老年男性就应及时到具有泌尿专科的正规医院就诊，进行相关检查与合理治疗。平时注意调节日常饮食和生活习惯。一天饮用的水量控制在1500～2000毫升，少食辛辣刺激性食品，少喝酒、咖啡。大小便时尽量用力排干净，可做盆部训练，如跑步爬山，活动筋骨，避免打麻将或踩自行车等长时间久坐。

另外，治疗此病要湿补脾肾，活血化瘀，利尿通闭。取黄芪20克，莪术15克，泽泻15克，肉苁蓉15克，熟地15克，当归15克，穿山甲12克，盐知母12克，盐黄檗12克，仙灵脾12克，木通9克，肉桂9克，地龙9克，水煎服，每日1剂，日服2次。

我国民间有吃什么补什么的说法。买猪肾1只，洗净、剖开，切成小片，沸水中浸泡10分钟，去浮沫，再沸水煮开1分钟，调入白醋20克，再加入适量葱、姜，拌匀即食。此菜鲜香脆嫩，温肾利尿，尤其适合怕冷肢寒者食用。

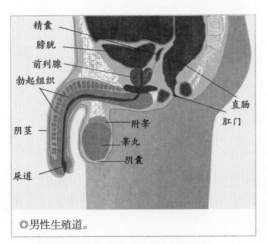
◎男性生殖道。

精囊 膀胱 前列腺 勃起组织 阴茎 尿道 直肠 肛门 附睾 睾丸 阴囊

有"性福"的男人才会幸福——阳痿的复方自愈调理法

阳痿又称为"阴茎勃起障碍"，是指男性生殖器痿软不举，不能勃起或勃起不坚，不能完成正常房事的一种病症。临床表现上，以男性未到性欲衰退期，阴茎不能充血勃起，或勃起不够坚硬，或不能保持足够的勃起时间，甚至是有些男性性欲衰退，甚至完全没有性欲、阴茎痿软等，而上述情况经过反复多次出现性交失败者，称为阳痿。此外，阳痿的患者常因精神压力过大而影响生理，故常伴有精神抑郁、食欲不佳、失眠、早泄等症状出现。

常见原因可套用古书《景岳全书》的《辩证论》来说明："凡男性阳痿不起，多由命门火衰，精气虚冷，或以七情劳倦损伤生阳之气，多致此症；阳痿的病因主为涉及房事不节、情志刺激、湿热浸渍、寒邪侵袭、瘀血阻滞、饮食不节、先天不足等因素所致。"简单而言，阳痿的发生常受精神、环境、生理、药物等因素的影响。

改变不良生活方式，防治高危因素，如增加锻炼、减肥及可引起ED的药物，积极治疗糖尿病，高血压的原发性疾病。如睾酮分泌不足引起的原发性睾丸疾病或继发于垂体、下丘脑疾病以及中老年迟法性性腺功能障碍等可采取睾酮补充治疗。

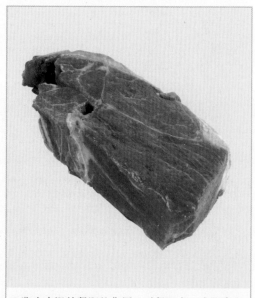

◎狗肉有温补肾阳的作用，对肾阳虚，患阳痿和早泄的人群有疗效。

阳痿调理法——饮食调养		
	多吃壮阳食物	壮阳食物主要有狗肉、羊肉、麻雀、核桃、牛鞭、羊肾等；动物内脏因为含有大量的性激素和肾上腺皮质激素，能增强精子活力，提高性欲，也属壮阳之品；此外含锌食物如牛肉、鸡肝、蛋、花生米、猪肉、鸡肉等，含精氨酸食物如山药、银杏、冻豆腐、鳝鱼、海参、墨鱼、章鱼等，都有助于提高性功能。
	不必忌口	民间流传的一些说法，如吃丝瓜会得阳痿等，是没有科学根据的，预防阳痿、早泄不必忌口，避免处处设防，增加心理负担，同时也避免营养缺乏，身体虚弱。

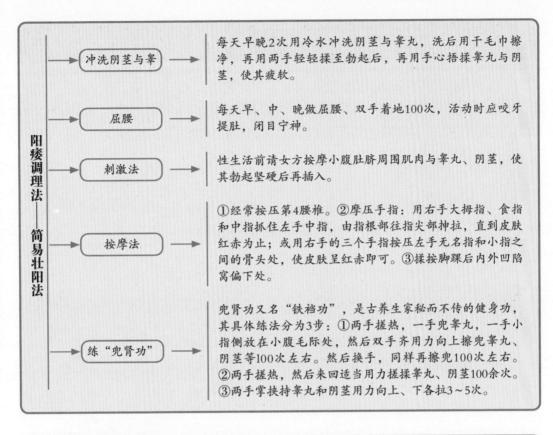

阳痿调理法——简易壮阳法

冲洗阴茎与睾 → 每天早晚2次用冷水冲洗阴茎与睾丸，洗后用干毛巾擦净，再用两手轻轻揉至勃起后，再用手心捂揉睾丸与阴茎，使其疲软。

屈腰 → 每天早、中、晚做屈腰、双手着地100次，活动时应咬牙提肛，闭目宁神。

刺激法 → 性生活前请女方按摩小腹肚脐周围肌肉与睾丸、阴茎，使其勃起坚硬后再插入。

按摩法 → ①经常按压第4腰椎。②摩压手指：用右手大拇指、食指和中指抓住左手中指，由指根部往指尖部抻拉，直到皮肤红赤为止；或用右手的三个手指按压左手无名指和小指之间的骨头处，使皮肤呈红赤即可。③揉按脚踝后内外凹陷窝偏下处。

练"兜肾功" → 兜肾功又名"铁裆功"，是古养生家秘而不传的健身功，其具体练法分为3步：①两手搓热，一手兜睾丸，一手小指侧放在小腹毛际处，然后双手齐用力向上擦兜睾丸、阴茎等100次左右。然后换手，同样再兜100次左右。②两手搓热，然后来回适当用力搓揉睾丸、阴茎100余次。③两手掌挟持睾丸和阴茎用力向上、下各拉3～5次。

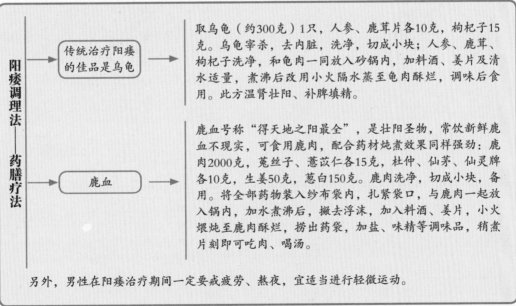

阳痿调理法——药膳疗法

传统治疗阳痿的佳品是乌龟 → 取乌龟（约300克）1只，人参、鹿茸片各10克，枸杞子15克。乌龟宰杀，去内脏，洗净，切成小块；人参、鹿茸、枸杞子洗净，和龟肉一同放入砂锅内，加料酒、姜片及清水适量，煮沸后改用小火隔水蒸至龟肉酥烂，调味后食用。此方温肾壮阳、补脾填精。

鹿血 → 鹿血号称"得天地之阳最全"，是壮阳圣物，常饮新鲜鹿血不现实，可食用鹿肉，配合药材炖煮效果同样强劲：鹿肉2000克，菟丝子、薏苡仁各15克，杜仲、仙茅、仙灵脾各10克，生姜50克，葱白150克。鹿肉洗净，切成小块，备用。将全部药物装入纱布袋内，扎紧袋口，与鹿肉一起放入锅内，加水煮沸后，撇去浮沫，加入料酒、姜片，小火煨炖至鹿肉酥烂，捞出药袋，加盐、味精等调味品，稍煮片刻即可吃肉、喝汤。

另外，男性在阳痿治疗期间一定要戒疲劳、熬夜，宜适当进行轻微运动。

别让雄起变成梦想——早泄的复方自愈调理法

早泄是男性最为常见的性功能障碍疾病，已经成为世界各地泌尿外科和男科临床诊疗中最为常见的疾病之一。早泄的临床表现主要是射精过快。早泄的治疗方法在国内多种多样，包括各种药物治疗、外科治疗、手术治疗（背神经阻断手术）、心理行为治疗（家庭绿色疗法）和各种民间治疗方法。

早泄定义多种多样，是指性交时间很短即行排精，有的根本不能完成性交。有的阴茎尚未与女性接触，或刚接触女性的外阴或阴道口，或刚插入阴道后不到2分钟，便发生射精，排精后阴茎随之疲软，不能维持正常性生活的一种病症。

早泄是夫妇生活的噩梦。性交时间极短，或阴茎勃起后尚未进入阴道内即行射精即为早泄。明代医学家徐春甫认为，此症是由于纵欲过度，或因犯手淫，致损伤精气，命门大衰；或思虑忧郁，损伤心脾；或恐惧过度，损伤肾气所致。

中医学认为，早泄的原因虽然很多，不过最根本的原因还是虚损（肾、心、脾虚）和肝胆湿热。当然，如果是心理性早泄，则不在这个范围之内，因此中医提倡的穴位疗法其实也是针对这些早泄的根本原因入手的。

早泄患者还应在日常生活中要积极参加体育锻炼，以提高身心素质；调整情绪，消除各种不良心理，性生活时要做到放松；切忌纵欲，勿疲劳后行房，勿勉强交媾；多食一些具有补肾固精作用的食物，如牡蛎、胡桃肉、芡实、栗子、甲鱼、文蛤、鸽蛋、猪腰等。但阴虚火亢型早泄患者，不宜食用过于辛热的食品，如羊肉、狗肉、麻雀、牛羊鞭等，以免加重病情。

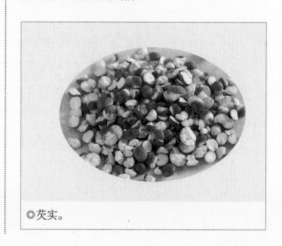
◎芡实。

针刺穴位疗法	少阴肾经的穴位和督任二脉的穴位	针刺足少阴肾经的穴位和督任二脉的穴位，比如涌泉、肾俞、气海、关元、三阴交、命门。由于针刺有比较明显的痛感，因此每日即可，也可以隔日1次，每次留针30分钟。以上穴位可轮流应用，10～14次为1疗程。
	耳针疗法	耳针可取肾、神门、精宫、内分泌等穴，每次选用2～3穴，用皮内针埋藏，3～5天更换1次。耳针早泄疗法不如第一种有效，不过也推荐早泄患者尝试。

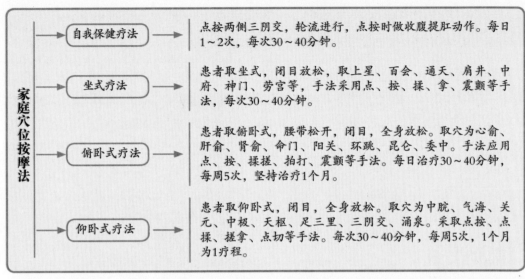

家庭穴位按摩法

自我保健疗法 → 点按两侧三阴交，轮流进行，点按时做收腹提肛动作。每日1～2次，每次30～40分钟。

坐式疗法 → 患者取坐式，闭目放松，取上星、百会、通天、肩井、中府、神门、劳宫等，手法采用点、按、揉、拿、震颤等手法，每次30～40分钟。

俯卧式疗法 → 患者取俯卧式，腰带松开，闭目，全身放松。取穴为心俞、肝俞、肾俞、命门、阳关、环跳、昆仑、委中。手法应用点、按、揉搓、拍打、震颤等手法。每日治疗30～40分钟，每周5次，坚持治疗1个月。

仰卧式疗法 → 患者取仰卧式，闭目，全身放松。取穴为中脘、气海、关元、中极、天枢、足三里、三阴交、涌泉。采取点按、点揉、搓拿、点切等手法。每次30～40分钟，每周5次，1个月为1疗程。

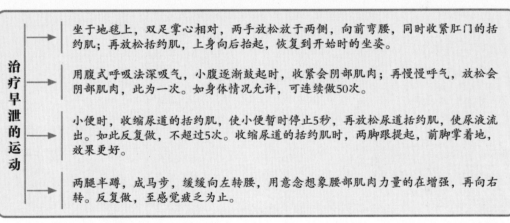

治疗早泄的运动

→ 坐于地毯上，双足掌心相对，两手放松放于两侧，向前弯腰，同时收紧肛门的括约肌；再放松括约肌，上身向后抬起，恢复到开始时的坐姿。

→ 用腹式呼吸法深吸气，小腹逐渐鼓起时，收紧会阴部肌肉；再慢慢呼气，放松会阴部肌肉，此为一次。如身体情况允许，可连续做50次。

→ 小便时，收缩尿道的括约肌，使小便暂时停止5秒，再放松尿道括约肌，使尿液流出。如此反复做，不超过5次。收缩尿道的括约肌时，两脚跟提起，前脚掌着地，效果更好。

→ 两腿半蹲，成马步，缓缓向左转腰，用意念想象腰部肌肉力量的在增强，再向右转。反复做，至感觉疲乏为止。

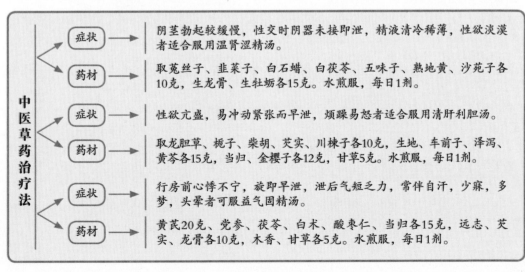

中医草药治疗法

症状 → 阴茎勃起较缓慢，性交时阴器未接即泄，精液清冷稀薄，性欲淡漠者适合服用温肾涩精汤。

药材 → 取菟丝子、韭菜子、白石蜡、白茯苓、五味子、熟地黄、沙苑子各10克，生龙骨、生牡蛎各15克。水煎服，每日1剂。

症状 → 性欲亢盛，易冲动紧张而早泄，烦躁易怒者适合服用清肝利胆汤。

药材 → 取龙胆草、栀子、柴胡、芡实、川楝子各10克，生地、车前子、泽泻、黄芩各15克，当归、金樱子各12克，甘草5克。水煎服，每日1剂。

症状 → 行房前心悸不宁，旋即早泄，泄后气短乏力，常伴自汗，少寐，多梦，头晕者可服益气固精汤。

药材 → 黄芪20克、党参、茯苓、白术、酸枣仁、当归各15克，远志、芡实、龙骨各10克，木香、甘草各5克。水煎服，每日1剂。

奇方可育种——不育症的复方自愈调理法

不育症指正常育龄夫妇婚后有正常性生活，在1年或更长时间，不避孕，也未生育，已婚夫妇发生不育者有15%，其中男性不育症的发病率占30%。生育的基本条件是具有正常的性功能和拥有能与卵子结合的正常精子。因此，无论是性器官解剖或生理缺陷，还是下丘脑-垂体-性腺轴调节障碍，都可以导致不育。

男性不育症发生率为10%左右。其中单属女方因素约为50%，单纯男方因素约为30%，男女共有约20%。临床上把男性不育分为性功能障碍和性功能正常两类，后者依据精液分析结果可进一步分为无精子症、少精子症、弱精子症、精子无力症和精子数正常性不育。近几年随着人们对人类生殖问题认识的提高以及男科学研究的飞速发展，男性不育的发现率逐步增高，已引起男科学工作者的高度重视。

中医认为，男士不育多为肾虚、血瘀、温热、肝郁、血虚所致。所以，男性应多吃温补肾阳的食物，以温暖命门之火。以牛鞭为例，可准备牛鞭25克，阳起石25克，板栗35克，粳米100克。先将阳起石用水煎煮，去药留汤，再将牛鞭切碎、板栗剥壳、研粉，与粳米一起放入阳起石汤中煮成粥食用，此粥可滋阴养肝。

胶囊

球状带
束状带
网状带

骨髓

◎肾上腺。

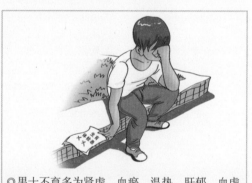

◎男士不育多为肾虚、血瘀、温热、肝郁、血虚所致。

不育症食疗方

药酒	汤剂
熟地、何首乌、黄精、苁蓉各50克，巴戟天、杜仲、续断、鹿角胶、菟丝子、枸杞子各30克、熟附子、仙灵脾、肉桂各15克，蛤蚧1对，狗鞭2条，麻雀（剥净）4只，米酒3.5千克，将药浸泡入酒，50天后服，早晚各服15毫升，1剂可以连浸2次左右，服完1剂为1疗程，可以连服2～3个疗程	桑葚15克，菟丝子、枸杞子各20克，车前子、五味子、葫芦巴、蛇床子、焙附子、淫羊藿、覆盆子、韭菜子各10克，每日1剂，水煎，分2次服，连服10剂，然后每隔2天服用1剂

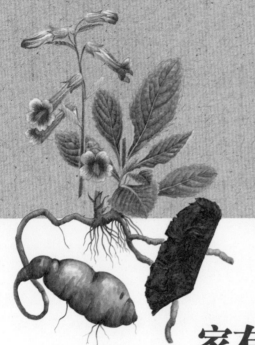

第七章

家有药香，幸福安康

——家庭必备小药匣

● 家庭小药箱里各种药物的服用和使用都必须看清楚药品说明书，了解其适应证、副作用和禁忌证，按照剂量和要求服用，同时还要看清楚有效日期，过期的药品千万不能用。

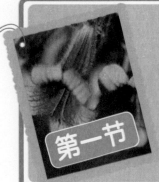

传统中药善养生，本草扶正又祛邪

第一节

人参善补气，脾肺皆有益

人参是举世闻名的珍贵药材，在人们心目中占有重要的地位，中医认为它是能长精力、大补元气的要药，更认为多年生的野山参药用价值最高。

据《本草纲目》记载，人参性平，味甘，微苦；归脾、肺、心经。其功重在大补正元之气，以壮生命之本，进而固脱、益损、止渴、安神。故男女一切虚证，阴阳气血诸不足均可应用，为虚劳内伤第一要药。既能单用，又常与其他药物配伍。

一味人参，煎成汤剂，就是"独参汤"。不过，这种独参汤只用在危急情况，一般情况下切勿使用。常常需要与其他药物配伍使用。如：提气需加柴胡、升麻；健脾应加茯苓、白术；止咳要加薄荷、苏叶；防痰则要加半夏、白芥子；降胃火应加石膏、知母，等等。

人参补气功能

大补元气	用于气虚欲脱的重症。表现为气息微弱、呼吸短促、肢冷汗出、脉搏微弱等
补肾助阳	人参有增强性功能的作用，对于麻痹型、早泄型阳痿有显著疗效，对于因神经衰弱所引起的皮层型和脊髓型阳痿也有一定疗效，但对于精神型阳痿则无效。可用少量参粉长期服用，或配入鹿茸粉、紫河车粉等助阳补精药同用，其效甚佳
补肺益气	用于肺气不足，气短喘促，少气乏力，体质虚弱
益阴生津	治疗津气两伤、热病汗后伤津耗气
安神定志	人参能补气益血，故对气血亏虚、心神不安所致的失眠多梦、心悸怔忡等皆有疗效
聪脑益智	人参能调节大脑皮层机能，改善记忆，增强智力，可用于头昏健忘、记忆下降、智力减退、脑动脉硬化的治疗

体虚的人可以用人参煮粥。用人参3克，切成片后加水炖开，再将大米适量放入，煮成稀粥，熟后调入适量蜂蜜或白糖服食，可益气养血，健脾开胃，适用于消化功能较差的慢性胃肠病患者和年老体虚者

生精补髓当属鹿茸

鹿茸可是"关东三宝"之一，非常珍贵，因为它是大补之药。现代有些人要么天生就虚弱，动不动就感冒；要么就容易疲劳，动不动就疲惫；要么就是久病不愈，总是跟跟跄跄，这个时候鹿茸就可以大显身手，帮你渡过难关。

据《本草纲目》记载："鹿茸味甘，性温，主病下恶血，寒热惊悸，益气强志，生齿不老。"它主要用于治疗虚劳羸瘦、神经疲倦、眩晕、耳聋、目暗、腰膝酸痛、阳痿滑精、子宫虚冷、崩溃带下，还能壮元阳、补气血、益精髓、强筋骨等。目前鹿茸主要被用于全身衰弱、年老或病后体弱，或病后恢复期。

那么鹿茸怎么吃呢？最常见的就是煲汤了，取鹿茸片5～10克，与鸡(鸭、鹅、鸽、猪、牛、羊)肉、大枣、枸杞、莲子、百合、当归、人参等随意搭配，放入电饭煲或砂锅内炖3～5小时，之后食用。另外，你还可以用鹿茸来泡茶、熬粥、泡酒，只要坚持食用一定会收到很好的效果。

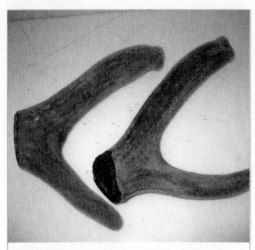

◎鹿茸能壮元阳、补气血、益精髓、强筋骨等。

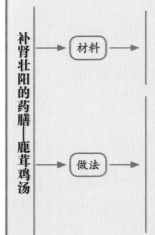

补肾壮阳的药膳—鹿茸鸡汤

材料 → 鸡肉400克，肉苁蓉15克，熟地12克，菟丝子10克，山萸肉12克，远志10克，淮山12克，鹿茸3克。

做法 → 将鸡肉洗净、斩块，与鹿茸一起放入炖盅内，加开水适量，炖盅加盖，置锅内用文火隔水炖2小时，备用。然后将肉苁蓉、熟地、菟丝子、山萸肉、远志、淮山分别用清水洗净，一起放入锅内，加水煎汁，汤成去渣留汁，把药汤冲入鸡汤中，调味服用。

但是要注意的是，也有不适合服用鹿茸的人群：
（1）外感风寒及外感风热等外感疾病者均不宜服用鹿茸。
（2）肾有虚火者不宜服用。
（3）内有实火者不宜服用。
（4）高血压、肝病患者慎服。
在这里要提醒你的是服用鹿茸时最好不要喝茶、吃萝卜，也不要服用含有谷芽、麦芽和山楂等的中药，这些食物都会不同程度地削弱鹿茸的药力。

地黄扶正气，服用辨生熟

地黄属多年生草本，高10~40cm。全株被灰白色长柔毛及腺毛。根肥厚，肉质，呈块状，圆柱形或纺锤形。茎直立，单一或基部分生数枝。基生叶成丛，叶片倒卵状披针形，长3~10cm，宽1.5~4cm，先端钝，基部渐窄，下延成长叶柄，叶面多皱，边缘有不整齐锯齿；茎生叶较小。花茎直立，被毛，于茎上部呈总状花序；苞片叶状，发达或退化；花萼钟状，先端5裂，裂片三角形，被多细胞长柔毛和白色长毛，具脉10条；花冠宽筒状，稍弯曲，长3~4cm，外面暗紫色，里面杂以黄色，有明显紫纹，先端5浅裂，略呈二唇形；雄蕊4，二强，花药基部叉开；子房上位，卵形，2室，花后变1室，花柱1，柱头膨大。蒴果卵形或长卵形，先端尖，有宿存花柱，外为宿存花萼所包。种子多数。花期4~5月，果期5~6月。

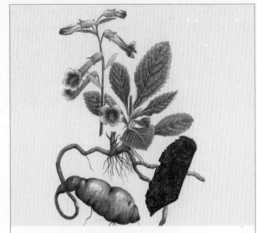

◎生地黄汁可以养阴血助血运。

地黄是中医常用之药，著名的"六味地黄丸"中就有这一成分。它又分为熟地黄、干地黄，功用各有不同：熟地黄善于补血，干地黄偏重滋阴。

熟地黄，又名熟地，为生地黄的炮制加工品。《本草纲目》记载，熟地黄味甘，性微温，入肝、肾二经。有滋阴补血、益精生髓之功效，为临床补血要药。李时珍说它能"填骨髓，长肌肉，生精血，补五脏、内伤不足，通血脉，利耳目，黑须发，男性五劳七伤，女性伤中胞漏，经候不调，胎产百病。"《本草纲

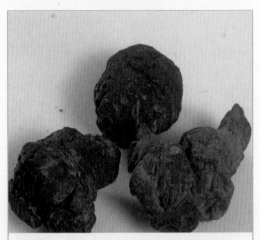

◎熟地黄，又名熟地，为生地黄的炮制加工品。

目》说，生地黄味甘、苦，性寒，入心、肝、肾三经，具有清热、生津、滋阴、养血之功效。既可祛邪，又扶正气。

生地黄汁可以养阴血助血运。对于女性产后多虚，气血两亏有疗效，可用温中之姜汁、红糖以行血脉，用作早餐食用。但此粥不宜久食，只作辅助调治之用。

桂圆入心脾，治内邪有奇效

桂圆，又称龙眼肉，因其种圆黑光泽，种脐突起呈白色，看似传说中"龙"的眼睛而得名。新鲜的龙眼肉质极嫩，汁多甜蜜，美味可口，实为其他果品所不及。鲜龙眼烘成干果后即成为中药里的桂圆。

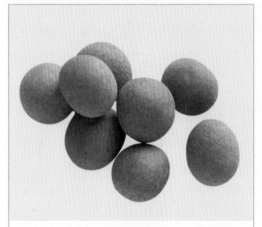

◎桂圆有补血安神、健脑益智、补养心脾的功效。

中医认为，桂圆味甘，性温，无毒，入心、脾二经，有补血安神、健脑益智、补养心脾的功效。另有研究发现，桂圆对子宫癌细胞的抑制率超过90%，妇女更年期是妇科肿瘤好发的阶段，适当吃些龙眼有利健康。桂圆还有补益作用，对病后需要调养及体质虚弱的人有辅助疗效。据《得配本草》记载，桂圆"益脾胃、葆心血、润五脏、治怔忡"。在古典名著《红楼梦》中，主人公贾宝玉因悲伤过度，导致魂魄出窍，心悸怔忡，俗称"失心症"，就是用桂圆汤治好的。

但是专家建议，桂圆性属大热，阴虚内热体质的人不宜食用。且因含糖分较高，糖尿病患者当少食或不食；凡外感未清，或内有郁火，痰饮气滞及湿阻中满者忌食龙眼。又因龙眼肉中含有嘌呤类物质，故痛风患者不宜食用。

另外，桂圆每次服用不可过量，否则会生火助热。

下面，再为大家推荐一道"蜜枣桂圆粥"。

材料：桂圆、米各180克，红枣10颗，姜20克，蜂蜜1大匙。

做法：红枣、桂圆洗净；姜去皮，磨成姜汁备用。米洗净、放入锅中，加入4杯水煮开，加入所有材料和姜汁煮至软烂，再加入蜂蜜煮匀即可。

功效：此粥具有补气健脾、养血安神的作用，能使脸色红润、增强体力，并可预防贫血及失眠。

注意：蜂蜜是很好的滋润材料，能补中益气、调和营养、使脸色红润，以红糖取代较具暖身、活血的功效，但滋润的效果会较差。

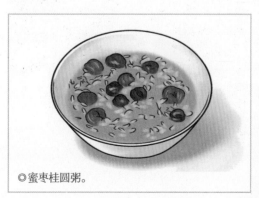

◎蜜枣桂圆粥。

枸杞有神力，滋肝补肾去火气

枸杞子又名地骨子、杞子、甘杞子，营养成分十分丰富，并有很高的药用价值。中医学认为，枸杞子味甘性平，具有滋补肝肾、益精明目的作用。关于枸杞，还有个非常有趣的故事：

相传，盛唐时期，丝绸之路上的一队西域商人，傍晚在客栈住宿，见有少女斥责鞭打一老者。商人上前责问："你何故这般打骂老人？"那女性道："我责罚自己曾孙，与你何干？"闻者皆大吃一惊，一问才知此女竟已三百多岁，老汉受责打是因为不愿意服用草药，弄得未老先衰，两眼昏花。商人惊奇不已，于是恭敬地鞠躬请教。这种草药就是枸杞。

枸杞有润肺清肝、滋肾、益气、生精、助阳、祛风、明目、强筋骨的功能。可以嚼食，每天晚上取十几粒放入口中咀嚼，长期食用，可以养颜明目，延年益寿。枸杞还可以泡茶喝：取枸杞15粒，泡于茶中，碧茶红果，色香俱佳，清香醇和，生津止渴，坚持饮用，益肝补肾。另外，煮八宝粥放入适量枸杞，和胃补肾，滋肝活血，最适合老人食用。炖肉时，出锅前10分钟放入枸杞30粒，身瘦体弱者，食之最宜。枸杞在做菜、煲汤时均可适量使用，有食补之功。

枸杞因其性平，适合各类人群服用。但是，任何滋补品都不要过量食用，枸杞子也不例外。

枸杞烧鲫鱼

原料：鲫鱼1条，枸杞12克，豆油、葱、姜、胡椒面、盐、味精适量。

作法：将鲫鱼去内脏、去鳞，洗净，葱切丝，姜切末；将油锅烧热，鲫鱼下锅炸至微焦黄，加入葱丝、姜末、盐、胡椒面及水，稍焖片刻；投入枸杞子再焖烧10分钟，加入味精即可食。

功效：枸杞可防治动脉硬化，鲫鱼含脂肪少，有利减肥。

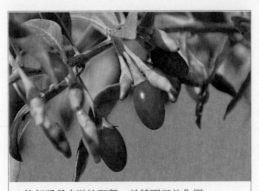

◎枸杞子具有滋补肝肾、益精明目的作用。

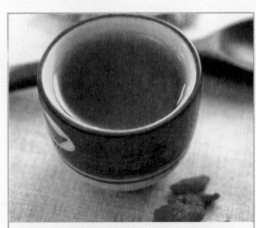

◎枸杞有润肺清肝、滋肾、益气、生精、助阳、祛风、明目、强筋骨的功能。可鲜食、可干吃、可泡茶。

茯苓能泻又能补，养护身体显神奇

茯苓是菌科植物，生长在赤松或马尾松的根上，可食也可入药。据《本草纲目》记载，茯苓性平、味甘淡，功能是益脾安神、利水渗湿，主治脾虚泄泻、心悸失眠、水肿等症，可以说是能全方位地增强人体的免疫能力，被誉为中药"四君八珍"之一。

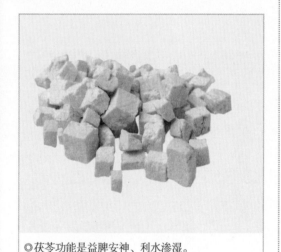

◎茯苓功能是益脾安神、利水渗湿。

中医自古有"人过四十，阴气减半"之说，如果人的肝木之气得不到足够的阴精制约，就会渐渐偏离常道在体内妄行，导致头晕、手足摇动等肝风太过的症状出现。而茯苓，应坎水之精，恰好能够收敛巽木的外发之气，使它潜藏于坎水之中。所以，茯苓对于中老年人绝对是延年益寿的良药。

茯苓为多孔菌科真菌茯苓的干燥菌核。主产于云南、安徽、湖北、河南、四川等地。产云南者称"云苓"，质较优。

多于7~9月采挖。挖出后除去泥沙，堆置"发汗"后，摊开晾至表面干燥，再"发汗"，反复数次至现皱纹、内部水分大部散失后，阴干，称为"茯苓个"。取之浸润后稍蒸，及时切片，晒干；或将鲜茯苓按不同部位切制，阴干，生用。

茯苓淡而能渗，甘而能补，能泻能补，称得上是两全其美。茯苓利水湿，可以治小便不利，又可以化痰止咳，同时又健脾胃，有宁心安神之功。而且它药性平和，不伤正气，所以既能扶正，又能祛邪。

北京名小吃茯苓饼就是以茯苓为原料制成的。相传，慈禧太后一日患病，不思饮食。厨师们绞尽脑汁，以松仁、桃仁、桂花、蜜糖等为原料，加以茯苓霜，再用淀粉摊烙外皮，精心制成夹心薄饼。慈禧吃后十分满意，让这种饼身价倍增。后来此法传入民间，茯苓饼就成了京华名小吃，名扬四方了。

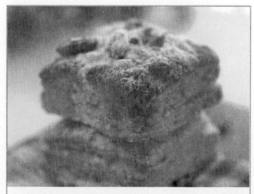

◎茯苓为多孔菌科真菌茯苓的干燥菌核，可做药材，也可做成美食。

钩藤平肝息风降血压

钩藤又名莺爪风，在叶腋处有弯钩，故名钩藤，以带钩茎枝入药，是中医临床常用的平肝解郁类中药。中医学认为，钩藤性味甘、微寒，入肝、心二经，有清热、平肝、止痉的功效。《本草纲目》记载："钩藤，手足厥阴药也，足厥阴主风，手厥阴主火，惊痫眩晕，皆肝风相火之病。钩藤通心包于肝木，风静火息，则诸证自除。"

钩藤入药最初的文字记载见于南北朝陶弘景的《名医别录》。但古代医家认为其气轻清，故多视为小儿的专用药，正如陶弘景指出："疗小儿，不入余方。"后世中医学家不断拓宽它的应用范围，现已成为内、儿、妇科的常用药。近代医家也多用钩藤治疗肝炎患者的心烦意乱、性情暴躁、左胁疼痛，同样取得良好疗效。

《本草汇言》："钩藤，祛风化痰，定惊痫，安客忤，攻痘瘄之药也。钱仲阳先生曰：钩藤，温、平、无毒，婴科珍之。其性捷利，祛风痰，开气闭，安惊痫于仓忙顷刻之际，同麻、桂发内伏之寒，同芩、连解酷烈之暑，同前、葛祛在表之邪，同查、朴消久滞之食，同鼠粘、桔梗、羌、防、紫草茸发痘瘄之隐约不现也，祛风邪而不燥，至中至和之品。但久煎便无力，俟他药煎熟十余沸，投入即起，颇得力也。去梗纯用嫩钩，功力十倍。"

除此之外，现代医学研究表明，钩藤还具有降压、镇静、抗癫痫和抑制腓肠肌痉挛的作用。钩藤煎剂或钩藤碱等给动物灌服，能抑制血管运动中枢，阻滞交感神经和神经节，扩张外周血管，使血压下降，心率减慢。由于外周阻力降低，从而血压下降，随着血压的下降，头晕、头痛、心慌、气促、失眠等症状亦相应减轻或消失。也可能是钩藤的这些作用，使薛姨妈"略觉安顿些""不知不觉地睡了一觉"。可见曹雪芹当时就已经知道了钩藤降压和镇静的作用，所以才有此描写。

中医认为，钩藤不宜久煎，否则影响药效，因此在煎剂时，必须"后下"，即在其他药物煎煮15～20分钟之后再下锅，复煎10分钟即可。若煎煮时间超过20分钟，那么降压的有效成分便被破坏。另外，关于用量，一天用9～15克，降压效果不满意；增加至60～75克，疗效较好。

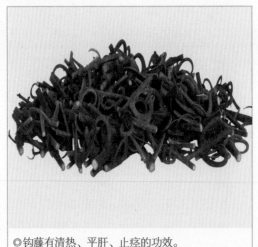

◎钩藤有清热、平肝、止痉的功效。

麝香辟秽通络，活血散结就找它

麝香，别名元寸，是一种名贵的动物性药材，"神农本草经"列为上品，来源于哺乳动物麝。

麝，民间称香獐子，习惯在深山密林中生活。主要分布在我国东北、华北及陕、甘、青、新、川、藏、云、贵、湘、皖等地。雄麝上颌犬齿发达，露出唇外，向下微曲，俗称"獠牙"；脐部有香腺囊，囊内包含香。雌麝上颌犬齿小不外露，也无香腺囊。

麝香即为雄麝体下腹部香腺囊中的干燥分泌物，气香强烈而特异，成颗粒状者俗称"当门子"，多呈紫黑色，油润光亮，质量较优；成粉末状者称"元寸香"。麝香的主要成分为麝香酮，约占麝香纯干品的0.5%～2%，此外尚含有多种雄（甾）烷衍生物以及麝吡啶等。

中医认为，麝香味辛，性温，入心、脾、肝经，有开窍、辟秽、通络、散瘀的功能。主治中风、痰厥、惊痫、中恶烦闷、心腹暴痛、跌打损伤、痈疽肿毒。古书《医学入门》中谈"麝香，通关透窍，上达肌肉。内入骨髓……"《本草纲目》中记载："盖麝香走窜，能通诸窍之不利，开经络之壅遏"。其意是说麝香可很快进入肌肉及骨髓，能充分发挥药性。许多临床材料表明，冠心病患者心绞痛发作时，或处于昏厥休克时，服用以麝香为主要成分的苏合丸，病情可以得到缓解。

用于疮疡肿毒、咽喉肿痛时，有良好的活血散结，消肿止痛作用，内服、外用均有良效。用于治疮疡肿毒，常与雄黄、乳香、没药同用，即醒消丸，或与牛黄、乳香、没药同用；用治咽喉肿痛，可与牛黄、蟾酥、珍珠等配伍，如六神丸。

另外，用麝香注射液皮下注射，治疗白癜风，均有显效；用麝香埋藏或麝香注射液治疗肝癌及食管、胃、直肠等消化道肿瘤，可改善症状、增进饮食；对小儿麻痹症的瘫痪，亦有一定疗效。

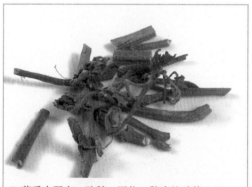

◎ 藿香有开窍、辟秽、通络、散瘀的功能。

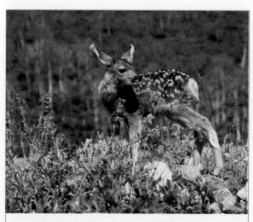

◎ 麝香是雄性香獐子下腹部香腺囊中的干燥分泌物。

柴胡疏肝解郁，阴虚火旺离不了

柴胡，又名北柴胡、南柴胡、软柴胡、醋柴胡，是伞形科植物北柴胡和狭叶柴胡的根。始载于《神农本草经》，列为上品。历代本草对柴胡的植物形态多有记述。如《本草图经》记载："（柴胡）今关、陕、江湖间，近道皆有之，以银州者为胜。二月生苗，甚香，茎青紫，叶似竹叶稍紫……七月开黄花……根赤色，似前胡而强。芦头有赤毛如鼠尾，独窠长者好。二月八月采根。"

柴胡名称的由来有个民间传说。从前，一地主家有两个长工，一姓柴，一姓胡。有一天姓胡的病了，发热后又发冷。地主把姓胡的赶出家，姓柴的一气之下也出走。他扶了姓胡的逃荒，到了一山中，姓胡的躺在地上走不动。姓柴的去找吃的。姓胡的肚子饿了，无意中拔了身边的一种叶似竹叶子的草的根入口咀嚼，不久感到身体轻松些了。待姓柴的回来，便以实告。姓柴的认为此草肯定有治病效能。于是再拔一些让胡食之，胡居然好了。他们2人便用此草为人治病，并以此草起名"柴胡"。

中医认为，柴胡性凉味苦，微寒，入肝、胆二经，具有和解退热、疏肝解郁、升举阳气的作用，常用以治疗肝经郁火、内伤胁痛、疟疾、寒热往来、口苦目眩、月经不调、子宫脱垂、脱肛等症。《本草纲目》记载其"治阳气下陷，平肝胆三焦包络相火"，《神农本草经》则说其"去肠胃结气，饮食积聚，寒热邪气，推陈致新"。

值得一提的是，柴胡对肝炎有特殊疗效。目前，中医治疗传染性肝炎的肝气郁滞型，就是用的柴胡疏肝散，其中主药就是柴胡。

另外，柴胡还组成许多复方，如小柴胡汤为和解少阳之要药；逍遥散能治疗肝气郁结所致的胸胁胀痛、头晕目眩、耳鸣及月经不调；补中益气汤的主药有柴胡、升麻、党参、黄芪等，能治疗气虚下陷所致的气短、倦怠、脱肛等症；柴胡疏肝散还能治疗乳腺小叶增生症。但值得注意的是，肝阳上亢、肝风内动、阴虚火旺及气机上逆者忌用或慎用。

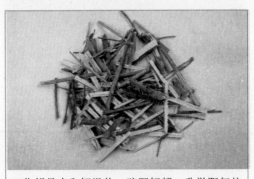
◎柴胡具有和解退热、疏肝解郁、升举阳气的作用。

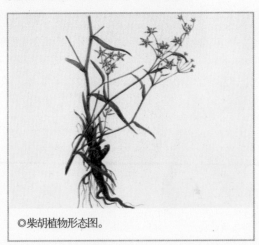
◎柴胡植物形态图。

珍珠，美容养颜之上品

珍珠，又名真朱、真珠、蚌珠、濂珠，产在珍珠贝类和珠母贝类软体动物体内，由于内分泌作用而生成的含碳酸钙的矿物（文石）珠粒，是由大量微小的文石晶体集合而成的，皆为妆饰、美容之上品。

珍珠是在几种软体动物中，由于在套膜里面或下面层层珍珠质围绕并附着于外壳的外来粒子聚合而形成的稠密凝结物，具有各种形状，但最典型的是圆形，呈现各种颜色，但通常是白色或浅色，且有不同程度的光泽，可做装饰或入药。珍珠属安神药；平肝息风药。珍珠是一种有机宝石，自古以来一直被人们视作奇珍，据地质学和考古学的研究证明，在两亿年前，地球上就已经有了珍珠。

珍珠入药，在我国已有两千多年的历史，魏晋时期的《名医别录》把珍珠列为治疗疾病的重要药材，并阐明了珍珠的药效。在《日华子本草》记载，珍珠"安心、明目。"《本草汇言》曰："镇心、定志，安魂，解结毒，化恶疮，收内溃破烂。"明代《本草纲目》记载："珍珠涂面，令人润泽好颜色。安魂魄、止遗精、白浊、妇女难产、解豆疗毒。"类似这样的记载，在古典医籍中还有很多。

中医认为，珍珠性味甘咸寒，无毒，入心、肝二经。具有安神定惊，清热滋阴，明目，解毒的功用，适用于热病惊痫、烦热不眠、咽喉肿痛腐烂、口疮、溃疡不收口、目赤翳障等症，并能润泽肌肤。

珍珠除养生防衰、美容护肤、妆饰点缀外，还可用于优生优育、妇科疾病。中国古代胎养经书中曾介绍了一种"珍珠玉石类安胎养儿法"，即孕妇（怀孕3月后）佩戴珍珠项链（海水珍珠最好）或手链，每日玩弄、摩挲珍珠，可使孕妇安神定惊、心平气和、消除胎毒，还可使孩子日后相貌端正、肌肤细嫩、光滑柔润。

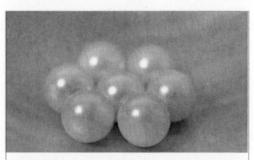

◎珍珠具有安神定惊，清热滋阴，明目，解毒的功用。

珍珠美容方法

口服	外搽
把珍珠加工成珍珠粉，每隔10日服1次，每次7克左右，长期服用，可使皮肤白嫩、细腻	可用手指蘸上水或甘油与珍珠粉调匀，轻轻在脸上涂搽，有一定的美容效果，每日1～2次。或使用珍珠做成的化妆品如：珍珠霜、珍珠膏、珍珠粉等，可根据自己的情况选用

利水健脾薏苡仁，药食兼可用

薏苡仁呈卵形或长椭圆形，长4～8mm，宽3～6mm。表面乳白色，光滑，偶有残存的黄褐色种皮。一端钝圆，另端较宽而微凹，有淡棕色点状种脐。背面圆凸，腹面有1条宽而深的纵沟。质坚实，断面白色粉性。气微，味微甜。以粒大充实、色白、无皮碎者为佳。

薏苡仁性甘，微寒，无毒。具有利水渗湿、健脾止泻、除痹排脓等功效，常用于久病体虚及病后恢复期，是老人儿童较好的药用食物。

下面介绍3种常用的薏苡仁食用方法：

（1）百合薏米粥：将薏苡仁50克、百合15克洗净，放入锅中，加水适量，煮至薏米热烂，加入蜂蜜调匀，出锅即成。

此粥甜香热糯，略有清香味，常吃可健脾益胃，泽肤祛斑，可用于治疗妇女面部雀斑、痤疮、湿疹等症，对青春少女美容有益。

（2）山药薏苡仁粥：取山药、薏苡仁各30克，莲子肉15克，大枣10枚，小米50克，白糖少许。将山药切细，莲子去芯，红枣去核。淘洗干净后与小米共煮成粥，粥煮熟后加白糖调匀即成。

空腹食用，每日2次。此粥可以健脾益气。适用于脾胃虚弱，食少纳差，腹胀便溏，肢体无力，老年水肿，妇女带下症。大便秘结者忌食。

（3）珠玉二宝粥：先将山药、薏苡仁捣成粗粒，放入砂锅，加水适量，置灶上，用火煮至烂熟，再将柿霜饼切碎，调入煮好的粥内，搅匀溶化即成。将柿霜加入已煮好的粥内，即可食用。

此粥可滋养脾肺，止咳祛痰，适用于脾肺气虚，饮食懒进，虚劳咳嗽等症。

但应注意的是，大便干燥者，滑精、精液不足、小便多者与孕妇等人群不宜服用。除治腹泻用炒薏米外，其他均用生薏米入药。

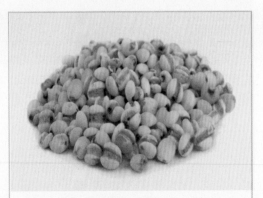

◎薏苡仁具有利水渗湿、健脾止泻、除痹排脓等功效。

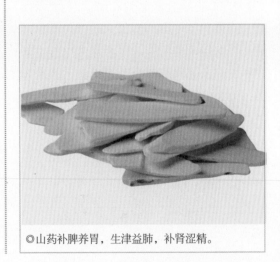

◎山药补脾养胃，生津益肺，补肾涩精。

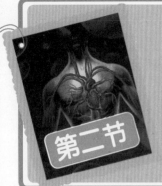

老中医推荐的 6剂本草金药方

第二节

芳香开窍"十香返魂丹"

十香返魂丹是中医上常用的芳香开窍剂，又名"十香反生丹"，因其方中有辛温开窍醒神之十余种"香"命名之药物，用于可使神昏危重之症即刻复苏，故而称为"十香返魂丹"。

本方出自《春脚集》，由丁香、木香、沉香、藿香、乳香、降香、香附、檀香、诃子肉、僵蚕、郁金、天麻、礞石、瓜蒌仁、莲子心、甘草、麝香、琥珀、朱砂、牛黄、苏合香、安息香、冰片等23味药组成，白蜜为丸，金箔为衣。取诸香辛窜，辟秽醒脑，以开窍闭；礞石、瓜蒌、郁金以化痰浊；僵蚕、天麻祛风；朱砂、琥珀定神。诸药合用，窍道开，风痰化，凡卒厥昏死者，多可回苏。主要用于痰厥中风、口眼窝斜、牙关紧闭，昏晕欲死，或诸风狂死，神昏厥逆语言狂乱，哭笑失常等症。

此方中丁香与郁金是相反用药，中医十八反认为"丁香莫与郁金见"，丁香与郁金为配伍禁忌。十香返魂丹中将二者同用，用于治疗中风昏迷等症。其中，丁香辛温芳香、温中降逆、助阳；郁金芳香宣达、行气解郁、凉血祛瘀。二者配伍，相畏而相激，寒温互制，达到温通开郁、启开脾胃之功。

用法与用量：上为细末，每丸重3克。每次服1丸，一日二次，温开水送下。如见鬼神，自言自语，或哭登高，姜汤送下。

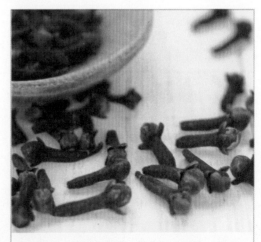

◎丁香为丁香树的花蕾；有温中、暖肾、降逆、温肾助阳之功能。

药方组方原则

中药伍配"七情"

中药伍配中的"七情"其变化关系可以概括为三项：相须、相使同用的，是用药的帝道；相畏、相杀同用的，是用药的王道；相恶、相反同用的，是用药的霸道。

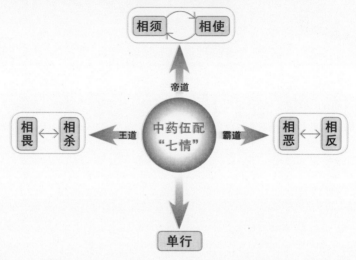

药味三品图

药中有上、中、下三品，分别对应君、臣、佐使，药物的功用各有所长，也各有所偏，通过合理的配伍，增强或改变其原有的功用，调其偏性，制其毒性，消除或减缓其对人体的不利因素，三品彼此相互配合、制约，以使药品发挥最大功效。

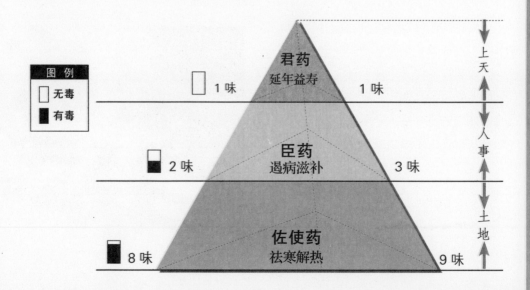

药物的君、臣、佐、使

君、臣、佐、使是《内经》提出的中医药处方原则，是对处方用药规律的高度概括，是从众多方剂的用药方法、主次配伍关系等因素中总结出来的带有普遍意义的处方指南。

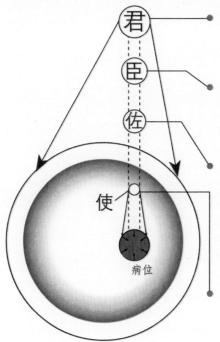

君药就是在治疗疾病时起主要作用的药。其药力居方中之首，用量也较多。在一个方剂中，君药是首要的，不可缺少的药物。

臣药有两种含义

1. 辅助君药发挥治疗作用的药物。
2. 针对兼病或兼症起治疗作用的药物。

佐药有三种含义

1. 佐助药：协助君臣药加强治疗作用，或直接治疗次要兼症。
2. 佐制药：消除或减缓君臣药的毒性和烈性。
3. 反佐药：与君药性味相反而又能在治疗中起相成作用。

使药有两种含义

1. 为引经药，将各药的药力引导至患病部位。
2. 为调和药，调和各药的作用。

什么是药物"十八反"？什么又叫"十九畏"？

十八反：明确指出了相反的18种药物，即乌头反贝母、瓜蒌、半夏、白蔹、白及；藜芦反人参、丹参、玄参、沙参、芍药、细辛；甘草反甘遂、大戟、海藻、芫花。

十九畏：指出了共19个彼此相畏的药物，即硫黄畏朴硝，狼毒畏密陀僧，水银畏砒霜，巴豆畏牵牛，丁香畏郁金，牙硝畏三棱，官桂畏赤石脂，人参畏五灵脂，川乌、草乌畏犀角。

温病圣药 "至宝丹"

"至宝丹"为清热息风、镇惊、豁痰开窍的中药方剂，用于热邪内扰、痰浊蒙闭心包诸症，疗效显著。与安宫牛黄丸、紫雪丹并称为"中药三宝"。

张秉成的《成方便读》中这样记载至宝丹："方中犀角、牛黄皆秉清灵之气，有凉解之功；玳瑁、金箔之出于水；朱砂、雄黄之出于山，皆得宝气，而可以解毒镇邪。拯逆济危，故得谓之至宝也"。可见，正是由于本方药物多为珍稀难求之动物、矿物和树脂类药材，价格昂贵，且功效卓著，故名为"至宝"。但本方芳香辛燥之药较多，有耗阴劫液之弊，凡中风昏厥属肝阳上亢者禁用。孕妇慎服。目前市场上应用的至宝丹主要有4种。

局方至宝丹：出自《太平惠民和剂局方》，此即常说的至宝丹

组成	功能主治	用法及用量
犀角(现改用水牛角)、牛黄、玳瑁、琥珀、朱砂、雄黄、麝香、安息香、冰片	本方系开窍化浊、清热解毒剂。主治痰热内闭之症，用于昏厥而见痰盛气粗、舌红苔黄垢腻、脉滑数者，中暑、中恶突然昏倒、胸闷欲绝者，中风、小儿惊厥属痰热内闭者，癫证痰结气郁而化热者。现常用于流行性乙脑、流行性脑脊髓膜炎、脑血管意外、中暑、肝昏迷、癫痫、尿毒症等疾病的治疗	口服，必要时化服1丸，每日2次。脉弱体虚者，人参汤化服；痰涎壅盛者可用生姜汁化服

小儿至宝丹：验方，见《全国中药成药处方集》

组成	功能主治	用法及用量
木香、朱砂、冰片、苍术、桔梗、黄连、麦芽、藿香叶、枳壳、天花粉、甘草、大黄、木通、厚朴、半夏、橘皮、荆芥穗、砂仁、山楂	疏风清热、消食导滞、化痰熄风，适用于伤食停乳、头痛身热、呕吐胀满、泻痢腹痛等症	蜜丸，每服1.5克，每日2~3次

人参至宝丸：出自《部颁药品标准》

组成	功能主治	方解
人参、牛黄、天竺黄、制南星、雄黄、朱砂、琥珀、水牛角粉、玳瑁、麝香、安息香、冰片	祛痰开窍，镇惊醒神。适用于温病高热、神昏谵语、中风等症	人参补气扶正；牛黄、天竺黄、制南星、雄黄清热解毒，祛痰开窍，息风止痉；朱砂、琥珀清热镇惊安神；水牛角粉、玳瑁清热平肝；麝香、安息香、冰片芳香辟秽开窍

牛黄至宝丸（牛黄至宝丹）：出自《部颁药品标准》

组成	功能主治	用法与用量
连翘、栀子、大黄、芒硝、石膏、青蒿、陈皮、木香、广藿香、牛黄、冰片、雄黄	清热解毒，泻火通便。适用于胃肠积热引起的头痛眩晕、目赤耳鸣、口燥咽干、大便燥结等症	蜜丸，每丸重6克。口服，每次1~2丸，每日2次

扶正解表当用"败毒散"

败毒散，又名人参败毒散。本方于表散药中加入人参培其正气，以资驱败邪毒，从汗而解，故名"败毒散"。由于方中益气扶正，当推人参为首功，故又名"人参败毒散"。

本方是一种扶正解表的常用方剂，出自《太平惠民和剂局方》，由柴胡、人参、前胡、川芎、枳壳、羌活、独活、茯苓、桔梗、甘草、生姜、薄荷等药组成，其中：羌活、独活并为君药，辛温发散，通治一身上下之风寒湿邪；川芎行血祛风；柴胡辛散解肌，并为臣药，助羌活、独活祛外邪，止疼痛；枳壳降气；桔梗开肺；前胡祛痰；茯苓渗湿，并为佐药，利肺气，除痰湿，止咳嗽；甘草调和诸药，兼以益气和中；生姜、薄荷，发散风寒，皆是佐使之品；配以小量人参补气扶正，具有益气解表、散风祛湿的功效，用于正气不足、外感风寒湿邪所致之憎寒壮热、无汗、肢体酸痛、胸膈痞满、鼻塞声重、咳嗽有痰、舌苔白腻、脉浮无力、痢疾、疟疾、疮疡等症。

在临床应用时，还可根据实际病症对此方进行化裁，如：若正气未虚，而表寒较甚者，去人参，加荆芥、防风以祛风散寒；气虚明显者，可重用人参，或加黄芪以益气补虚；湿滞肌表经络、肢体酸楚疼痛甚者，可酌加威灵仙、桑枝、秦艽、防己等祛风除湿，通络止痛；咳嗽重者，加杏仁、白前止咳化痰；痢疾之腹痛、便脓血、里急后重甚者，可加白芍、木香以行气和血止痛。

服用方法：上为粗末。每服6克，加生姜、薄荷各少许，水煎七分，去滓，寒多则热服，热多则温服，不拘时。

禁忌：本方多辛温香燥之品，若是暑温、湿热蒸迫肠中而成痢疾者，切不可误用。若非外感风寒湿邪，寒热无汗者，亦不宜服。

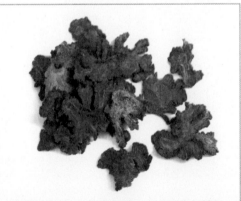

◎川芎活血行气，祛风止痛。可用于安抚神经、正头风头痛，症瘕胶痛，胸胁、刺痛，跌打肿痛，头痛，风湿痹痛。

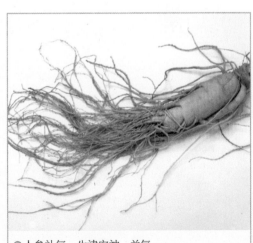

◎人参补气、生津安神、益气。

滋胃饮，疏肝养胃第一方

当代名老中医周仲瑛教授对脾胃病多有研究，尤其是对阴虚胃痛的治疗，临床疗效极为显著。他在经验总结中指出："胃痛以气滞、寒凝、火郁、湿热、食滞、瘀血及气虚、阳微等多见，但阴虚胃痛并不乏见，且治法方药有其特殊性"。他认为阴虚胃痛多见于慢性萎缩性胃炎或溃疡病并发慢性胃炎久延不愈、胃酸缺乏，表现为胃脘部痞胀隐痛或灼热而痛，食少乏味或嘈杂如饥而不欲食，甚至厌食不饥，或以进食酸味、甜味为舒，干呕泛恶，口干渴，大便干燥，舌干质红等。同时，他还指出："胃之阴液虚少，不能濡润胃腑是阴虚胃痛的关键。"基于此，周老配制了滋胃饮，应用于临床，效果显著。

在临床上，周老将滋胃饮主要用于慢性萎缩性胃炎或溃疡病并发慢性胃炎久而不愈、胃酸缺乏者，一般表现为胃脘隐隐作痛，烦渴思饮，口燥咽干，食少、便秘，舌红少苔。

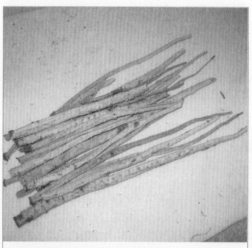

◎北沙参养阴清肺、益胃生津。

滋胃饮方		
	组成	乌梅肉6克，炒白芍10克，炙甘草3克，北沙参10克，大麦冬10克，金钗石斛10克，丹参10克，炙鸡内金5克，生麦芽10克，玫瑰花3克。
	用法	将上药放入容器内，加冷水浸过药面，15分钟后即行煎煮，煮沸后改用微火，再煎20分钟。滤取药液约300毫升服之。
	功效	滋养胃阴，疏肝柔肝。
	加减	口渴较著，阴虚甚者加大生地10克；伴有郁火，脘中烧灼热辣疼痛，痛势急迫，口苦而燥，渴而多饮，加黑山栀6克，黄连3克；舌苔厚腻而黄，呕恶频作，湿热留滞在胃者加黄连3克，厚朴花3克，佛手3克；津虚不能化气或气虚不能生津，津气两虚，兼见神疲、气短、头昏、肢软、大便不畅或便溏者，加太子参10克，山药10克。

先天不足，常吃人参养荣丸

不足之症是中医的病症名，即先天禀赋不足，又可称为先天虚怯。中医认为，人赖以生存的物质基础就是气和血，气为血之帅，血为气之母，二者关系极为密切。虚证是指人的正气虚弱不足，又分为气虚和血虚，气虚可发展为阳虚，血虚可发展为阴虚。

中医认为，行不足者温之以气，精不足者补之以味，虚证的最佳治疗方法就是"补"。气虚补气，血虚补血，气血双虚则气血双补。但是补也有急缓之别，应该根据具体的病症决定如何进补。如病人阳气骤衰，真气暴脱，或血崩气脱，或津液枯竭，都应该采取急补的方法，使用大剂重剂，以求速效；如病人正气已虚，但邪气尚未完全消除，则宜采用缓补的方法，

不求速效，日积月累，逐渐治愈病症。根据林黛玉的病情，则以缓补为宜，常吃人参养荣丸，就是缓补之道。

人参养荣丸是中医气血双补的著名方剂，始自宋代《太平惠民和剂局方》，已有近九百年的历史了，一直广泛应用于治疗气血两虚之病症，效果甚佳。它是由人参、黄芪、白术、陈皮、当归、茯苓、白芍、肉桂、熟地黄、远志、五味、生姜、大枣、甘草等14味中药组成，有补气益血、强心安神的功效，用于呼吸气少、面色萎黄、形瘦神疲、食少乏味、毛发脱落、失眠心悸、妇女月经不调等。这些适应证在林黛玉身上都可找到，此方对她来说是最合适不过的了。

近年来发现，人参养荣丸经中医辨证后灵活使用，对下列几种疾病也有较好疗效。

人参养荣丸小常识

肿瘤	在服用抗癌药物进行常规治疗的同时，配合人参养荣丸，每次1丸，每日2~3次。该药的抗肿瘤作用并非直接破坏癌细胞，而是通过提高T细胞等的免疫功能，增强机体的防御功能，从而发挥抗癌效果
透析患者皮肤瘙痒症	该药配方中的地黄、白芍、当归能促进代谢，帮助调节内分泌功能恢复正常，还能扩张血管，改善血液循环及镇静作用，故对透析患者皮肤瘙痒症有较好的疗效。方法是口服人参养荣丸1丸，每日2次
神经衰弱	据分析，方中当归、茯苓、远志、五味能养血安神，并有镇静作用，故可用于神经衰弱的治疗。方法是服用人参养荣丸膏剂，每次10克，每日3次，温开水送下，7天为1个疗程，病情较轻者一般用药2~3个疗程后能获良效
服用人参养荣丸注意事项	在服用人参养荣丸之时，我们还得注意以下几点： （1）感冒、发热者忌服。 （2）孕妇、身体壮实不虚或有痰湿者（如体质肥胖、常感胸闷、腹胀、大便稀而不爽者）忌服。 （3）不宜喝茶和吃萝卜，以免影响药效。 （4）本品中有肉桂属温热药，因此出血者忌用。 （5）服本药时不宜同时服用藜芦、五灵脂、皂荚或其制剂

清热解暑，"香薷饮"功不可挡

香薷饮是中医有名的方剂，是夏日解暑的良方，由香薷散演变而来，药味相同，制成散剂叫香薷散，熬成煎剂就是香薷饮。此方源自宋代的《太平惠民和剂局方》，由香薷、厚朴、扁豆3味药组成。香薷素有"夏月麻黄"之称，长于疏表散寒，祛暑化湿；扁豆清热涤暑，化湿健脾；厚朴燥湿和中，理气开脾，三物合用，共奏外解表寒，内化暑湿之效。按《红楼梦》所述，林黛玉的"中暑"，不过是她到了清虚观之后，因天气炎热，寻那阴凉所在多待了一会儿，因身子骨虚弱，便受了寒，得了病。所以她的中暑属于阴暑，但并不严重，故服用"香薷饮"，显系对症之方。

此方的主药香薷，又名香茹、西香薷，是唇形科植物海洲香薷的带花全草。全身披有白色茸毛，有浓烈香气。中医认为，香薷性味辛、微温，入肺、胃经，有发汗解表，祛暑化湿，利水消肿之功，外能发散风寒而解表，内能祛暑化湿而和中，性温而为燥烈，发汗而不峻猛，故暑天感邪而致恶寒发热，头重头痛，无汗，胸闷腹痛，吐泻者尤适用。故《本草纲目》上说："世医治暑病，以香薷为首药"。《本草正义》记载："香薷气味清冽，质又轻扬，上之能开泄腠理，宣肺气，达皮毛，以解在表之寒；下之能通达三焦，疏膀胱，利小便，以导在里之水"。

药理研究表明，香薷发散风寒，有发汗解热作用，并可刺激消化腺分泌及胃肠蠕动，对肾血管能产生刺激作用而使肾小管充血，滤过压增高，呈现利尿作用。因此，夏日常用香薷煮粥服食或泡茶饮用，既可预防中暑，又可增进食欲。但香薷有耗气伤阴之弊，气虚、阴虚、表虚多汗者不宜选用。

除此之外，香薷还能祛暑化湿，故在暑天因乘凉饮冷所引起的怕冷发热无汗及呕吐腹泻等症，是一味常用的药品。但其性温辛散，多适用于阴暑病症，正如前人所说："夏月之用香薷，犹冬月之用麻黄。"故在临床用于祛暑解表时必须具备怕冷及无汗的症候。如属暑湿兼有热象的，可配黄连同用。至于暑热引起的大汗、大热、烦渴等症，就不是香薷的适应范围了。

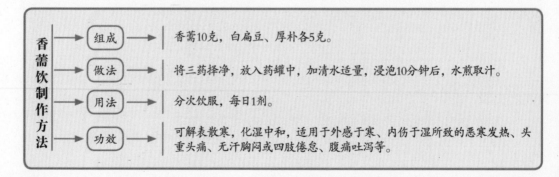

香薷饮制作方法

组成 → 香薷10克，白扁豆、厚朴各5克。

做法 → 将三药择净，放入药罐中，加清水适量，浸泡10分钟后，水煎取汁。

用法 → 分次饮服，每日1剂。

功效 → 可解表散寒，化湿中和，适用于外感于寒、内伤于湿所致的恶寒发热、头重头痛、无汗胸闷或四肢倦怠、腹痛吐泻等。

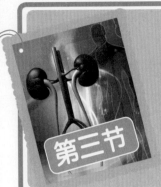

寓健康于饮食的药膳保健法

第三节

药膳革命：药膳 ≠ 药 + 食

食疗，又称食治，即利用食物来影响机体各方面的功能，使其获得健康或愈疾防病的一种方法。中医很早就认识到，食物不仅为人体提供生长发育和健康生存所需的各种营养，还可以疗疾祛病。早在3000年前的周朝，宫廷医生中便有"食医"，即通过调配膳食为帝王的养生、保健服务。

俗话说："药疗不如食疗"，以食物为药物具有无副作用、价格低廉、无痛苦等诸多优点。但是，近年来国人却逐渐对食疗、食养敬而远之了，究其原因，主要是因为我们把药膳曲解了。多数药膳只是药与食的简单组合，功效比不上喝汤药，味道还非常奇特，让人难以长期食用。

我们认为，药膳绝不是"药 + 食"这么简单，必须将饮食与医药巧妙地结合在一起，无论是从历史源流、方药构成、制作过程、科学分析各个方面来看，还是从煲、炖、蒸、煮、粥、酒、汁、茶、面点等烹饪技艺来看，它都是饮食与医药的

精华所在。"从作为膳食的一方面来说，首先应满足食物应该具有的色、香、味、形、触等基本要求；而从作为药的一方面来说，则应尽量发挥食物本身的功效，并进行合理搭配，辨证用膳。即使需要加入药物，药物的性味也要求尽量甘、淡、平和、无异味，不能因用药就丢了膳。"只有这样，食疗才能够成为一种享受，为大家所广泛接受。

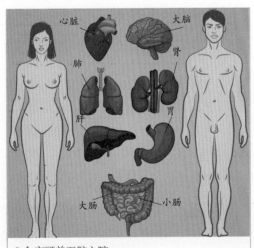

◎食疗可养五脏六腑。

益气养血的药膳

中医认为，气是维持人体生命活动的基本物质，如饮食中的水谷之气，吸入之清气（即氧气）等，即所谓"人之有生，全赖此气"。另外，气还指生命活动的动力，如脏腑之气。而血的生成，则来源于水谷之精气，通过脾、心、肺的作用化生而成血，故有"中焦受气，取汁变化而赤，是谓血"的说法。血运行于全身，循环不息，以营养机体各部。血盛则形体也盛，血衰则形体也衰。

可以说，人体中的气属于阳，血属于阴，气与血之间具有阴阳相随、相互依存、相互为用的关系。人之生以气血为本，人之病无不伤及气血。所以，"治病之要诀，在明气血"。所谓调和气血，是根据气和血的不足及其各自功能的异常，以及气血互用的功能失常等

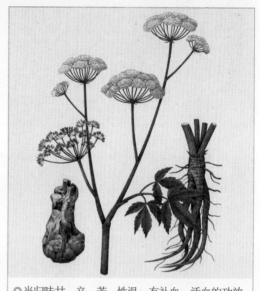

◎当归味甘、辛、苦，性温；有补血、活血的功效。

病理变化，采取"有余泻之，不足补之"的原则，使气顺血和，气血协调。

下面，就为大家推荐几道能够益气养血的保健药膳：

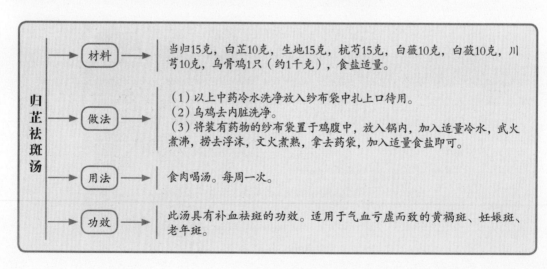

归芷祛斑汤	材料	当归15克，白芷10克，生地15克，杭芍15克，白薇10克，白蔹10克，川芎10克，乌骨鸡1只（约1千克），食盐适量。
	做法	（1）以上中药冷水洗净放入纱布袋中扎上口待用。 （2）乌鸡去内脏洗净。 （3）将装有药物的纱布袋置于鸡腹中，放入锅内，加入适量冷水，武火煮沸，捞去浮沫，文火煮熟，拿去药袋，加入适量食盐即可。
	用法	食肉喝汤。每周一次。
	功效	此汤具有补血祛斑的功效。适用于气血亏虚而致的黄褐斑、妊娠斑、老年斑。

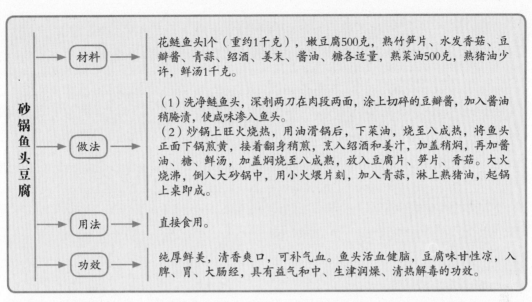

砂锅鱼头豆腐

材料 → 花鲢鱼头1个（重约1千克），嫩豆腐500克，熟竹笋片、水发香菇、豆瓣酱、青蒜、绍酒、姜末、酱油、糖各适量，熟菜油500克，熟猪油少许，鲜汤1千克。

做法 →（1）洗净鲢鱼头，深剞两刀在肉段两面，涂上切碎的豆瓣酱，加入酱油稍腌渍，使成味渗入鱼头。
（2）炒锅上旺火烧热，用油滑锅后，下菜油，烧至八成热，将鱼头正面下锅煎黄，接着翻身稍煎，烹入绍酒和姜汁，加盖稍焖，再加酱油、糖、鲜汤，加盖焖烧至八成熟，放入豆腐片、笋片、香菇。大火烧沸，倒入大砂锅中，用小火煨片刻，加入青蒜，淋上熟猪油，起锅上桌即成。

用法 → 直接食用。

功效 → 纯厚鲜美，清香爽口，可补气血。鱼头活血健脑，豆腐味甘性凉，入脾、胃、大肠经，具有益气和中、生津润燥、清热解毒的功效。

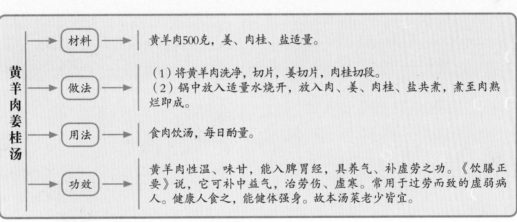

黄羊肉姜桂汤

材料 → 黄羊肉500克，姜、肉桂、盐适量。

做法 →（1）将黄羊肉洗净，切片，姜切片，肉桂切段。
（2）锅中放入适量水烧开，放入肉、姜、肉桂、盐共煮，煮至肉熟烂即成。

用法 → 食肉饮汤，每日酌量。

功效 → 黄羊肉性温、味甘，能入脾胃经，具养气、补虚劳之功。《饮膳正要》说，它可补中益气，治劳伤、虚寒。常用于过劳而致的虚弱病人。健康人食之，能健体强身。故本汤菜老少皆宜。

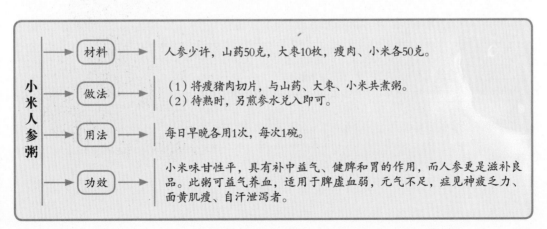

小米人参粥

材料 → 人参少许，山药50克，大枣10枚，瘦肉、小米各50克。

做法 →（1）将瘦猪肉切片，与山药、大枣、小米共煮粥。
（2）待熟时，另煎参水兑入即可。

用法 → 每日早晚各用1次，每次1碗。

功效 → 小米味甘性平，具有补中益气、健脾和胃的作用，而人参更是滋补良品。此粥可益气养血，适用于脾虚血弱，元气不足，症见神疲乏力、面黄肌瘦、自汗泄泻者。

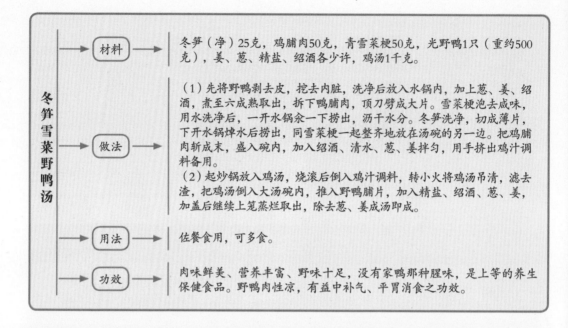

材料	冬笋（净）25克，鸡脯肉50克，青雪菜梗50克，光野鸭1只（重约500克），姜、葱、精盐、绍酒各少许，鸡汤1千克。
做法	（1）先将野鸭剥去皮，挖去内脏，洗净后放入水锅内，加上葱、姜、绍酒，煮至六成熟取出，拆下鸭脯肉，顶刀劈成大片。雪菜梗泡去咸味，用水洗净后，一开水锅余一下捞出，沥干水分。冬笋洗净，切成薄片，下开水锅焯水后捞出，同雪菜梗一起整齐地放在汤碗的另一边。把鸡脯肉斩成末，盛入碗内，加入绍酒、清水、葱、姜拌匀，用手挤出鸡汁调料备用。 （2）起炒锅放入鸡汤，烧滚后倒入鸡汁调料，转小火将鸡汤吊清，滤去渣，把鸡汤倒入大汤碗内，推入野鸭脯片，加入精盐、绍酒、葱、姜，加盖后继续上笼蒸烂取出，除去葱、姜成汤即成。
用法	佐餐食用，可多食。
功效	肉味鲜美、营养丰富、野味十足，没有家鸭那种腥味，是上等的养生保健食品。野鸭肉性凉，有益中补气、平胃消食之功效。

冬笋雪菜野鸭汤

补肾壮阳的药膳

中医认为，肾有藏精、主生长、发育、生殖、主水液代谢等功能，被称为"先天之本"。肾亏精损是引起脏腑功能失调、产生疾病的重要因素之一。故许多养生家把养肾作为抗衰防老的重要措施。

可以说，人体衰老与寿命的长和短在很大程度上取决于肾气的强弱。《黄帝内经》指出："精者，生之本也"。《寿世保元》云："精乃肾之主，冬季养生，应适当节制性生活，不能恣其情欲，伤其肾精。"

在此，我们为大家推荐几道可以补肾壮阳的药膳：

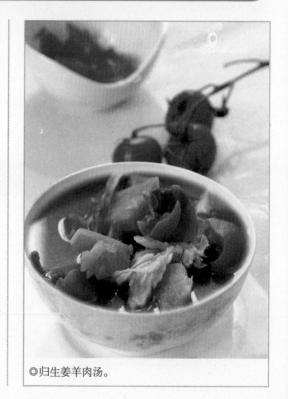

◎归生姜羊肉汤。

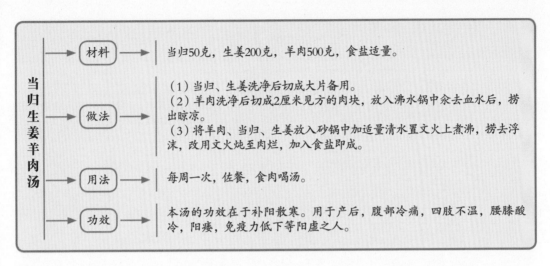

当归生姜羊肉汤

材料 → 当归50克，生姜200克，羊肉500克，食盐适量。

做法 →
（1）当归、生姜洗净后切成大片备用。
（2）羊肉洗净后切成2厘米见方的肉块，放入沸水锅中汆去血水后，捞出晾凉。
（3）将羊肉、当归、生姜放入砂锅中加适量清水置文火上煮沸，捞去浮沫，改用文火炖至肉烂，加入食盐即成。

用法 → 每周一次，佐餐，食肉喝汤。

功效 → 本汤的功效在于补阳散寒。用于产后，腹部冷痛，四肢不温，腰膝酸冷，阳痿，免疫力低下等阳虚之人。

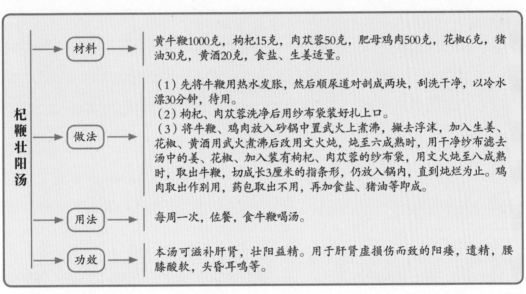

杞鞭壮阳汤

材料 → 黄牛鞭1000克，枸杞15克，肉苁蓉50克，肥母鸡肉500克，花椒6克，猪油30克，黄酒20克，食盐、生姜适量。

做法 →
（1）先将牛鞭用热水发胀，然后顺尿道对剖成两块，刮洗干净，以冷水漂30分钟，待用。
（2）枸杞、肉苁蓉洗净后用纱布袋装好扎上口。
（3）将牛鞭、鸡肉放入砂锅中置武火上煮沸，撇去浮沫，加入生姜、花椒、黄酒用武火煮沸后改用文火炖，炖至六成熟时，用干净纱布滤去汤中的姜、花椒、加入装有枸杞、肉苁蓉的纱布袋，用文火炖至八成熟时，取出牛鞭，切成长3厘米的指条形，仍放入锅内，直到炖烂为止。鸡肉取出作别用，药包取出不用，再加食盐、猪油等即成。

用法 → 每周一次，佐餐，食牛鞭喝汤。

功效 → 本汤可滋补肝肾，壮阳益精。用于肝肾虚损伤而致的阳痿，遗精，腰膝酸软，头昏耳鸣等。

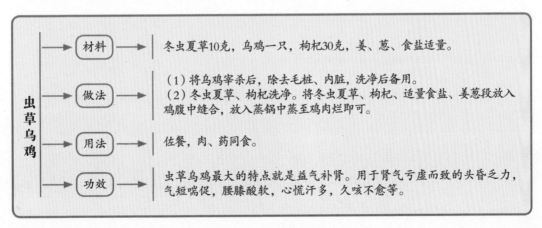

虫草乌鸡

材料 → 冬虫夏草10克，乌鸡一只，枸杞30克，姜、葱、食盐适量。

做法 →
（1）将乌鸡宰杀后，除去毛桩、内脏，洗净后备用。
（2）冬虫夏草、枸杞洗净。将冬虫夏草、枸杞、适量食盐、姜葱段放入鸡腹中缝合，放入蒸锅中蒸至鸡肉烂即可。

用法 → 佐餐，肉、药同食。

功效 → 虫草乌鸡最大的特点就是益气补肾。用于肾气亏虚而致的头昏之力，气短喘促，腰膝酸软，心慌汗多，久咳不愈等。

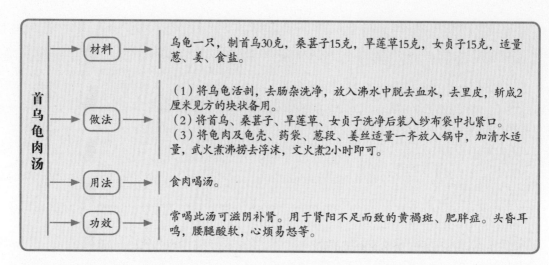

首乌龟肉汤

材料 → 乌龟一只，制首乌30克，桑葚子15克，旱莲草15克，女贞子15克，适量葱、姜、食盐。

做法 →
（1）将乌龟活剖，去肠杂洗净，放入沸水中脱去血水，去里皮，斩成2厘米见方的块状备用。
（2）将首乌、桑葚子、旱莲草、女贞子洗净后装入纱布袋中扎紧口。
（3）将龟肉及龟壳、药袋、葱段、姜丝适量一齐放入锅中，加清水适量，武火煮沸捞去浮沫，文火煮2小时即可。

用法 → 食肉喝汤。

功效 → 常喝此汤可滋阴补肾。用于肾阳不足而致的黄褐斑、肥胖症、头昏耳鸣，腰腿酸软，心烦易怒等。

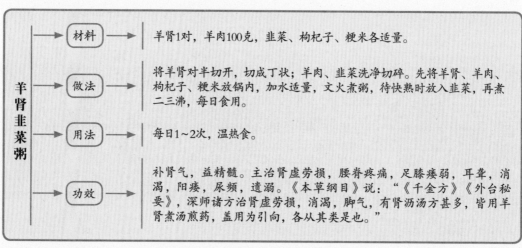

羊肾韭菜粥

材料 → 羊肾1对，羊肉100克，韭菜、枸杞子、粳米各适量。

做法 → 将羊肾对半切开，切成丁状；羊肉、韭菜洗净切碎。先将羊肾、羊肉、枸杞子、粳米放锅内，加水适量，文火煮粥，待快熟时放入韭菜，再煮二三沸，每日食用。

用法 → 每日1~2次，温热食。

功效 → 补肾气，益精髓。主治肾虚劳损，腰脊疼痛，足膝痿弱，耳聋，消渴，阳痿，尿频，遗溺。《本草纲目》说："《千金方》《外台秘要》，深师诸方治肾虚劳损，消渴，脚气，有肾沥汤方甚多，皆用羊肾煮汤煎药，盖用为引向，各从其类是也。"

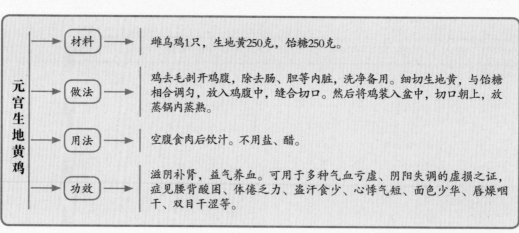

元宫生地黄鸡

材料 → 雌乌鸡1只，生地黄250克，饴糖250克。

做法 → 鸡去毛剖开鸡腹，除去肠、胆等内脏，洗净备用。细切生地黄，与饴糖相合调匀，放入鸡腹中，缝合切口。然后将鸡装入盆中，切口朝上，放蒸锅内蒸熟。

用法 → 空腹食肉后饮汁。不用盐、醋。

功效 → 滋阴补肾，益气养血。可用于多种气血亏虚、阴阳失调的虚损之证，症见腰背酸困、体倦乏力、盗汗食少、心悸气短、面色少华、唇燥咽干、双目干涩等。

健脾养胃的药膳

中医认为，在五脏六腑中，脾与胃相表里，是气血生化之源，有"后天之本"之称。维持生命的一切物质，都要依靠脾胃对营养物质的受纳、消化、吸收、运化来供给。脾胃伤则会出现倦怠、腹胀、便溏、腹泻、消化不良以及水肿、消瘦、摄血功能失职、免疫与抗病能力下降等症。正如《养老奉亲书》说："脾胃者，五脏之宗也。"所以，古人有"安谷则昌，绝谷则亡""有胃气则生，无胃气则亡""脾胃虚则百病生"等认识。这些论述，充分体现了脾胃功能的重要性及其与人体生命活动的密切关系。下面，我们就为大家推荐几道健脾养胃的药膳：

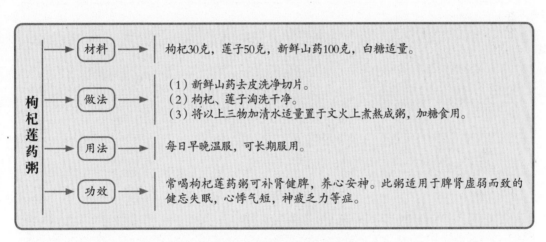

枸杞莲药粥

材料 → 枸杞30克，莲子50克，新鲜山药100克，白糖适量。

做法 →
（1）新鲜山药去皮洗净切片。
（2）枸杞、莲子淘洗干净。
（3）将以上三物加清水适量置于文火上煮熬成粥，加糖食用。

用法 → 每日早晚温服，可长期服用。

功效 → 常喝枸杞莲药粥可补肾健脾，养心安神。此粥适用于脾肾虚弱而致的健忘失眠，心悸气短，神疲乏力等症。

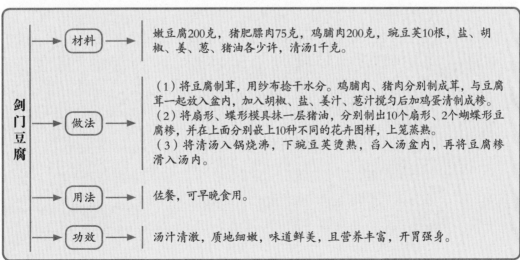

剑门豆腐

材料 → 嫩豆腐200克，猪肥膘肉75克，鸡脯肉200克，豌豆荚10根，盐、胡椒、姜、葱、猪油各少许，清汤1千克。

做法 →
（1）将豆腐制茸，用纱布捻干水分。鸡脯肉、猪肉分别制成茸，与豆腐茸一起放入盆内，加入胡椒、盐、姜汁、葱汁搅匀后加鸡蛋清制成糁。
（2）将扇形、蝶形模具抹一层猪油，分别制出10个扇形、2个蝴蝶形豆腐糁，并在上面分别嵌上10种不同的花卉图样，上笼蒸熟。
（3）将清汤入锅烧沸，下豌豆荚烫熟，舀入汤盆内，再将豆腐糁滑入汤内。

用法 → 佐餐，可早晚食用。

功效 → 汤汁清澈，质地细嫩，味道鲜美，且营养丰富，开胃强身。

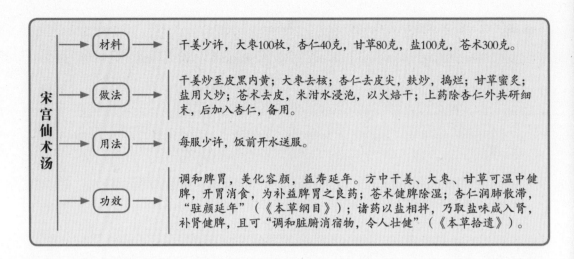

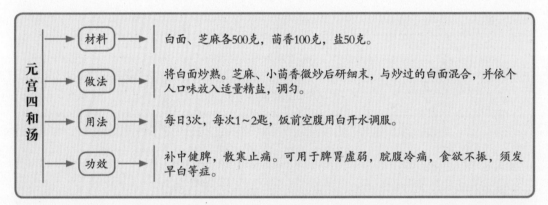

保肝润肺的药膳

中医认为，肝为五脏之一，位于胁下，主藏血和主疏泄。肝主升主动，体阴而用阳。肝与形体志窍的关系表现在：肝藏魂，主谋虑，肝在体合筋，其华在爪，在志为怒，在液为泪，开窍于目。《素问》中说："肝者，罢极之本，魂之居也。其华在爪，其充在筋，以生血气。"肝与胆互为表里。肝在五行属木，通于春气。

肺居胸腔，在诸脏腑中，其位最高，故称"华盖"。肺叶娇嫩，不耐寒热，易被邪侵，故又称"娇藏"。肺与大肠相为表里。肺主气、司呼吸，肺主宣发和肃降，肺主通调水道。肺开窍于鼻，鼻是肺之门户，如肺气调和，则鼻窍通畅。

下面，我们就为大家推荐几道保肝润肺的药膳：

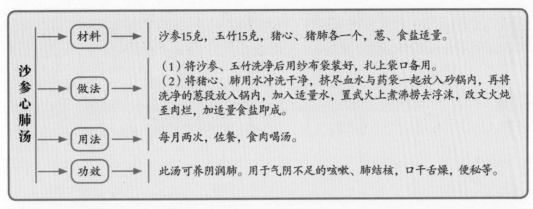

沙参心肺汤

材料	沙参15克，玉竹15克，猪心、猪肺各一个，葱、食盐适量。
做法	（1）将沙参、玉竹洗净后用纱布袋装好，扎上袋口备用。 （2）将猪心、肺用水冲洗干净，挤尽血水与药袋一起放入砂锅内，再将洗净的葱段放入锅内，加入适量水，置武火上煮沸捞去浮沫，改文火炖至肉烂，加适量食盐即成。
用法	每月两次，佐餐，食肉喝汤。
功效	此汤可养阴润肺。用于气阴不足的咳嗽、肺结核，口干舌燥，便秘等。

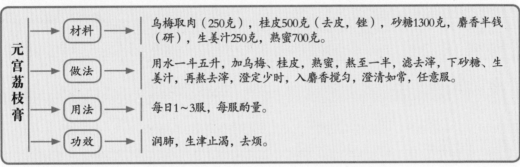

元宫荔枝膏

材料	乌梅取肉（250克），桂皮500克（去皮，锉），砂糖1300克，麝香半钱（研），生姜汁250克，熟蜜700克。
做法	用水一斗五升，加乌梅、桂皮、熟蜜，熬至一半，滤去滓，下砂糖、生姜汁，再熬去滓，澄定少时，入麝香搅匀，澄清如常，任意服。
用法	每日1～3服，每服酌量。
功效	润肺，生津止渴，去烦。

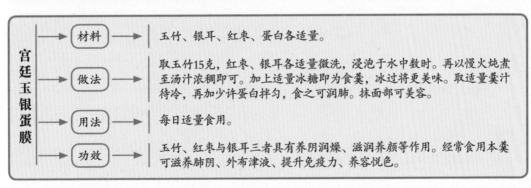

宫廷玉银蛋膜

材料	玉竹、银耳、红枣、蛋白各适量。
做法	取玉竹15克，红枣、银耳各适量微洗，浸泡于水中数时。再以慢火炖煮至汤汁浓稠即可。加上适量冰糖即为食羹，冰过将更美味。取适量羹汁待冷，再加少许蛋白拌匀，食之可润肺。抹面部可美容。
用法	每日适量食用。
功效	玉竹、红枣与银耳三者具有养阴润燥、滋润养颜等作用。经常食用本羹可滋养肺阴、外布津液、提升免疫力、养容悦色。

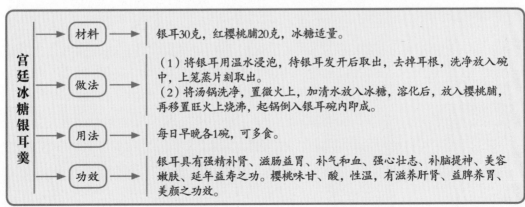

宫廷冰糖银耳羹

材料	银耳30克，红樱桃脯20克，冰糖适量。
做法	（1）将银耳用温水浸泡，待银耳发开后取出，去掉耳根，洗净放入碗中，上笼蒸片刻取出。 （2）将汤锅洗净，置微火上，加清水放入冰糖，溶化后，放入樱桃脯，再移置旺火上烧沸，起锅倒入银耳碗内即成。
用法	每日早晚各1碗，可多食。
功效	银耳具有强精补肾、滋肠益胃、补气和血、强心壮志、补脑提神、美容嫩肤、延年益寿之功。樱桃味甘、酸，性温，有滋养肝肾、益脾养胃、美颜之功效。

明目聪耳的药膳

最早的医学经典著作《内经》中说"天有日月，人有两目"。根据天人合一思想，认为天之精气宿于星月，人之精气在于两目。《灵枢·大惑》说"五脏六腑之精气，皆上注于目而为之精，精之窠为眼"，认为目和人体精气的盛衰有着密切的关系。如两目神采奕奕，说明精气充足；两目无精打采，说明精气不足；如果两目呆滞，晦暗无光，就是精气衰竭的表现。

耳为肾之窍，通于脑，是人体的听觉器官。中医认为，耳的功能与五脏六腑有关系，而与肾的关系尤为密切。耳的听觉能力能够反映肾、脑等脏腑的功能。因为"耳通天气"，耳是人体接受外界音响刺激的重要途径，外界环境因素对耳的影响很大。人们常把耳聪作为长寿的标志，因为人老往往从耳朵听力下降开始，所以耳的保健十分重要。

下面，我们就为大家推荐几道可用于明目聪耳的药膳：

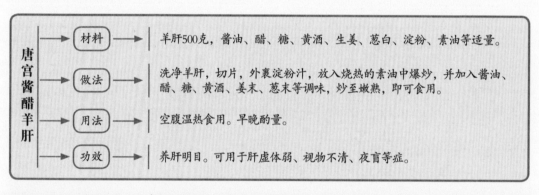

唐宫酱醋羊肝	材料	羊肝500克，酱油、醋、糖、黄酒、生姜、葱白、淀粉、素油等适量。
	做法	洗净羊肝，切片，外裹淀粉汁，放入烧热的素油中爆炒，并加入酱油、醋、糖、黄酒、姜末、葱末等调味，炒至嫩熟，即可食用。
	用法	空腹温热食用。早晚酌量。
	功效	养肝明目。可用于肝虚体弱、视物不清、夜盲等症。

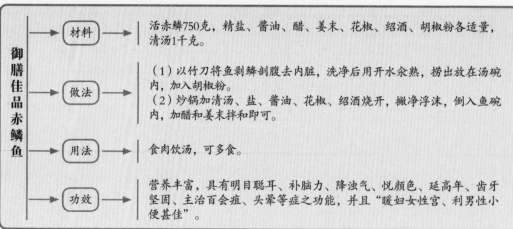

御膳佳品赤鳞鱼	材料	活赤鳞750克，精盐、酱油、醋、姜末、花椒、绍酒、胡椒粉各适量，清汤1千克。
	做法	（1）以竹刀将鱼剥鳞剖腹去内脏，洗净后用开水氽熟，捞出放在汤碗内，加入胡椒粉。 （2）炒锅加清汤、盐、酱油、花椒、绍酒烧开，撇净浮沫，倒入鱼碗内，加醋和姜末拌和即可。
	用法	食肉饮汤，可多食。
	功效	营养丰富，具有明目聪耳、补脑力、降浊气、悦颜色、延高年、齿牙坚固、主治百会疮、头晕等症之功能，并且"暖妇女性宫、利男性小便甚佳"。

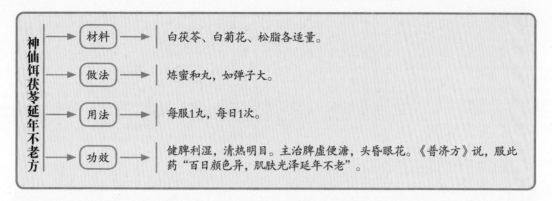

神仙饵茯苓延年不老方

材料	→	白茯苓、白菊花、松脂各适量。
做法	→	炼蜜和丸，如弹子大。
用法	→	每服1丸，每日1次。
功效	→	健脾利湿，清热明目。主治脾虚便溏，头昏眼花。《普济方》说，服此药"百日颜色异，肌肤光泽延年不老"。

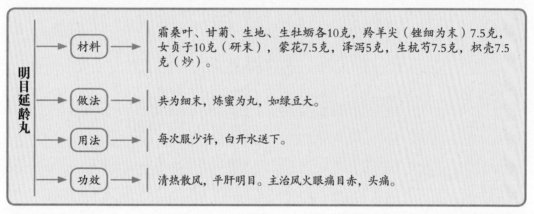

明目延龄丸

材料	→	霜桑叶、甘菊、生地、生牡蛎各10克，羚羊尖（锉细为末）7.5克，女贞子10克（研末），蒙花7.5克，泽泻5克，生杭芍7.5克，枳壳7.5克（炒）。
做法	→	共为细末，炼蜜为丸，如绿豆大。
用法	→	每次服少许，白开水送下。
功效	→	清热散风，平肝明目。主治风火眼痛目赤，头痛。

清心安神的药膳

中医认为，人体生命活动以五脏为中心，而心神则是五脏六腑和一切生命活动的统帅，心神主宰情志。《黄帝内经·灵枢》说："心者，五藏（脏）六府（腑）之主也……故悲哀愁忧则心动，心动则五藏（脏）六府（腑）皆摇……"大意是说，心是五脏六腑的主宰者，悲哀愁忧等情志活动影响到人的心神，人的心神不稳，就会影响到脏腑或身体的功能。

明朝万全《养生四要》中云："心常清静则神安，神安则精神皆安，以此养生则寿，没世不殆。""心劳则神不安，神不安则精神皆危，使道闭塞不通，形乃大伤，以此养生则殃。"清代《老老恒言》则认为"养静为摄生首务"。这些精辟论述，给"养静""清静""心静"赋予了积极的意义。

下面，我们就为大家推荐几道可用于清心安神的药膳：

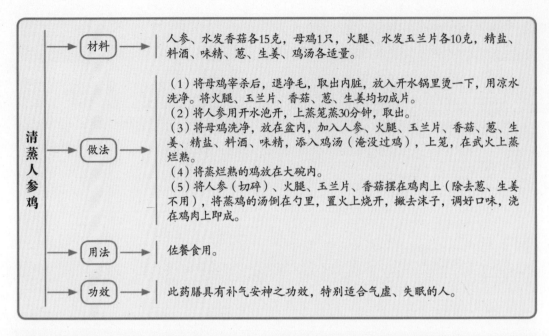

清蒸人参鸡

材料 → 人参、水发香菇各15克，母鸡1只，火腿、水发玉兰片各10克，精盐、料酒、味精、葱、生姜、鸡汤各适量。

做法 →
（1）将母鸡宰杀后，退净毛，取出内脏，放入开水锅里烫一下，用凉水洗净。将火腿、玉兰片、香菇、葱、生姜均切成片。
（2）将人参用开水泡开，上蒸笼蒸30分钟，取出。
（3）将母鸡洗净，放在盆内，加入人参、火腿、玉兰片、香菇、葱、生姜、精盐、料酒、味精，添入鸡汤（淹没过鸡），上笼，在武火上蒸烂熟。
（4）将蒸烂熟的鸡放在大碗内。
（5）将人参（切碎）、火腿、玉兰片、香菇摆在鸡肉上（除去葱、生姜不用），将蒸鸡的汤倒在勺里，置火上烧开，撇去沫子，调好口味，浇在鸡肉上即成。

用法 → 佐餐食用。

功效 → 此药膳具有补气安神之功效，特别适合气虚、失眠的人。

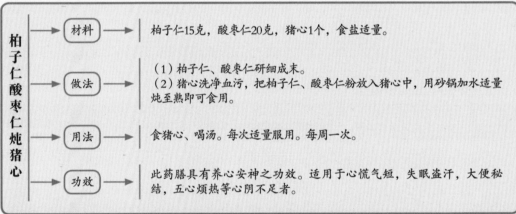

柏子仁酸枣仁炖猪心

材料 → 柏子仁15克，酸枣仁20克，猪心1个，食盐适量。

做法 →
（1）柏子仁、酸枣仁研细成末。
（2）猪心洗净血污，把柏子仁、酸枣仁粉放入猪心中，用砂锅加水适量炖至熟即可食用。

用法 → 食猪心、喝汤。每次适量服用。每周一次。

功效 → 此药膳具有养心安神之功效。适用于心慌气短，失眠盗汗，大便秘结，五心烦热等心阴不足者。

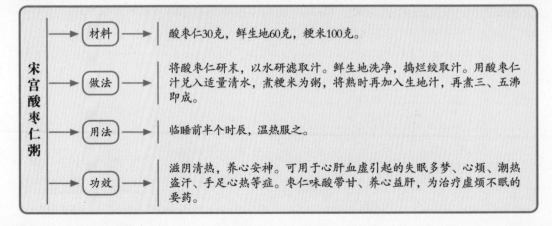

宋宫酸枣仁粥

材料 → 酸枣仁30克，鲜生地60克，粳米100克。

做法 → 将酸枣仁研末，以水研滤取汁。鲜生地洗净，捣烂绞取汁。用酸枣仁汁兑入适量清水，煮粳米为粥，将熟时再加入生地汁，再煮三、五沸即成。

用法 → 临睡前半个时辰，温热服之。

功效 → 滋阴清热，养心安神。可用于心肝血虚引起的失眠多梦、心烦、潮热盗汗、手足心热等症。枣仁味酸带甘，养心益肝，为治疗虚烦不眠的要药。

美容养颜的药膳

古代还没有化妆品的时候，中国的女性到底用什么方法，保持那美润的皮肤呢？相信许多女性都想知道其中的奥秘。施用化妆品的人工美，与不用化妆品的自然美，两者相较，后者更令人羡慕。

中国的传统医学认为，容貌美与人体脏腑的功能有着密切的关系。要想延缓容貌的衰老，就必须增强五脏六腑的功能，注意养生饮食。在此为大家介绍几种养颜药膳：

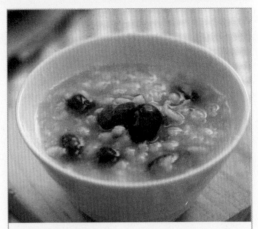

◎红枣百合大麦粥。

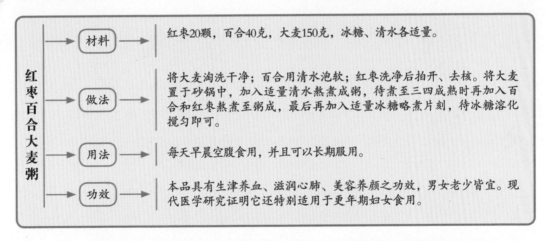

红枣百合大麦粥

- **材料** → 红枣20颗，百合40克，大麦150克，冰糖、清水各适量。

- **做法** → 将大麦淘洗干净；百合用清水泡软；红枣洗净后拍开、去核。将大麦置于砂锅中，加入适量清水熬煮成粥，待煮至三四成熟时再加入百合和红枣熬煮至粥成，最后再加入适量冰糖略煮片刻，待冰糖溶化搅匀即可。

- **用法** → 每天早晨空腹食用，并且可以长期服用。

- **功效** → 本品具有生津养血、滋润心肺、美容养颜之功效，男女老少皆宜。现代医学研究证明它还特别适用于更年期妇女食用。

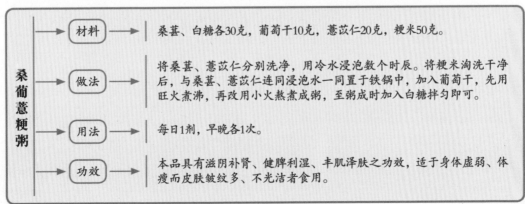

桑葚薏粳粥

- **材料** → 桑葚、白糖各30克，葡萄干10克，薏苡仁20克，粳米50克。

- **做法** → 将桑葚、薏苡仁分别洗净，用冷水浸泡数个时辰。将粳米淘洗干净后，与桑葚、薏苡仁连同浸泡水一同置于铁锅中，加入葡萄干，先用旺火煮沸，再改用小火熬煮成粥，至粥成时加入白糖拌匀即可。

- **用法** → 每日1剂，早晚各1次。

- **功效** → 本品具有滋阴补肾、健脾利湿、丰肌泽肤之功效，适于身体虚弱、体瘦而皮肤皱纹多、不光洁者食用。

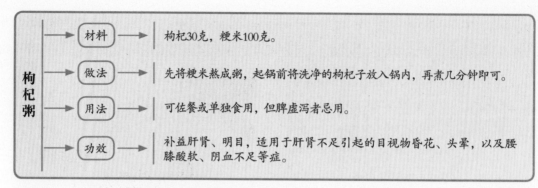

枸杞粥

材料	枸杞30克，粳米100克。
做法	先将粳米熬成粥，起锅前将洗净的枸杞子放入锅内，再煮几分钟即可。
用法	可佐餐或单独食用，但脾虚泻者忌用。
功效	补益肝肾、明目，适用于肝肾不足引起的目视物昏花、头晕，以及腰膝酸软、阴血不足等症。

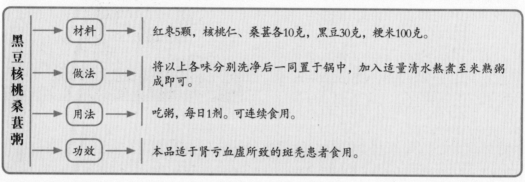

黑豆核桃桑葚粥

材料	红枣5颗，核桃仁、桑葚各10克，黑豆30克，粳米100克。
做法	将以上各味分别洗净后一同置于锅中，加入适量清水熬煮至米熟粥成即可。
用法	吃粥，每日1剂。可连续食用。
功效	本品适于肾亏血虚所致的斑秃患者食用。

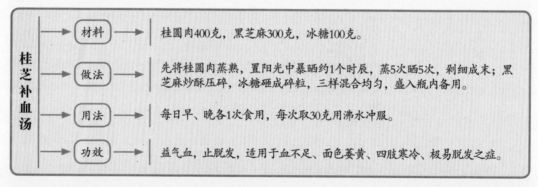

桂芝补血汤

材料	桂圆肉400克，黑芝麻300克，冰糖100克。
做法	先将桂圆肉蒸熟，置阳光中暴晒约1个时辰，蒸5次晒5次，剁细成末；黑芝麻炒酥压碎，冰糖砸成碎粒，三样混合均匀，盛入瓶内备用。
用法	每日早、晚各1次食用，每次取30克用沸水冲服。
功效	益气血，止脱发，适用于血不足、面色萎黄、四肢寒冷、极易脱发之症。

瘦身美体的药膳

中医认为，肥人多湿，乃因肺、脾、肾三脏功能失调，表现为胃热消谷、脾运呆滞、瘦湿壅盛。虽然身材是与生俱来的，但可通过后天的努力加以美化，合理的膳食搭配，组成合理的营养结构是减肥健美的捷径之一。良好的减肥保健食谱可用于单纯性肥胖，能清胃热，运脾利湿，可降低血脂，预防动脉硬化。合理食用可使你在一饱口福的同时，减轻体重增加的后顾之忧。

下面，我们就为大家推荐几道可以瘦身美体的药膳：

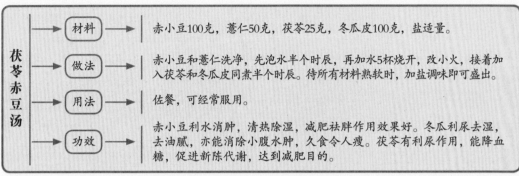

茯苓赤豆汤

材料　→　赤小豆100克，薏仁50克，茯苓25克，冬瓜皮100克，盐适量。

做法　→　赤小豆和薏仁洗净，先泡水半个时辰，再加水5杯烧开，改小火，接着加入茯苓和冬瓜皮同煮半个时辰。待所有材料熟软时，加盐调味即可盛出。

用法　→　佐餐，可经常服用。

功效　→　赤小豆利水消肿，清热除湿，减肥祛胖作用效果好。冬瓜利尿去湿，去油腻，亦能消除小腹水肿，久食令人瘦。茯苓有利尿作用，能降血糖，促进新陈代谢，达到减肥目的。

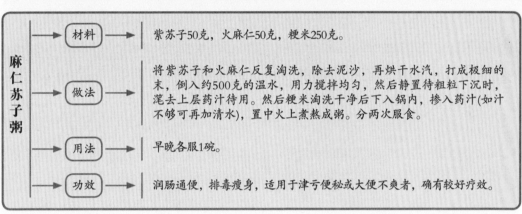

麻仁苏子粥

材料　→　紫苏子50克，火麻仁50克，粳米250克。

做法　→　将紫苏子和火麻仁反复淘洗，除去泥沙，再烘干水汽，打成极细的末，倒入约500克的温水，用力搅拌均匀，然后静置待粗粒下沉时，滗去上层药汁待用。然后粳米淘洗干净后下入锅内，掺入药汁(如汁不够可再加清水)，置中火上煮熬成粥。分两次服食。

用法　→　早晚各服1碗。

功效　→　润肠通便，排毒瘦身，适用于津亏便秘或大便不爽者，确有较好疗效。

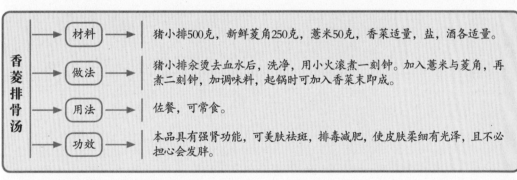

香菱排骨汤

材料　→　猪小排500克，新鲜菱角250克，薏米50克，香菜适量，盐，酒各适量。

做法　→　猪小排汆烫去血水后，洗净，用小火滚煮一刻钟。加入薏米与菱角，再煮二刻钟，加调味料，起锅时可加入香菜末即成。

用法　→　佐餐，可常食。

功效　→　本品具有强肾功能，可美肤祛斑，排毒减肥，使皮肤柔细有光泽，且不必担心会发胖。

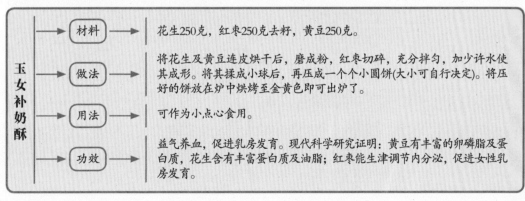

玉女补奶酥

材料　→　花生250克，红枣250克去籽，黄豆250克。

做法　→　将花生及黄豆连皮烘干后，磨成粉，红枣切碎，充分拌匀，加少许水使其成形。将其揉成小球后，再压成一个个小圆饼(大小可自行决定)。将压好的饼放在炉中烘烤至金黄色即可出炉了。

用法　→　可作为小点心食用。

功效　→　益气养血，促进乳房发育。现代科学研究证明：黄豆有丰富的卵磷脂及蛋白质，花生含有丰富蛋白质及油脂；红枣能生津调节内分泌，促进女性乳房发育。

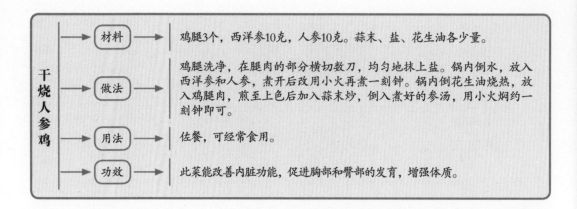

干烧人参鸡

材料 → 鸡腿3个，西洋参10克，人参10克。蒜末、盐、花生油各少量。

做法 → 鸡腿洗净，在腿肉的部分横切数刀，均匀地抹上盐。锅内倒水，放入西洋参和人参，煮开后改用小火再煮一刻钟。锅内倒花生油烧热，放入鸡腿肉，煎至上色后加入蒜末炒，倒入煮好的参汤，用小火焖约一刻钟即可。

用法 → 佐餐，可经常食用。

功效 → 此菜能改善内脏功能，促进胸部和臀部的发育，增强体质。

健体壮骨的药膳

《黄帝内经》中说："肾主骨，骨生髓，脑为髓之海。"中医认为，骨的功能为支持人体、保护脏器、藏骨髓，可运动。肾精足则骨髓足，骨髓足则骨坚强。《医学精义》中记载："益髓者，肾精所主，精足则髓足，髓在骨内，髓足则骨强。"故壮骨食疗宜补精益肾。中医学中"筋"是筋络、筋膜、骨膜等的总称，相当于现代医学中的四肢和躯干部位的软组织，主要是指肌腱、筋膜、关节囊、滑囊、椎间盘、关节软骨盘等软组织。筋具有坚劲刚强、可运动关节的功能，其生理功能的发挥主要依赖于肝血的濡润滋养。虽然筋伤不一定伴有骨的病变，但骨折脱臼或骨病往往引起筋的损伤，有时骨折愈合，脱臼整复后仍遗留有筋的损伤。所以防治筋之病症，可选用补血养肝、壮骨健筋的保健食谱。

下面，我们就为大家推荐几道可以健体壮骨的药膳：

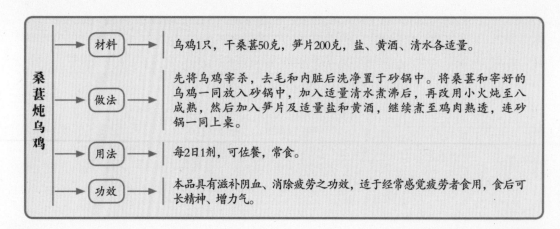

桑葚炖乌鸡

材料 → 乌鸡1只，干桑葚50克，笋片200克，盐、黄酒、清水各适量。

做法 → 先将乌鸡宰杀，去毛和内脏后洗净置于砂锅中。将桑葚和宰好的乌鸡一同放入砂锅中，加入适量清水煮沸后，再改用小火炖至八成熟，然后加入笋片及适量盐和黄酒，继续煮至鸡肉熟透，连砂锅一同上桌。

用法 → 每2日1剂，可佐餐，常食。

功效 → 本品具有滋补阴血、消除疲劳之功效，适于经常感觉疲劳者食用，食后可长精神、增力气。

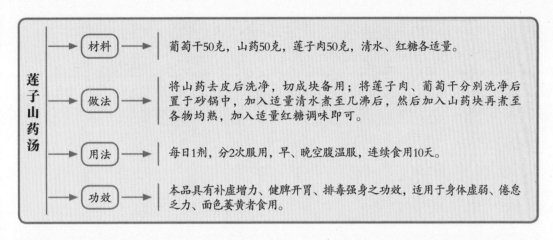

莲子山药汤	材料	葡萄干50克，山药50克，莲子肉50克，清水、红糖各适量。
	做法	将山药去皮后洗净，切成块备用；将莲子肉、葡萄干分别洗净后置于砂锅中，加入适量清水煮至几沸后，然后加入山药块再煮至各物均熟，加入适量红糖调味即可。
	用法	每日1剂，分2次服用，早、晚空腹温服，连续食用10天。
	功效	本品具有补虚增力、健脾开胃、排毒强身之功效，适用于身体虚弱、倦怠乏力、面色萎黄者食用。

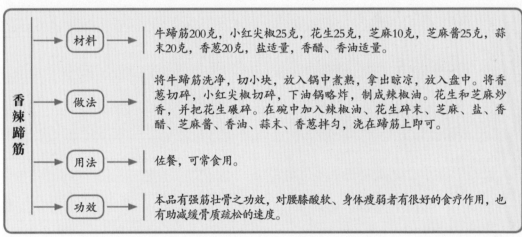

香辣蹄筋	材料	牛蹄筋200克，小红尖椒25克，花生25克，芝麻10克，芝麻酱25克，蒜末20克，香葱20克，盐适量，香醋、香油适量。
	做法	将牛蹄筋洗净，切小块，放入锅中煮熟，拿出晾凉，放入盘中。将香葱切碎，小红尖椒切碎，下油锅略炸，制成辣椒油。花生和芝麻炒香，并把花生碾碎。在碗中加入辣椒油、花生碎末、芝麻、盐、香醋、芝麻酱、香油、蒜末、香葱拌匀，浇在蹄筋上即可。
	用法	佐餐，可常食用。
	功效	本品有强筋壮骨之功效，对腰膝酸软、身体瘦弱者有很好的食疗作用，也有助减缓骨质疏松的速度。

延年益寿的药膳

延年益寿贵在"和"。"和"就是协调、和谐、平衡、融洽之意。"和"在天地万物运化之中，帝王也需在诸多方面以"和"而延年益寿。与自然之和，古人提出"人与天相应""人与天地之气生"。内脏之和，即气血和、阴阳和、五行和。古人云："一阴一阳谓之道，偏阴偏阳谓之疾。"只有五脏六腑和者，才会精神振奋，健康长寿。与人之和，与人和睦，让心态处于轻松自如之状，有利于健康。如长期处于紧张激动、委屈忧伤中，就会罹疾。饮食之和，要做到平衡膳食，饮食有节。

食物中有一些具有调整阴阳、补养气血、健脾益气、滋肾填精等功效。可增强机体免疫能力，预防疾病，延年益寿。

下面，我们就为大家推荐几道古代养生家常用的延年益寿的药膳：

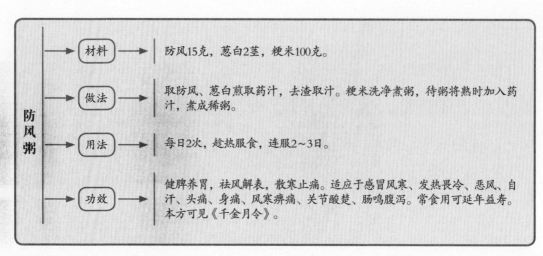

防风粥

材料	防风15克，葱白2茎，粳米100克。
做法	取防风、葱白煎取药汁，去渣取汁。粳米洗净煮粥，待粥将熟时加入药汁，煮成稀粥。
用法	每日2次，趁热服食，连服2~3日。
功效	健脾养胃，祛风解表，散寒止痛。适应于感冒风寒、发热畏冷、恶风、自汗、头痛、身痛、风寒痹痛、关节酸楚、肠鸣腹泻。常食用可延年益寿。本方可见《千金月令》。

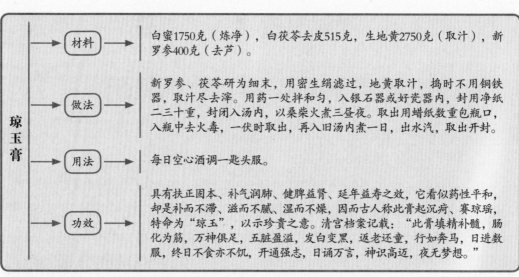

琼玉膏

材料	白蜜1750克（炼净），白茯苓去皮515克，生地黄2750克（取汁），新罗参400克（去芦）。
做法	新罗参、茯苓研为细末，用密生绢滤过，地黄取汁，捣时不用铜铁器，取汁尽去滓。用药一处拌和匀，入银石器或好瓷器内，封用净纸二三十重，封闭入汤内，以桑柴火煮三昼夜。取出用蜡纸数重包瓶口，入瓶中去火毒，一伏时取出，再入旧汤内煮一日，出水汽，取出开封。
用法	每日空心酒调一匙头服。
功效	具有扶正固本、补气润肺、健脾益肾、延年益寿之效，它看似药性平和，却是补而不滞、滋而不腻、湿而不燥，因而古人称此膏起沉疴、赛琼瑶，特命为"琼玉"，以示珍贵之意。清宫档案记载："此膏填精补髓，肠化为筋，万神俱足，五脏盈溢，发白变黑，返老还童，行如奔马，日进数服，终日不食亦不饥，开通强志，日诵万言，神识高迈，夜无梦想。"

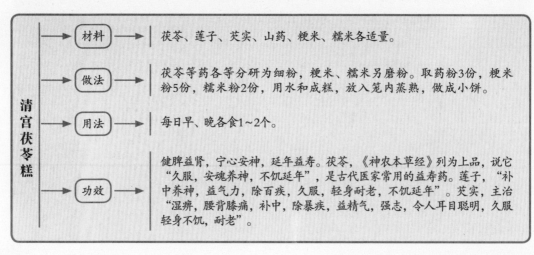

清宫茯苓糕

材料	茯苓、莲子、芡实、山药、粳米、糯米各适量。
做法	茯苓等药各等分研为细粉，粳米、糯米另磨粉。取药粉3份，粳米粉5份，糯米粉2份，用水和成糕，放入笼内蒸熟，做成小饼。
用法	每日早、晚各食1~2个。
功效	健脾益肾，宁心安神，延年益寿。茯苓，《神农本草经》列为上品，说它"久服，安魂养神，不饥延年"，是古代医家常用的益寿药。莲子，"补中养神，益气力，除百疾，久服，轻身耐老，不饥延年"。芡实，主治"湿痹，腰背膝痛，补中，除暴疾，益精气，强志，令人耳目聪明，久服轻身不饥，耐老"。

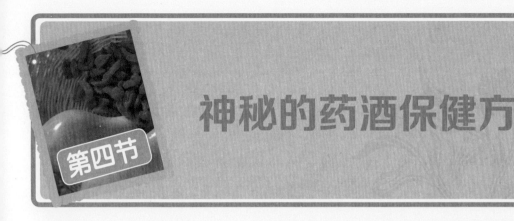

第四节

神秘的药酒保健方

以酒养生，古来有之

　　我国古人用酒作为养生之物的习惯，早已有之。比如曹雪芹在《红楼梦》中就记述了大观园里的酒经。《红楼梦》第三十八回中，黛玉吃了螃蟹后觉得心口痛，就想要喝口热热的烧酒，也就是我们所说的白酒。宝玉忙道便令将那"合欢花浸的烧酒"烫一壶来。合欢花有安神、解郁等功效。能够祛除寒气，而且对黛玉的多愁善感、夜间失眠也有独特的功效。另外大观园里的养生酒还有屠苏酒。它是采用赤木桂、防风、蜀椒、桔梗、大黄、赤小豆等浸泡而成，具有祛风寒、清湿热及防病作用。

　　而酒除了能够直接饮用来养生，也能作为药引，能达到增强药效的作用。《神农本草经》有记载："大寒凝海，惟酒不冰，明其热性，独冠群物，药家多须以行其势。"这说明，早在古代，中医已经认识到了酒对于药效的作用。

　　酒如何来增进药效呢？它可以使血脉畅通，能够引药上行，使人体能够更好地吸收药物成分，从而可使药效充分地发挥出来。中药都比较苦，人们往往难以下咽，但酒却是普遍受欢迎的食物。所以，如果将药物配入酒中制成药酒，经常饮用，既强身健体，又享乐其中，何乐而不为呢。

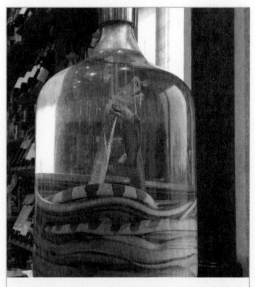

◎药酒除了能够直接饮用来养生，也能作为药引，能达到增强药效的作用。

人参酒——补中益气

人参酒大补元气，补脾益肺，生津固脱，安神益智。适用于久病气虚，脾肺不足，食欲不振，动则气喘，自汗乏力，面色黄白少华，或脉虚，津伤口渴、消渴，神经衰弱，失眠多梦，疲倦心悸，健忘，阳痿等患者服用。

众所周知，人参滋补性很强，能够健脾补肺，益气生津，大补人体之元气。而用人参泡制的酒能增强大脑皮质兴奋过程的强度和灵活性，强壮人的身体，增强对多种致病因子的抗病力。定时饮用适量人参酒可以改善食欲和睡眠，并能降低血糖、抗毒、抗癌，提高人体对缺氧的耐受能力等作用。

由此可见，人参酒能够大补元气、对各种虚证都有疗效。脾虚的人就适合喝一点儿人参酒保养身体。另外有下列虚证的人，人参酒也是对症良药。如经常腹泻、气喘、失眠多梦、惊悸、健忘、面色

萎黄、神疲乏力、气短懒言、音低、久病气虚、心慌、出虚汗、食欲不振、容易感冒等。

人参酒的滋补效果很好，所以阳气旺者反而不宜服用，否则容易出现燥热、口干、咽喉肿痛、流鼻血等。而且每次饮用时，应当控制量，每次不要超过20毫升。

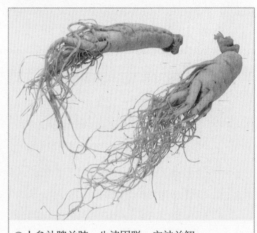

◎人参补脾益肺，生津固脱，安神益智。

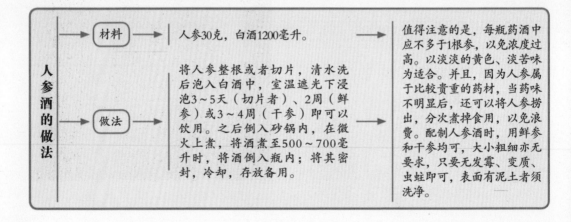

人参酒的做法	材料	人参30克，白酒1200毫升。
	做法	将人参整根或者切片，清水洗后泡入白酒中，室温遮光下浸泡3～5天（切片者）、2周（鲜参）或3～4周（干参）即可以饮用。之后倒入砂锅内，在微火上煮，将酒煮至500～700毫升时，将酒倒入瓶内；将其密封，冷却，存放备用。

值得注意的是，每瓶药酒中应不多于1根参，以免浓度过高。以淡淡的黄色、淡苦味为适合。并且，因为人参属于比较贵重的药材，当药味不明显后，还可以将人参捞出，分次煮掉食用，以免浪费。配制人参酒时，用鲜参和干参均可，大小粗细亦无要求，只要无发霉、变质、虫蛀即可，表面有泥土者须洗净。

薏苡仁蜜酒——去风湿，壮筋骨

李时珍在《本草纲目》中记载：薏米能"健脾益胃，补肺清热，去风渗湿。炊饭食，治冷气。煎饮，利小便热淋。"近年来，大量的科学研究和临床实践证明，薏米还是一种抗癌药物，初步鉴定，它对癌症的抑制率可达35%以上。难怪桂林地区有首民谣这样唱道："薏米胜过灵芝草，药用营养价值高，常吃可以延年益寿，返老还童立功劳。"

薏苡仁：味甘、淡，凉。归脾、胃、肺经。健脾渗湿，除痹止泻，清热排脓。用于水肿，脚气，小便不利，湿痹拘挛，脾虚泄泻，肺痈，肠痈；扁平疣。

白酒：味苦、甘、辛，性温，有毒，入心、肝、肺、胃经；可通血脉，御寒气，醒脾温中，行药势。主治风寒痹痛、筋挛急、胸痹、心腹冷痛。

薏苡仁酒

配方：薏苡仁60克，白酒500毫升。

用法：薏苡仁洗净，装入纱布袋内，扎紧口。放入酒罐中，盖好盖，浸泡7天即成。酌量饮用。

功效：健脾渗湿，除痹止泻，清热排脓。

适应证：主治下焦湿热型肾结石，症见腰腹绞痛、尿频、尿痛、尿中带血等。

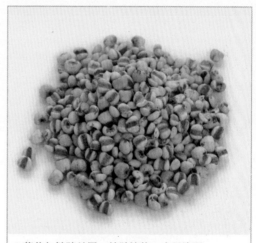

◎薏苡仁健脾益胃，补肺清热，去风渗湿。

薏苡仁蜜酒的做法	材料	薏苡仁4克，白砂糖20克，蜂蜜30克，白酒500克。	另外，《太平圣惠方》上记载了薏苡仁酒的古方，有爱好者可以参考：薏苡仁150克，防风100克（去芦头），牛膝150克（去苗），独活100克，生干地黄100克，黑豆250克合炒令熟，当归50克（微炒），酸枣仁1.5克（微炒），芎䓖50克，丹参50克（去芦头），桂心100克，附子50克炮裂（去皮脐）。上锉细，以生绢袋盛，用清酒20升，渍5~7宿。
	做法	先将薏苡仁放入石磨内，用小石臼将薏苡仁捣碎或碾成粉状，然后装入布口袋中，扎紧袋口，待用。取干净容器，将糖、蜂蜜放入，加少量沸水，使其充分溶解，然后将装有薏苡仁的布袋放入，再将白酒放入，浸泡30分钟，搅拌均匀。将容器盖盖紧，放在阴凉处储存30天，然后即可启封饮用。	

五加皮酒——温补肝肾去寒湿

五加皮酒是由多种中药材配制而成，说起五加皮酒，熟悉酒文化的朋友就知道最有名的就是致中和五加皮酒。传说，东海龙王的公主下凡到人间，与凡人致中和相爱。不过他们的生活很清贫，于是公主提出要酿造一种既健身又治病的酒。致中和想破了脑袋也想不出酒的配方，于是公主偷偷告诉了他神仙酒的酿造方法："一味当归补心血，去瘀化湿用姜黄。甘松醒脾能除恶，散滞和

胃广木香。薄荷性凉清头目，木瓜舒络精神爽。独活山楂镇湿邪，风寒顽痹屈能张。五加树皮有奇香，滋补肝肾筋骨壮，调和诸药添甘草，桂枝玉竹不能忘。凑足地支12数，增增减减皆妙方。"歌词里包含了十二种中药，这便是五加皮酒的配方。

不过现在五加皮药酒的配方有多种，功能各有不同。以下五加皮酒方是最常见的用于祛风湿，壮筋骨的配法。

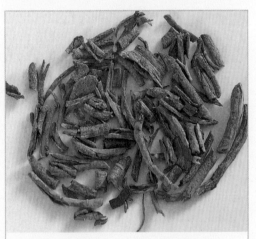

◎五加皮具有祛风湿，补肝肾，强筋骨等功效。

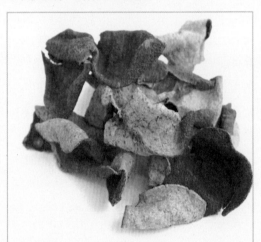

◎陈皮理气，调中，燥湿，化痰。

五加皮酒的做法	材料	党参0.6克，陈皮0.7克，木香0.8克，五加皮2克，茯苓1克，川芎0.7克，豆蔻仁0.5克，红花1克，当归1克，玉竹2克，白术1克，栀子22克，红曲22克，青皮0.7克，焦糖4克，白砂糖500克，肉桂35克，熟地0.5克，脱臭酒精5000克。
	做法	将党参、陈皮、木香、五加皮、茯苓、川芎、豆蔻仁、红花、当归、玉竹、白术、栀子、红曲、青皮、肉桂、熟地放入石磨内，用小石臼将其捣碎或碾成粉状。取干净容器，将糖、焦糖色素放入，加适量沸水，使其充分溶解，然后将党参等混合物料放入，搅拌均匀，浸泡4小时后，再将脱臭酒精放入，搅拌至混合均匀，继续浸泡4小时。将容器盖盖紧，放在阴凉处储存1个月，然后启封进行过滤，去渣取酒液，即可饮用。

枸杞酒——护肝又明目

枸杞子为茄科植物宁夏枸杞的干燥成熟果实。其味甘、性平具有补肝益肾之功效，《本草纲目》中说"久服坚筋骨，轻身不老，耐寒暑。"中医常用它来治疗肝肾阴亏、腰膝酸软、头晕、健忘、目眩、目昏多泪、消渴、遗精等病症。现代药理学研究证实枸杞子可调节机体免疫功能、能有效抑制肿瘤生长和细胞突变、具有延缓衰老、抗脂肪肝、调节血脂和血糖、促进造血功能等方面的作用，并应用于临床。枸杞子服用方便，可入药、嚼服、泡酒。但外邪实热，脾虚有湿及泄泻者忌服。

枸杞酒是中国传统家庭里常备的养生酒。据《本草纲目》记载，枸杞具有滋补虚弱、益精气、去冷风、壮阳道、止泪、健腰脚等功能。用枸杞泡酒，常饮可以筋骨强健，延年益寿。现代科学研究认为枸杞有效成分为枸杞多糖，这种成分具有增强机体免疫力，抗肿和抗老作用，另外还有明显的降血脂、降血糖、耐缺氧、耐疲劳等作用。

中医学认为：枸杞具有滋补虚弱、益精气、去冷风、壮阳道、止泪、健腰脚等功能，常饮筋骨强健，延年益寿。枸杞酒的造法主要有浸泡法和酿造法两种。

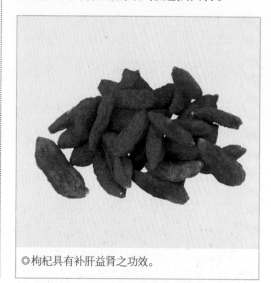

◎枸杞具有补肝益肾之功效。

枸杞酒的做法	材料	枸杞子、白酒各适量。
	做法	选取成熟枸杞，挑除发霉变质的劣质果和其他杂物。用清水快洗去除灰尘等杂质，然后在太阳下曝晒至干备用。将晒好的枸杞碾碎，露出种子。将破碎的枸杞放入容器内，再注入白酒，一般比例为每1000克白酒加300克枸杞，搅匀封口放在阴凉干燥的地方，开始时每2～3天搅动1次，7天后，每2天搅动1次，浸泡2周后即可过滤。将泡制好的酒缓缓地通过绢布或纱布，纱布（需用4层）滤入另一个容器内。最后将枸杞用力挤压至无酒液滤出时将其扔掉。把过滤好的酒液放置7天后进行2次过滤，绢布需用2层，纱布需用6～8层；如上所述缓缓过滤，这时得到的液体应为橙色透明的液体，置于阴凉处静静地密闭放置30天。

仙灵脾酒——益肾壮阳通经络

大家可能对"仙灵脾"这个名字有点儿陌生，它还有个名字叫"淫羊藿"。据记载，南北朝时的著名医学家陶弘景采药途中，忽听一位老羊倌说：有种生长在树林灌木丛中的怪草，叶青，状似杏叶，一根数茎，高达一二尺。公羊啃吃以后，与母羊交配次数明显增多，而且阳具长时间坚挺不痿。

中医认为其味辛甘，性温，入肝肾二经，具有补肾壮阳、祛风除湿、止咳平喘、益气强心等功效。仙灵脾喜补肾阳、强筋骨功效相关的药理作用为增强性腺功能、增强机体免疫功能、改善阳虚证、促进骨生长、增强造血功能、延缓衰老等作用。还具有强、降血压、抗心律失常、抗心肌缺血、增加脑血流量、抗血栓形成、抑菌、抗病毒、抗炎、降血脂、降血糖、抗肿瘤等多种作用。

陶弘景找到这种植物，经过反复验证，证明它具有很强的补肾壮阳之功。陶弘景曾说："服此使人好为阴阳。西川北部有淫羊，一日百遍合，盖食藿所致，故名淫羊藿。"《本草纲目》中记载淫羊藿："豆叶曰藿，此叶似之，故亦名藿。仙灵脾、千两金、放杖、刚前，皆言其功力也。鸡筋、黄连祖，皆因其根形也。"

《本草经疏》：淫羊藿，其气温而无毒。《本经》言寒者，误也。辛以润肾，甘温益阳气，故主阴痿绝阳，益气力，强志。茎中痛者，肝肾虚也，补益二经，痛自止矣。膀胱者，州都之官，津液藏焉，气化则能出矣，辛以润其燥，甘温益阳气以助其化，故利小便也。肝主筋，肾主骨，益肾肝则筋骨自坚矣。辛能散结，甘能缓中，温能通气行血，故主瘰疬赤痈，及下部有疮，洗出虫。

◎仙灵脾具有补肾壮阳、祛风除湿、止咳平喘、益气强心等功效。

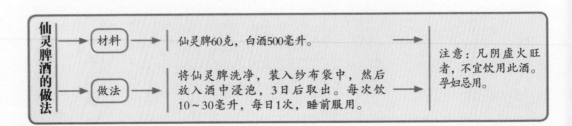

仙灵脾酒的做法	材料	仙灵脾60克，白酒500毫升。	注意：凡阴虚火旺者，不宜饮用此酒。孕妇忌用。
	做法	将仙灵脾洗净，装入纱布袋中，然后放入酒中浸泡，3日后取出。每次饮10～30毫升，每日1次，睡前服用。	

天门冬酒——通利血脉，延缓衰老

天门冬为百合科植物天门冬的块根。又名大当门根（《石药尔雅》）、天冬（《药品化义》）。原植物天门冬又名颠勒（《本经》）、颠棘（《尔雅》）、浣草（《博物志》）、万岁藤、娑罗树（《救荒本草》）、天棘（《纲目》）、白罗杉（《植物名实图考》）、多儿母（《贵州草药》）、八百崽、丝冬（《中药大辞典》）、小叶青、三百棒（《中药志》）、乳薯（《新华本草纲要》）。有滋阴润燥，清肺降火的功效。

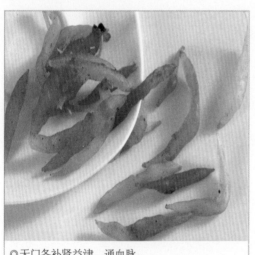

◎天门冬补肾益津，通血脉。

天门冬生于阴湿的山野林边、草丛或灌木丛中，也有栽培。分布于华东、中南、西南及河北、山西、陕西、甘肃、台湾等地。为百合科植物天门冬的块根。定植后2-3年即可采收，割去蔓茎，挖出块根，去掉泥土，用水煮或蒸至皮裂，捞出入清水中，趁热剥去外皮，烘干或用硫黄熏蒸。

《本草纲目》中记载："天门冬清金降火，益水之上源，故能下通肾气"，所以天门冬可以补肾益津，通血脉。用天门冬入酒制成天门冬酒，就有很好的补益功效。《本草纲目》说天门冬酒"补五脏，调六腑，令人无病。"而且，制成酒以后，能够抑制天门冬本身的寒气。

《抱朴子》："天门冬生高地，根短而味甜气香者善，其生水侧下地者，叶细似蕴而微黄，根长而味多苦，气臭者下。"《本草经集注》："天门冬，虽暴干，犹滋润难捣，必须薄切，暴于日中，或火烘之也。"老年人动脉粥样硬化、冠心病等可以适当服用天门冬酒，有通利血脉的功效。而健康人服用天门冬酒，则可以延缓衰老，还有美容之功。

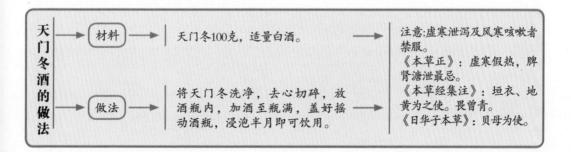

| 天门冬酒的做法 | 材料 | 天门冬100克，适量白酒。 | 注意:虚寒泄泻及风寒咳嗽者禁服。
《本草正》：虚寒假热，脾肾溏泄最忌。
《本草经集注》：垣衣、地黄为之使。畏曾青。
《日华子本草》：贝母为使。 |
| | 做法 | 将天门冬洗净，去心切碎，放酒瓶内，加酒至瓶满，盖好摇动酒瓶，浸泡半月即可饮用。 | |

樱桃酒——益气活血治风湿

樱桃，又叫莺桃、朱果、樱珠等，因抢百果之先，故有"春果第一枝"之美称。樱桃历史悠久，《礼记》："仲夏之月，天子羞以含桃，先荐寝庙。"傅咸《粘蝉赋序》说："樱桃，为树则多荫，为果则先熟。"经历代栽培，如今樱桃遍布大江南北。我国樱桃以安徽太和金红樱桃、江苏的糯樱桃、南京垂丝樱桃和银红樱桃、山东莱阳短柄大果樱桃及浙江诸暨短柄樱桃等为上品。

樱桃红艳娇小，惹人喜爱，古人常以之喻美好的事物，如言女性口唇之美谓"樱桃小口"或"樱唇"；唐代新进士及第有"樱桃宴"等；阳春三月称"樱笋时"，时令佳馔称"樱笋厨"。唐太宗李世民不仅爱吃樱桃，而且写下一首《赋得樱桃》的诗："华林满芳景，洛阳遍阳春。朱颜含远日，翠色影长津。乔柯啭娇鸟，低枝映美人。昔作园中实，今为席上珍。"历代不少文人墨客对樱桃也称颂备至，如杜甫、梅尧臣等。

在水果家族中，一般铁的含量较低，樱桃却卓然不群，一枝独秀：每百克樱桃中含铁量多达5.9毫克，居于水果首位；樱

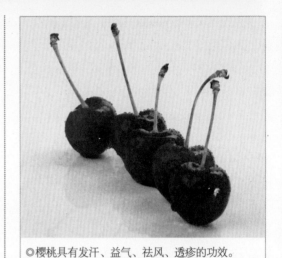

◎樱桃具有发汗、益气、祛风、透疹的功效。

桃的维生素A含量比葡萄、苹果、橘子多4～5倍。

中医认为，樱桃具有很大的药用价值。它全身皆可入药，鲜果具有发汗、益气、祛风、透疹的功效，适用于四肢麻木和风湿性腰腿病的食疗。

另外，樱桃含钾量高却是不可轻视的，每100克含钾258毫克，对于有肾病患者可不是一个小数字。肾病患者如果肾脏调节水分和电解质的功能丧失，病人就会发生少尿和水肿。因此，高血钾可以说是慢性肾病的"隐形杀手"。

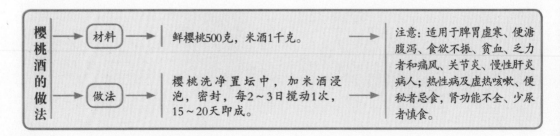

樱桃酒的做法 → 材料 → 鲜樱桃500克，米酒1千克。 → 注意：适用于脾胃虚寒、便溏腹泻、食欲不振、贫血、乏力者和痛风、关节炎、慢性肝炎病人；热性病及虚热咳嗽、便秘者忌食，肾功能不全、少尿者慎食。

做法 → 樱桃洗净置坛中，加米酒浸泡，密封，每2～3日搅动1次，15～20天即成。

菊花酒——滋肝补肾去头风

重阳节喝菊花酒是中国古时的传统习俗。菊花酒在古代被看作是重阳必饮、祛灾祈福的"吉祥酒"。而且由于菊花酒能疏风除热、养肝明目、抗炎解毒，故具有较高的药用价值。李时珍在《本草纲目》中指出，菊花酒具有"治头风、明耳目、去痿痹、治百病"的功效。"用甘菊花煎汁，同曲、米酿酒。或加地黄、当归、枸杞诸药亦佳。"

甘菊花辛、甘，能够疏散风寒、平肝明目。而将菊花制成酒，借酒的走窜之性，能够治头风，清头窍，而加入地黄、当归、枸杞子，还可以起到滋补肝肾的作用。

菊花水煎醇沉制剂对离体兔心有显著扩张冠脉，增加冠脉流量的作用。同样菊花水煎剂或水浸剂，体外试验对多种致病菌，以及流感病毒PR8和钩端螺旋体均有一定抑制作用，MIC约为1∶10～1∶80。

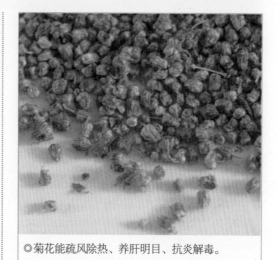

◎菊花能疏风除热、养肝明目、抗炎解毒。

小鼠体内抑菌试验表明，新鲜全草（地上部分）加水蒸馏所得的挥发油，对金黄色葡萄球菌、大肠杆菌、福氏痢疾杆菌等抑菌作用较强，对绿脓杆菌作用甚弱，对肺炎双球菌无效。

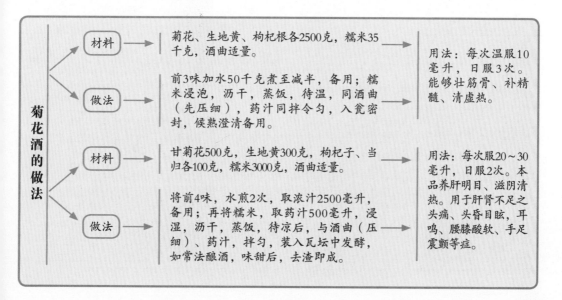

菊花酒的做法

材料 → 菊花、生地黄、枸杞根各2500克，糯米35千克，酒曲适量。

做法 → 前3味加水50千克煮至减半，备用；糯米浸泡，沥干，蒸饭，待温，同酒曲（先压细），药汁同拌令匀，入瓮密封，候熟澄清备用。

用法：每次温服10毫升，日服3次。能够壮筋骨、补精髓、清虚热。

材料 → 甘菊花500克，生地黄300克，枸杞子、当归各100克，糯米3000克，酒曲适量。

做法 → 将前4味，水煎2次，取浓汁2500毫升，备用；再将糯米，取药汁500毫升，浸湿，沥干，蒸饭，待凉后，与酒曲（压细）、药汁，拌匀，装入瓦坛中发酵，如常法酿酒，味甜后，去渣即成。

用法：每次服20～30毫升，日服2次。本品养肝明目、滋阴清热。用于肝肾不足之头痛、头昏目眩，耳鸣、腰膝酸软、手足震颤等症。

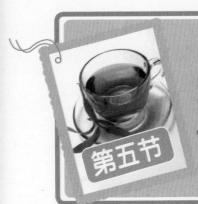

水是最好的药
——饮品中的健康密码

第五节

水为万化之源，百药之王

东汉著名医学家张仲景说："水为命脉也"。水是人体的重要组成部分，其含量占人体总重量的70%左右。是人体生理代谢的必需物质，不可缺的唯一介质载体。

李时珍也说："水为万化之源，水去则营竭。"水是生命的本源，一个人可以一年不食，但不可以三日无水。人体内食物的消化、吸收、血液循环以及废物排泄等每一生命过程，都离不开水。同时，水能保持人体一定量的血容量，如果大量失水，饮水量小，就可以使血液减少、浓度变稠。长此以往，就形成了心脑血管疾病。

水还是关节肌肉和体腔的润滑剂。人如果平时饮水量不足，则会导致消化吸收、血液循环、关节活动、器官健康等会受到影响。所以，水对人体各器官和组织起到一定的缓冲和保护作用。

更重要的是：水是医疗三大法宝之一。因为病人为了排出人体病源代谢物和多余的废物，则需大量饮水以便产生大量尿液、汗液，通过生理现象，将病源排出体外，同时，促进药物的代谢、减少药物的毒副作用。

水是由氢、氧两种元素组成的无机物，在常温常压下为无色无味的透明液

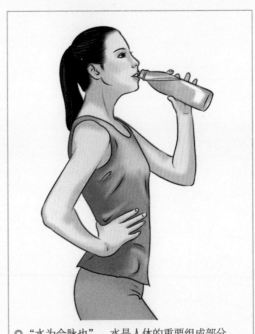

◎ "水为命脉也"。水是人体的重要组成部分。

体。水是最常见的物质之一，是包括人类在内所有生命生存的重要资源，也是生物体最重要的组成部分。水在生命演化中起到了重要的作用。人类很早就开始对水产生了认识，东西方古代朴素的物质观中都把水视为一种基本的组成元素，水是中国古代五行之一；西方古代的四元素说中也有水。

水是生命的源泉。人对水的需要仅次于氧气。人如果不摄入某一种维生素或矿物质，也许还能继续活几周或带病活上若干年，但人如果没有水，却只能活几天。人体细胞的重要成分是水，水占成人体重的60%～70%。

水对人体的功效

调节体温	人的正常体温总是恒定在37℃左右，这是水的功劳，没有水的调节是无法实现这种恒定的。人体的血液中80%是水。血液在全身循环流动，使全身各部的温度保持一致。当外界气温过高或体内产热过多，神经系统的体温中枢就会让血管扩张，加速血液循环，把体内多余的热量通过皮肤出汗和呼吸把热散发出去。如果外界气温低，人体感到冷，体温中枢就让皮肤血管收缩，减少体表的血流量，使散热减少，所以，能使体温一直保持不变
有利于降脂减肥	医学专家实验发现，每日饮水8～12杯，能使肥胖者每周减肥0.5千克。因为冷开水易为组织吸收，可消耗能量，还能令血管收缩，减慢脂肪的吸收。在节食减肥过程中，当限制饮水量为每天900毫升时，虽减重的速度较快，但所丢失的体重中脂肪仅占13%，水占87%；而多饮水时，虽减重的速度较慢，但所丢失的体重中脂肪较多，占25%，水为75%
有利于稳定情绪	由于盛夏的炎热，人们的情绪容易发生波动，从而出现心烦意乱、失眠多梦等症状。医学专家发现，当一个人心情烦躁、情绪不稳时，慢慢饮用少量的白开水，有一定的安神镇静之效。睡眠前少量饮水，可以将你带入甜甜的梦乡
水可以保护眼睛	当灼热物体接近眼睛时或在阳光下劳作，眼中的泪水可形成一层很薄的水蒸气，有阻止高温传导的作用；当切洋葱、大葱时，会刺激眼睛，这时会流出泪来，对眼睛加以保护
有利于氧气供给	人体除了呼吸系统吸收氧气外，胃肠道也能吸收氧气，而这些氧气是由饮食，主要是水携带的。另外，夏日多饮水有益呼吸。人的呼吸需要水，适当饮水可使肺部组织保持湿润，肺功能舒缩自如，可顺利地吸进氧气，排出二氧化碳
水是最好的美容液	平时喝足量的水，可使组织细胞的体液充足，皮肤细嫩有光泽，并富有弹性，还可以减少皱纹，延缓皮肤衰老。皮肤里有了水，人体才会有健康的体形，否则肌肉就会干瘦，失去光泽和弹性
水的特殊功能	水除了有上面重要的功能外，还有许多特殊功能：有利于排出结石、有利于预防中风、有助于减少心脑血管疾病的发生，等等。由此可知，水与生命的关系是相当密切的，生命离不开水

早起一杯水，保健功效大

早起一杯水的功效

利尿作用	清晨空腹饮水，15～30分钟就有利尿作用，其效果迅速而明显
促进排便	清晨饮水可预防习惯性便秘。由于胃肠得到及时的清理洗刷，粪便不会淤积干结。同时，饮水对胃肠也是一种轻微的刺激，能促使胃肠蠕动，有利于排便
预防高血压、动脉硬化	若在早晨起床后马上喝杯温开水，有利于把头天晚餐吃进体内的氯化钠很快排出体外。平时饮水多、爱喝茶的人，高血压及动脉硬化发病率就低
排毒作用	许多家庭有晚餐吃得丰富的习惯，因此，晚餐摄入的动物蛋白及盐分进入体内较多。动物蛋白质在体内分解代谢会产生一定的毒性物质，早晨起床及时饮水，可通过促进排尿，尽快把它们排出体外
预防心绞痛	人体通过一夜的睡眠后，体内水分随尿液、汗液和呼吸丢失许多，血液会变得黏稠，血管腔也因血容量减少而变窄，这常使供给心脏血液的冠状动脉发生急性供血不足，甚至发生闭塞。因此，心绞痛及心肌梗死多发生在清晨及上午9点左右。老年人如在清晨喝杯水，就能达到补充水分、降低血液黏稠度和扩张、复原血管的目的，从而减少心绞痛及心肌梗死的发生

清晨饮水注意事项

喝什么	新鲜的白开水是最佳选择。白开水是天然状态的水经过多层净化处理后煮沸而来，水中的微生物已经在高温中被杀死，而开水中的钙、镁元素对身体健康是很有益的。有研究表明，含钙、镁等元素的硬水有预防心血管疾病的作用
喝多少	一个健康的人每天至少要喝7～8杯水（约2.5升）。运动量大或天气炎热时，饮水量就要相应增多。清晨起床时是新的一天身体补充水分的关键时刻，此时喝300毫升的水最佳
什么温度最适宜	有的人喜欢早上起床以后喝冰箱里的冰水，觉得这样最提神。其实，早上喝这样的水是不适宜的，因为此时胃肠已排空，过冷或过烫的水都会刺激肠胃，引起肠胃不适。晨起喝水，喝与室温相同的开水最佳，天冷时可喝温开水，以尽量减少对肠胃的刺激。研究发现，煮沸后冷却至20～25℃的白开水，具有特异的生物活性，它比较容易透过细胞膜，并能促进新陈代谢，增强人体的免疫功能。凡是习惯喝温、凉开水的人，体内脱氧酶的活性较高，新陈代谢状态好，肌肉组织中的乳酸积累减少，从而不易感到疲劳。在头天晚上晾开水时一定要加盖，因为开水在空气中暴露太久会失去活性
怎么喝	清晨喝水必须是空腹喝，也就是在吃早餐之前喝水，否则就收不到促进血液循环、冲刷肠胃等效果。最好小口小口地喝水，因为饮水速度过猛对身体是非常不利的，可能引起血压降低和脑水肿，导致头痛、恶心、呕吐

睡前一杯水，预防脑血栓

脑血栓是老年人的一种常见疾病，它的发生同高血压、动脉硬化以及老年人的血液黏度增高密切相关。睡前喝杯水可在一定程度上防止脑血栓。

脑血栓的发病时间多在清晨至上午之间，而人的血液黏度在早晨4～8点达到最高，以后逐渐降低，这说明血黏度增高同脑血栓的发生有一定关系。

所以，人们在深夜入睡前，特别是老年人，喝下约200毫升水，这样第二天早晨人体的血黏度不仅不上升，反而会有所下降。

医学专家也普遍认为，晚上饮水的确可以降低血黏度，维持血流通畅，防止血栓形成，当然，脑血栓发生的原因是多方面的，血黏度增高只是众多因素之一，但至少可以肯定，养成睡前饮水的习惯对预防脑血栓的发生会起到一定的作用。

小心，喝水太多也会"中毒"

从生物学的角度来说，适量饮水有益身体健康，不过水喝得过多时也会引起水中毒。在一般人印象里，多喝水似乎是好事，但如今有专家提醒，过量饮水，可能会导致"水中毒"。

专家指出，大量出汗后又大量补水，容易导致"水中毒"。有些人在热天干渴得难受，或在运动、劳作出汗之后，一口气来个"牛饮"，甚觉痛快，殊不知这是一种错误的饮水方法。原来，人在大量出汗后，不仅丢失水分，也丢失了不少盐分。如果大量饮水而不补充盐分，血液中的盐分就会减少，吸水能力随之降低，一些水分就会很快被吸收到组织细胞内，使细胞水肿，造成"水中毒"。年轻爱美的女性发生"水中毒"的原因，一方面是因高温高湿度天气下，她们不自觉地饮水过量；另一方面是因不良生活习惯和错误的减肥、美容方法，盲目节食，大量饮水，又没有及时补充无机物、蛋白质和盐。

专家还指出，人在大量出汗后感到口渴，并不完全是体内缺水，而是唾液量少而稠、嘴里发黏、咽喉干燥所致。这时喝水应先用水漱漱口，润湿口腔和咽喉，然后喝少量水，停一会儿后再喝一些，这才是正确的饮水法。

喝水"适时"也很重要。一般人都是渴了才想起来去喝水，其实当我们感觉到渴时，细胞已经处于不同程度的脱水状态了。此时新陈代谢已产生紊乱，血液中毒素也会增多，免疫力自然也减退，所以我们应随时注意为身体补充必要的水分，不要等渴了再喝。

茶水中隐藏着抗病的潜力

茶水是很常见的饮品，一般人都有这样的认识：喝茶对身体好。可是，喝茶为什么对身体好，怎样喝茶才能对身体好呢？知道的人可能就不多了。

其实，茶叶的功劳主要在于它里面的儿茶素，儿茶素能增强微血管弹性、降低血脂和溶解脂肪、防止血液及肝脏中胆固醇和中性脂肪的积聚、预防血管硬化、收缩微血管和消除体内的自由基的作用。

那么，怎样喝茶才能起到保健作用呢？茶叶一般分为：绿茶、红茶和乌龙茶。我们一一来探讨。

1.绿茶

绿茶中含有多种多酚成分，以儿茶酚为主。儿茶酚是一种抗氧化剂，而且比任何一种抗氧化剂都具有更高的活性。研究证实绿茶有下列作用：抗紫外线伤害、保护表皮内抗氧化剂、防御酶系统免于衰

竭、抗癌、抗病毒等。但是绿茶的性质寒凉，胃有寒疾者不宜。

2.红茶

红茶是全发酵茶，茶中的多酚物质主要是儿茶素经多酚氧化酶与过氧化物酶的作用，氧化并聚合生成茶色素。通过动物实验和体外实验发现，口服或皮肤外涂红茶提取物均可抑制化学剂诱导的皮肤癌，还可减轻化学剂或紫外线诱发的皮肤炎症，对射线诱导的人体细胞的DNA损伤具有保护作用。同时，红茶还具有抗突变、抗细胞增生和促进癌细胞凋亡的作用。但是，发热的人并不适合高浓度的红茶。

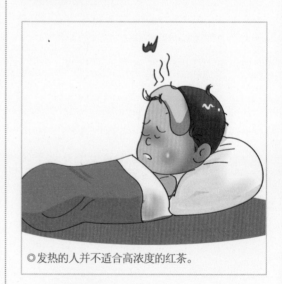

◎发热的人并不适合高浓度的红茶。

3.乌龙茶

乌龙茶属于两者之间，作用相似，寒温适中，对大多数人来说都比较合适。

当然，并不是喝茶就对人体有益

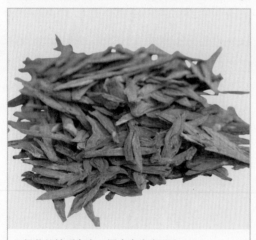

◎绿茶的性质寒凉，胃有寒疾者不宜。

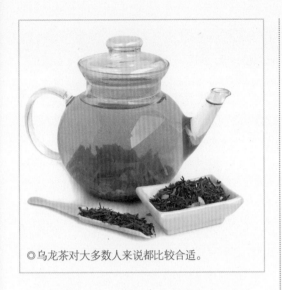

◎乌龙茶对大多数人来说都比较合适。

的，要挑选适合自己体质状况的茶叶，才能达到养生的效果。绿茶偏凉，体质发胖和患有心血管病的人喝绿茶好。但喝得过量，会引起神经失调，睡前喝浓绿茶会导致失眠。红茶偏温，刺激性小，并有提神益智，解除疲劳和温胃消食等功能。因此，喝红茶后胃有舒适感，老年人和有胃病者饮之比较好。但红茶是经过发酵的，维生素C大都被破坏，有效成分损失大。花茶是以绿茶窨制成的，其吸附鲜花香气的性能好，特别是茉莉花茶最受人们喜爱。由于花茶所含营养成分与绿茶基本相同，所以和绿茶有相似的功能和疗效。到底喝哪种茶好，要根据自己的身体情况及嗜好加以合理选择。

让身体快速变暖的最佳饮料——姜糖水

人生在世，难免遭遇寒凉，那么，这时候，有没有快速让身体变暖的方法呢？

姜糖水可以让我们的身体快速变暖。

民间有"冬天一碗姜糖汤，祛风祛寒赛仙方""冬有生姜，不怕风霜"的说法。生姜性温，其所含的姜辣素，能刺激胃肠黏膜，使胃肠道充血，消化能力增强，能有效治疗因吃寒凉食物过多而引起的腹胀、腹痛、腹泻、呕吐等。

在五味中，生姜味辛，辛主散，故能发汗、祛风散寒。一般人吃过生姜后，会有发热的感觉，这是因为生姜能使血管扩张、血液流动加速，促使身上的毛孔张开，从毛孔渗出的汗液不但能把多余的热带走，同时还把病菌放出的毒素、人体内的寒气一同排出体外，所以身体受了寒凉，吃些生姜就能及时散寒。

讲到这里，你也许会问，那直接给吃姜得了，还用糖干什么？生姜有辛辣之味，一般人不爱吃，但多数人对甜的东西"情有独钟"，而红糖性温味甘，有暖胃、祛寒的作用，且红糖中含有大量的矿物质，能加快新陈代谢、促进血液循环，所以与生姜一起熬成红糖水，不仅好喝，还能祛寒防病，一举两得。

豆浆解毒、提高免疫力样样行

豆浆是中国人民喜爱的一种饮品，又是一种老少皆宜的营养食品，在欧美享有"植物奶"的美誉。豆浆含有丰富的植物蛋白和磷脂，还含有维生素B_1、维生素B_2和烟酸。此外，豆浆还含有铁、钙等矿物质，尤其是其所含的钙，虽不及豆腐，但比其他任何乳类都高，非常适合于老人和婴儿。

鲜豆浆起源于中国，相传为西汉淮南王刘安始创。刘安是大孝子，其母患病期间，刘安每天用泡好的黄豆磨豆浆给母亲喝，刘母的病很快就好了，从此豆浆就渐渐在民间流行开来。

《本草纲目》中记载："豆浆性平味甘，利水下气，制诸风热，解诸毒。"经常为家里的老人准备豆浆，每天一杯就能让他们远离骨质疏松，也不会便秘。女性常喝豆浆可以调节体内雌激素与孕激素水平，使分泌周期的变化保持正常，能有效预防乳腺癌和子宫癌、卵巢癌的发生，提高机体的免疫能力。

豆浆是女性的养颜圣品，但是在饮用时一定要有所注意，否则很容易诱发疾病。那么，喝豆浆要注意什么呢?

现在市面上卖的豆浆机种类很多，可以选一款自己喜欢的，喝自己亲手打出来的更卫生，需要注意的是不要把各种豆子放在一起磨，因为不同的豆子有不同效果，混在一起，会互相影响疗效。

另外，喝豆浆时最好不要加糖或蜂蜜，如果纯豆浆不适合你的口味，你可以用豆浆煮粥。做法：把洗净的大米和豆浆一起放入锅里，如果豆浆过少，可以加清水，以达到平时煮粥所需要的水量。先用大火烧开，再转为小火，一直到粥熟。用豆浆和大米煮粥有你想不到的滑腻香甜。

喝豆浆注意事项

不要空腹喝	空腹喝豆浆，豆浆里的蛋白质大都会在人体内转化为热量而被消耗掉，不能充分起到补益作用。喝豆浆的同时吃些面包、糕点、馒头等淀粉类食品，可使豆浆内的蛋白质等在淀粉的作用下，与胃液较充分地发生酶解，使营养物质被充分吸收
不能冲入鸡蛋	很多人以为豆浆加鸡蛋会更有营养，殊不知，鸡蛋中的蛋清会与豆浆里的胰蛋白酶结合，产生不易被人体吸收的物质
不能与药物同饮	有些药物会破坏豆浆里的营养成分，如红霉素等抗生素类药物。忌饮未煮熟的豆浆。生豆浆里含有皂素、胰蛋白酶抑制物等有害物质，未煮熟就饮用，会发生恶心、呕吐、腹泻等中毒症状

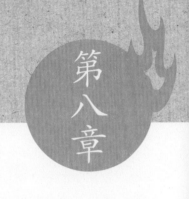

第八章

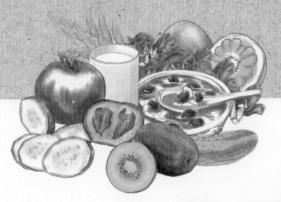

好习惯成就好身体
——用生活方式开启健康之门

● 在生活中，不管任何时候，不健康的生活习惯都是袭击健康的杀手，而健康合理的习惯则让生命受益。所以，健康的身体是好习惯和日常生活中点点滴滴的积累。

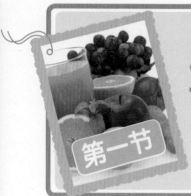

不良生活方式是疾病的温床

第一节

多数疾病都和生活方式有关

我们前面说到，人生病是由于正气虚弱，正不能制邪，从而给了邪气可乘之机。那么又是什么导致人体正气虚弱了呢？说到底，还是跟人的不良生活习惯有关。比如，当人体最需要水的时候应该及时给它白开水，但现在生活水平高了，人们经常会用碳酸饮料或咖啡代替水。不可否认的是，这些东西里味道很好，也含有

生活方式与疾病常识

三餐上重晚轻早	人们对早餐的安排十分简单，并有相当一部分人不吃早餐。对午餐也采取凑合的态度，而对晚餐安排得十分讲究，大多人要改善一番，有的还要进餐馆美餐一顿。朱丹溪告诉我们早上阳气升发，人体需要补充一些阴，而吃早饭就可以补阴，让身体达到阴阳平衡。而中午是小肠经当令的时候，人体主吸收，这时一定要吃好，吃得有营养，否则在体内不能吸收就会变成垃圾。一旦形成垃圾后，人体就得调出元气来化掉它，这样就会耗损阴精让身体虚弱。晚上阴精内敛，没有足够的能量来消化食物，所以这时如果吃得多、吃得好，身体不但很难消化和吸收，而且对人体还会造成伤害。所以，我们一定要合理饮食，重视早餐，吃好午餐，晚餐不宜吃得过多、过好
活动上重住轻行	如今的人们逐渐住上了单元楼房，同时也把房间装修得十分豪华舒适，加之有电视、电话、空调的陪伴，相当多的人在这种舒适的环境中养成了好静不好动的习惯，因此与过去相比，住单元楼房不但冷了邻里情，而且外出活动也大大减少。这种重住轻行的不良习惯对身体极为有害
保健上重补轻健	吃补品是当今人们普遍追求的新时尚，特别是给老人、孩子服用蜂王浆、鱼脑精等补品，几乎成了许多家庭的共同行为。其实，人的健康与长寿取决于无疾病、运动锻炼和生活习惯的合理性，只要增强体育锻炼、合理调整饮食、养成良好的生活习惯，就能减少疾病，增进健康。而补品只能对营养缺乏症患者和体质虚弱者有作用，并非是老少皆宜，人人适用

此外，还有很多生活方式，也是我们经常陷入的误区，是导致疾病侵袭的因素。所以，如果你想走在健康的大道上，有个快乐幸福的生活，那么就必须穿越这些误区

多种对人体有益的物质，但我们也必须清楚这些东西还含有大量的脱水因子，当它们进入人体后，不仅让身体的水迅速排出，而且还会带走身体储备的水。机体急需水却得不到补充，这样能不耗费人体的正气吗？

另外，还有许多不良生活习惯都被我们忽视，这些都是致病的因素。所以，我们与其害怕、抱怨疾病，不如检讨一下自己的生活方式。

干洗按摩，给病邪可乘之机

中医认为"头为诸阳之会"，进行头部按摩，可使任督脉气血经络通畅，起到清脑提神、健身强体的效果。但是，头部按摩也要讲究时机与方法，现在社会上流行的干洗按摩，对于健康来说，可能就会弊大于利了。

干洗头发时，理发师把洗发水直接倒在头发上，然后就开始搓揉头发，再按摩头部、颈部。按摩使头部的皮肤松弛、毛孔开放，并加速血液循环，而此时头上全是冰凉的洗发水，按摩的直接后果就是吸收洗发水中的化学物质的时间大大延长，张开的毛孔也使头皮的吸收能力大大增强，同时寒气、湿气也通过大开的毛孔和快速的血液循环进入头部。

由此可见，洗头时一定不要做按摩。如果觉得头脑昏沉，可以在平时用手指梳发。方法为：首先，松开十指，如梳头状，以十指指肚着力，用中等稍强的力量，从前发根外梳到后发根处，从前到后疏理整个头部。重复做15～20次，用力的大小，以做完后头皮微感发

热为好；梳理后，再用十指指肚均匀地揉搓整个头部的发根，从前到后，从左到右，要全部揉搓到。方法就如平时挠头状，但不可用指尖，而要用指肚。反复做3～5次；最后，挤压头皮，用拇指、中指和食指，捏住头皮，轻轻提起，再松开。反复进行，将整个头皮挤压二三遍。手法要轻，用力要柔，忌用猛力，以免挤伤头皮。

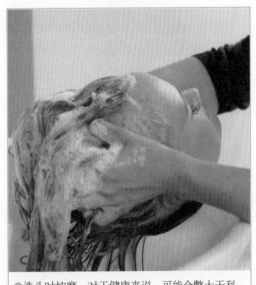

◎洗头时按摩，对于健康来说，可能会弊大于利。

舔嘴唇，这种习惯勿养成

专家介绍说，在干燥的冬季用舌头舔嘴唇会造成两个问题。一是会造成唇角发炎。当用舌头舔嘴唇时，会在唇部留下唾液。唾液中含有多种能够帮助消化的酶，其中有两种酶，一种叫淀粉酶，另外一种叫麦芽糖酶，均可引起唇角发炎，这是因为在唇边残留的这两种酶等于在"消化皮肤"。

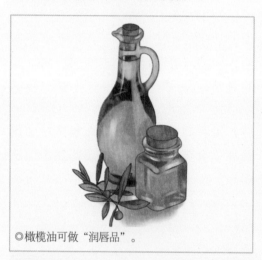

◎橄榄油可做"润唇品"。

舔嘴唇造成的另外一个后果是较为常见的刺激性皮炎，也是唾液惹的祸。专家解释说，其实与人们想象的并不一样，舔嘴唇并不能使嘴唇湿润。因为当用舌头舔嘴唇时，所带来的水分会蒸发，而蒸发时，又带走了唇部本来就比较紧张的水分，使得嘴唇更感干燥。然后就是越干越舔、越舔越干的恶性循环，最后就在唇部造成了类似湿疹的后果。

解决嘴唇干裂的办法是经常使用防裂唇膏，女性可用有保湿功能的化妆唇膏。用唇膏不仅能够阻止皮肤里的水分向外蒸发，也能在你下意识地舔嘴唇时保护你的嘴唇不受唾液的"非礼"。

嘴唇其实不算皮肤，它只是黏膜，黑色素少，表皮较薄，所以对干燥的空气、低温、冷风等环境特别敏感。在平时的生活中要注意以下几点：

（1）嘴唇有硬皮时，不要用手硬撕，最好用热毛巾敷一会儿，令硬皮软化，用棉签蘸掉后，再涂润唇膏。

（2）每晚临睡前，涂些润唇膏可使滋润效果加倍；如果唇部干裂，涂些橄榄油效果更好。

（3）饭后要先用餐巾纸把唇上的油分擦干净，再涂润唇膏或唇膏。

（4）涂唇膏前先涂润唇膏，除了可滋润保护，还可避免色素渗入唇纹，卸妆也更快捷，而且还能使唇膏的颜色更明亮。

另外，蜂蜡、茶树油、芦荟等成分的润唇膏有很好的滋润作用，可以放心地使用，即使涂多了也不会有什么副作用。

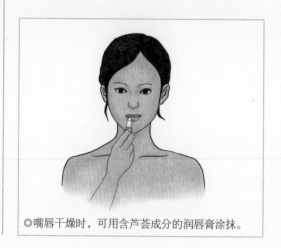

◎嘴唇干燥时，可用含芦荟成分的润唇膏涂抹。

在车上吃东西等于吃病菌

在现代社会，很多上班族喜欢在车上吃东西，其实这很容易导致病从口入，给身体健康带来危害。

在地铁、公交等大型公共交通工具中，因为人流量大，空气流通不畅，难免会出现细菌四处传播的现象。研究发现，公交车扶手上每10平方厘米就有380个菌落数。在细菌繁殖快的夏天，车内更是藏着数以万计的细菌，其中包括大肠杆菌、沙门氏菌等致病菌。另外，车子在高速运行中，经常会遇到加速、急刹车，或路况不好的情况，此时车子比较颠簸，吃东西时呛着的可能性较大，而且会影响消化。在车里吃东西，大多为一些速食品，可选择性小，不少食物热量很高，营养成分相对单一。

公路上，车辆来来往往，灰尘不断地吹进车中，灰尘中含有许多细菌、病毒和寄生虫卵等，会对手中食品造成污染。汽车上的车门和车椅扶手，都可能被带菌者抓握过，因而自己的双手也难免沾染上大量细菌和病毒。如用手拿食品吃，细菌、病毒就会随食物进入人体。此外，汽车尾气中有部分铅尘悬浮在大气中，它们能随气流、飘尘进入车厢，沾染食品，吃了被污染的食品后，会对人的神经系统功能造成损害。

另外，食物的营养素被人体吸收利用，要经过两种消化过程，即物理消化、化学消化。牙齿咀嚼、舌头搅拌、胃肠蠕动等属于物理消化；唾液中的淀粉酶、胃液中的胃蛋白酶、胰液中的胰蛋白酶，以及胆汁等，对食物中的淀粉、蛋白质、脂肪进行消化，属于化学消化。而这两种消化都是在大脑的统一指挥下完成的。

◎在户外或车上吃东西，细菌、病毒就会随食物进入人体。

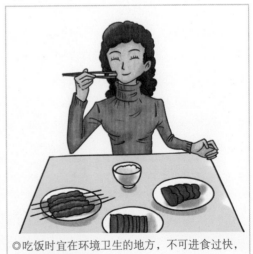

◎吃饭时宜在环境卫生的地方，不可进食过快，以免导致消化不良。

瘦身减肥，水果代正餐降低免疫力

在众多减肥方法之中，最受人们推崇的莫过于"水果代餐"。大多数人认为，水果含有糖分，又有维生素，不会让人长胖，还能给人以饱腹感，是最好的减肥食品。殊不知，这种方法也存在着不少误区。

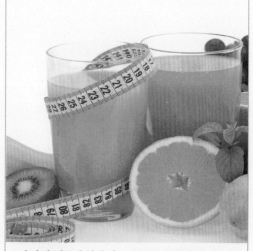

◎在众多减肥方法之中，最受人们推崇的莫过于"水果代餐"。

因为，水果的营养并不全面，水果中几乎不含脂肪，蛋白质含量也非常低。水果中的维生素和矿物质含量并不太高，其中铁的含量比不上肉类和鱼类，钙含量远远低于牛奶和豆制品，维生素C和胡萝卜素含量不如青菜，因此，水果中所含的营养物质远远不能满足人体的需要。

如果用水果作主食，人体得不到足够的蛋白质供应，缺乏必需脂肪酸，各种矿物质含量也严重不足，长此以往，人体的

内脏和肌肉会发生萎缩，体能和抵抗力下降。缺乏蛋白质使人形容枯槁，缺乏必需脂肪酸使人皮肤和毛发质量下降，因贫血导致苍白憔悴，因缺钙导致骨密度降低。这样的状态，又怎么能健康呢？何况，用此种方法减肥，一旦停止，非常容易反弹，而且很可能比减肥前更胖。因为内脏和肌肉萎缩之后，人体的能量消耗就会减少，即使吃和以前一样多的东西也更容易发胖。

那么，吃水果对减肥究竟有没有作用呢？应该说如果安排得当还是有帮助的。首先，可以用水果代替平时爱吃的各种高能量的零食，如巧克力、花生、瓜子、糕点、油炸土豆片之类的小食品；其次，在晚餐的时候，可以先吃一些水果，然后喝一些粥作为主食，适量地吃一些低脂肪的菜肴，如蔬菜、豆制品、鱼、瘦肉、鸡蛋等。这样就能有效地降低晚餐的能量摄入，对减肥很有帮助。

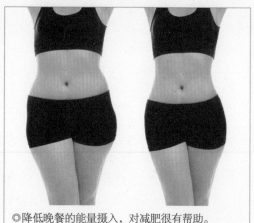

◎降低晚餐的能量摄入，对减肥很有帮助。

耳朵越挖越聋——不要随便挖耳屎

很多人有挖耳朵的习惯，有的甚至拿木柴梗或其他又细又硬的东西，伸到耳朵里，七掏八掏，非把耳屎全部掏出来才感到满足。其实，耳屎对人的健康并没坏处，有时候还会对耳朵起到保护作用呢。

说到耳屎，就应该了解它是怎样产生的。人的皮肤中有很多皮脂腺，经常分泌出油性物质，这种物质能把耳道中脱落下来的皮屑或吹进耳道的脏东西粘在一起，结成一块一块的东西，于是就形成了耳屎。

身上的脏东西可以通过洗脸洗澡除去，但耳孔又细又深，不容易清除，时间久了就会越积越多。如此说来，掏耳朵就像洗脸洗澡那样必不可少了，其实并不是这样，因为在通常情况下，耳屎积多了就会自己掉出来，例如，我们平时吃饭、说话时，嘴巴一张一合，下巴骨牵动耳朵动来动去，就会慢慢把耳屎抖出来。

适量的耳屎在耳道中，有时还会带来意想不到的好处。例如，一只小虫子钻进耳道，如果让它长驱直入，进入到中耳地区，可能对耳膜造成伤害，一旦耳膜被损害，还会发生中耳炎，引起听力减退。但是，耳道中有了耳屎，就能防止这种意外发生，因为耳屎带有特殊的苦味，小虫子遇到后会自动退出。

挖耳朵带来的最大危害是容易损伤耳道。因为耳道里的皮肤非常娇嫩，一不留神就会碰破，容易使耳道感染上细菌，发炎化脓。当然，若是戳破了鼓膜，问题就更严重了。

所以，挖耳朵不是一个好习惯。

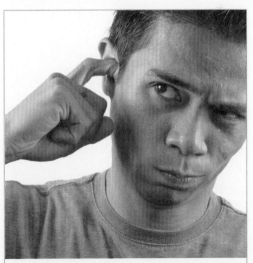

◎耳屎对人的健康并没坏处，有时候还会对耳朵起到保护作用呢。

◎耳道里的皮肤非常娇嫩，如果日常中经常挖耳朵，会很容易造车耳道发炎等症状。

不要一双鞋子穿到底

生活中有不少人习惯一双鞋子穿到底，不坏不换鞋。从健康的角度来讲，这是非常不明智的，因为再舒服、合脚的鞋子，穿的时间长了，鞋子的某个部位会变形，脚的相应部位也会因此长出厚厚的茧子，脚趾外翻变形，甚至厚茧角化形成鸡眼。因此，鞋应该经常换着穿。

王小姐是人寿保险公司的优秀营销员，天天在外面跑，跟同事们比，她拉到的保单最多。她以前不注意自己的穿鞋习惯，直到她发现自己的脚上长了两个长长的厚茧。晚上洗完脚，她忍不住用剪刀剪出这些茧子。但茧子长得太快了，剪完了过几天又长出来了，只好再剪，隔三五天就剪一次。后来，脚上的茧越来越痛，越来越硬，到医院一检查，发现长了个鸡眼。

医生问她是不是鞋子穿窄了、小了或者过度挤压。王小姐说，鞋子很合脚，她一般都是买三四百元的皮鞋，也从来不穿高跟鞋。只是她喜欢平时只穿一双鞋，不喜欢换着穿，也没有买多余的鞋，穿得差不多了才换。

医生说，这是因为走路多，足底运动量大，一双鞋久穿不换引起的。长期摩擦，茧子越长越厚，加上其他外力的伤害，足底、趾间、趾背和小趾外侧等长期受摩擦和压迫的部位，局部皮肤角质层增生。每一鸡眼下方均有一个骨性隆起，长出黄豆大小的东西，稍高于皮肤，中央呈浅黄色，周围颜色深，因为长得像鸡的眼睛，故叫作鸡眼。鸡眼的主要症状是疼痛，特别在走路时更加明显。

那么，哪些人不常换鞋易患脚病？

穿工作鞋的空姐容易患脚病。医生注意到，足部疼痛的空姐不少，有的是鸡眼长了好几个，有的是大脚趾侧边疼痛，甚至红肿、发麻。空姐工作时要穿工作鞋，工作鞋不一定合脚。空姐们多数时间要站立，飞机时有升降，使得她们常常站在有坡度且不完全平稳的平面上，足部受到的压力超出平常，久而久之，就会出现足部疾病。

从事餐厅业的服务人员、零售业的专柜小姐，有些公司提供统一的制服与鞋子，燕瘦环肥，鞋子却只有几个尺码可以选择，不免要让一些员工无法适应，很多人"削足适履"，容易患脚病。模特、影视界艺人、一些身体矮小喜欢长期穿细高跟鞋的人，高跟鞋穿久了可能会造成严重的足部问题，有的人甚至需要动手术。

青少年也是脚病高发人群。青少年喜欢踢球，运动量大，如穿不合适的鞋或一双鞋久穿不换，会导致脚部变形。再加上不注意脚部卫生，足底或足趾长期受压和摩擦，局部皮肤过度增厚形成圆锥形角质物，就会形成鸡眼。软鸡眼发于两足趾间的一趾侧面，硬鸡眼则发于足部隆起处，因为这些地方容易被摩擦。因此，为了健康我们要牢记：千万不能一双鞋子穿到底。

剔牙不当，也会引病上身

很多人有这样一种习惯，饱餐一顿之后，就拿起一根牙签，在牙缝间这里剔剔，那里掏掏，十分悠然自得。殊不知，这种坏习惯会对牙齿造成不同程度的伤害。

错误的剔牙方式或每天无故乱剔牙，牙缝会越剔越大，还会损伤牙龈，反而达不到保护牙齿的作用。

首先，消毒不严的牙签易引起疾病。牙签上附带的各种各样的细菌、病毒会通过牙签进入人体内。据消协调查表明，目前市场上的牙签多为"三无产品"，根本没有卫生许可证号，牙签包装和消毒也达不到要求，有的放在盘中，人人随手取用，曾有化验表明，一根小小的牙签上竟"藏"着几万个细菌。

其次，如果牙签使用不当，将导致牙周疾病。无塞牙现象而乱剔牙，或牙签使用不当，极易引发牙龈炎、牙龈萎缩而导致牙周疾病，切不可将牙签用力压入牙间乳头区，因为这样会使本来没有间隙的牙齿间隙增大，造成牙周病。

健康的牙齿排列整齐，一般不容易嵌塞食物。因此不能养成剔牙的习惯，齿缝经常嵌塞食物要积极寻找病因，采取有效的防治措施。

饭后漱口是清除齿间残留物的方法之一，实在漱不出来，可以用牙刷刷，或者用手帕、毛巾按在食物所塞的部位轻轻擦拭，这些方法都不会带来什么损伤。

使用牙线是剔牙的另一种方法。牙线最好每日使用一次，特别是晚饭后，用时将牙线结成环形，或将线两端绕在两个中指上，两指间剩余10～13厘米，用两拇指将线压入牙间隙，沿一侧牙面轻轻抽动，再换另一侧。这样反复四五次，直到牙面清洁或清除嵌塞物为止。

另外，如果要用牙签，最好一定要选择包装较好，有厂名、厂址、卫生许可证号、经过严格消毒的正规厂家的产品。

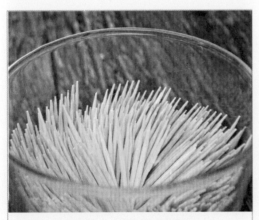
◎如果牙签使用不当，将导致牙周疾病。

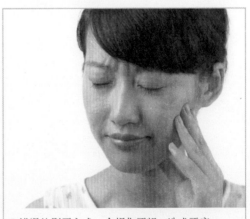
◎错误的剔牙方式，会损伤牙龈，造成牙痛。

乘车时不宜闭目养神

长途汽车上不像火车与轮船那样有较大的活动空间，可让人们稍作散步或观景，消除旅途的枯燥与疲劳。长途汽车上有限的空间限制了人们的活动，于是大多数人采取了闭目养神的方法。然而，鲜为人知的是，乘车闭目养神的方法对人体健康是不利的，因而是不可取的。汽车在公路上行驶时，车身难免会发生剧烈的颠簸，长时间的震荡和晃动作用于人体，部分人脑部血管可能会强烈地痉挛而收缩，轻者产生头晕、头痛、恶心、耳鸣等不适，重者发生严重眩晕、呕吐。如果年事较高或有心脑血管疾病的人，还易诱发原有的心血管疾病而发生危险。但若人们不闭目养神而保持清醒状态，情况就大不相同了。这样可使大脑处于兴奋状态，加上双眼能看到窗外景色，对大脑也是一种刺激。另外，人体为保证有充分的氧供应大脑，血液循环速度亦会加快，故震动影响就不会太大，避免了对脑血管产生不利影响。

乘坐长途汽车旅行时注意事项

（1）带上一个带耳塞的MP3或收音机，听听你喜欢的音乐与新闻节目。但是不能在汽车上看书、读报，以免伤眼而致头晕眼花，甚至恶心
（2）与旅伴交谈一些轻松的话题
（3）有意识地观赏前方的景色，分散对疲劳感的注意力
（4）有疲劳感时可在前额或太阳穴涂些风油精或清凉油
（5）实在疲劳很想休息时，可小憩片刻，但时间不宜太长

乘车时还可以做一些运动

（1）在车座椅上时，可以做足踝的运动，使足尖和足踝上下运动，或以足尖为支点旋转脚跟，以脚跟为支点，足尖旋转等
（2）用手抓住车上的上扶手，将腿部微屈，使身体几乎成悬挂状，如此可充分伸展上体，并能锻炼上肢的肌肉
（3）提着旅行袋时，可以垂臂做耸肩运动，亦可做类似负重体侧屈运动，注意换手，反方向做同样的动作
（4）转动头部，使脖子做顺时针及逆时针方向转动
（5）手相抱置于脑后，上体向左右侧屈，做体侧屈运动
（6）坐在座位上，握住拳头叩打大腿的各部分，用手指挤捏、按摩大小腿
（7）将手指一个一个地拉伸，再两手合抱握紧，然后再张开手掌向后屈，或拱手转动手腕
（8）双手按摩脸部
（9）做眼保健操

久坐伤肉，可致多种疾病

我国古代养生术中"动"尤为重要，均以动求健康。但是，如今有许多职业迫使工作人员必须久坐，如作家、出纳、会计、电脑操作者以及广大办公室工作者等，中外健美专家曾对长期从事以上职业者进行调查研究，认为人们倘若长久坐而少动，等于"坐以待毙"。

概括起来有十大弊病：

（1）久坐者，消耗少，人体对心脏工作量的需求减少，由此可引起心肌衰弱，心功能减退，血液循环减慢，血液在动脉中必然沉积，为高血压、冠状动脉血栓症埋下隐患。

（2）久坐血液循环不良，使静脉回流受阻，直肠肛管静脉出现扩张，血液瘀积，导致静脉曲张而出现痔疮，发生肛门疼痛，滴血或血便等，长此将致贫血。妇女还会因盆腔静脉回流受阻瘀血而易患盆腔炎、附件炎等妇科疾患。

（3）人体内的亿万细胞要靠血的运输来完成其新陈代谢之功能，而久坐可使体内血液携氧量减少和携二氧化碳血液量增多，引起肌肉酸痛、僵硬、萎缩甚至丧失力量。

（4）肩、颈项部可因久坐不动，引起颈椎僵硬，使人体的正常生理弯曲之"颈曲"被破坏，形成一种酷似驼背样的颈倾肩隆状，影响了颈椎动脉对头部的供血量和推动，失去体态美感。

（5）久坐使躯体重量全部压在腰骶部，压力承受面分布不均，会引起腰、腹、背部肌肉下垂、疼痛。脊椎肌肉也因循环欠佳而痉挛。

（6）人体骨骼中，各关节连接处只有通过运动这一唯一的方法才会产生一种黏液，以防止骨骼间相互磨损。而久坐少动会导致骨连接处干燥，继而引发关节病和脊椎病。

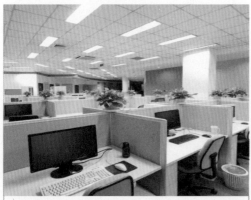

◎长时间久坐办公室，日积月累地疲劳工作，使众多中青年白领的体力、精力严重透支，抗病能力下降，并引起多种疾病。

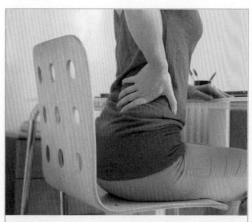

◎长久坐而少动，等于"坐以待毙"，容易引起多种疾病。

（7）人体每日摄入的食物，可因久坐少动而长时间聚积于胃肠，使胃肠负荷加重而紧张蠕动得不到缓和，易致胃及十二指肠球部溃疡、穿孔及出血等慢性难愈的顽症。

（8）大脑会因身体活动少，引起供血不足，出现头晕和头、足麻木等不适，长期下去易致慢性眩晕、中风等。

（9）由于身心状况是互为影响的，久坐会使人的精神压抑、头昏眼花、倦怠乏力，有时还会使脾不统摄而致无诱因腹泻或饭后立即大便等脾虚症，虚火上炎而致耳鸣、牙痛、衄血等，对身体极为不利。

（10）久坐不动，机体对摄入的脂类、淀粉过多地转变为脂肪贮存起来，致人肥胖。久而久之，各大、小动脉管内壁将淤积下大量脂类，导致全身组织、系统供血不足，加速以上疾病的发生，这无疑造成一种恶性循环。

因此，工作时不宜久坐，要经常起来活动活动。因职业所迫无法在工作时轻松的人们，可在平时多参加晨跑、散步、健美操等力所能及的体育。

另外，值得注意的是，沙发坐面过于柔软，人体的支撑就失去稳定，使用者常常有意或无意地挪动身体来保持稳定，时间长了使人感到疲劳而昏昏欲睡。久坐软沙发还会使人体腰部肌肉处于被牵拉状态，肌肉韧带都容易受损。所以，更不要久坐沙发。

现在社会上有一些久坐族，是指那些需要经常坐着上班的一族，长时间面对电脑，长时间开车，他们所表现的特点是一周至少坐五天，故被称为久坐族。久坐族的分布人群有IT从业人员、会计、编辑、教师、办公室职员等。对于久坐族来讲，他们常常感到颈部酸胀、腰背疼痛、全身疲乏，经过周末休息后，才能稍微缓解。相关专家称，久坐易引发颈椎病、胃肠道疾病等，应该积极进行预防。

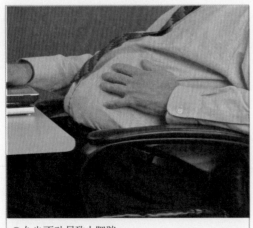

◎久坐不动易致人肥胖。

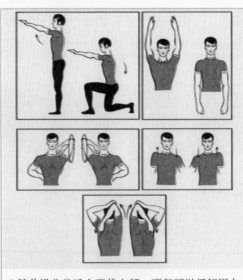

◎健美操非常适合现代白领，不但可以缓解因久坐办公室引起的颈酸痛、肥胖、血液循环不畅等，还能增强心脏功能，提高心脏动力。

随意挖鼻孔，也会挖出毛病来

用手指挖鼻孔的习惯不但不雅观、不卫生，而且对鼻腔有害。

有的人认为挖鼻孔时只要注意些，不挖伤就没有关系。专家警告说，其实有时即使自己未感到挖伤，没有挖痛，但也常会造成轻微的擦伤，这样就降低了鼻腔的防御功能，给细菌侵入开辟道路，引发感染。所以，经常会有人因为用手挖鼻孔引起鼻部感染而去医院就诊，尤其是在比较干燥的冬春季节发病较多。

鼻孔是人的重要呼吸通道，鼻毛像"卫兵"一样守着呼吸道大门，吸入空气时，细菌、尘埃很多都被鼻毛阻挡、吸附下来，于是鼻孔内会有些"脏物"。有的人习惯用手挖鼻孔，以便将这些"脏物"掏出来，这是一种既不雅观又不卫生的坏习惯，它容易损伤鼻腔，引起多种疾病。

首先，用手挖鼻孔容易造成鼻腔损伤。如挖破鼻黏膜上的血管和皮脂腺，可引起鼻出血；损伤鼻黏膜的腺体，影响其分泌功能，会降低对鼻腔的保护作用。

其次，用手挖鼻孔会造成细菌感染。指甲藏污纳垢，隐藏着许多致病菌和病毒。曾有人将1克重的指甲垢拿到显微镜下观察，测得里面各种细菌和病毒达38亿之众，其中还有不少寄生虫卵。挖鼻孔时容易将这些细菌和病毒带入鼻腔，使其黏附在鼻黏膜上繁殖，可引起细菌感染。

专家提醒说，不要把挖鼻孔看成是无关痛痒的小毛病，它可能会惹来大的麻烦。所以最好戒除挖鼻孔的坏习惯，在日常生活中如果因不舒服想挖鼻孔时一定要忍耐和克制，可以适当涂些药膏以缓解痒等不舒服的症状。

◎鼻孔是人的重要呼吸通道，鼻毛像"卫兵"一样守着呼吸道大门。

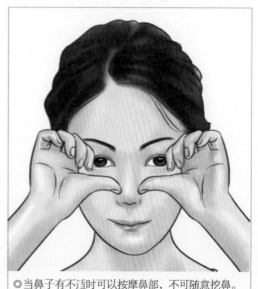

◎当鼻子有不适时可以按摩鼻部，不可随意挖鼻。

过度节俭也不利于健康

"在家不穿鞋，赤脚走路，每三年可节省拖鞋一双，并给人以回归自然的浪漫感觉；看电视时不开自己家的，到阳台上用望远镜看对面楼上的，每小时可节省电费0.05元；内衣每两周洗一次，可减少洗衣机的摩擦，每两年可节省内衣一套……"尽管是调侃，却是很多人都在过着的生活。可是在将抠门艺术进行到底的时候，疾病也在背后偷袭着你的健康。

然而，我们在充分肯定这一消费观的同时，也不能不看到它在现代家庭生活中的负面影响。有些人过度节俭，从而为疾病埋下了隐患。

日常生活中的节俭误区

省电	省药费
有的人家为了省电，所用灯泡的瓦数太小，使得房间里照明度很低。这样虽然节省了电费，但却会对人的视力，尤其是儿童的视力造成伤害。老年人还会因照明不好而容易发生磕磕碰碰的事故。有的人在做饭时舍不得开抽油烟机，殊不知，油烟气的长期刺激会损害人的呼吸道黏膜，导致疾病的发生，得不偿失	有的人患了病，为节省医药费，硬撑着不去看病，结果耽误了治疗时机，不但身体吃亏，还增加了后期的治疗费用。还有人生病后，不去正规医院治疗，而是找"收费便宜"的江湖游医。钱花了，病却没治好，还可能染上其他的疾病，甚至为此搭上性命
专买次品	**服用过期药品**
有的人买东西专挑便宜货，其实便宜没好货，吃亏的还是自己。就拿配老花镜为例，有人图便宜随便在地摊上买一副了事，殊不知，老年人配花镜也要经过医生验光，确定度数，要是度数不对，越戴视力越差。再比如，谁家都需要用插头、插座，要是贪便宜，买回假冒伪劣品，在安全方面就会留下很大的隐患，甚至引起火灾，后果不堪设想	有的人家里备用的药物过了期也舍不得丢掉，生病时吃了反而误事，因小失大。比如，硝酸甘油片是冠心病人防治心绞痛的常备药，该药很容易因保管不当或贮藏时间过长而受潮变质，如不及时更换，一旦急需服用时就会误事

过度节俭可能影响人的身心发展和素质提高。人们的素质不能凭空提高，它只是在消费了一定数量和一定质量的生活资料之后才能实现。没有较为充裕的生活资料，所谓人们素质的提高就是空谈。

过度节俭还会浪费时间，影响效率，降低生活质量。在当今快节奏、高速度的时代，若人们过于节俭，放弃现代的消费方式，就必然要浪费时间、影响效率，成为事业上的落伍者和失败者。

要医治这种过度节俭的"病"，主要还得靠自身的心理调节。

首先，要尽可能增强心理的适应能力，努力接受新观念、新事物，适应社会进步发展带来的生活方式的改变。

其次，要对生活充满信心。要相信生活越来越好，现在比以前好，将来也一定会比现在更好。

穿牛仔裤，风度有了，健康没了

　　紧身牛仔裤是当今青年男女的最爱，但是，正如俗话说的"流行的并不一定都是好的"，紧随这种流行的代价就是可能对自己的健康造成损害。

　　人们的穿衣，不单是为了美观，更重要的是为了身体健康，要考虑保健。绝大多数的人都喜欢衣服的穿着舒适、宽松、柔软、大方、好看，而不愿意受拘束、受限制，穿着不舒服。青年男女更是为了时尚和"曲线美"，开始穿起了牛仔服一类的紧身衣裤。但是，紧身衣与牛仔服对男女老少皆为不宜。

1. 对于青少年

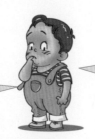

　　儿童、少年，像小苗一样正在成长，而且这个年龄组的孩子爱玩好动，紧身衣服妨碍了他们的正常活动，会影响血液循环和四肢、腰腿部的伸展

　　儿童、少年的新陈代谢旺盛，身体产热多、易出汗，而健美裤、牛仔裤直裆短、臀围小、会阴部不透气、热与汗水不易蒸发，牛仔裤尤其布料粗厚，透气性差，加上裤裆紧小、紧身贴肉，裤裆与会阴部易发生摩擦，不仅容易患湿疹、皮炎，而且女童还容易发生阴道和尿道感染

2. 对于女青年

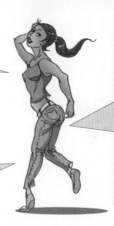

　　影响生长发育。18岁以下的少女正处于发育阶段，如果经常穿紧身裤，会有碍腰臀部及腹部骨骼和肌肉的生长发育，影响以后的怀孕和生育

　　易引起阴部发炎。首先，女青年的阴道经常分泌一定量的酸性液体，抑制细菌的生存和繁殖。如果穿得过紧，就不利于外阴部湿气的蒸发，结果过湿的环境，又为细菌的生长和繁殖创造了条件，很容易引起炎症，甚至会导致尿道感染，甚者还会发生膀胱炎、肾虚肾炎等证

　　易引发皮神经炎。穿牛仔裤腰带勒紧在髂骨上棘处，那里正是股外侧皮神经炎从深层穿向浅层的皮肤部位，极易受压而导致供血不足，产生缺血性损害，表现为该处皮肤麻木、感觉迟钝，甚至感觉消失，医学上称之为股外侧皮神经炎

3. 对于男青年

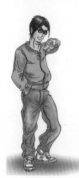

　　男子穿紧身裤、牛仔裤，裤子把腹部、臀部、裆部都紧紧地裹住，使阴囊和睾丸没有了活动的余地，只能被迫紧贴皮肤。阴囊在天冷时会收缩，天热时会松弛，总使睾丸保持着适合的温度，以利于精子的正常产生。而紧身裤、牛仔裤的紧束会使局部温度升高，不仅影响精子的生成，而且会使生成的精子质量低下

　　常言说："穿衣戴帽，各有所好。"只要穿的合适得体，不损害健康，不必强求一律。而对损害健康的紧身裤、牛仔裤之类，为了自身的健康，也为了下一代，还是不穿或少穿为好。

洗脸四不该，引发健康危机

日常生活中人们常做些"无效劳动"，以洗脸为例，就有四件不该做的事，既耗时耗物，又无益于皮肤健美。

洗脸四不该

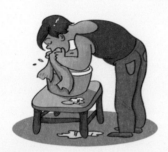

1. 不该用脸盆

且不说脸盆是否清洁，单说其中的洗脸水，在手脸互动之后，越来越脏，最后以不洁告终，远不如用手捧流水洗脸：先把手搓洗干净，再用手洗脸，一把比一把干净，用不了几把，就全干净了

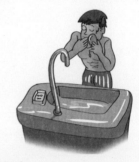

2. 不该用肥皂

面部皮肤有大量的皮脂腺和汗腺，每时每刻都在合成一种天然的"高级美容霜"，在皮肤上形成一层看不见的防护膜。它略呈酸性，有强大的杀菌护肤作用。偏碱性的肥皂不但破坏了它的保护作用，而且会刺激皮脂腺多多"产油"

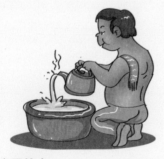

3. 不该用热水

热水能彻底清除面部的防护膜，所以用热水加肥皂洗脸之后，人的皮肤会感到非常紧绷难受。其实，即便是在严冬也用不着热水洗脸，只用冷水就能把脸上的浮尘洗去，同时还锻炼了面部血管和神经，清醒了大脑

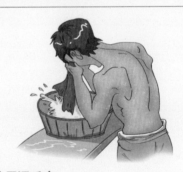

4. 不该用湿毛巾

久湿不干的毛巾有利于微生物滋生，用湿毛巾洗脸擦脸无异于向脸上涂抹各种细菌。毛巾应该经常保持清洁干燥，用手洗脸之后用干毛巾擦干，又快又卫生

洗脸前一定要先把自己的手洗干净，然后在手上加水揉搓洁面乳直到产生丰富的泡沫（也有不产生泡沫的洁面产品，所以要看具体情况），再把泡沫均匀涂抹到脸部。

小心高跟鞋留下美丽后遗症

现代女性穿高跟鞋的比较普遍，已成为当今的一种流行和时尚。高跟鞋能使女性足下生辉，增添女性的魅力，使线条更优美，体态更动人，但穿高跟鞋有利有弊，但弊大于利。

女性穿高跟鞋后，会使身体自然形成一种挺胸直腰收腹的姿势，衬托出成熟女性的曲线美，显得亭亭玉立，让人感觉轻盈、有精神。

同时，穿高跟鞋走路时，由于前脚掌着地，减少了震动，对内脏和大脑有保护作用，人在跑、跳时，先用脚尖着地，道理就在于此。

其次，穿高跟鞋可防治某些疾病。穿高跟鞋时，由于避免了全脚掌着地，可以防止扁平足，有扁平足的人，穿高跟鞋有矫正作用，穿高跟鞋走路时挺胸收腹，不但对肺部、腹部有好处，而且可以防止胃下垂、子宫后倾和驼背等。

穿过高高跟鞋则有弊病，现在女性穿跟过高的高跟鞋或过厚底的松糕鞋，对人体健康不利，容易伤身。人体站立时，全身重量落在双脚上，为了保持身体平衡，背部、臀部、腿部肌肉都保持紧张收缩状态，以防身体前倾。穿上过高的高跟鞋后，脚跟垫起过高，身体前倾过大，身体重力垂线越出脚底支撑面的前界。人体为了保持平衡状态，人的胸腰部必须向后挺直，腰部前凸加大，背部、臀部、腿部肌肉必须加强收缩力，时间长了，就容易使

这些部位的肌肉群过度疲劳，甚至会造成腰部肌及髂腰韧带劳损。经常穿过高高跟鞋走路和长久站立的人很容易患慢性腰疼病。穿过高高跟鞋还容易摔跤，不利行走安全。因此，有人研究认为，高跟鞋的后跟高度以3厘米左右比较合适，超过5厘米就会对身体有较大损害。

穿高跟鞋还会伤脚。穿过高高跟鞋后，人体全身重量过分集中在前脚部及脚趾上，容易引起足弓塌陷，使前足掌长茧。另外，穿过高高跟鞋后，踝关节呈掌屈状态，距骨中部的宽大部分从踝穴滑出，移向前方，使较窄小的后部进入踝穴，造成踝关节的松动榫，因而走路稍不留神就容易崴脚，甚至造成踝关节骨折。尤其是少女身体尚在发育阶段，脚部的骨骼也未完全定型，穿高跟鞋很容易使脚变形，足弓塌陷，变成扁平足后，很难恢复正常。因此，少女不宜穿高跟鞋，特别是

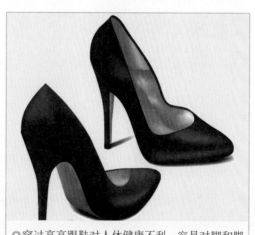
◎穿过高高跟鞋对人体健康不利，容易对脚和脚踝造成伤害。

经常走动和站立时，不可穿后跟高于3厘米的鞋。

还有时下女人喜好穿的"松糕鞋"，其缺陷与高跟鞋相同，喜欢穿者也应做到高度适宜。

从以上分析看，女性穿适宜的高跟鞋有益，穿过高的高跟鞋有害。希望现在穿过高高跟鞋和松糕鞋的女性，从安全和美丽上考虑，不宜穿过高的高跟鞋。

吸烟，当心疾病靠近你

21世纪最重要的是什么？是健康。烟草现已成为人类最大的隐形健康杀手，我们要远离杀手，拥有健康身体。戒烟会使你健康快乐，让你远离困扰。

根据国际研究结果认为，肺癌、局部缺血性心脏病、呼吸性心脏病、主动脉瘤、外周心血管疾病、慢性阻塞性肺病与吸烟有明显的相关性，吸烟能使中毒、肝硬化、酗酒引起的酒精中毒等症状加剧。

为了健康，你必须戒烟，可是，你却开始感到极度渴望吸烟，整个人烦躁不安，不但精神难以集中，甚至发现自己的胃肠功能也失调了。究竟怎样做才能彻底戒掉烟瘾呢？

彻底清除香烟和一切吸烟用具。香烟、烟灰缸、打火机、家里、办公室、车里，无一例外。预先告知你的朋友和同事你在戒烟，并请求他们支持，以便他们在你艰难之时从精神上支持你，而不是给你递上一支烟。这时你才会知道谁是真正的朋友。

寻觅一个戒烟伙伴。倘若身边有多个人或什么团体支持你戒烟，那自然好，但不实际。如果有个伙伴一同戒烟，你就少了孤单感。至少两个人可以互相监督，鼓励和支持。如果你知道有谁在过去一年里戒掉了烟，不妨以他为榜样，作为巨大的精神力量。

多摄取维生素C。戒烟第一周前后，要特别注意多食用新鲜水果或水果汁，以保证摄取足够的维生素C。

积极参加体育锻炼。戒烟也是促使你加强日常体育锻炼的大好时机。戒烟第一周不妨适当加大一点儿运动量。然而，无论你干什么，千万不可养成终日懒懒散散或泡在电视机前的习惯。

一段时间内不喝咖啡。这个建议对喜欢喝咖啡的人来说并非那么容易，但仅是暂时不喝而已，当戒烟成功后，你就可以恢复喝咖啡的习惯了。

要用意志力对付你的吸烟欲望。想吸烟时就抽出几分钟到室外走一会儿(如果你是一直站着的话)，稍稍深呼吸，缓慢而有力地呼出。可能的话再喝一杯凉水。请记住：戒烟的头三天是很难受，其后便会减轻。

与吸烟有关的疾病分类

吸烟与支气管炎	肺中排列于气道上的绒毛，通常会将外来物从肺组织内排出。这些绒毛会将肺中的微粒扫入痰或黏液中，将其排出来。烟草烟气中的化学物质会逐渐破坏一些绒毛，使黏液分泌增加，于是肺部就会发生慢性疾病，容易感染支气管炎。吸烟者咳嗽就是由于肺部清洁的机械效能受到了损害，于是痰量增加了
吸烟与心血管病	吸烟会危害心血管，与动脉粥样硬化有着相当密切的关系，促进动脉壁粥样斑块的形成并使之加剧。有人研究了吸烟与心肌内小动脉损伤的关系，发现吸烟者动脉壁病变、纤维化增厚、粥样化、钙化、玻璃样增厚与吸烟密切相关
吸烟与生殖系统疾病	吸烟能造成男性生殖系统功能的改变，使精子发育不正常，活力减弱；吸烟还能对脊髓的神经中枢起抑制作用，影响男性的性功能。吸烟对女性的影响更大。首先，吸烟可能造成女性不孕症；其次，吸烟能引起抗利尿作用，使脑垂体后叶催产素分泌增多，导致早产、流产和某些综合症状。妊娠水肿的发病率吸烟者与不吸烟者之比为4:1，子痫发病率二者之比为29:1；吸烟还会影响到胎儿的正常发育。如果妊娠期间停止吸烟，则会减少上述危险
吸烟与肺癌	长期吸烟会刺激喉咙和气管黏膜，引起吸烟者多痰、多咳和慢性气管炎等常见病，使支气管和肺泡壁失去弹性，通气功能下降。烟气中的亚硝胺、稠环芳烃苯等物质也可直接或间接致癌
吸烟与胃癌	特殊的吸烟方式与消化道癌的发生部位有明显的关系，经常吞咽烟气的胃癌病人，其肿瘤的好发部位在胃的远端，尤其在胃窦部
吸烟与肺结核	医学专家认为，烟中的有害气体可使呼吸道纤毛变短、脱落，纤毛运动障碍，黏液、痰干燥，排痰功能减弱，从而使呼吸道抵抗力下降，为细菌及其他病原微生物的侵袭打开"方便之门"。吸烟可以促进肝脏酶活性增强，加快药物在肝内的代谢，降低人体对药物的吸收和利用，吸烟者比不吸烟者所用抗结核药物总量和用药时间都增加4倍，而且病灶愈合较慢。另外，烟雾中有害物质能刺激支气管黏膜，破坏组织细胞，引起咳嗽和支气管收缩，黏液分泌增加，容易造成细菌感染和咳嗽，导致肺结核的恶化和传播
吸烟与肺气肿	科学家研究了年龄、吸烟习惯同肺气肿病变之间的关系。按年龄统计的资料表明，不吸烟男性患肺气肿的程度最低；吸烟斗或雪茄者则较高，经常吸卷烟者最高，吸烟量和肺气肿严重程度有直接关系
吸烟女性皱纹多	吸烟女性比不吸烟女性的面部小皱纹多3倍。研究结果表明，在排除诸如体重、年龄、日晒时间等因素后，吸烟者的外貌比不吸烟者看上去要老一岁多。即使已戒烟的女性，同不吸烟女性相比，小皱纹发生率仍多一倍。这可能是由于吸烟的干燥作用和刺激作用，或者是吸烟损伤了保持皮肤弹性的重要血管和结缔组织。而且吸烟还减少了能防止自由基损伤DNA及结缔组织的维生素A含量。此外，吸烟使女孩患乳腺癌病的概率增加2/3；吸烟更容易使女性得卵巢癌
孕期吸烟对胎儿及后代的影响	女性孕期吸烟对胎儿的健康及对婴幼儿将来的发育都有明显的危害。孕期吸烟的妇女生下的婴儿比不吸烟者的婴儿体重平均轻200克，母亲吸烟越多，婴儿体重减轻得也越多。此外，女性孕期吸烟与后代患糖尿病有关；孩子被动吸烟会缺维生素C；被迫吸烟会导致睡眠打鼾；父母吸烟易导致婴儿耳聋

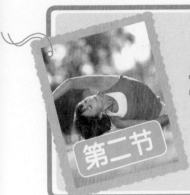

动以养形，让运动为健康保驾护航

第二节

为什么说"生命在于运动"

生命对于我们每个人而言既是宝贵的，也是脆弱的，人生苦短，犹如白驹过隙，珍惜生命自然离不开运动。

经常运动可以保持体力不衰，适当用脑可以保持脑力不衰。"流水不腐，户枢不蠹"，运动（体力的和脑力的）是延缓衰老、防病抗病、延年益寿的重要手段。

运动能促进少年儿童身体的生长发育。比如骨骼、肌肉，锻炼和不锻炼就大不一样。坚持锻炼的少年儿童，肌肉、骨骼都比较结实粗壮，身高也比不锻炼的人要高。身高主要决定于下肢长骨，而长骨的生长则依靠两端的骺软骨板。在儿童时期，长骨的骺软骨板的细胞不断分裂、增殖和骨化，使长骨纵向生长。细胞增殖需要大量的血液提供营养，体育锻炼能促使全身血液循环加快，增多骺软骨板中的血液量，从而促进细胞分裂和增殖，使骨骼增长更快。调查证明，同年龄、同性别的少年儿童，经常参加体育锻炼的比不参加的身高长4~8厘米。

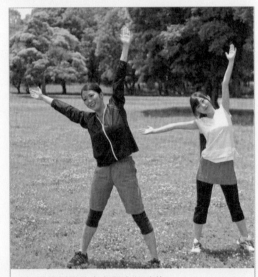

◎运动能增强体内各器官的功能。

运动还能增强体内各内脏器官的功能。经常运动的人，肺的容量比不运动的要大一倍以上；心肌发达，心脏的收缩力加强；胃肠道功能增强，消化好，饭量增加。

运动能增强体质，提高机体的抵抗力和对自然环境的适应能力，从而预防疾病发生。在体育锻炼过程中，自然界的各种因素也会对人体产生作用，如日光的照射、空气和温度的变化以及水的刺激等，都会使人体提高对外界环境的适应力。所以，经常参加体育运动的人，不仅身体壮实，而且活泼、聪明，反应敏捷，接受新事物也快，平时极少生病。体育运动还能使人体态健美。

刀闲易生锈，人闲易生病

健康谚语说，"刀越磨越光亮，人越锻炼越健康"，又说"刀闲易生锈，人闲易生病"，说明人只有运动才能保持健康，事实也是这样。"用进废退"学说认为，人体器官经常使用就会发达，不用则会退化。

从心理上看，懒散的人在事业中逃避风险，凡事追求四平八稳，用习惯性思维处理日常事务。这会钝化人的锐气，使人目光短浅、胸无大志。天长日久，大脑功能就会逐渐退化，使思维变得迟钝，判断分析能力下降，人就变得怕烦喜静，懒散

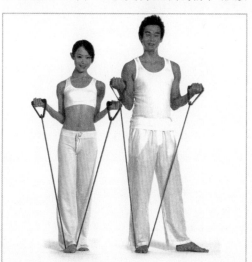

◎惰性危害健康，如果你真无事可做，那就进行体育运动，锻炼身体吧。

健忘，寂寞无聊，还极易产生烦躁、忧愁、痛苦等不良情绪，这样的情绪又会诱发疾病的产生。

从行为上看，懒散的人遇事就躲，生活中追求舒适安逸，工作中追求轻松简单，机体缺乏锻炼，大脑活动较少，体能消耗相对减少，热量的摄入大于消耗，收支失去平衡，极易造成肥胖。肥胖又易引发高血压、糖尿病、心脏病等慢性非传染性疾病，严重危害身体健康。

从病理上看，人体就像一架灵敏度极高的复杂机器，要想不让机器生锈，就得不断运转。要不断运转，就得有任务。一个精力充沛、勤奋肯干的人要是突然无事可做，会因为无所事事而变得懒懒散散，精神萎靡不振，以后遇到曾经做过的事，再做起来也会觉得生疏。医学上把这种现象称为"病态惰性"。人一旦为惰性所左右，功能便会在不知不觉中衰退，免疫力就会下降。

惰性往往使人越闲越懒，越养越懒，进而百病缠身，形成恶性循环。

"刀闲易生锈，人闲易生病"，惰性危害健康，如果你真无事可做，那就进行体育运动，锻炼身体吧！

有氧运动是你的最佳选择

一位法国医学家蒂素曾经说过："运动的作用可以代替药物，但所有的药物都不能代替运动。"其实这里的运动指的是有氧运动而不是无氧运动。

所谓"有氧运动"，就是指能增强体内氧气的吸入、运送及利用的耐久性运动。在整个运动过程中，人体吸入的氧气和人体所需要的氧气量基本相等，也就是说吸入的氧气量基本满足体内氧气的消耗量，没有缺氧的情况存在。

在选择有氧代谢的运动项目方面，也要根据年龄和体质，因人而异。一般来说，20～30岁的人，可选择强度稍大，具有冲击力的有氧运动项目，如：12分钟跑、障碍跑、武术、篮球、足球等；30～40岁的人可选择爬山、自行车、健美操运动等；40～50岁的人可选择健步走、慢跑、爬台阶等；50～60岁的人可选择游泳、打保龄球等；60岁以上的老年人可以选择一些轻松平缓、无拘无束、运动量不大的运动项目，如散步、轻快步行、太极等。

有氧运动的特点是强度低，有节奏，不中断，持续时间长，方便易行，容易坚持。

增强人体体质方面的优势

有氧运动是最好的减肥运动方式	有氧运动具备恢复体能的功效
它能直接消耗脂肪，使脂肪转化成能量被机体组织消耗掉。据医生长期观察发现，减肥者如果在合理安排食物的同时，结合有氧运动，不仅减肥能成功，并且减肥后的体重也会得到巩固	这是一种积极的恢复方式。如果人们在非常疲劳的时候，加入一个令人兴奋的健康群体里进行健身运动，对未来的情绪及体力的调整最为明显。如在健身房中伴着优美的音乐做有节奏的健身运动等
有氧运动促进人体代谢活动	**有氧运动延缓了人体组织衰老**
有氧代谢运动使人体肌肉获得比平常高出8倍的氧气，从而使血液中的蛋白质增多，供应全身营养物质充足，使人体内免疫细胞增多，促进人体新陈代谢，使人体内的致癌物及其有害物质、毒素等及时排出体外，减少了机体的致癌因子和致病因子，保证了健康	有氧代谢运动可明显提高大脑皮层和心肺系统的功能，促使周围神经系统保持充沛的活力，并且使体内具有抗衰老的物质数量增加，推迟肌肉、心脏以及其他各器官生理功能的衰老和退化，从而延缓了机体组织的衰老进程
有氧运动对于脑力劳动者非常有益	**有氧运动提高身体功能素质**
加拿大多伦多大学健康教育家莱斯通过对800人的长期观察和300多个有关实验发现，当人们感到大脑疲劳时，到室外跑步，可以使大脑的功能恢复到58%，而不做运动改吃药的话，大脑的功能只能恢复到40%～50%。有人便总结出来：慢跑是最佳的有氧运动，对醒脑有奇效	它可以提高人体耐力素质，发展练习者的柔韧、力量等身体素质

运动也要"量体裁衣"

人们往往根据自己的兴趣选择运动方式，但常常并不适合自己，从而造成更大的伤害。健康专家认为，不同人群应该根据自身特点，选择不同的运动方式，即所谓的"运动处方"。

量体裁衣制订"运动处方"，要根据自己的年龄、身体结构、身体状况等，按个体差异，为自己设计一个适合自己的"运动处方"，以达到强身健体的目的。

运动时应当掌握适当的运动量，一般每周应至少参加3次，每次持续30分钟以上。年龄不同的人其运动强度也应有所区别，最适宜的强度是：20~30岁的人，运动时心率应维持在140~160次/分；40~50岁的人，运动时心率应维持在120~135次/分；60岁以上的老年人，运动时心率应控制在100~124次/分之间。

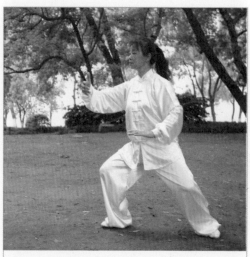

◎不同人群应该根据自身特点，选择不同的运动方式，即所谓的"运动处方"。

不同病态的人运动处方

糖尿病人的运动处方	步行、慢跑、游泳和骑自行车等。强度控制在最大心率的50%~70%范围内。频度为每周5~7天，每天运动时间为40~60分钟
肥胖病人的运动处方	每天坚持30分钟以上中等强度的运动。体重较大的病人过度运动会损伤关节，最好采用游泳等锻炼形式
高血压病人的运动处方	血压稳定的1期病人可每天参加20~30分钟的步行、游泳、打太极拳、骑自行车等运动锻炼。有并发症的病人应根据医生的指导进行锻炼
骨质疏松病人的运动处方	严重骨质疏松的病人运动量和形式不当，可能促使骨折发生，也可损伤关节。轻中度病人可多参加直立着地运动，重度病人应根据医生指导进行特殊形式的锻炼，卧床病人做被动运动
冠心病人的运动处方	冠心病人应适量运动，促进冠状动脉的侧支循环，减低心肌梗死的死亡率和复发率。运动量和时间要循序渐进，运动前要做充分的准备活动和整理活动

不同年龄阶段的运动方式

20岁左右	这个时段身体功能处于鼎盛时期，心律、肺活量、骨骼的灵敏度、稳定性及弹性等各方面均达到最佳状态。从运动医学角度讲，这个时期运动量不足比运动量偏高更对身体不利。 锻炼可隔天进行一次，每次20～30分钟增强体力的锻炼，方法是试举重物，负荷量为极限肌力的60%，一直练到肌肉觉得疲劳为止。如多次练习并不觉得累，可以加大器械重量10%，必须使主要肌群都得到锻炼。20分钟的心血管系统锻炼，方法是慢跑、游泳、骑自行车等，强度为脉搏150～170次／分钟。这些运动能消耗大量的热量，强化全身肌肉，并能提高耐力与手眼的协调性
30岁左右	此时段人的身体功能已超越了顶峰。这时如忽视身体锻炼，对耐力非常重要的摄氧量会逐渐下降。此时身体的关节常会发出一些响声，这是关节病的先兆。为了使关节保持较高的柔韧性，应多做伸展运动，还要注意心血管系统的锻炼。 锻炼隔天一次，每次进行5～30分钟的心血管系统锻炼，强度不要像20岁时那样大。20分钟增强体力的锻炼，与20岁时相比，试举的重量要轻一些，但做的次数可多一些。5～10分钟的伸展运动，重点是背部和腿部肌肉。方法是：仰卧，尽量将两膝提拉到胸部，坚持30秒钟；仰卧，两腿分别上举，尽量举高，保持30秒钟。这个年龄阶段的人可以选择攀岩、滑冰、武术或踏板运动来健身，除了减重，这些运动能加强肌肉弹性，特别是臂部与腿部的肌肉，还有助于加强活力、耐力，能改善你的平衡感、协调感与灵敏度
40岁以上	超过40岁的人选择运动项目不仅应有利于保持良好的体型，而且能预防常见的老年性疾病，如高血压、心血管疾病等。 锻炼每星期进行两次，内容包括：25～30分钟的心血管锻炼，中等强度，如慢跑、游泳、骑自行车等。50岁以上的人脉搏每分钟不超过130～140次。10～15分钟的器械练习，器械重量要比30岁时的轻一些，重量太大会损害健康，但次数不妨多些。为防止意外，最好不使用哑铃，而用健身器械。5～10分钟的伸展运动，尤其要注意活动各关节和那些易于萎缩的肌肉。周三加一次45分钟增强体力的锻炼，不借助器械，可用俯卧撑、半蹲等，重复多组，每组约20次，数量依自己的承受力而定。40岁左右的人应选择具有低冲击力的有氧运动，如爬楼梯、网球等运动
50岁左右	50岁左右的人应选择游泳、重量训练、划船以及高尔夫球
60岁以后	60岁以后应该多散步、跳交际舞、练瑜伽或进行水中有氧运动等。正如美国健身专家约翰·杜尔勒在《身体、思维及运动》一书中解释他的健康生活观念时所说：人与生俱来便各自不同，个人的身体类型显示不同的遗传因素，不同的身体构造对不同的运动都会产生一定的影响。 如果你觉得游泳很沉闷，又不想常到健身房跳健身舞，或者对打网球没有好感，可能这些都是不适合你的运动。要解决这个问题其实很简单，关键在于界定你所属的思维——身体类型，再根据你的特别需要，选择要做的运动。 健身运动的窍门在于根据你的身体状况，要留意身体何时感觉舒服与痛楚。杜尔勒说：运动不应有伤身体；只要选择与你身体适合的运动，并持之以恒，就有可能改变你的一生

运动，是健康生活的必要条件之一。但有些人急于求成，希望快点儿看到运动的成果，或者误以为运动越多身体越好，因此过于频繁运动，或进行过度激烈的运动，结果往往适得其反。因为运动不是越多越好、强度越大越好，过度的运动反而会伤害身体。

1.过度运动不能达到减肥的目的

运动能提高身体的基础代谢率，消耗热量，因此有助减肥瘦身。但是，强度大的运动并不会消耗更多的脂肪，尤其在无氧运动时，肌糖原无氧酵解过程中产生的代谢产物是乳酸，乳酸在有氧条件下在肝脏中大部分分解为二氧化碳和水，一部分重新合成肝糖原，但也有少量乳酸通过代谢合成脂肪。这就是为什么过度运动不能减少脂肪的原因。为此，运动医学专家建议想瘦身减肥者，一般运动半小时到一小时，心跳达到每分钟130～175下，可算是运动适度，这样可达到瘦身效果。

2.过度运动会影响孩子智力

运动神经专家指出：运动对人体的健康无疑是有益的，但也应该把握一个适当的度，否则会对大脑功能造成损害。特别是孩子，他们的大脑功能尚未发育完善，更容易受到影响。

专家表示：过度运动时会耗竭能源物质ATP，这可能是引起大脑功能下降的主要原因。另外，过度运动还会造成血液重新分配，自由基大量堆积，因血流加速造成血管内皮损伤而使脑的血液和氧供应减少。因此，专家建议，对于儿童来讲，最好多做一些机械运动，如摆放积木等。这些运动表面上看起来简单，其实能大大促进孩子的大脑发育和手眼协调能力。

3.少女过度运动易患妇科病

国外的调查表明，18岁以上的女运动员，月经异常者占相当大的比例，大多数月经初潮推迟，周期不规则、继发闭经等。原因主要是由于剧烈运动抑制下丘脑功能，阻滞下丘脑促性腺激素释放激素，干扰了月经。月经期间剧烈运动，可能使月经血从子宫逆流入盆腔。在月经周期第10～18天，如果做剧烈运动，如举重物、腹部挤压、碰撞等都可能引起卵巢破裂，而出现下腹部疼痛。如果活动中外阴不慎与运动器械硬的东西相撞，还容易发生外阴部血肿，严重者可伤及尿道、阴道甚至盆腔。

4.过度运动将导致未老心"衰"

对于高血压和心衰病人，医生是主张积极运动的，但要避免运动过度，因为过度运动超出了心脏的负荷范围，必将加重心脏损伤，致使血压升高和心衰。只有适量锻炼才有助于血压和心脏功能的恢复。

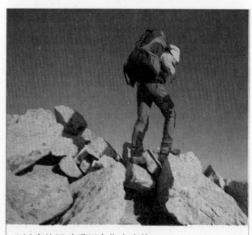

◎过度的运动反而会伤害身体。

务必选好运动"时间表"

日常生活中，有人喜欢起早锻炼，有人喜欢晚间锻炼，还有人习惯在工作中抽空练一会儿。事实上，运动也有自己的"时间表"，如果能够选择最佳的时间段，运动的效果会事半功倍。

我国早有闻鸡起舞的习惯，在晨曦朦胧的清晨，湖边、公园、林荫道上到处都是晨练的人们。但从医学、保健学的角度看，清晨并不是锻炼身体的最佳时间。其主要原因是，夜间植物吸收氧气，释放二氧化碳，清晨阳光初露，植物的光合作用刚刚开始，空气中的氧气相对较少，二氧化碳的浓度较高。如果更早锻炼，效果更差。在大中城市里，清晨大气活动相对静止，各种废气不易消散，是一天中空气污染较严重的时间。

另一方面，从人体的生理变化规律来看，人经过一夜的睡眠，体内的水分随着呼吸道、皮肤和便溺等丢失，机体的水分入不敷出，使全身组织器官以至细胞都处于相对的失水状态。当机体水合状态不良时，由于循环血量减少，血液黏稠度增加，轻者会影响全身血液循环的速度，不能满足机体在运动时对肌肉组织的供血供氧，因而运动时易出现心率加快、心慌气短、体温升高现象，严重时，特别是在身体有疾患的情况下，突然由静止状态转为激烈运动状态易诱发血栓及心肌梗死。

从心脑血管疾病的发病时间和病人的死亡时间来看，患心脑血管疾病的病人在早晨6~8点之间死亡的占较大比例。从早晨醒来以后到上午10点，可以说是心脑血管疾病的高发时间。从早晨6点左右，人的血压开始增高，心率也逐渐加快，到上午10点左右达到最高峰，此时若有剧烈活动最易发生意外。研究发现，心脏的冠状动脉血流量，在早晨最少，最容易导致心脏供血不足。研究还发现，血小板的聚集力自早晨6~9点明显增强，血液的黏稠度也增加，因而最容易引起心脑血管梗死。

那么一天中运动的最佳时间是什么时候呢？

是傍晚。因为一天内，人体血小板的含量有一定的变化规律，下午和傍晚的血小板量比早晨低20%左右，血液黏稠度降低6%，早晨易造成血液循环不畅和心脏病发作的危险，而下午以后这个危险的发生率则

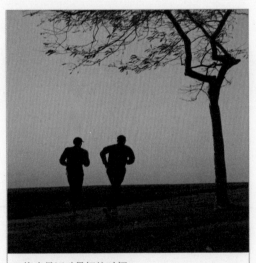

◎傍晚是运动最好的时间。

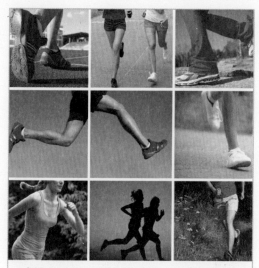

◎慢跑运动是一种有氧的运动，短跑冲刺则属于厌氧运动。

影响，我们上面所说的一天中的最佳运动时间是指对一般生理因素而言的。

每个人的性情、作息习惯及工作性质有别，不能要求人人都能在这个时间锻炼。运动的关键是能形成习惯，如果能根据自己的心理和作息规律，选择一天中固定的时间进行运动，并形成运动的习惯，能持之以恒坚持下去，都会对身体有益。如果条件许可，形成在傍晚锻炼的习惯，将是最佳的选择。

降低很多。傍晚时分，人体已经经过了大半天的活动，对运动的反应最好，吸氧量最大。另外，心脏跳动和血压的调节以下午5~6时最为平衡，机体嗅觉、触觉、视觉也在下午5~7时最敏感。

不过，说运动的最佳时间在傍晚，不是说大家只能在傍晚活动，运动是人性化的活动，融合了人的生理、心理、习惯等多方面的因素，而这些都会对身体活动的效果产生

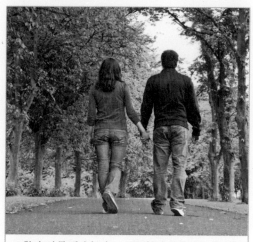

◎散步对骨质疏松症、颈腰椎病等疾病，有着辅助治疗的作用。

几个不宜运动的时间段

进餐后	进餐后需要较多的血液流向胃肠道，帮助消化食物、吸收养分。如果此时运动，就会使血液流向四肢，影响人体的消化。长此以往，胃肠功能受到损害，易患胃肠疾病；老年人与体弱者进餐后易发生餐后低血压，大脑供血相对减少，外出活动时易跌倒；患有肝、胆疾病的人餐后运动，影响肝脏分泌胆汁，可能使病情加重。因此，应对俗话说的"饭后百步走"稍加修正，即最好进餐后休息30~45分钟再到户外活动
饮酒后	如果这时去运动，不但影响肝脏分解酒精的速度，与此同时，酒精通过血液循环会加速进入大脑、肝脏等器官，对其功能产生不良影响
情绪差	运动时应保持乐观的心情，当生气、悲伤时，尽可能不要做激烈的运动。因为人的情绪直接影响着身体的生理功能，激烈的运动会影响器官功能的发挥。但可以参加一些强度不大的、非竞赛性、非身体对抗性的有氧运动，如慢跑、游泳、羽毛球等

反常运动的健康奇迹

习惯了遵循太多规则的我们，现在选择反常。反常地走、反常地跑、反常地笑……反出健康、反出美丽、反出一个新的自我。

反常运动具体有哪些呢？下面我们来一一为你揭晓：

运动方法

赤足行——激活你的"第二心脏"	根据生物全息理论，足底是很多内脏器官的反射区，被称为人的"第二心脏"。赤脚走路时，地面和物体对足底的刺激有类似按摩、推拿的作用，能增强神经末梢的敏感度，把信号迅速传入内脏器官和大脑皮层，调节自主神经系统和内分泌系统
倒立——给脏器减压	倒立对人体来说是一种逆反姿态。倒立时全身各关节、器官所承受的压力减弱或消除，某些部位肌肉松弛，同时血液加快涌向头部，可对因站立引起的各种病痛起到预防作用，并且改善血液循环，增强内脏功能，起到松弛机体的健身效果
倒走——加强对小脑的锻炼	我们习惯于向前走，但这使肌肉分为经常活动和不经常活动两个部分，影响了整体的平衡。其实早在古籍《山海经》中就有了关于倒走的记载，道家人士也常以此法健身。 倒走与向前走使用的肌群不同，可以弥补后者的不足，给不常活动的肌肉以刺激。现代医学研究证实，倒走可以锻炼腰脊肌、股四头肌和踝膝关节周围的肌肉、韧带等，从而调整脊柱、肢体的运动功能，促进血液循环。长期坚持倒走对腰腿酸痛、抽筋、肌肉萎缩、关节炎等有良好的辅助治疗效果。更重要的是，由于倒走属于不自然的活动方式，可以锻炼小脑对方向的判断和对人体的协调功能。对于青少年来说，倒走时为了保持平衡，背部脊椎必须伸展，还有预防驼背的功效
水中跑——打造完美生理曲线	人在水中活动的受阻感是在空气中的800多倍，水的散热性也远大于空气，是空气的28倍多。若完成同样的动作，人在水中与在陆地相比要多用6倍以上的力气，消耗的热量也是在陆地上的3倍多。因此，水中跑能大大促进人体新陈代谢，加快体内糖原分解，防止脂肪过分堆积，同时能增强食欲、促进消化吸收
沙上跑——愈跑愈白皙	沙上跑与赤足行有异曲同工之妙，二者都强调对足底的刺激。在粒粒细沙上慢跑能刺激副肾上腺组织，促进激素分泌，使肌肤变得白皙而富有光泽。而且时机最好选在热浴之后，因为热浴后的足底对体内"信号"的传递更为敏感。如果你恰好与大海为邻，可以每天早晨或傍晚在沙滩上跑二三十分钟。 如果你担心在沙滩上慢跑会晒黑皮肤，可以在室内设计一间沙屋。目前，在英国已出现许多家庭内沙屋运动俱乐部
反常运动时注意事项	另外，做反常运动时也要注意：水中跑要热身后再进入水中；赤脚走路时不要踩到尖锐物；倒走时不要向后扭头，不要跌倒；倒立时注意手部不要受伤，并且心血管疾病患者不宜进行

出汗不迎风，跑步莫凹胸

健康谚语说"出汗不迎风，跑步莫凹胸"，这非常有道理。因为运动出汗后吹风易伤风感冒，跑步时凹胸会缩小胸腔范围，降低肺活量，不利于心脏跳动，易造成供血不足。

有很多人锻炼后出了一身汗的时候，常常站在有风的地方休息，或者干脆对着电风扇、空调猛吹一通，这样做确实马上就会感到凉快了，可是随之而来的是伤风感冒。因此锻炼流汗后，切不可站在风大的地方吹风，应当把汗及时擦干，脱掉出汗的运动服装、鞋袜，换上平时穿的衣服。

出汗的时候不宜受强风吹，在跑步的时候，也不宜逆风跑。因为在跑步时，呼吸的频率非常高，风中的微粒、细菌会随风灌入肺内，引起肺部疾病。而且逆风跑步时，空气压缩，让人呼吸困难，造成氧气供给不足，严重的还会导致死亡。尤其是在冬天，大量的冷空气由嘴进入体内，会造成腹泻、腹绞疼。

挺胸能够塑造人的形体美，让人充满自信，心情愉快，使人精神焕发，朝气蓬勃。因此，无论是站立、坐着，还是走路时，都应养成昂首挺胸的习惯。

保持抬头挺胸姿势，可以减缓腰颈椎病变，还可以使胸围增大，肺活量增加10%~30%，肺腔能容纳更多的空气，提升血液的含氧量，使更多的氧气参与体内的新陈代谢，减轻疲劳程度，加速体力恢复。

另外，挺胸抬头还可减轻背部压力，对预防背痛、防治佝偻病有不可忽视的作用。对久坐办公室或处于生长发育期的青少年更是如此。患有支气管疾病的老年人，经常保持昂头挺胸的姿势，同时做一做深呼吸运动，对提高肺部功能、治疗各类肺部疾病都十分有益。

相反，经常低头凹胸的人，时间长了容易导致脊柱弯曲、驼背、肩胛部炎症和颈椎病，并会加速人的衰老。

尤其是在跑步时，人的呼吸量相当的大，需要频率相当的心脏跳动以提供足够的氧，这时如果凹胸，将会缩小胸腔容量，使肺活量降低，胸腔内的空气量减少，造成血液的含氧量降低，心脏的跳动将会受到限制，不利于呼吸。爱好运动的人应该记住遵循这条健康谚语："出汗不迎风，跑步莫凹胸"。

在深秋初冬跑步时要注意，天气乍寒，尤其是大风过境，寒流降温时，一些人对寒冷的"应激反应"强烈，表现为交感神经兴奋，血压升高，心率加快，皮肤微小血管收缩，容易造成心血管意外。一般经过4~6周后，进入真正的冬天，机体适应了低温，反倒相对安全些了。

另外，跑步时不但不要凹胸，而且还要注意掌握呼吸动作的节奏，适当张口协助鼻呼吸，因为如果只用鼻呼吸，将满足不了人体对氧的需要量，结果是呼吸肌会较快产生疲劳，影响健康。

走出似是而非的运动误区

人的健康，也就是生命的正常运动，是和适当的体力劳动和体育运动有直接关系的，人越锻炼，身体对外界的适应能力越强，身体越是健康。但是运动时应该注意勿打硬仗，消除运动的误区。

我们爱运动，因为运动会给我们带来健康，但是有些时候一不小心就会走进似是而非的运动误区，在这里我们要时刻警醒自己，不要让运动害了自己。

运动误区

只有出汗才算运动有效	大运动量有助于迅速减肥
出汗不出汗，不能用来衡量运动是否有效。人的汗腺各不相同，分活跃型和保守型两种，这与遗传有关，因此不能用出汗来判断运动是否有效	只有坚持长期训练，消耗大量的热量，对肌肉产生很强的作用，才能达到迅速减肥的目的。其实这是一种误解，因为大量运动不仅不能起到减肥的作用，还会给身体带来很大的伤害
带病运动	**经过一段时间运动后肌肉就不会萎缩**
带病锻炼，氧气和能量消耗过多，减少了脑、心、肺等组织器官的营养灌注，不利于康复。当然，疾病恢复到一定阶段，适当运动未尝不可，但是需要经医生同意，并在医生的指导下运动	运动停止后几个月，就会长出脂肪。所以，运动不是一劳永逸的事情，两次运动间的间隔时间不宜过长
健美运动对任何年龄段的人都有益	**运动员饮料能使肌肉发达**
医生认为，18岁前的年轻人进行健美运动要谨慎。应由健美教练为他们设计一套有利于青少年关节生长的动作	普通饮用水已经含有身体所需的营养。那些每天运动不少于90分钟的人可喝含有盐分和矿物质的水，但这种水并不能促进肌肉生长
风雨无阻都运动	**肌肉疼痛说明锻炼得好**
运动需要恒久，但是并不意味着风雨无阻。有人担心锻炼一旦中断，就会前功尽弃，在风雨天、雾天等不良天气里也不中断锻炼。须知，大风起时，尘土飞扬、运动会吸入过多的尘土，有害健康。大雨中运动，容易感冒。据测定，雾滴中含有各种酸、碱、盐、胺、酚、尘埃、病原微生物等有害物质的比例，竟比通常的大气水滴高出几十倍，所以，在有大雾的天气里，可以适当停止一些户外活动，尤其是一些剧烈的运动	肌肉疼痛只能说明你锻炼过度或训练不当。由于肌肉运动过快，有氧酵解不足，无氧酵解代之，使肌肉组织中的乳酸浓度增加，产生堆积，从而引起肌肉的神经末梢受到刺激而发生疼痛。当停止运动后，疼痛自然逐渐消失

警惕运动拉响的健康警报

经常运动可以使人精力充沛、器官调和、代谢正常、健康长寿，但是我们在追求运动的过程中千万要注意运动时你身体的"报警器"，量力而行，随机应变，并且要从中了解自己的身体状况。

运动时时刻警惕自己的身体是否亮起了红灯，如果真的亮起了红灯，请你停止运动，看看是不是自己的身体出现了问题。

运动与身体器官的关系

运动时心率不增	人在运动时心跳会加快，运动量越大，心跳越快。如果运动时心率增加不明显，可能是心脏病的早期信号，预示着今后有心绞痛、心肌梗死和猝死的危险
肠痉挛	运动时脐区周围或下腹部钝痛、胀痛，停止运动后疼痛减轻。请用手按揉双侧合谷穴，每穴5分钟，或用热水敷脐区10~20分钟即可止痛。为防止病痛的发生，在运动前应做好充分准备活动，勿进食冷饮
运动性过敏性休克	在运动时要选择合理项目，不要随意加大运动量。如果因运动量加大而出现全身发热、皮肤潮湿，或在运动中出现咽喉不适、呼吸急促、胃肠绞痛，这些都是出现运动性过敏性休克的征兆，应停止运动，及时到医院就诊
运动中头痛	少数心脏病患者在发病时，不感到胸部有异常，而患者平常最多的感觉就是运动时头痛。多数人只以为自己没有休息好或得了感冒。因此，提醒那些参加运动的老年人，如果在运动中感到头痛，应尽早去医院做检查
腹直肌痉挛	这种病易发生在夏季。在运动过程中，突然出现腹部胀痛，多因大量出汗丢失水分和盐所致。发生腹痛时，应平卧休息，做腹式呼吸20~30次，同时轻轻按摩腹直肌5分钟左右即可止痛。在运动出汗过多时，及时补充盐水200~300毫升是预防的关键
胃痉挛	这种病可见于游泳时水温过低、准备活动不充分、运动量过大等，上腹部呈剧烈绞痛。运动前做好充分的准备活动，忌过饱，忌食豆类及地瓜、土豆等食品，少食冷饮，可预防胃痉挛的发生。出现症状时可做上腹部热敷20~30分钟，用手按压内关与足三里穴各3~5分钟即可止痛。 因此，为了减少运动时身体出现各种不良反应，运动前要有一种跃跃欲试的运动情绪，并进行充分热身，放松关节和身体等。另外还要看自己的身体状况，如果是有病在身，就请不要随意运动了
脾胀痛	在运动时出现脾胀痛，多因运动量过大，静脉血回流缓慢、脾脏充血肿胀所致。出现脾胀痛应停止运动，在背部脊柱左侧胸11~12椎体棘突旁有脾俞、胃俞，按揉3~5分钟即愈。在运动前做好充分准备活动是预防的关键。肝胀痛在运动时出现肝区胀痛，多发生在长跑或中距离跑时，在背部右侧肝俞按揉5分钟即可止痛。在运动过程中呼吸规律，用鼻呼吸而不张口呼吸是预防的关键

运动之后，谨防六不宜

1.不宜立即休息

剧烈运动时人的心跳加快，肌肉、毛细血管扩张，血液流动加快，同时肌肉有节律性地收缩会挤压小静脉，促使血液很快地流回心脏。此时如立即停下来休息，肌肉的节律性收缩也会停止，原先流进肌肉的大量血液就不能通过肌肉收缩流回心脏，造成血压降低，出现脑部暂时性缺血，引发心慌气短、头晕眼花、面色苍白甚至休克昏倒等症状。所以，剧烈运动后要继续做一些小运动量的动作，待呼吸和心跳基本正常后再停下来休息。

2.不宜马上洗浴

剧烈运动后人体为保持体温的恒定，皮肤表面血管扩张，汗孔开大，排汗增多，以方便散热，此时如洗冷水浴，会因突然刺激使血管立即收缩，血液循环阻力加大，心肺负担加大，同时机体抵抗力降低，人就容易生病；而如洗热水澡则会继续增加皮肤内的血液流量，使血液过多地流进肌肉和皮肤中，导致心脏和大脑供血不足，轻者头昏眼花，重者虚脱休克，还容易诱发其他慢性疾病。所以，剧烈运动后一定要休息一会儿再洗浴。

3.不宜暴饮

剧烈运动后口渴时，有的人就暴饮开水或其他饮料，这会加重胃肠负担，使胃液稀释，既降低胃液的杀菌作用，又妨碍对食物的消化。而喝水速度太快也会使血容量增加过快，突然加重心脏的负担，引起体内钾、钠等电解质发生一时性紊乱，甚至出现心力衰竭、心闷腹胀等，故运动后不可过量过快饮水，更不可饮喝冷饮，否则会影响体温的散发，引起感冒、腹痛或其他疾病。

4.不宜大量吃糖

有的人在剧烈运动后觉得吃些甜食或糖水很舒服，就以为运动后多吃甜食有好处。其实，运动后过多吃甜食会使体内的维生素B_1被大量消耗，人容易感到倦怠、食欲不振等，影响体力的恢复。因此，剧烈运动后最好多吃一些含维生素B_1的食品如蔬菜、肝、蛋等，如你运动后爱吃甜食则更应多吃蔬菜等食品。

5.不宜饮酒

剧烈运动后人的身体功能会处于高水平的状态，此时喝酒会使身体更快地吸收酒精成分而进入血液，对肝、胃等器官的危害就会比平时更甚。长期如此，可引发脂肪肝、肝硬化、胃炎、胃溃疡、痴呆症等疾病。运动后就是喝啤酒也不好，它会使血液中的尿酸急剧增加，使关节受到很大的刺激，引发炎症，造成痛风等。

6.不宜吸烟

运动后吸烟因人体新陈代谢加快，体内各器官处于高水平工作状态，而使烟雾大量进入体内，还会因运动后的机体需要大量氧气又得不到满足而更易受一氧化碳、尼古丁等物质的危害，此时吸烟比平时对你的危害更大，人更易感到疲劳。

轻体育，让自己时尚起来

"轻体育"也称"轻松体育"或"快乐体育"，是欧美体育学者新近提出的一种大众健身运动形式，它对人的健康非常有益，大家不妨试一试。

"轻体育"宗旨是静不如"动"，这是"轻体育"概念的精髓所在。"轻体育"概念提倡利用一切可以利用的时空，让身体获得轻度的运动。崇尚"轻体育"概念的人认为，动比静好，轻度运动比中、重度运动好。轻度运动对于身体免疫功能的促进效果比中、重度运动要好。

慢走，是其中最让人乐于接受的方式之一。你不必特意为它安排时间，在你出去买东西、外出公干、逛街时，你就可以顺便完成慢走锻炼。

听音乐时，你可以随节奏轻轻摇摆；站着说话时，你可以顺便做做扩胸运动。

只要你领悟了"轻体育"的灵魂，任何运动形式都可以成为一种有效的健身方式。

"轻体育"不追求运动量，而强调以调节身体功能为主；不要求大段完整的时间，主张利用茶余饭后的零散时间见缝插针地活动身体的关节部位，时间可长可短，完全依具体情况而定。而且，"轻体育"对技术和器械的要求极低，哪怕毫无运动基础的人，只要有健身愿望，就可以立即进入角色，然后只需按照自己的意愿运动就足够了，又没有什么经济负担可言。

总之，只要你在有意识地轻微地"动"你的身体，你就已经在从事"轻体育"运动了。如果你能以"不以善小而不为"的态度持之以恒，在不知不觉中，就已经轻松惬意地完成了一项锻炼。

对人的健康非常有益的"轻体育"运动

原地高抬腿	站立原地后，双手握虚拳，双脚轮流提起，双臂随之自然摆动。可根据身体状况，选择提腿的高度和交换的速度
踮脚退步跑	先测量来回的步数，然后背向目标，目视前方，头正身直，双手握虚拳置于腰间，踮起双脚，小跑步向后退去，同时摆动双臂，默数步数。此法对腰肌劳损、腰椎病以及腰、腿、脚骨质增生等患者，尤有益处
强力登楼跑	以力所能及的速度不用扶手上下楼，下楼时亦可退行，但每次只能跨一级台阶。此法可增强人的肺活量，增大髋关节的活动幅度，使下肢肌肉得到锻炼，且能加强腰腹的肌肉活动，有消除赘肉、强筋壮骨之功效
旋转慢步跑	先在原地练习顺时针和逆时针旋转，不求快速只求匀速。一般能习惯于顺逆时针各转3圈，即可在跑步过程中不时旋转，并逐步增加旋转的频率和速度及圈数。旋转慢跑可产生一种离心力，明显改善全身血液循环
赤足原地跑	地上放一块洗衣板或旧塑料澡盆，铺上一些小石子(鹅卵石)，光脚在上面慢速原地跑，天冷可穿软底鞋或厚袜子。人的脚底有成千上万的神经末梢，与大脑紧密相连，以卵石或洗衣板的凸出部位刺激双脚底，有较好的健身效果

交替运动，让效果成倍增加

我们在生活中会发现，某些动作已成为定式。大多数人都用右手写字、吃饭，大多数人都习惯用手做一些精巧的事，大多数人都向前走路……其实，这都是再正常不过的事了。这时一种名为"交替健身"的方法，深受人们的追捧。

交替运动10个方面

体脑交替	动静交替
要求人们一方面进行跑步、打球等体力锻炼；另一方面要进行看书、写作、下棋等脑力锻炼。这样一来，不仅可以增强体力，而且还可以使大脑延缓衰老	要求人们一方面不断进行体力和脑力的活动锻炼；另一方面要求人们每天抽一定时间使体、脑都安静下来，让全身肌肉放松，去除头脑中的一些杂念，以利于调节全身的循环系统
冷热交替	**上下交替**
冬泳和夏泳、冷水澡和越野跑都是"冷热交替"的典型运动。"冷热交替"不仅能帮助人适应季节和气候的变化，而且对人的体表代谢有显著改善作用	经常慢跑尽管使腿部肌肉得到了锻炼，但上肢却没有得到多少活动。如果再参加一些频繁活动上肢的运动项目，如掷球、打球、玩哑铃、拉扩胸肌等，则可使上下肢得到均衡的锻炼
前后交替	**倒立交替**
一般的运动都是"往前"，如果同时也做一些"后退"的运动，如后走、后弯、仰泳等，不仅使上下肢反应更灵敏，大脑思维更活跃，对老年人的腰背腿痛也有疗效	科学证明，经常进行倒立交替（即头朝下脚朝上）运动，可改善血液循环，增强内脏功能，能使耳聪目明，记忆力增强；对癌证、意志消沉、心绪不宁等精神性疾病也有功效
左右交替	**走跑交替**
平时习惯用左手、左腿者，不妨多活动右手、右腿；相反，平时惯用右手、右腿者，不妨多活动左手、左腿。"左右交替"活动的好处，不仅使左右肢体得以"全面发展"，而且还使大脑左右两半球也得以"全面发展"	这是人体移动方式的结合，更是体育锻炼的一种方法。做法是先走后跑，交替进行。走跑交替若能经常进行，可增强体质，增加腰背腿部的力量，对防止中老年"寒腿"、腰肌劳损、脊椎间盘突出症有良好的作用
穿、脱鞋走路交替	**胸、腹呼吸交替**
足底有着与内脏器官相联系的敏感区，赤足走路时，敏感区首先受刺激，然后把信号传入相关的内脏器官和与内脏器官相关的大脑皮层，引发人体内的协调作用，达到健身的目的	一般人平时多采用轻松省力的胸式呼吸，腹式呼吸仅在剧烈运动下采用。专家认为，经常的胸、腹交替呼吸，有利于肺泡气体的交换，可以明显减少呼吸道疾病的发生，对老年慢性支气管炎、肺气肿病人尤为有益

跳绳，最健脑的运动方式

跳绳是一项运动量较大的活动，如果一个人连续跳绳5分钟，就相当于跑步1000米，跳绳8分钟的运动量相当于快速骑自行车4千米。

人在跳绳时，以下肢弹跳和后蹬动作为主，手臂同时摆动，腰部则配合上下肢活动而扭动，腹部肌群收缩以帮助提腿。同时，跳绳时呼吸加深，胸背、膈部所有与呼吸有关的肌肉都参加了活动。因此，在跳绳时，大脑处于高度兴奋状态，经常进行这种锻炼，可增加脑神经细胞的活力，有利于提高思维能力。

从中医针灸经络学来看，跳绳对全身经络都有刺激作用。跳绳时，手握绳头，不停地做旋转运动，能刺激手掌与手指的穴位，从而疏通手部经脉，使手、上肢部的6条经脉气血畅流上输于脑。人体另外6条经脉起止于脚部，跳绳能促进四肢6条经脉的气血循环。因此，跳绳可通经活

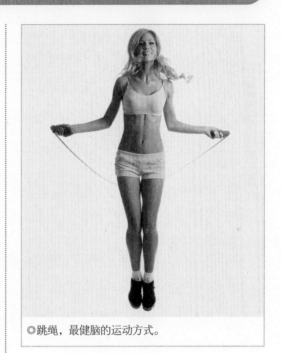

◎跳绳，最健脑的运动方式。

络，从而达到醒脑、健脑作用。

不过，虽然跳绳是个不错的健身方法，但不小心很容易受伤。

跳绳注意事项

跳绳者应穿质地软、重量轻的高帮鞋，避免脚踝受伤
绳子软硬、粗细适中。初学者通常宜用硬绳，熟练后可改为软绳
跳绳时需放松肌肉和关节，脚尖和脚跟需用力协调，防止扭伤
胖人和中年妇女宜采用双脚同时起落。同时，上跃也不要太高，以免关节因过于负重而受伤
选择软硬适中的草坪、木质地板和泥土地的场地较好，切莫在硬性水泥地上跳绳，以免损伤关节，并引起头昏
跳绳前先让足部、腿部、腕部、踝部做些准备活动，跳绳后则可做些放松活动

游泳，最减肥的运动方式

游泳是一种全身性运动，不但可以提高你的心肺功能，锻炼你几乎所有的肌肉，还可以减肥，几个月的功夫就能使你"脱胎换骨"，还你健美的身材。

人在水中活动的阻力比在陆地上大12倍，手脚在水中运动时，你一定能感受到那强大的阻力，所以背部、胸部、腹部、臀部和腿部的肌肉在游泳当中能够得到很好的锻炼，游泳运动员身上那线条鲜明的肌肉，就是最好的证据。另外，游泳也是一项激烈的运动，而且水的传热速度比空气要快，也就是说人在水中丧失热量的速度会很快，大量的热量会在游泳当中消耗掉。身上那些多余的脂肪，也会悄悄地"溶解在水中"。

要想获得良好的锻炼效果，还需要有计划地进行锻炼：初练者可以先连续游3分钟，然后休息1~2分钟，再游2次，每次也是3分钟。如果不费很大力气便完成，就可以进入到第二阶段：不间断地匀速游10分钟，中间休息3分钟，一共进行3组。如果仍然感到很轻松，就可以开始每次游20分钟，直到增加到每次游30分钟为止。如果你感觉强度增加的速度太快，就可以按照你能够接受的进度进行。另外，游泳消耗的体力比较大，最好隔一天一次，让身体有一个恢复的时间。

游泳时人的新陈代谢速度很快，30分钟就可以消耗1100千焦的热量，而且这样的代谢速度在你离开水以后还能保持一段时间，所以游泳是非常理想的减肥方法。对于比较瘦弱者，游泳反而能够让体重增加，这是由于游泳对于肌肉的锻炼作用，使肌肉的体积和重量增加的结果，可以让所有的人都有一个流畅的线条。

鉴于上述的原因，肥胖者确实可将游泳减肥作为自己主要的减肥运动。但在游泳时，必须注意安全，防止发生意外。

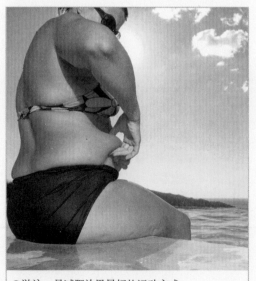

◎游泳，是减肥效果最好的运动方式。

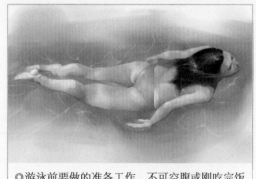

◎游泳前要做的准备工作，不可空腹或刚吃完饭就游泳。

体操，最健美的运动方式

当今社会，由于生活水平的提高，以及"运动不足病"和"现代文明病"的产生，使人们越来越关注自己的健康状况。同时，人们对体育运动的需求也因此变得日趋强烈。如今，体育已不仅是人们活动肢体和获得心理调节的主要手段，而且它已成为人们健身娱乐的时尚消费。然而，健美操是目前最受人欢迎的一种体育运动。因为健美操，尤其是健身健美操，对增进人体的健康十分有益，具体表现在以下几方面。

1.增强体能

健美操是一项具有锻炼实效的运动项目。经常参加该项运动的锻炼，可提高关节的灵活性，使肌肉的力量增强，韧带、

肌腱等结缔组织的柔韧性提高，使心肺系统的耐力水平提高。与此同时，由于健美操是由不同类型、方向、路线、幅度、力度、速度等多种动作组合而成的，因此，参加健美操还可提高人的动作记忆和再现能力，提高神经系统的灵活性、均衡性，从而有利于改善和提高人的协调能力。

2.塑造美的形体

一个人的形体是由姿态和体型两部分组成的。良好的身体姿态是形成一个人的气质风度的重要因素。通过长期的健美操锻炼，不仅可改善人们不良的身体状态，使其逐渐形成优美的体态，从而在日常生活中表现出一种良好的气质与修养，给人以朝气蓬勃、健康向上的感觉，而且经常参加健美操运动，还可帮助人们消除体内和体表多余的脂肪，维持人体能量收支的平衡，降低人的体重，保持健美的体型。尤其是力量练习，可使人的骨骼粗壮、肌肉的围度增大，从而弥补人们先天的体型

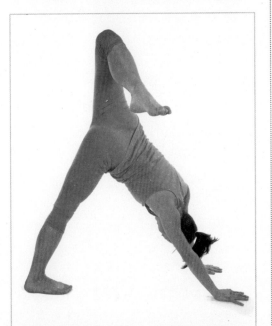

◎体操，最健美的运动方式。健美操还可提高人的动作记忆和再现能力，提高神经系统的灵活性、均衡性，从而有利于改善和提高人的协调能力。

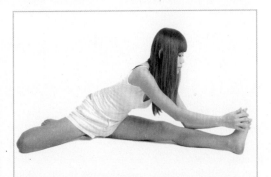

◎良好的身体姿态是形成一个人的气质风度的重要因素。通过长期的健美操锻炼，不仅可改善人们不良的身体状态，使其逐渐形成优美的体态。

缺陷，使人变得匀称、健美。

3.缓解人的精神压力

随着时代的发展，社会上的竞争日趋激烈，这使得人们在享受科学技术所带来的舒适生活和各种便利的同时，也受到了来自方方面面的精神压力。长期的精神压力不仅会引发躯体上的疾病，同时还会造成人们心理上的疾病。而健美操作为一项充满青春活力的体育运动，它可使人们在轻松欢乐的气氛中进行锻炼，从而忘却自己的烦恼和压抑，使心情变得愉快，精神压力得到缓解，进而使自己拥有最佳的心态，且更具活力。

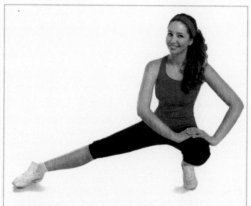

◎健美操作为一项充满青春活力的体育运动，使心情变得愉快，精神压力得到缓解。

4.增强人的社会交往能力

现代社会中，人与人之间关系的难以处理，往往是心理不正常的一个主要原因。健美操运动则可起到调节人际关系，增强人的社会交往能力的作用。目前，无论是国外还是国内，人们参加健美操锻炼的方式是去健身房，在健美操教练的带领

和指导下，进行集体练习。而参加锻炼的人都是来自社会各阶层的。因此，这种锻炼方式扩大了人们的社会交往面，把人们从工作和家庭的单一环境中解脱出来，可接触和认识更多的人，开阔眼界，从而也为自己的生活开辟了另一个天地。而在这种能使人的心灵和情操得到陶冶和净化，身心得到全面协调发展的健康的活动中，大家一起跳，一起锻炼，每个人都能心情开朗，解除戒心，互相交谈或交流锻炼的经验，相互鼓励。这不仅可增进人们彼此之间的了解，产生一种亲近感，从而建立起融洽的人际关系，而且有些人还会因此成为终身的朋友。

5.医疗保健功能

健美操作为一项有氧运动，其特点是强度低、密度大，运动量可大可小，容易控制。因此，它除了对健康的人具有良好的健身效果外，对一些病人、残疾人和老年人而言，也是一种医疗保健的理想手段。如：对于下肢瘫痪的病人来说，可做地上健美操和水中健美操的练习，以保持上体的功能，促进下肢功能的恢复。总之，只要控制好运动的范围和运动量，健美操练习就能在预防损伤的基础上，达到医疗保健的目的。

因此，由上所述，健美操锻炼不仅能强身健体，同时它还具有娱乐的功能，可使人在锻炼中得到一种精神上的享受，满足人们的心理需要，对增进人们的健康十分有益。

五禽戏，最有趣的运动方式

华佗倡导通过体育运动与劳动锻炼来强身防病。他说："动摇则谷气得消，血脉流通，病不得生。"他所创编的"五禽戏"，常做可使手足灵活。

从中医角度看，五禽戏包括的虎、鹿、熊、猿、鹤5种动物分属于金、木、水、火、土五行，而五行相对的是心肝脾肺肾五脏。也就是说，通过运行五种动物的姿态，可以起到锻炼五脏的作用。

现代医学研究也发现，五禽戏是一种行之有效的锻炼方式。它能锻炼和提高神经系统的功能，提高大脑的抑制功能和调节功能，有利于神经细胞的修复和再生。它能提高肺功能及心脏功能，改善心肌供氧量，提高心脏排血力，促进组织器官的正常发育。同时它还能增强肠胃的活动及分泌功能，促进消化吸收，为机体活动提供养料。

就五禽戏本身来说，它并不是一套简单的体操，而是一套高级的保健气功。华佗把肢体的运动和呼吸吐纳有机地结合到了一起，通过气功导引使体内逆乱的气血恢复正常状态，以促进健康。后代的太极、形意、八卦等健身术都与此有若干渊源。无疑，它在运动养生方面的历史作用是巨大的。

五禽戏的内容主要包括虎戏、鹿戏、熊戏、猿戏、鸟戏。

1.虎戏

自然站式，俯身，两手按地，用力使身躯前耸并配合吸气。当前耸至极后稍停，然后身躯后缩并呼气，如此3次。继而两手先左后右向前挪动，同时两脚向后退移，以极力拉伸腰身，接着抬头面朝天，再低头向前平视。最后，如虎行般以四肢前爬7步，后退7步。

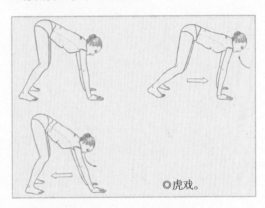

◎虎戏。

2.鹿戏

四肢着地，吸气，头颈向左转、双目向右侧后视，当左转至极后稍停，呼气、头颈回转，当转至朝地时再吸气，并继续向右转，一如前法。如此左转3次，右转两次，最后回复如起势。然后，抬左腿向后挺伸，稍停后放下左腿，抬右腿如法挺伸。如此左腿后伸3次，右腿2次。

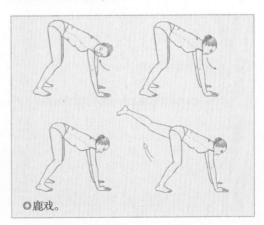

◎鹿戏。

3.熊戏

仰卧式,两腿屈膝拱起,两脚离床面,两手抱膝下,头颈用力向上,使肩背离开床面,略停,先以左肩侧滚落床面,当左肩一触床面立即复头颈用力向上,肩离床面,略停后再以右肩侧滚落,复起。如此左右交替各7次,然后起身,两脚着床面成蹲式,两手分按同侧脚旁,接着如熊行走般,抬左脚和右手掌离床面。当左脚、右手掌回落后即抬起右脚和左手掌。如此左右交替,身躯亦随之左右摆动,片刻而止。

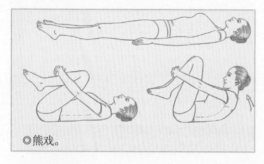

◎熊戏。

4.猿戏

择一牢固横竿,略高于自身,站立手指可触及高度,如猿攀物般以双手抓握横竿,使两脚悬空,作引体向上7次。接着先以左脚背勾住横竿、放下两手,头身随之向下倒悬,略停后换右脚如法勾竿倒悬,如此左右交替各7次。

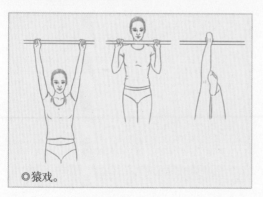

◎猿戏。

5.鸟戏

自然站式。吸气时跷起左腿,两臂侧平举,扬起眉毛,鼓足气力,如鸟展翅欲飞状。呼气时,左腿回落地面,两臂回落腿侧。接着跷右腿如法操作。如此左右交替各7次,然后坐下。屈右腿,两手抱膝下,拉腿膝近胸,稍停后两手换抱左膝下如法操作,如此左右交替也各7次。最后,两臂如鸟理翅般伸缩各7次。

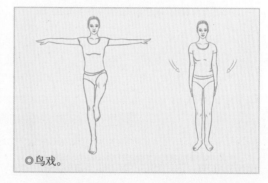

◎鸟戏。

值得注意的是,在练五禽戏的过程中要松静自然:

(1)松:分内松和外松。外松是指解除身体、四肢、肌肉、呼吸等的紧张。内松是指解除思想情绪,注意力集中方面的紧张。一般来讲,掌握外松较之掌握内松容易得多,这里也有一个由外到内,由粗到细的两个不同的发展阶段。

(2)静:指在练五禽戏动作的过程中,要保持情绪安宁(思想平静,情绪稳定),称内静。同时也尽量找一个外界环境幽雅,人员流动较少的环境,称外静。因为人声嘈杂,说笑逗闹,或车水马龙,汽笛声声,也影响内静。

在做五禽戏的具体动作时,一定要准备充分,地静不如身静,身静不如心静。

勤练太极，为生命聚集能量

太极拳是我国的国粹，它适合任何年龄、性别、体型的人练习。经常练习太极拳，对于身心健康有意想不到的收获，集练气、蓄劲、健身、养生、防身、修身于一体，是一种适合经常锻炼的养生武术功法。

太极拳对人体健康的促进作用是综合而全面的，长期坚持练习太极拳，对于防病抗衰、益寿延年有着不可估量的作用。

练太极拳，不是一般的学习拳式，必须懂得很多基本功，必须做到"放松""气道通畅"。肺主一身之气，肺气调则周身气行，故练功必须令其气顺，不可叫气道结滞，所以说练拳不可闭气、使力，总以放松、沉气为主，在练拳时要配合呼吸、配合开合等。由于以上的要求，使得练太极拳的人们在练拳过程中注意放松并调整呼吸，每次练拳下来心情舒畅、精神饱满。身体微微出汗，增加体内的新陈代谢，从而起到了祛病强身的健身功效。具体而言，太极拳有以下功效：

太极拳活动腰为一身之主宰，能松腰，然后两足有力，下盘稳固，虚实变化，皆由腰转动。故曰："命意源头在腰际。"腰的转动幅度大，带动胃、肠、肝、胆、胰做大幅度转动。同时，深、长、细、匀的呼吸，横膈肌活动范围的扩大，对于肝、胆起按摩作用，可以消除肝脏瘀血，改善肝功能，甚至治愈肝炎等疾病。同时，加强胃肠的蠕动，促进消化液的分泌，进而改善整个消化系统，治疗胃肠方面的慢性疾病，效果非常明显。

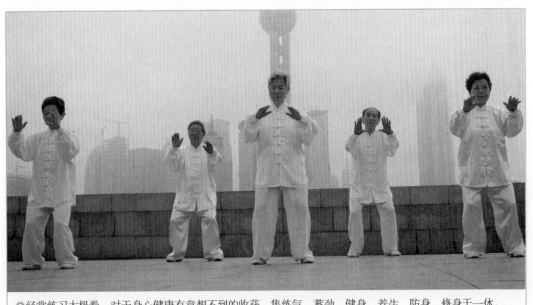

◎经常练习太极拳，对于身心健康有意想不到的收获，集练气、蓄劲、健身、养生、防身、修身于一体。

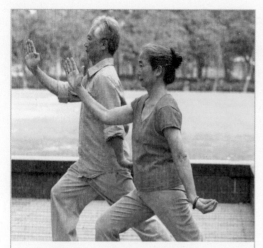

◎太极拳对人体健康的促进作用是综合而全面的，长期坚持练习太极拳，对防病、抗衰有不可估量的作用。

太极拳是哮喘患者治疗和康复的最好方法之一。用太极拳治疗哮喘时，锻炼者两臂、手腕、肩、背、腹等全身肌肉都放松，柔和的动作会使人感到轻松愉快、心情舒畅，从而使哮喘病人情绪稳定；神经系统的兴奋和抑制过程得到很好的调节，有助于减轻或避免哮喘发作；常打太极拳对保持肺组织的弹性、胸廓的活动度、肺的通气功能及氧与二氧化碳的代谢功能均有积极的影响。

太极拳重视加大人体下部运动量，有利于避免上盛下衰的"时代病"。人年过40，肝肾易亏，犹如根枯而叶黄。浇水灌肥应从根部着手，滋肝补肾，乃是养生保健的秘诀。除了服用一些食品和药品外，重要的是加强人体丹田部位和下肢的运动。因为人体丹田与命门之间（即小腹部位），正是人体吸收的各种营养转化为精血（及内分泌）的最关键、最根本的部位，所以增强小腹、腰、裆部位及下肢运动正是促进人体消化吸收和气血循环运行的最基本的环节。腰脊和腿部增强，自然血脉流畅，精神旺盛，长久不衰，从而消除或避免"上盛下衰"诸症。

所谓"上盛下衰"是中医术语，指的是中年老人肝肾两亏、阴虚阳浮而出现的血压升高、心虚失眠、畏寒怕冷、四肢发凉、食滞便秘等综合征。患者看上去红光满面，并无病容，然而，因下元虚亏，两脚发软，走路时间一长，足后跟痛，膝关节发硬，腰酸背疼，浑身乏力。

专家认为，大小腿肌肉群的高功能运动，使人体如同增加了许多小水泵，帮助心脏工作，即减轻了心脏负担，又有利于心血管系统的健康。由于太极拳重视人体下盘功力训练，有利于气血下行，调整人体上盛下衰状态，可防治血压高、跌跤等病症，有抗衰老的功能。

此外，参加太极拳活动，有利于消除人的烦闷、焦虑、孤独和忧郁，对治疗心理障碍是一服千金难买的良药。

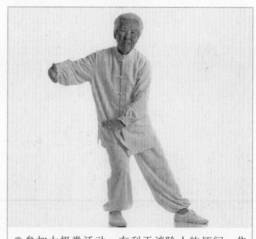

◎参加太极拳活动，有利于消除人的烦闷、焦虑、孤独和忧郁。

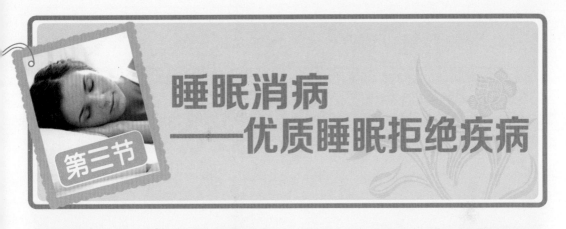

睡眠消病
——优质睡眠拒绝疾病

第三节

一觉睡眠百病消——睡眠是最好的补药

在所有的休息方式中，睡眠是最理想的休息方式。经过一夜酣睡，多数人醒来时会感到精神饱满，体力充沛。科学研究也证明，良好的睡眠能消除身体疲劳，使脑神经、内分泌、体内物质代谢、心血管活动、消化功能、呼吸功能等得到休整。

其实，人体进入睡眠状态，就是与外界联系为主的系统暂时停止（吸氧除外），以内部调理为主的系统开始启动。这一系统运行的功能包含解除疲劳、祛除病气、修复损坏的机体、分泌人体所需的腺体激素等。下面我们就具体讲一下这几方面的功能。

祛除病气的功能也是显而易见的。感冒病人大汗淋漓的排毒现象往往出现在病人熟睡时段。重症病人出现昏睡进而从昏睡中醒来，也是睡眠能够祛病的证明。前者是人体自身的复原功能提出睡眠祛病的需求，后者是祛病功能发挥作用的效果显现。

修复损坏的机体功能也是这样——事实上，人们正是通过深呼吸这一充足的供氧，通过与清醒时不同的生物电刺激和含氧量充足的血液回流一次又一次地对疲倦和损伤的机体、神经和器质进行抚摩、修复，不仅能使机体复原，还能使损伤部位较快愈合。

可见，充足、安稳的睡眠对保持身体的健康是必要的，尤其是生病的人，更需要睡眠来恢复精神和体力。所以，每天晚上都保持充足和高质量的睡眠至关重要，这是保证你精力充沛和身体健康的重要条件。

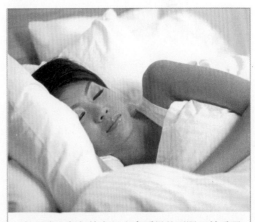

◎每天晚上都保持充足和高质量的睡眠至关重要，这是保证你精力充沛和身体健康的重要条件。

测一测：你的睡眠充足吗

完成下面的测试，看看你的睡眠是否充足。

1.餐后是否感到困倦？

A.很少（0分）B.早餐或晚餐后（10分）C.午餐后（20分）

专家点评：如果睡眠充足就不容易在餐后尤其是午餐后感到困倦。

2.入睡需要多长时间？

A.10~15分钟（0分）B.≥20分钟（10分）C.≤5分钟（20分）

专家点评：头一碰到枕头就睡着可不是一个好信号，说明睡眠不足；超过20分钟无法入睡又有失眠的困扰；正常情况下应该在10~15分钟内睡着。

3.你在周末睡多长时间？

A.和平时睡同样多时间（0分）B.比平时睡得长（10分）

专家点评：周末比平时睡得多，说明可能存在"睡眠债务"，机体在周末设法补足一周中不足的睡眠。

4.早晨起床，你需要闹钟吗？

A.不需要（0分）B.需要（5分）C.需要持续闹铃（10分）

专家点评：如果睡眠充足，你无须闹钟就能起床。如果需要持续闹铃，说明你睡眠不足。

5.你打鼾吗？

A.从不（0分）B.有时候（5分）

C.经常且声音响，以至同伴抱怨或离开（20分）

专家点评：如果打鼾很严重，那么有睡眠障碍的可能性大。

6.下列哪些情况你会觉得困倦？（多选）

A.只在睡眠时间（0分）B.飞机上或车中（5分）C.读书或看电视时（10分）

D.开会或看电影时（20分）E.因交通堵塞而停车时（20分）

专家点评：旅途中感到困倦说明睡眠不足；在看电影等吸引人的情况下困倦，更是睡眠严重不足的警告。

测试结果：

将你的得分相加，总分越高越说明睡眠不足。总分在45分以上者，建议立即调整睡眠习惯。

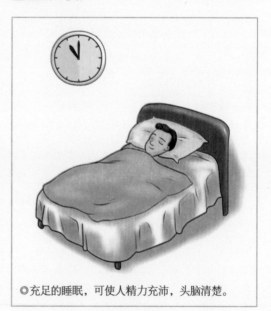

◎充足的睡眠，可使人精力充沛，头脑清楚。

睡眠无梦要小心

无梦睡眠往往是大脑受损或患病的征兆。如痴呆儿童的有梦睡眠明显少于正常儿童，患慢性脑病综合征的老人有梦睡眠明显少于正常老人等。任何事情都有个度，过犹不及。持续不断及强烈而深度的梦境会侵占正常的睡眠时间，在大脑皮层留下深深的痕迹，使大脑得不到良好的休息而感到疲劳、头晕等。至于噩梦连连，则是一种睡眠障碍，或是患有某种疾病的预兆，须及时就医。心理学家认为做梦有以下好处：

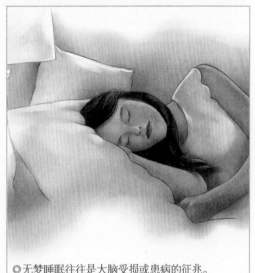

◎无梦睡眠往往是大脑受损或患病的征兆。

做梦的好处

适量做梦可以排出大量的精神垃圾	梦是信息储存升华的过程
生活中，有很多不能被客观现实、道德理智所接受的各种本能的要求和欲望，已经被遗忘了的童年时期不愉快的经历，心理上的创伤等被压抑在潜意识中，在某种契机作用下，就会以各种变相的方式出现，如心理、行为或躯体的各种障碍等。睡眠状态时，人的自主意识停止，潜意识的内容开始表演，以梦的形式表达出来，缓解精神上的紧张和焦虑。从某种意义上讲，梦代表了愿望的满足	人在做梦时，新旧知识重新组合，去芜存菁，然后有序地存入记忆的仓库，形成网络，便于提取和随时应用
梦可以帮助进行创造性思维	梦是大脑功能得到锻炼和完善的需要
许多专家教授的发明创造和学术上的突破无不受益于梦的启迪，比如门捷列夫排出元素周期表，克库勒发现苯环的化学结构式等。据调查显示：英国剑桥大学70%的学者认为他们的成果曾在梦中得到启示	人类的脑细胞约有100亿～140亿。专家估计，普通人仅仅使用了其中的4%，还有高达96%没有开发，就算像爱因斯坦这样的天才也只用了不到10%。睡眠时，休眠状态的脑细胞部分脱抑制活跃起来，加之体内外各种环境的刺激，形成了梦境，进一步改善大脑的功能

失眠致病不容忽视

权威调查表明，中国大约有3亿多成年人患有失眠等睡眠障碍，20%～30%的人有不同程度的睡眠疾病，40%以上的老年人在睡眠方面存在问题。睡眠障碍是困扰人类健康的一个难题，经常失眠对健康的危害很大。

失眠症状很不好确定，一般可分为两大类，一种是原发性失眠，一种是继发性失眠。根据时间的长短又可分暂时性失眠、短期失眠和长期失眠3种。

失眠主要症状

难入睡，晚上睡得不安，时醒时睡，醒后难入睡，时而发噩梦，梦后醒来难入睡，甚至通宵达旦不能入睡
精力不集中，胡思乱想，萎靡不振，注意力分散，记忆力减退，疲倦乏力，心烦易怒，头昏脑涨
因睡眠不足，没精打采而影响正常工作，使能力不能发挥
睡眠时间经常少于6小时

失眠症状的内、外表现

外在表现	起床后感到关节僵直，无精打采，疲倦乏力，头昏不舒，面色灰黄，皱纹增多，脱发白发增多，衰老加快
内在表现	免疫力下降，细胞老化，各器官超负荷运行受损，神经处于紧张状态，易引起神经衰弱，思路不清晰，精力无法集中，动作无法协调，不能明确表达自己的意思，感到烦躁不安、易怒

长期失眠对健康的危害

睡眠不足引发疾病	睡眠不足，可刺激胃上腺，减少胃部血流量，降低胃的自我修复能力，使胃部黏膜变薄，从而增加胃溃疡和癌基因生长机会，易引发胃病及癌症等疾病。医学家认为：发病癌变细胞是在分裂中产生的，而细胞分裂多半是在人的睡眠中进行的。一旦睡眠规律紊乱、睡眠不足，就会影响正常细胞分裂，有可能导致细胞突变，产生癌细胞，从而很难控制这种突来袭击而致癌变。经常睡不好的最大坏处就是带来压力，而人在压力下所分布的激素则会使人长粉刺、面疮、斑点或其他不雅观的突起点。严重失眠或睡眠不好还会使人减弱抗病毒能力，会引发脱发、掉牙及牙龈炎、牙周炎等疾病。专家还指出：人体合成所需的各种营养素，只能在睡眠和休息时才能很好地完成
失眠有损大脑智力	经常失眠，长期睡眠不足或质量太差，有损伤大脑功能，会使脑细胞衰退老化加快，并引发神经衰弱、脑血栓、中风等脑血管疾病。睡眠不好，会导致精神不振，无精打采，头昏脑涨，智力、记忆力下降，反应迟缓，思维迟钝，语言不清，思路不明，情绪消沉，精力无法集中，动作无法协调，工作效率也会降低
失眠减寿命	睡眠不足会缩短人的寿命。对一批年龄18～27岁身体健康的青年人进行试验，限制他们每晚只睡4小时，6天后对他们身体的各项指标进行测试，发现他们的新陈代谢和内分泌正在经历60岁以上老人才有的变化过程；后6天让他们每晚睡12个小时，以补充前6天睡眠不足，结果测试他们的各项指标又恢复到年轻人的状态。 失眠可以不用失眠药物，只要改善自己的生活习惯，就能有效地预防失眠

正确睡姿让你一觉到天明

大多数人在睡觉时都不太注意睡姿，认为只要睡得舒服对身体就好。事实上，选错了睡姿会影响健康。在民间广为流传的健康谚语"坐有坐相，睡有睡相，睡觉要像弯月亮""侧龙卧虎仰瘫尸""站如松，行如风，坐如钟，卧如弓"，都说到了睡眠的姿势。

古代中医认为，人在睡觉时应"屈膝侧卧，益人气力，胜正偃卧。按孔子不尸卧，故曰睡不厌卧，觉不厌舒"。这就是说屈膝侧卧胜过正面仰卧。

为什么要侧卧呢？

现代医学研究认为，俯卧会阻碍胸廓扩张，影响呼吸，人体吸入的氧气相对减少，不利于新陈代谢。同时心脏受压，心搏阻力加大，血液循环受到影响。所以心律失常患者以及心脏病患者应采取侧卧，而不能俯卧。

侧卧时，人体内脏器官受压较小，胸廓活动自如，有利于呼吸，心脏也不会受到手臂、被子的压迫，两腿屈伸方便，身体翻转自如，中医认为以这种姿势入睡不损心气，而且能很快让大脑静下来，由兴奋转为抑制状态，不久就能进入梦乡。

对于那些血液循环差、防寒功能弱、睡觉时怕冷的人来说，侧卧可使全身肌肉得到最大限度的松弛，又不致压迫心脏，使心、肝、肺、胃、肠处于自然位置，呼吸畅通，还有利于胃中食物向十二指肠输送。

古代养生家也强调睡眠应"卧如弓"，建议采取这样的标准姿势：身体向右侧卧，屈右腿，左腿伸直；屈右肘，手掌托在头下；左上肢伸直，放在左侧大腿上，这样的睡姿有利于健康。

在侧卧睡觉时以向右侧卧为最好，这是因为心脏在左侧，右侧卧时，心脏受压小，有助于血液自由循环，如果采取左侧卧，则会压迫心脏，对患有心脏病的人尤为不利。

对于老年人来说，他们的内脏肌肉已变得松弛无力，胃肠蠕动减慢，右侧卧便于胃内的食物向十二指肠推进，有利于胃肠的消化吸收，供给全身更多营养。

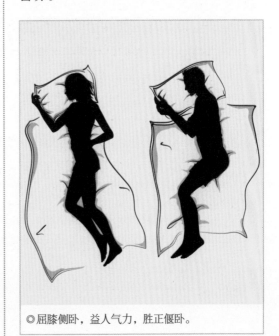

◎屈膝侧卧，益人气力，胜正偃卧。

睡前保健助你轻松入眠

八种睡前保健方法

甲端摩头	即两手食指、中指、无名指弯曲成45°，用指甲端以每秒钟8次的速度往返按摩头皮1~2分钟，可增强血液循环，有助于快速入眠
双掌搓耳	即两掌拇指侧紧贴前耳下端，自下而上，由前向后，用力搓摩双耳1~2分钟。具有疏通经脉、清热安神之功效，还能保护听力
双掌搓面	即两手掌面紧贴面部，以每秒钟两次的速度用力缓缓搓面部所有部位，1~2分钟，可疏通头面经脉，促睡防皱
搓摩颈肩	即两手掌以每分钟两次的速度用力交替搓摩颈肩肌肉群，重点在颈后脊两侧，约1~2分钟，可缓解疲劳并预防颈肩病变
推摩胸腰	即两手掌面拇指侧，以每秒钟两次的速度，自上而下用力推摩后腰和前胸，重点在前胸和后腰部，共2~3分钟，可强心、健腰、疏通脏腑经脉
掌推双腿	即两手相对，紧贴下肢上端，以每秒钟1次的频率，由上而下顺推下肢1分钟，再以此方法顺推另一下肢1分钟，可解除下肢疲劳，疏通足六经脉
交换搓脚	即右脚掌心搓摩左脚背所有部位，再用左脚掌心搓摩右脚背所有部位。然后用右脚跟搓摩左脚心。再用左脚跟搓摩右脚心2~3分钟。可消除双足疲劳、贯通气血经脉
叠掌摩腹	即两掌重叠紧贴腹部以每秒1~2次的速度，持续环摩腹部所有部位，重点脐部及周围，共2~3分钟，可强健脾胃
保健时注意事项	运用上述方法进行保健时需闭目静脑，心绪宁静，舌尖轻顶上腭，肢体充分放松，前7法可采用坐位操作，第8法可仰卧操作。施用8法应紧贴皮肤操作，渗透力越强效果越好。8法操作时间共12~18分钟，年老体弱者可施法12分钟，年轻体壮者连续施法18分钟

7 步睡前放松操让你睡得香

七步睡前放松操

旋转颈部	直立，手臂自然下垂，尽可能地向左、右、前、后伸展颈部。如果感到颈部疼痛，应去医院
滚动	在床上或席上，两手抱膝而坐，然后呈球形前后滚动。可放松背部肌肉、减轻腰痛症状
抬臂	先蹲立，再两手向背后伸出撑地；然后向上抬臂，两手慢慢地向脚后跟靠拢。20秒钟后恢复到开始姿势
两臂上举	两手臂置于头上，十指交叉，两臂紧贴耳部，做最大限度的手臂上伸动作；然后十指分开，两臂在空中自然抖动，放松上肢肌肉
站立	两臂在体前放松甩动并抖动，以放松肌肉。用手捶打、搓动大腿肌肉，使大腿放松
转肩	头不动，慢慢地向前、向后转肩
仰卧	双手托住腰，并努力使臀部和下肢向空中竖起，在空中进行下肢的振动，借以放松大腿肌肉；再屈膝坐于床上，用双手搓动小腿的"腿肚子"，放松小腿肌肉

永葆健康，要知道四季睡眠法则

一年有春、夏、秋、冬四季之分，春温、夏热、秋凉、冬寒是自然规律。生活在自然中的人，只有顺应自然才能健康地生存。人们的就寝与起床时间同样也是如此，不可违背自然规律，早在《黄帝内经·素问·四气调神大论》中，就论述过一年四季应如何遵循就寝与起床时间，"圣人春夏养阳，秋冬养阴，以从其根……逆之则灾害生，从之则苛疾不起，是谓得道"，这就是说懂得养生之道的人，在春天和夏天保养阳气，秋天和冬天保养阴气，以顺从这个根本。假若违反了这个根本，生命根本就要受到戕伐，就要发生疾病；如果能顺从它，疾病也就不会产生，这就叫作四季睡眠养生法则。

人的生命约有1/3是在睡眠中度过的，并且睡眠可以恢复精神和解除疲劳。自20世纪初，借助脑电图的分析，发现睡眠时脑电活动呈现特殊慢波。

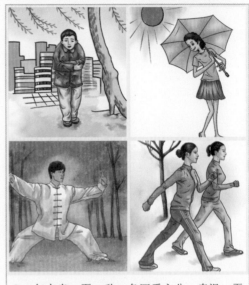

◎一年有春、夏、秋、冬四季之分，春温、夏热、秋凉、冬寒是自然规律。生活在自然中的人，只有顺应自然才能健康地生存。

1952年又有人发现睡眠过程中经常发生短时间的、快速的眼球运动，并伴有快速低幅的脑电波。这一重要发现导致睡眠研究的蓬勃发展。

四季睡眠法

春季	夏季
春季3个月，是万物推陈出新的季节。人们应该入夜即睡觉，早一些起床，到庭院中散散步，披开头发，舒展形体，使情志活泼，充满生机	夏季是万物繁荣秀丽的季节。人们应该晚些睡觉，早些起床，应该精神愉快，不要发怒，使体内阳气能够向外宣发，这就是适应夏天的调养
秋季	**冬季**
秋季要早睡早起，像雄鸡一样，天黑就睡，天亮就起，使意志安逸宁静，来缓和秋天肃杀气候对人体的影响，不让意志外驰，使肺气保持清静。如果违反了，就要损伤肺气，到冬天容易生泻泄病	冬季是万物生机潜伏闭藏的季节，人们不要扰动阳气，应该早些睡觉，晚些起床；最好等到日出再起，使意志好像埋伏般地安静，避严寒，保温暖，不要使皮肤开泄出汗。否则就要损伤肾气，到来年夏天，就要发生痿厥之病

开灯睡觉破坏免疫功能

要睡得舒适安稳，应创造有利于睡眠的必要条件和环境，这包括无光线干扰、不吃得过饱、室内不冷不热、空气清新。其中光线是第一位的。

在夜间当人体进入睡眠状态时，松果体分泌大量的褪黑激素。褪黑激素的分泌，可以抑制人体交感神经的兴奋性，使得血压下降，心跳速率减慢，心脏得以喘息，使机体的免疫功能得到加强，机体得到恢复，甚至还有毒杀癌细胞的效果。但是，松果体有一个最大的特点，只要眼球一见到光源，褪黑激素就会被抑制闸命令停止分泌。一旦灯光大开，加上夜间起夜频繁，那么褪黑激素的分泌，或多或少都会被抑制而间接影响人体免疫功能，这就是为什么夜班工作者免疫功能下降，较易患癌的原因之一。

科学家们对美国、芬兰、丹麦地区空姐所做的流行病学调查显示，空姐在飞机上工作近15年后，乳癌发生概率增加两倍，约百名资深空姐中就有1人患乳癌。另有学者以200多位成年人来做研究，发现只要1次在凌晨3～7时，坐在灯光下不睡觉，便会让这些成年人的免疫能力显著下降。

因此，从较安全的立场出发，人们应避免日夜颠倒和改变夜间入睡开灯的习惯。医学家还进一步发现，有变压器的电器用品，应让其尽量远离床头，比如床头音响、闹钟、调光型台灯、充电器，等等。因为这些电器的电波长期离人体太近，近距离的接触容易使人体荷尔蒙分泌改变。鉴于此，专家警告使用这些电器最好远离床头30厘米比较保险。

如果人们长期生活在日夜颠倒的环境条件下，自然免疫功能会下降。而夜班工作者，要在下班之后入睡时，尽量将室内的光线调整到最黑的限度，使大脑中的松果体分泌足够的褪黑激素，以保证人体正常的需要，使疲惫的机体尽快得到恢复。

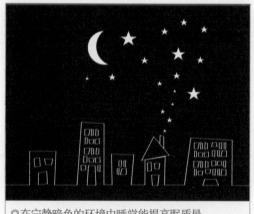

◎开灯睡觉会破坏免疫功能。

◎在宁静暗色的环境中睡觉能提高眠质量。

晨练后不宜睡"回笼觉"

很多人喜欢早起锻炼，尤其是老年人。但是，有些老人在晨练后喜欢回家补上一个"回笼觉"，觉得这样才能够劳逸结合，能更好地休息养神。殊不知，这是不科学的，晨练后睡回笼觉不仅对身体不利，还会影响晨练的效果。

人体经过晨练后，全身器官的功能都会由缓慢逐渐加速，并引起神经系统的兴奋增强，由此四肢活动灵活，思维敏捷活跃，此时应该坐下来吃点儿早餐，读读书报，或者喝杯茶，听听音乐……这样可使心情逐渐安定，精神愉悦。

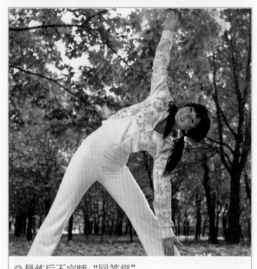

◎晨练后不宜睡"回笼觉"。

晨练后睡回笼觉对身体造成的伤害

经晨练后人体心跳加快，精神亢奋，躺在床上不但不能马上进入睡眠状态，同时肌肉还因晨练产生的代谢产物乳酸等不容易消除，反而让人觉得四肢松软乏力，精神恍惚
晨练后再睡"回笼觉"对人体心脏和肺部功能的恢复不利
经晨练后人体产生的热量升高，如果重新钻进被子里睡觉，汗还没有消失，极易得感冒

睡眠需要一方净土——环境决定睡眠质量

健康的睡眠一定要有良好的环境，噪声、缺氧、阴暗、过分强烈的光照及环境污染等，都对睡眠不利，所以要尽量使我们所处的环境优美、安静、空气流通、光照适宜，有合适的湿度和温度，保持清洁卫生等。以下环境因素，对我们睡眠质量的提高有一定益处。

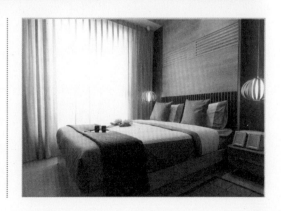

睡眠环境注意事项

环境绿化好	环境安静	温度湿度适宜
一个良好的环境应该是树木成荫、绿草如茵，身处其中能够使人心旷神怡、精神振奋，有利于提高睡眠质量。这是因为：第一，绿色植物细胞中的叶绿素，通过光合作用吸收空气中的二氧化碳，放出氧气，而人的脑组织对氧的需要量约占全身的20%。环境绿化得好，就等于增加了空气中的含氧量。如果空气中有充足的氧气，可以使你的头脑清醒、心情舒畅，睡眠质量好，工作效率高，对身体健康有利。第二，绿色植物能防尘，消除噪声，可以净化空气，保持环境安静，还可调节空气温湿度，使空气湿润，温度宜人。第三，绿化较好的环境中，除氧气含量较高外，还有大量阴离子，有助于降低血压，改善心肺功能，对大脑皮质的影响则更加明显，它可以对其兴奋和压抑有充分的调节作用，从而可使人们的睡眠更加深入	安静的环境是睡眠的基本条件之一，嘈杂的环境，使人心情无法平静而难以入眠，故卧室窗口应避免朝向街道闹市或加上隔音设施。 噪声不仅损伤听觉，对神经系统、心血管系统等其他系统也有不良影响。研究发现，较强的噪声长时间作用后，除可导致听力下降外，还可引起头晕、头痛、耳鸣、失眠、乏力、记忆力减退、血压波动及心律失常等症状。因此，防止噪声污染，保护环境安静，对提高睡眠质量，保护身体的健康，有着十分重要的意义	温度在18～22℃时，最有利于人们的工作、生活，如果室内外的温度过高，就会影响人们的大脑活动，增加机体的耗氧量。夏日的居室如果条件允许，可以安装空调或者电风扇来调节室温，从而改善睡眠。空气的湿度太大或过于干燥也不利于健康，会使人感到不适，不利于正常的生活。如果居室的湿度太大，可以通过通风、光照或安装去湿设施来调节。如果过于干燥，则可以直接在地板上洒一些水，或在睡觉前取一盆凉水放在床头，这样都可以保证在一个温度、湿度都适中的环境中生活起居

枕边放点儿什么睡得香

在现代社会，失眠已经成为一个影响人们健康的重要问题，如果你很不幸，也成为"失眠大军"中的一员，那么不妨利用一下身边随处可见的物品，也许它们会使你摆脱失眠的困扰。

我们的厨房里一般会备有洋葱和生姜，它们的气味具有安神的作用，可以使大脑的皮层受到抑制，对治疗失眠有很好的效果。

当你失眠的时候，可以取洋葱适量，洗净后捣烂，然后把洋葱泥放置于小瓶内，盖好盖，睡前稍开盖，闻其气味，10分钟后即可安然入睡；也可以将15克左右的生姜切碎，用纱布包裹置于枕边，闻其芳香气味，几分钟后也可安然入睡。这两种方法一般在使用10天至1个月后，你的睡眠质量就会得到明显的改善。

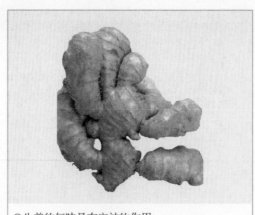

◎生姜的气味具有安神的作用。

提高睡眠质量，从选床开始

人们越来越关注自己的生活质量以及身体健康，但是却往往忽略了睡眠的质量。腰酸背痛是现代人的常见病，除了办公习惯、坐姿不正确外，最重要的原因是睡眠没能充分达到放松及休息，而这又大多和床的质量有很大关系。

硬床、厚床对健康并不理想。通常情况下，人们选择床时总以为硬的、床垫厚的、弹簧多的对身体有好处，事实并非如此。专家提醒：睡硬床板不一定健康，床垫太硬，虽不致严重影响脊骨健康，但肩膀和臀部受力，让人感觉不舒服。如某些人腰脊痛，更不宜睡硬木板床，以免病情加重，睡床垫比不睡床垫要健康多了。

床垫太硬，腰部和背部得不到均衡的承托，脊椎骨无法维持正常的弧度，令肩膀和臀部受压，并不令人舒适；床垫太软，脊骨向下弯曲，腰部容易疲劳，严重者可引致腰酸背疼，故床垫要软硬适中。

挑床垫不可单凭软硬，窍门是：先坐在床垫边，站起来后，若发现床垫刚坐的位置出现下陷，即表示床垫太软。可以平躺在床上，尝试将手掌插入腰和床垫的缝隙，若手掌能轻易在缝隙中穿插，即表示床太硬；若手掌紧贴缝隙，即表示软硬适中。若选购双人床垫，最好同睡伴一起测试，较重一方可在垫上翻身，试看床垫摇动是否会影响到另一方。

弹簧多并非一定好。床垫的好坏，不能单凭弹簧的数目来判断。弹簧的类型和疏密也会影响其承托力。独立式弹簧比连锁式弹簧承托力要强，由于每个弹簧能独立伸缩，可分别承托身体不同部位，维持脊椎自然的曲线；相反，连锁式弹簧互相连接，便无法自然承托身体。独立弹簧的低装式设计，更可减低个别弹簧钢线之间的摩擦，令弹簧更耐用，同时可减低弹簧间的摩擦声响，不致影响睡眠。

◎挑选一个软硬和大小适度的床可以大大提高睡眠质量。

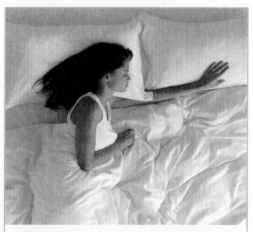

◎舒服的床可以使全身各部位都得到休息和放松。

选对枕头，保证睡眠

在睡眠过程中，保持脑部的血液供应和颈椎、肌肉的舒适，是保证睡眠质量的重要前提，所以枕头选用得科学与否，与睡眠的好坏关系非常密切。

枕头的主要作用是维持人体正常的生理曲线，保证人体在睡眠时颈部的生理弧度不变形。如果枕头太高，就会使颈部压力过大，还会造成颈椎前倾，颈椎的某部分受压过大，破坏颈椎正常的生理角度，压迫颈神经及椎动脉，易引起颈部酸痛、头部缺氧、头痛、头晕、耳鸣及失眠等脑神经衰弱的症状，并容易发生骨质增生。如果枕头太低，颈部不但无法放松，反而会破坏颈椎正常的弧度。所以枕头太高或太低，都会对颈椎有所影响，造成各种颈部症状。

枕头的分类也五花八门，古人曾将枕头区分为冬枕、夏枕或软枕、硬枕，这一分类是非常符合养生之道的，夏天喜欢用凉爽的枕头，冬天追求温暖一些的枕头，有人喜欢较硬的枕头，而有人喜欢较软一些的枕头。现代人按照枕头功能的不同分

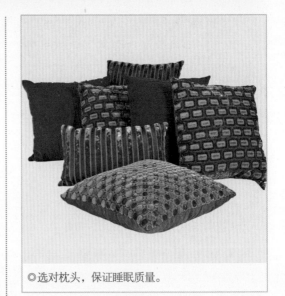

◎选对枕头，保证睡眠质量。

为首枕、腰枕、靠枕、耳枕等。而从枕芯材料上分类就更多了：玉、磁石等石类枕；檀木、柏木等木类枕；决明子、蚕沙、菊花等中药枕；棉花、习绒及各类化学纤维枕等软枕类，还有水枕、气枕、茶叶枕等枕头，适之宝的枕头世界，目前包括了12大类，50多类功能。这些枕头分别都在不同时代、以不同特点被人们所喜爱，其性能实用性也各有优劣。

选枕头时应遵的几个原则

一般来说枕高以10～15厘米较为合适，具体尺寸还要因每个人的生理弧度而定
枕头的硬度要适中，一般荞麦皮、谷糠、蒲棒枕都是比较好的选择
枕头的长度正常情况下最好比肩膀要宽一些。不要睡太小的枕头，因为当你一翻身，枕头就无法支撑颈部，另外过小的枕头还会影响睡眠时的安全感
枕芯要有柔软感和较好的弹性、透气性、防潮性、吸湿性等

让被子里"装"满阳光

我们盖的被子如果长期不晒会变得潮凉，盖在身上很不舒服，从而影响我们的睡眠和休息。所以，在日常生活中我们一定要保持被子的干燥，让被子里"装"满阳光。

首先，起床后不要忙着叠被，因为夜里被子吸附了许多水汽和气体，如果不让其散发就立即叠好，不但被子的使用寿命会受到影响，而且对人体健康有害。我们在起床后应将被子翻个面，并将窗户打开通风换气，让被子里的水汽自然蒸发，吃过早饭以后再去叠被子。如果褥子受潮，还应将被子放到外边晒一段时间。

其次，被褥要常晒太阳，最好一周晒一次。在阳光的照射下，被子里的潮气会蒸发掉，被褥又恢复到轻松软暖的状态，盖在身上非常舒服，睡得也会很香甜。此外，晒被褥时，阳光里的紫外线能杀灭附在上面的细菌，特别是依靠人的皮屑生存

的螨虫，等于进行了一次消毒，对皮肤卫生和身体健康益处极大。

晴天晒被子，最佳的时间是上午11点到下午2点半。想多晒一会，收被子太迟，会有寒气湿气侵入，露润了，适得其反。并不是所有的被子都可以拿到太阳下晒的，如合成纤维类棉絮就应避免在日光下曝晒。羽绒被与羊毛被千万不可拿去晒太阳，因为太阳光的高温会使羽绒及羊毛中所含的油分起变化，产生腐臭味，并且还变质、变脆，成为虱子细菌的繁殖地。

被子经常和人的皮肤直接接触，难免会存留一些人体的皮屑、汗液等，这容易滋生螨虫、病菌。有研究显示，即使是一床干净的被子，连续3个月不晒，里面也会滋生数百万只螨虫。螨虫是最重要的过敏源，除了会引发皮肤过敏，还可诱发哮喘、过敏性鼻炎等过敏性疾病。

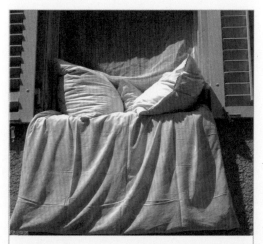

◎晴天晒被子，最佳的时间是上午11点到下午2点半。

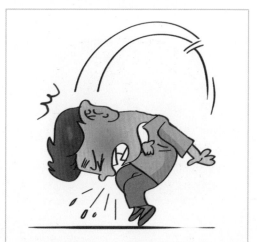

◎不经常晾晒的被子容易滋生螨虫和病菌，很容易引发过敏性鼻炎。

"性"福，才能幸福
——性爱保健不可少

第四节

医治百病的性爱生活

性生活能医治百病？许多人会不以为然，其实他们在享受"性"趣的过程中已经获得了很大的益处。

性生活通常也称为性爱、性行为、爱爱。封建社会残余的神秘观点，使青年男女对性生活知之甚少，他（她）们对性生活感到害羞、恐惧，整个新婚之夜处于紧张状态中。应该反对这种不正确的倾向，提倡正确的婚姻观、家庭观。新婚双方应相互体贴，心情轻松，精神愉快，增加性生活的乐趣，促进双方的身心健康。

性行为是一个非常敏感、非常具体的话题，它是人类各种行为中最普遍、最正常存在的自然现象。它目的明确，是自然的过程。性行为包括拥抱、接吻、爱抚、性交等。人类性行为人人皆有，是繁衍后代及人类社会发展的基本内容之一。

以往的研究已经证实，性爱可促进人体免疫功能，缓解疼痛，治愈某些种类的

◎性生活所产生的愉悦、兴奋等良性情绪，就能有效缓解紧张，抑制肾腺素系统。

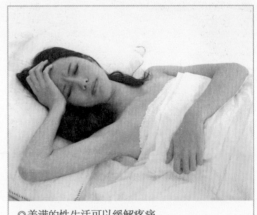

◎美满的性生活可以缓解疼痛。

偏头痛，同时对人的心理健康也很有好处。人体健康与情绪关系密切，恶性情绪——愤怒、焦虑、犯罪感、羞怯等，能激发一种以肾上腺素为基础的紧张反应，当这种反应长期存在，将对人体整个生理健康产生负面影响，并严重损坏免疫系统的功能时，对策何在?性生活所产生的愉悦、兴奋等良性情绪，就能有效缓解紧张，抑制肾腺素系统，它通过神经系统，释放内啡呔，这种天然的止痛剂，能创造一个全身心舒适、健康的状态，并赋予机体良好的再生能力。性生活的神奇妙效远不止于此，其独特的疗效，还涉及一些人所未料的领域。

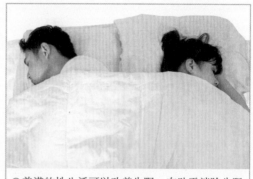

◎美满的性生活可以改善失眠，有助于消除失眠带来的痛苦，事后很容易入睡。

性生活对人体的疗效

免疫系统	俄亥俄州州立大学妇产科教授们研究了罹患乳腺癌的妇女，发现凡是日常生活中夫妻关系和谐美满的，其血液中T淋巴细胞水平明显增高，T淋巴细胞是免疫系统中起重要作用的一种白细胞，从而有较长的生存寿命。研究还发现，紧张情绪直接影响人体免疫系统，使机体处于易感状态，易患各种疾病，从普通感冒到高血压、胃和十二指肠溃疡等。性生活直接对抗紧张情绪，引发全身心的放松，达到无与伦比的境界，尽管这种作用仅维持短暂的几个小时，但定期的美满的性生活，可以逐渐减缓生活压力，带来轻松、愉快的情绪
疼痛	性高潮乃天然镇痛剂，研究发现，患有慢性关节炎以及软组织损伤的病人，性高潮能大大提高他们疼痛感觉的阈值。这是由于性高潮时，刺激中枢神经系统，释放某些化学物质，而这些物质具有阻滞疼痛的功效，另一个观点则认为，性高潮时激活内啡呔，随血液流经全身的感受器，产生类似吗啡的作用。内啡呔可以缓解各种疼痛。做爱还是一种效果显著的镇静剂，它能使机体松弛，有助于消除失眠的痛苦，性生活越是热烈、完美，事后越容易入睡
心脏	长期缺乏美满的性生活，是引发心脏病的一个重要因素，美国科学家研究了100名罹患心脏病的妇女，发现其中有65名住院前均缺乏令人满意的性爱。另一项研究，调查了131名男人，其中2/3人称他们在患心脏病前，遇到不同程度的性难题。一次性生活，如同参加了一次轻微运动，这无疑对心脏很有好处
心理健康	美满性生活对人们的心理健康也具有重大意义。研究发现拥有美满性生活的人，很少有焦虑、暴躁、好斗、多愁善感等不良倾向，对自己生活的满意程度高些。性满意还使人更加自信，夫妻之间美满的性爱，使他们更容易表达自己的需求，彼此坦诚相待，互敬互爱，互助互让，相携相伴，白头偕老
更年期综合征	性生活能减轻一些妇女更年期综合征的症状，妇女月经周期前5～7天，流往盆腔的血液明显增加，容易造成血管栓塞或痉挛，而性高潮时盆腔肌肉的有力收缩，可以促使血液迅速离开盆腔，回归体循环，排除紧张状态

性爱，带给女性的意外收获

常常听别人说，婚后有了性生活，许多少女时代某些难以启齿或难以治好的病，婚后却不药而愈，或症状减轻了不少。这是为什么呢？

性爱，能给女性带来哪些意外的收获呢？

常常听别人说起过，婚后有了性生活，许多少女时代某些难以启齿或难以治好的病，婚后却不药而愈，或症状减轻了不少。

增强体质和减肥就单独的一次性生活来说，对增强人的体质似乎微不足道，但请记住埃及金字塔上的启示：每块石头都很平凡，然而合在一起却创造了人间奇

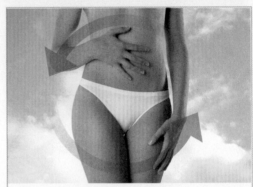

◎除了消耗热量进而获得减肥效果外，合理的性生活还有助于增强人的体力。

迹。对于女性来说，有幸每周进行两次性生活(一般都能做到)，一年内在这方面消

性爱带给女性的好处

使月经不调好转	月经不调其实有很多种原因，第一，就和我们的遗传因素有关，有很多女性是由于家族的遗传。第二，受不良情绪的影响，经期由于神经内分泌系统的影响，大脑兴奋性下降，表现为经期情绪的不稳定。最为常见的是有的女生在考试、升学阶段，因为学习紧张，可造成月经不调；还有的女性受到大悲大喜的情绪影响，一下就闭经了。第三，受环境的影响，从南方到北方，生活环境的改变，也有可能造成月经不调。第四，是由于疾病的原因。 如果是月经不调，最好先找到原因，这样才能够对症治疗。在婚后，丈夫炽热的情爱，愉快的性生活刺激，使不良情绪和环境的影响作用减少，身体的各项功能日趋和谐，功能活跃，性激素的分泌更符合人体需要，这样会使月经前后不定、月经量过少或过多等疾病明显好转或痊愈
减缓痛经	导致少女痛经的原因很多，有的女孩从来月经开始一直痛经，中药西药都吃也没用，为什么?中医有一句话叫通则不痛，痛则不通，就是说疼痛可能跟她的经血流出不畅有关系。一般的原发性的痛经确实在婚后或生育后能够自愈。这是因为婚前由于性激素不稳定，宫颈口比较紧，经血与剥脱的子宫内膜较难顺利地经子宫颈口流出，这是引起痛经的主要原因之一。而妇女分娩后，子宫口变得松弛，经血和剥脱的子宫内膜容易排出，所以痛经的现象就会减轻或消失。 但是，引起痛经的原因较多，继发性的痛经大部分是器质性的，如子宫过度后倾、后屈、子宫发育不良或畸形(如双角子宫、子宫纵隔等)、阴道畸形、处女膜狭小、骨盆肿块、附件炎及子宫内膜异位症等。如果长期的月经血不通畅，还可能会引起经血的逆流，逆流到肚子里，引起盆腔的炎症、子宫内膜异位症等疾病。因此，对于这些原因引起的痛经，应该去医院妇产科请医生做全面检查，积极治疗原发疾病

接下页

接上页

乳房进一步发育	乳房坚挺富有弹性，是因为它充满了脂肪和乳腺组织。但也有不少女性因为胸部扁平或乳房偏小而发愁。这一方面是由于激素分泌不足所致，另一方面，它还受遗传、环境因素、营养条件、胖瘦、体育锻炼等多种因素的影响，也与少女时代的盲目节食有关。 婚后由于丈夫的抚爱和性生活的刺激，使得雌激素分泌水平提高，可以促使女性乳腺腺泡和腺管的发育，脂肪组织也不断增多，乳房就逐渐丰满、增大、膨隆，乳房变得越来越完美，显示出女性特有的曲线美与成熟美。有了生育经历以后，有的女性乳房还可能会更进一步发育
增强体质和减肥	就单独的一次性生活来说，对增强人的体质似乎微不足道，但请记住埃及金字塔上的启示：每块石头都很平凡，然而合在一起却创造了人间奇迹。对于女性来说，每周进行两次性生活，一年内在这方面消耗的热量就可达20900千焦，而且过性生活给人带来的愉悦效果是无法取代的。 和谐的性生活除了能消耗热量而减肥外，还有助于增强人的体力。体育锻炼可以放松人的精神，从而缓解心理压力。从一定意义上说，性生活也应该是一项良好的体育锻炼项目，它能更好地释放人精神上的压力
增添美丽	健康的女性，性生活很协调，而且也很满意的话，应该是越来越年轻，越来越漂亮。意大利的皮肤学专家曾对恋爱中和结婚后的女人做了一系列的观测，结果发现，干性和油性皮肤在性关系发展良好期间会变得比较正常，显得结实平滑，干枯的指甲变得发亮并有弹性，头发变浓发亮，皮肤也会比较润滑。这是为什么呢?专家们认为，这是因为美满的性行为会产生令人欲醉的飘然感觉。这种良好的感觉会对人体内的自主神经系统和动情激素产生刺激作用，而这些激素对女性特征的形成如皮肤细腻之类，有决定性的影响。 性爱是美好的，性生活给我们带来了欢愉，也给女性带来一些意想不到的"收获"

耗的热量就可达20929千焦，这相当于一年慢跑了80～90千米，而且过性生活给人带来的愉悦效果是无法取代的。

除了消耗热量进而获得减肥效果外，合理的性生活还有助于增强人的体力。体育锻炼可以使人得到精神上的休息，从而缓解心理压力。从这一意义上说，性生活也应该是一项良好的体育锻炼项目。

缓解压力性生活过程中，体内荷尔蒙的释放使人对精神压力可减少敏感性，并可持续较长一段时间，这样就有利于缓解心理压力。事实证明，在经受紧张的工作或精神压力后，得到性生活的满足，全身都可以得到放松。性生活也可以成为减轻神经紧张程度的一种有效方式。

性爱是美好的，性生活给我们带来了欢愉，也给女性带来一些意想不到的"收获"。

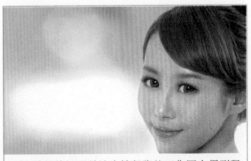
◎性爱的美好可以让女性紧张的工作压力得到释放，能更加美丽动人。

是谁扼杀了"性"福

调查显示，我国夫妻中对性生活感到不太满意或者很不满意的占10.8%，比较满意的占62.1%，非常满意的占27.1%。而其中约1/3夫妻生活的不和谐由性功能勃起障碍所致，城市中1/3以上的离婚案与此直接相关。到底是谁"扼杀"了"性"福呢？

性福与很多因素相关，如营养、生活习惯、精神压力、疾病等，如果这些因素处理不当，将成为"扼杀"性福的罪魁祸首。

"扼杀"性福的几类原因

营养不良	不良生活习惯
营养对人的精力很重要，营养不足或过剩都可能导致男性不育。营养不良时，维生素A、B族维生素、维生素C、维生素D、维生素E和矿物质钙、磷、铁及微量元素锌、硒等缺乏，精子生成减少，活力下降。专家提醒：应讲究膳食平衡，保证维生素、矿物质和微量元素的正常摄取，调整不良的饮食习惯，从而充分享受"性"福生活	在长期吸烟的人群中，性功能勃起障碍的发生率约占60%。大量饮酒可引起全身血管扩张，易导致勃起困难，即使勉强勃起也会很快射精，再次勃起机会大为减少。此外，睡眠不足以及对咖啡、可乐、茶等刺激物的嗜好等都会干扰性冲动的传导。专家提醒：改变不良生活方式，远离烟酒，有规律地生活，并经常与妻子沟通
强大的精神压力	疾病
现代社会高强度、快节奏生活方式使中年男性承受着巨大的工作、生活和社会压力。据世界卫生组织调查，60%~75%的中年男性处于亚健康状态，其中40~59岁的中年人约占60%。在情绪不佳、精神压力过大，尤其是在极度焦虑、悲伤、恐惧、消沉和绝望的状态下，男性的勃起功能会受到显著影响，甚至完全丧失。专家提醒：在这种情况下，性功能勃起障碍病人应进行心理与身体的自我调节，让精神状态慢慢恢复，如果严重，应接受正规医院专科医生的诊治	专家认为，疾病与性功能减退的关系较为直接，原因是如高血压、高脂血症、糖尿病和动脉硬化等疾病会造成阴茎内无法流入足够的血液。调查显示，30%~75%的糖尿病患者伴有性功能勃起障碍；肝肾疾病、抑郁症或激素失调均可引起ED（阳痿）。专家提醒：每年去医院做定期检查，有病及时治疗；平时注意饮食卫生，严防病从口入
不适合的安全套	滥用药物
对男人来说，安全套是最贴身的用品之一。安全套的尺寸很重要，就算直径只差1毫米，差别也会很大。从医学角度来看，使用过紧的安全套，会令阴茎出现缺血情况，令阴茎内组织和神经缺氧，而如果受创的是海绵体部分，便会导致不举，严重者更会引致性无能	研究显示，患者长期服用降压药(如利尿剂、β-受体阻滞剂)、降糖药、抗抑郁药、溃疡病治疗药、激素、抗癌药、镇静药、抗癫痫药等，均可导致性功能勃起障碍。专家提醒：一旦患病，应积极治疗，服用各种药物须遵从医嘱，避免滥用药物

用柔情为"性福"加分

性爱不仅仅是夫妻生活的重要组成部分，它更是一种心灵的释放和情感上的温存。因此，把握住那美好的时刻，给丈夫一份平时不曾有的温柔和宽容，无疑会完善、增进夫妻的感情。为了增进两个人的幸福感，更是为了两个人的性和谐，请用柔情为"性福"加分，下面我们来具体分析一下。

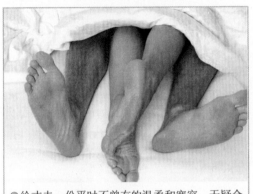

◎给丈夫一份平时不曾有的温柔和宽容，无疑会完善、增进夫妻的感情。

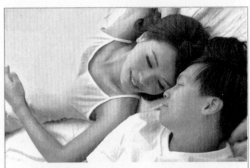

◎妻子主动而真切的关怀是丈夫永远的精神支柱，而妻子的柔情则是燃起丈夫激情最好的催化剂。

用柔情为"性福"加分

体贴和安慰	很多男人外表强悍、事业成功，但在性爱方面却充满了无奈和颓丧。其实，许多男人最不能忍受的是别人，尤其是自己的妻子批评他的性能力，一旦如此，便会给性生活留下阴影。愈是畏惧失败，愈是容易失败，以致最后干脆逃避性爱。所以妻子不要抱怨和指责丈夫的性能力，而要加以鼓励和信任。只有这样才能使性生活变得温馨而美好
趣味和意味	很多夫妻一起生活时间长了，便把性生活看得如同洗脸、刷牙一样既平常又平淡，再也感受不到那种惊心动魄的情致，长此以往，丈夫觉得索然无味，从而影响了彼此的关系和感情。 其实，推动夫妻性爱要靠欲念，没有欲念，没有冲动，即使生理正常，也挑不起一丝兴奋。所以做妻子的要去酿造爱的香醇，去启发丈夫的幻想，这样才能享受性爱的甜蜜
主动和柔情	晚上，当丈夫提着公文包一身疲惫地走进家门，做妻子的你是否会为丈夫准备一杯热茶和一顿可口的晚餐，然后把充满倦意的他引进灯光幽暗、热气蒸腾的浴室享受一场充满柔情的泡沫浴？许多人不了解，其实丈夫也需要妻子的娇宠与疼爱。假如妻子主动为心爱的丈夫设计一场充满温情的夜生活，显然会给丈夫带来欣喜和无法言喻的甜蜜感。 因此，妻子主动而真切的关怀是丈夫永远的精神支柱，而妻子的柔情则是燃起丈夫激情最好的催化剂

走一走猫步，性功能就增强

行进时左右脚轮番踩到两脚间中线的位置，或把左脚踩得中线偏右一点儿，右脚踩得中线偏左一点儿，并产生一种韵律美。猫步是时装模特儿的一种经典步法，据说猫也是这样走的，所以就有了这样一个名字。

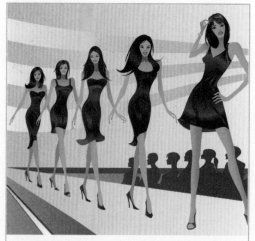

◎如果经常走T型台步，可使阴部肌肉保持张力，有利于提高性生活质量。

T型台步，俗称"猫步"，其特点是双脚脚掌呈"1"字形走在一条线上，形成一定幅度的扭胯，对会阴部起到挤压和按摩作用，十分有益于塑身。因此，把T型台步称为"健美步"一点儿也不过分。

中医科学认为，人体会阴部有个会阴穴，男性位于阴囊与肛门之间，女性位于阴唇与肛门之间。会阴穴属任脉，是任、督二脉的交汇之点。按压此穴不仅有利于泌尿系统的保健，而且有利于整个机体的祛病强身。

女性生孩子以后，阴道肌肉变得松弛，40岁以后，则更缺乏弹性。但如果经常走T型台步，可使阴部肌肉保持张力，有利于提高性生活质量。男性走T型台步，不断按摩阴囊，亦有利于补肾填精。所以，无论男女，经常走走T型台步，还可缓解紧张情绪，感受时代气息，有利于心理健康。

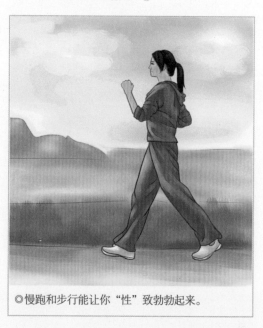

◎慢跑和步行能让你"性"致勃勃起来。

另外，慢跑和步行也能让你"性"致勃勃起来。人体全身有近500块肌肉，2/3集中在下半身，肌肉的活力会随年龄增长日渐衰退，握力、臂力、背力等上半身肌力到了60多岁仍可有20多岁时的七成左右，但下半身的腿力却只剩下约四成。因此，锻炼时要把重点放在下半身，于是慢跑和步行就显得格外重要了。

保健很简单，亲吻拥抱就够了

性行为研究者们说，接吻能使男女双方心跳提高到每分钟110次，从而促进血液循环。它还可以使人们呼吸加快，增加肺活量，改善氧气供应。接吻带来的皮肤肌肉活动加强和充血过程加快，能减少皮肤皱纹，减轻脸部衰老。接吻时双方性激素分泌加快，体内释放出的神经肽使身体的各个器官处于快乐状态，因此也不失为一种健身运动。

拥抱，是人们传递、寄托、交流、释放感情的最佳方式。夫妻之间的拥抱，家庭显得更加温馨、幸福；朋友之间的拥抱，友谊显得更加牢固、真诚；恋人之间的拥抱，爱情得到进一步的交融、升华；母子之间的拥抱，心灵得到进一步的慰藉、充实。

据心理学家介绍，夫妻之间在性生活之外的身体接触，有助于爱情的巩固和发展，更可以使双方精神更加饱满、容光焕发、身心健康。假如丈夫因事而迟归，迎接他的妻子不是满腹牢骚的责问，而是对丈夫温情而热烈的拥抱，这一对夫妻，此时享受的一定是人间最大的乐趣和幸福。有人研究指出：渴望得到爱的双方，6秒钟的拥抱，就可以使双方得到爱的滋润——心跳加快，血压上升，幸福的暖流顷刻便会流遍全身。

心理因素与性生活的和谐关系极为密切，夫妇之间的互敬互爱、平等相待、互相体贴、互相配合，这是获得满意的性生活的基本心理条件。

注意：性生活应该在愉悦和欢欣的心理状态下进行。如果长期存在心理障碍和诸多不良因素影响，即可导致性欲减退。如对过去手淫史有犯罪感，或对生活悲观失望，以及事业屡屡受挫、人际关系紧张、家庭不幸等造成心情抑郁、悲愤难平等，均可导致性欲减退。其次，如长期从事繁重劳动，特别是脑力劳动也会造成性欲减退。

◎接吻能使男女双方心跳提高到每分钟110次，从而促进血液循环。

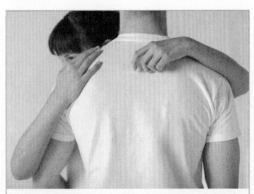

◎夫妻之间的拥抱，可以让家庭显得更加温馨、幸福。

"性"福生活十妙招

你做爱的空间得到扩展了吗？你抓住每一次可以让你满足的性时机了吗？你了解对方需要你如何抚弄吗？让"性福"生活十妙招告诉你。

挖掘被忽略性爱机会

状况	步骤一	步骤二
你的时间经常会被工作、孩子、娱乐所占去，显得很不够用。但性专家指出，夫妇缺乏一同上床而不受干扰的非睡眠时间，可能是个中问题的一部分，主要是夫妇并未充分恰当地善用时间	假如有十分钟可用，便来一次快速的性爱。听来或许过于仓促，然而急速地做爱并不一定是坏事。事实上，不少夫妇十分赞赏急速的性爱所带来的刺激，还可制造只属二人秘密的感觉，特别是在亲友前来晚膳前进行	在夜幕低垂时分，拿出日记簿和笔，记下本周将要进行较长时间的性爱活动。每周持之以恒

改善抚摸技巧

状况	步骤一	步骤二
经过数年婚姻生活后，经常抚摸爱侣，较经常做爱更能令双方感情巩固。专家表示："除了做爱，不少夫妇难得会情深款款地抚摸对方，他们可能对此感到别扭。"改善抚摸技巧，是消除一切达至良好做爱效果的障碍	掌握机会。养成抚摸对方的习惯，例如看电影时握着对方的手，一同看电视时用手指上下轻扫对方的上臂，以及不时给予对方亲吻	让他拥抱你。许多男士均表示喜欢主动触摸妻子，多过对方触摸自己，但她们却持续传达出"不要靠近我"的信息。假如清晨的深吻会弄花你的唇膏，那便由它去吧。这与你不愿跟丈夫接触而产生不快感觉相比，重新上妆显然是微不足道的

学会说出你的意愿

状况	步骤一	步骤二
不少男性在床上会表现得像苦行修士一样，极力尝试以真挚的力量来覆盖你每一寸肌肤，借此取悦你。假如你希望他停留在某一部位，便应向他发出一些指示	决定一个你喜欢丈夫花多些时间停留的敏感部位，然后大可这样说："我很喜欢你这种抚摸方式""不要停"，如果你为突然说出这类语句而感到羞耻，不妨持续几次，直至觉得自然为止。(若你对那些话反感，可采用呻吟方式表达你的意愿。)	当丈夫已符合你的要求，必须让他知道。若他做得不对，便要维持含有意义的沉默

拓展做爱空间

状况	步骤一	步骤二
假如睡床是你俩做爱的唯一地点，那便可能错过在家中其他地方做爱所得到的高度性爱乐趣了	由厨房开始，可考虑利用橱柜中所有美味的食品，这样可能会引领你到达前所未至的境界	在每一个房间重复做，如果你已体会在卧室摇椅上做爱的滋味，便可进入更深一层的性爱境界

尝试新的性爱方式

状况	步骤一	步骤二
某一日，突然觉得一成不变的性爱方式极为枯燥，怎么办？倘若敢于尝试，你必然可以取得意外的收获	进行某些研究，花时间制订一个具启发性的性爱餐单，可参考有关书籍	在某个晚上把餐单带上床去，然后跟丈夫一同阅读，挑选和尝试新的性爱技巧。记住保持灵活的头脑和把该书置于身边

切勿放过一瞬即逝的时机

状况	步骤一	步骤二
有不少人在家中兴奋起来，但在前往睡房途中，总会被不少东西分散注意力，很快便提不起劲。专家指出假如你希望享受更多和更佳的性爱乐趣，被挑起情欲时便要立即行动	当你感到性欲高涨时，不要分神去留意其他事物，集中精神，不要让兴头溜走	尽一切可能，选择家居某一个地方立即开始行事

懂得适时提出性幻想

状况	步骤一	步骤二
通过以上环节，你的性爱沟通技巧已经增强，现在则可以准备把言语技巧提高至另一水平：提出特别要求或分享一次性幻想	让爱人知道自己心中所需，或用字条写下你心中所想的；又或尝试书签技巧：在一本描述性幻想的书中，找出其中你想"重演"的一幕，然后用红笔在该部分做些标记，再把书放在对方的床边	在预先订下行房的其中一天之前，通知对方阅读那些篇章，让对方有足够时间彻底领会其中内容

计划性爱旅程

状况	步骤一	步骤二
大部分人喜欢选在郊野进行最疯狂的事情，这样会再次令性爱变得特别	跟丈夫一同坐下，计划一个你俩从未试过而又最能挑起性欲的旅程表，或许只是制造情趣，但这可令你俩有着如情人般的亲密感觉	在旅程表中选择其一，并在亲热当晚重新提出，或给他一个惊喜。最重要的是出其不意令丈夫享受这个旅程

了解对方的所需

状况	步骤一	步骤二
男性喜爱的抚弄方式，实际上有许多不同的变化，而他们本身往往显得无能为力。在这部分，他将会向你展示其所好，那是很有启发性和刺激的	当你要求他示范其喜欢抚弄阳具的方式时，通常都会感到难为情。不妨先跟他沟通一下，关键在于他必须相信你真的要看示范时，他便不会过于别扭了	细心观察他用哪种方式会表现得特别兴奋，他抽弄的速度有多快？握着的力度有多大？他只是集中在茎部，还是包括龟头和睾丸？在经历高潮的整个过程中，他是否持续抽弄，或在来临前便停止动作？在下次做爱时，不妨把观察所得运用出来，保证他一定大感满意

挑起性爱情绪

状况	步骤一	步骤二
在性关系良好的夫妇中，交媾的欲念根本并无偶发性可言，即使他们眼前并无任何性刺激亦可以随时燕好	称赞他。一般来说，当男女双方受到恭维时，对做爱一事便会更加热衷。表达愈具体，便愈能显示你的评价是出自真心的	制造热切期望的气氛。如果当晚计划行房，可在早上穿衣时，尽量流露出渴望脱掉它的那种意识。在整装时，帮他弄直领带和慢慢拉起裤子的拉链。要求他替你把胸围扣好，在其双手离开你的背部前，让头发垂于其上

另注意：初夜性生活

出血和疼痛就是处女吗？

新婚初次性生活首先接触到的是"处女膜"问题。处女膜历来在社会和道德观念上扮演着比其他性器官更为重要的角色。这是因为它的完整性一直被认为是判定女子贞操的可靠指标，甚至是唯一的指标。其实从医学实践来看，以是否出血和疼痛来判断是不是处女并不科学。因为并非每个处女在初次性交时都出血或疼痛，况且处女膜的特征因人而异，有薄、厚、松、紧、大、小之分，形状也各异，有的因剧烈运动、骑车、跌挫外伤、放月经栓、手淫等原因而破裂；有的是年龄较大处女膜已自行退缩；有的出生时就不很明显；有的处女膜伸展性很强，虽经多次性交仍保持完整。所以，若单纯凭借处女膜来断定妻子的贞洁，显然是极不公平的。

初次性交失败怎么办？

新婚之夜性交失败也是很常见的事。据分析，初次性交失败的原因主要有：性交之前阴茎已疲软（过度紧张造成）的占10%；性交之前已射精或刚刚接触女性阴道就射精（过度兴奋、急躁造成）的占8%；因女方疼痛的占35%；不知道性交部位的占15%；原因不明的占20%。从另一方面看，初次性交失败与有无挫折而陷入困境。

禁欲不是养生，而是伤身

禁欲对身心健康的影响，取决于禁欲者对禁欲的认识和态度。一名虔诚的佛教徒笃信教义，自觉遵守色戒，理智地克制欲念。由于对宗教的忠诚，并不会发生因强烈的性欲而引起的心理冲突。在这种情况下，禁欲不会损害身心健康，即使终身禁欲也一样可以保持心理平衡，健康长寿的高僧便是证明。对于婚前暂时禁欲的青少年来说，只要认识到禁欲对于保持心境宁静地投身学习、锻炼，对于预防性病、艾滋病和避免少女怀孕的重要性，对于完成学业、成才和实现未来献身祖国理想的必要性，就会非常自觉地克制性欲冲动，因而也就不会造成心理不平衡，更不会影响身心健康。只有在胸无大志，整日沉湎于欲念冲动之中，而又得不到满足时，强烈的心理冲突才会对健康造成损害。

一个人对性的需要，就像对饮食的需要一样，是自然的、本能的需要。人类的两性关系，是"人和人之间直接的、自然的、必然的关系"，如果没有性欲望，没有男女两性之间的性来往，就不会有人类历史。性行为欲望，深深地扎根在每一个发育正常的男女体内，并构成日常思想感情中的一个重要部分；性行为欲望，全面地渗透在人们的渴望、憧憬、恐惧或挫折之中。正常的、适度地满足人的性欲望，是确保个人身心健康的重要条件。

禁欲，是对人类性渴望的极端对策。古往今来，具有禁欲传统的旧文化所鼓吹的禁欲主义曾引出不少人间悲剧。古代修道者极度夸大男性精液的生理作用，认为它是人体的"精华""元气"，如果"元气大伤"就会"抽干骨髓、双目失明"，甚至"精神失常"。这种错误的性观念一直流毒至今，对男性性功能障碍的发生和发展，起着推波助澜的作用。某些宗教的清规戒律、社会观念、习惯等，对正常性欲望的压抑或禁止，迫使许多人形成与自身生理功能相悖的心理扭曲。

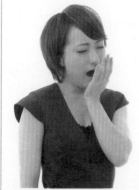

◎禁欲甚至会造成"精神失常"及睡眠不足等。

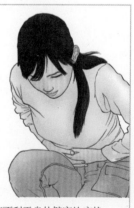

◎禁欲会引起小腹疼痛等不利于身体健康的症状。

性生活，不是什么时候都适合

由于一些人缺乏必要的性生活知识，粗鲁行事，结果给双方的身心健康带来很大的危害。一般来讲，以下几种情况的夫妻不宜过性生活。

1.清晨不宜过性生活

清晨是人们一天学习、工作的开端，是一天中的黄金时间，如果此时进行性生活，人会因得不到适当的休息而使体力得不到恢复，那这一天就会感到头昏脑涨，四肢无力，提不起精神。

2.无欲不宜过性生活

合理、和谐的性生活，应在双方有要求的情况下进行。如一方因种种原因而不愿过性生活时，另一方则不可勉为其难，以免造成对方产生反感心理。

3.心情不佳时不宜过性生活

有些夫妻在一方情绪不佳时勉强过性生活，不仅得不到性生活的和谐，还会使情绪不好的一方对此反感，如反复发生，会导致女性的性冷淡或男性的阳痿。

4.环境极差时不宜过性生活

在污浊、杂乱不堪的环境里过性生活，会影响男女双方的精神状态，干扰性生活的成功。性器官不卫生对对方的健康构成威胁，将细菌等病原体带入女方体内，损害爱人的健康。

5.饱食或饥饿时不宜过性生活

因饱食使胃肠充盈并充血，大脑及全身其他器官相对血液供应不足，故不宜在刚刚吃饭后就过性生活。而饥肠辘辘，人的体力下降，精力不充沛时，过性生活往往不易达到满意的效果。

6.经期不宜过性生活

女性在月经期，子宫内膜呈充血、出血、脱落状态，宫颈口也比平常相应要开得大一些，加之阴道的酸度被经血冲淡，使其对细菌感染的防御力减弱，此时性交不但会使阴道充血加重，造成经血过多，经期延长，还会诱发阴道炎、子宫内膜炎、宫颈炎等。

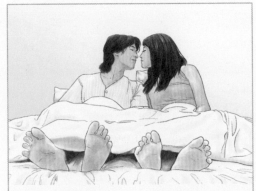

◎合理、和谐的性生活，应在双方有要求的情况下进行。

注意事项

注意性生活卫生，保证生殖器官要保持清洁
性生活次数要适当。防止过频，以免影响健康
劳累期间不宜性生活。在双方或一方感到劳累时，要适当休息，让精神和体力得到恢复
患病期要停止性生活。夫妇一方患有疾病，特别是患病的急性期或患有急性感染性疾病，应暂时停止性生活
月经期、产褥期、妊娠期要禁止性生活
节育术、人流手术、妇科手术后避免性生活

不洁性交招致隐形"杀手"

不洁性交是指不干净的性交。不干净有两层含义,一是生殖器污浊,有脓性分泌物或其他的感染;另一含义即行为不干净,如肛交、口交等都是不洁性交。

"非淋"以往称非特异性尿道炎,主要由沙眼衣原体和支原体引起。非淋发病率很高,据世界卫生组织统计,1996年全球仅衣原体感染者即高达8900万,比淋病和梅毒患者的总和还多。

与淋病相比,非淋的特点是发病慢、症状轻。非淋的潜伏期1~3周,而淋病潜伏期仅1~3天。许多同时感染淋病和非淋的患者,在淋病症状好转后,又出现非淋的症状,此时容易被误认为淋病复发。感染非淋后,也可出现尿痛和尿道分泌物等症状,但大多较轻。约40%的男性患者和80%~90%的女性患者没有任何症状,因而极易漏诊。许多患淋病、梅毒、尖锐湿疣和生殖器疱疹

的患者,常同时感染非淋。如淋病患者中,45%感染衣原体。但由于非淋症状轻或无症状,常被粗心的医生和患者所忽略。据统计,约50%的非淋患者初诊时被误诊。值得一提的是,正常人群中也常隐藏大量非淋患者。广州妇婴医院检查1656名孕妇,346名(占21%)感染性病,其中90%感染的是非淋。

非淋症状虽轻,但危害很大,若未及时诊断和治疗,可引起男性睾丸炎、附睾炎和前列腺炎,女性子宫内膜炎、输卵管炎、卵巢炎等,导致排尿困难,性欲下降,不育、流产和宫外孕。感染非淋的母亲还可传染孩子,导致新生儿眼炎、中耳炎及肺炎。因此,非淋是名副其实的隐形杀手。

因此,为了避免不洁性交,在性交之前最好干干净净地洗澡,最好避免肛交和口交等不良性交行为。

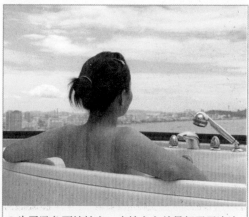

◎为了避免不洁性交,在性交之前最好干干净净地洗澡,最好避免肛交和口交等不良性交行为。

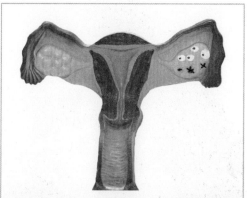

◎非淋症状虽轻,但危害很大,可引起男性睾丸炎等,女性子宫内膜炎等。感染非淋的母亲还可传染孩子,导致新生儿眼炎、中耳炎及肺炎等。

饮酒助"性"，可能带来不幸

　　俗话说，酒能乱性。有人认为，喝了一两杯后脸红耳热，"性致"提升，更容易引起性欲，在性生活时也更能找到快感。而且，一对情侣在一起浅斟低酌，比较容易突破性心理防线，两性生活的氛围更好。

　　但是，酒色虽好，长期让酒精"介入"两性关系却不是良策，更不能长期依赖酒精来"助性"。饮酒过多，酒精对人体的作用会从兴奋转为抑制，使男人性生理功能难以正常发挥，时间长了会导致性功能紊乱甚至性功能障碍。"稍微喝一点儿调情没有问题，但过了度就有反效果。"

　　酒精除了会对人体肝脏等器官造成损害外，它还是一种性腺毒素。性交前男性饮酒过量可使性腺中毒，血中睾酮水平降低70%~80%，使男性发生阳痿不育，长期如此，还会导致完全性阳痿、睾丸萎缩。女性饮酒，可引起月经不调、停止排卵、性欲冷淡和男性化。因此，性生活中切忌以酒助"性"。

　　另外，平时饮酒最好不要过量和不能长期酗酒，因为酒精可抑制中枢神经系统，干扰性冲动刺激，抑制阴茎勃起，从而影响性功能的正常发挥，甚至降低年轻男性的睾酮和垂体激素水平。当然，急性醉酒之后就更谈不上性行为了。莎士比亚说过这样的话："酒带来了希望，酒也使希望化为泡影。"

　　在长期酗酒致慢性酒精中毒者中，约有半数的男性和1/4的女性患有性功能障碍。英国研究人员指出，酗酒可损害生殖功能，加快睾酮代谢，造成雌激素相对增多；由于有活性的雄激素减少，睾丸可能萎缩，进而可能出现阳痿。那些借酒助兴，醉后入房，久战不酣者，更是对男女双方都有伤害的做法。

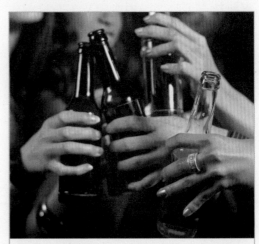

◎性交前男性饮酒过量可使性腺中毒，血中睾酮水平降低70%~80%，使男性发生阳痿不育。

◎女性过量饮酒，可引起月经不调、停止排卵、性欲冷淡和男性化。

性生活后喝冷饮，是在自我摧残

在性爱过程中，周身的血液循环加快，表现为血压升高、心跳加快、胃肠蠕动增强、皮肤潮红、汗腺毛孔开放而多汗等。因此，在性交结束后，会感到燥热、口渴欲饮。

因为在性生活过程中，胃肠道的血管处于扩张状态，在胃肠黏膜充血恢复常态之前，摄入冷饮会使胃肠黏膜突然遇冷而受到一定的损害，甚至引起胃肠不适或绞痛。同样道理，在性交过程中，周身的皮肤血管也充血扩张，汗腺毛孔均处在开放排汗状态，此时受凉风吹拂或洗冷水澡的话，皮肤的血管会骤然收缩，使大量血液流回心脏，加重心脏的负担，同时还会造成汗腺排泄孔突然关闭，使汗液潴留于汗腺而有碍健康。而在胃肠黏膜充血未恢复常态之前就急于摄入冷饮，无疑会使胃肠道黏膜突然受冷收缩产生一定的损害，极容易引起胃肠道不适或者绞痛。

性交结束（排精）后，男人会普遍出现燥热、口渴现象，尤其是对于某些情绪容易紧张或者身体虚弱者，在气温较高的夏季，更容易大量出汗而引起口渴难耐。

如果感到口渴，不妨先饮少量温热的开水。在房事后1小时左右，当身体各系统器官的血液循环恢复常态之后，再喝冷饮或洗冷水澡为宜。

另外，男人在性生活后，一般都会感到疲劳，因此，很多人喜欢倒头大睡，以为这样就能够消除疲劳感。其实，事实正好相反。性生活后立刻睡觉不仅会引起女方的不快，也会使得射精后的疲劳感持续到第二天。所以性生活后不要立即睡觉，应该起身继续做一些日常生活中的事情，可以使因性交刺激而变得迟钝的反射神经顺利恢复。

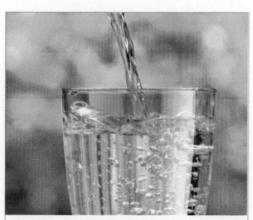

◎性爱后摄入冷饮会使胃肠黏膜突然遇冷而受到一定的损害，甚至引起胃肠不适或绞痛。

◎房事后如果感到口渴，不妨先饮少量温热的开水。在1小时后，再喝冷饮或洗冷水澡为宜。

雄性激素，不是有效的"壮阳丹"

雄性素对男性第二性征和发育和保持良好的生殖与性功能有重要作用。雄性素主要来源于睾丸，肾上腺皮质也能分泌少量雄性激素。阴茎的勃起功能确与雄性素有关。但神经、血管、意识等因素也参与控制勃起功能。

许多内分泌系统的疾病会损伤睾丸的功能，其结果是性腺功能低下。若发生在青春期之前，第一性征(即男女外生殖器的差异)和第二性征的成熟会变得迟缓，而且个体性欲丧失，永远没有主动的性方面的兴趣。若是男性达到成年以后才发生雄激素不足的情况，其结果为多种多样，从完全丧失性欲，性欲减退，到性欲正常等情况都可能出现。雄激素受脑垂体和下丘脑的调节，下丘脑、脑垂体及性腺激素之间存在相互联系、相互制约的复杂关系，它们一起参与控制和调节生殖活动，称为下

丘脑-垂体-性腺轴。男性睾酮水平在24小时内会发生节律性变化，早上最高，晚上最低。尽管男子常常在早晨出现勃起，但性活动最高峰的时间都是晚上，看来人类的性欲不仅与激素有关，而且还受其他因素的制约。

真正由雄性激素减少引起的阳痿是极少见的，除个别老年男性可能出现血睾固酮水准低以外，其余的很少有适合使用雄性素治疗的。所以，用之见效者甚少。

用雄性素壮阳不可取的另一个原因是它会给患者带来更大的痛苦。因为外源性雄性激素会干扰正常的内分泌功能，还可引起肝功能异常，甚至诱发肝脏肿瘤。

另外，长期服用壮阳药品，会使机体遭受难以恢复的损害，即使停药，亦往往会出现性功能低下，甚至导致无法恢复的阳痿。所以，不要乱用壮阳药，切莫为求一时之快而铸成抱憾终身之错。

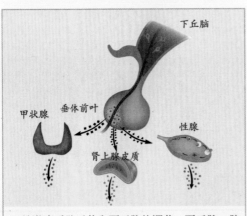

◎雄激素受脑垂体和下丘脑的调节，下丘脑、脑垂体及性腺激素之间存在相互联系、相互制约的复杂关系，它们一起参与控制和调节生殖活动，称为下丘脑-垂体-性腺轴。

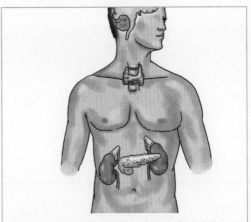

◎外源性雄性激素会干扰正常的内分泌功能，还可引起肝功能异常，甚至诱发肝脏肿瘤。